MANUAL PRÁTICO DE COSMETOLOGIA E ESTÉTICA

MANUAL PRÁTICO DE COSMETOLOGIA E ESTÉTICA

DO BÁSICO AO AVANÇADO

ORGANIZADORAS

Ana Cláudia Muniz Rennó

Cintia Cristina Santi Martignago

manole
editora

Produção editorial: Rosana Arruda da Silva
Projeto gráfico: Departamento editorial da Editora Manole
Diagramação: 3Pontos Apoio Editorial Ltda.
Ilustrações: Luargraf Serviços Gráficos
Capa: Ricardo Yoshiaki Nitta Rodrigues
Imagem de capa: istockphoto.com

CIP-BRASIL. CATALOGAÇÃO NA PUBLICAÇÃO
SINDICATO NACIONAL DOS EDITORES DE LIVROS, RJ

M251
Manual prático de cosmetologia e estética: do básico ao avançado / organização Ana Cláudia Muniz Rennó, Cintia Cristina Santi Martignago. - 1. ed. - Santana de Parnaíba [SP] : Manole, 2022.

Inclui bibliografia e índice.
ISBN 9786555768251.

1. Cosméticos - Manuais, guias, etc. 2. Cuidados com a beleza. I. Rennó, Ana Cláudia Muniz. II. Martignago, Cintia Cristina Santi.

22-79034 CDD: 646.72071
CDU: 687.5

Gabriela Faray Ferreira Lopes - Bibliotecária - CRB-7/6643

Direitos adquiridos pela:
Editora Manole Ltda.
Alameda América, n. 876
06543-315 – Santana de Parnaíba – SP – Brasil
Tel.: (11) 4196-6000
www.manole.com.br | https://atendimento.manole.com.br

Impresso no Brasil | *Printed in Brazil*

Agradecimentos

A Deus, em primeiro lugar, pelas nossas vidas, e por Sua infinita bondade que nos guia.

Aos nossos familiares e amigos, por todo o incentivo nos diferentes momentos de nossas vidas e por compreenderem nossa ausência física, na busca por nossos objetivos.

A todos os professores que estiveram presentes no decorrer de nossa vida acadêmica e que contribuíram para a nossa formação. Em especial, ao professor Dr. Nivaldo Antonio Parizotto, nosso eterno orientador, que nunca mediu esforços para compartilhar o seu conhecimento e por ter contribuído de forma única para o ensinamento sobre o mecanismo de ação de diferentes agentes eletrofísicos.

A todos os alunos de graduação e pós-graduação, por dividirem conosco suas dúvidas e juntos construirmos o conhecimento sobre uma temática tão atual e carente de embasamento científico.

À Editora Manole, pela oportunidade, confiança e dedicação para a construção desta obra.

Especialmente a todos os coautores desta obra, que não mediram esforços para concluí-la, e por dividirem seus vastos conhecimentos sobre os tópicos abordados. O comprometimento, a dedicação e o trabalho árduo de cada um foram imprescindíveis para a conclusão deste livro.

A todos que contribuíram de maneira direta ou indireta para a conclusão desta obra, nosso muito obrigado.

Agradecimento especial

Em especial à Ibramed – Indústria Brasileira de Equipamentos Eletromédicos, por disponibilizar as imagens que facilitaram a demonstração das técnicas de aplicação e dos diferentes recursos eletrofísicos, e por seu comprometimento e dedicação no desenvolvimento de equipamentos eletromédicos de alta qualidade.

Organizadoras

Ana Cláudia Muniz Rennó

Professora livre-docente do curso de Fisioterapia e coordenadora do curso de Especialização em Cosmetologia e Estética Avançada da Universidade Federal de São Paulo (Unifesp). Pós-doutora pela Radbond University (Holanda) e graduada e doutora em Fisioterapia pela Universidade Federal de São Carlos (UFSCar). Doutorado sanduíche em Fisioterapia na Griffith University (Austrália). Desenvolve projetos de pesquisa na área de recursos eletrofísicos, com ênfase em saúde estética, biotecnologia e engenharia tecidual, investigando a ação da fototerapia (*lasers* e LEDs), correntes elétricas e ultrassom no tratamento de doenças que acometem as áreas de estética e dermatofuncional (doenças crônicas não transmissíveis do tegumento) e o sistema osteomioarticular (osteoartrite, lombalgia e lesões musculares). Orientadora do Programa de Pós-Graduação em Bioprodutos e Bioprocessos da Unifesp, nos níveis de mestrado, doutorado e pós-doutorado. Experiência na área de empreendedorismo, inovação e gestão de negócios.

Cintia Cristina Santi Martignago

Doutora em Fisioterapia pela Universidade Federal de São Carlos (UFSCar). Mestre em Ciências da Reabilitação pela Universidade Norte do Paraná (Unopar). Especialista em Fisioterapia Ortopédica e Traumatológica pela Universidade Estadual do Oeste do Paraná (Unioeste) e em Fisioterapia Dermatofuncional pelo Centro Universitário Amparense (UNIFIA). Graduada em Fisioterapia pela Universidade Estadual do Centro-Oeste (UNICENTRO). Possui experiência em pesquisa, desenvolvimento e inovação de produtos eletromédicos. Pesquisadora com experiência na área da saúde, com ênfase no uso de recursos eletrofísicos e biomateriais para o reparo de afecções do sistema tegumentar e osteomioarticular.

Autores

Ana Laura Martins de Andrade

Doutora em Fisioterapia e mestre em Fisioterapia pela Universidade Federal de São Carlos (UFSCar). Pesquisadora colaboradora do *3B's Research Group*. Bacharel em Fisioterapia pela Universidade Federal de Alfenas (UNIFAL). Docente em cursos de graduação e pós-graduação nas áreas de biociências aplicadas à saúde, dermatofuncional e fisioterapia. Realiza pesquisa no Laboratório de Recursos Fisioterapêuticos (LAREF – UFSCar).

Andreia Noites

Doutora em Ciências e Tecnologias da Saúde pela Universidade de Aveiro (Portugal). Professora coordenadora da Área Técnico-Científica da Fisioterapia da Escola Superior de Saúde do Politécnico do Porto. Membro integrado do Centro de Investigação em Reabilitação da Escola Superior de Saúde do Politécnico do Porto.

Arainy Suély Antunes

Graduada em Fisioterapia pelo IMES-FAFICA. Especialista em Reabilitação Aplicada ao Esporte pela Universidade Federal de São Paulo (Unifesp) e em Estética Avançada pela FACOP. Pós-Graduação em Fisioterapia Dermatofuncional pela FAVENI. Mestre em Ciências pela Unifesp. Coordenadora do CST em Estética e Cosmética pela Universidade de Santo Amaro (UNISA). Integrante do Setor de Cicatrizes Patológicas da Unifesp. Fisioterapeuta do Núcleo de Prevenção e Tratamento de Queloides e Cicatrizes. Docente da graduação e de diversas instituições de pós-graduação.

Audrey Alesandra Stinghen Garcia Lonni

Doutora em Ciências Farmacêuticas pela Universidade Estadual de Maringá (UEM). Mestre em Química dos Recursos Naturais pela Universidade Estadual de Londrina (UEL). Especialista em Cosmetologia Aplicada pelo Instituto Racine, com aperfeiçoamento em ativos cosméticos na França. Graduada em Farmácia e Bioquímica pela UEL, onde atuou como Diretora do Laboratório de Produção de Medicamentos. Ministra a disciplina de Cosmetologia do curso de Farmácia da UEL. Orientadora do Programa de Mestrado em Ciências Farmacêuticas da UEL. Membro da Associação Brasileira de Cosmetologia. Coordenadora da Liga Acadêmica de Ciências Cosméticas da UEL. Bolsista de produtividade do CNPq em Desenvolvimento Tecnológico e Extensão Inovadora. Cofundadora das *startups* GRAL Bioativos® e Biotec Ativos®.

Cristina Wöhlke Vendruscolo

Farmacêutica industrial, mestre em Ciências Farmacêuticas (área de concentração: produtos naturais) e especialista em Ciências Farmacêuticas – Farmácia de Manipulação – pela Universidade do Vale do Itajaí (UNIVALI). Pós-graduada em Pesquisa e Desenvolvimento de Produtos Cosméticos pelo Instituto Racine (São Paulo). Aluna de doutorado do curso de Pós-Graduação em Ciências Farmacêuticas da Universidade Estadual de Campinas (Unicamp). Experiência em Pesquisa e Desenvolvimento de Produtos Cosméticos (proteção solar, anti-idade e hidratação) na Johnson & Johnson. Gerente de Assuntos Científicos para a América Latina na Beiersdorf.

Daniele Cristina Zulim Botega

Engenheira de Alimentos graduada pela Universidade Estadual de Campinas (Unicamp). Mestre em Ciências de Alimentos pela Universidade de Guelph (Canadá) e doutora em Tecnologia de Alimentos pela Unicamp. Experiência no segmento de coloides (emulsões, géis, suspensões, espumas, tensoativos etc.). Atua como consultora científica em empresas nacionais, multinacionais e internacionais, nos setores de Alimentos e Cosméticos, com foco nas áreas de Pesquisa, Desenvolvimento e Inovação (PD&I) e Engenharia, de matérias-primas e produto acabado. Coordenadora do curso de Estética e Cosmética da Athon Ensino Superior.

Débora Aparecida Oliveira Modena

Graduada em Fisioterapia pela Centro Universitário das Faculdades Associadas de Ensino (UNIFAE). Especialista em Fisioterapia Dermatofuncional pela Universidade Gama Filho (UGF) e em Fisioterapia Respiratória Adulto e Infantil do Ambulatório de Terapia Intensiva da Fundação Hermínio Ometto (FHO), da Uniararas. Doutora e mestre em Ciências da Cirurgia pela Faculdade de Ciências Médicas da Universidade Estadual de Campinas (Unicamp). Pesquisadora e autora de diversos artigos científicos nas áreas de recursos eletromédicos na reabilitação neuromuscular, dermatofuncional, função pulmonar e atenção aos cuidados com a obesidade, junto à equipe multidisciplinar de cuidados pré- e pós-operatórios de cirurgia bariátrica do Hospital de Clínicas da Unicamp. Docente em cursos de graduação e pós-graduação em Fisioterapia e áreas correlatas no Brasil e na América Latina.

Érika Patrícia Rampazo da Silva

Doutora em Fisioterapia pela Universidade Federal de São Carlos (UFSCar). Mestre em Ciências da Saúde pela Universidade Federal de São Paulo (Unifesp). Especialista em Fisioterapia do Sistema Musculoesquelético e Fisioterapia Ortopédica e Traumatológica pelo Instituto Cohen de Ortopedia, Reabilitação e Medicina do Esporte e pela Universidade São Marcos. Graduada em Fisioterapia pela Universidade Cidade de São Paulo (UNICID).

Estela Sant'Ana

Doutora em Ciências Fisiológicas pela Universidade Federal de São Carlos (UFSCar). Mestre em Bioengenharia pela USP São Carlos. Especialista em Fisioterapia Dermatofuncional pelo Centro Universitário Claretiano (CEUCLAR). Graduada em Fisioterapia pela UNIFENAS. Sócia-proprietária da Clínica de Estética Laddora. CEO do portal de conhecimento Ciência & Estética (www.cienciaeestetica.com.br).

Flavia de Oliveira

Doutora em Ciências Morfofuncionais, docente e pesquisadora do Departamento de Biociências da Universidade Federal de São Paulo (Unifesp), *campus* Baixada Santista.

Gislaine Ricci Leonardi

Farmacêutica bioquímica. Mestre em Fármacos e Medicamentos e doutora em Ciências Farmacêuticas pela Faculdade de Ciências Farmacêuticas de Ribeirão Preto da Universidade de São Paulo (FCFRP-USP). Professora de Cosmetologia na Faculdade de Ciências Farmacêuticas da Universidade Estadual de Campinas (Unicamp). Orientadora de alunos de mestrado e doutorado no Programa de Pós-Graduação em Clínica Médica e no Programa de Pós-Graduação em Ciências Farmacêuticas, ambos da Unicamp. Trabalha com desenvolvimento e avaliação de produtos cosméticos e dermatológicos.

Julia Risso Parisi

Doutora em Fisioterapia pela Universidade Federal de São Carlos (UFSCar). Mestre em Biociências Aplicadas à Saúde pela Universidade Federal de Alfenas (UNIFAL). Especialização em Fisioterapia Dermatofuncional pela Universidade Federal de São Paulo (Unifesp). Bacharel em Fisioterapia pela UNIFAL. Docente em cursos de graduação e pós-graduação nas áreas de biociências aplicadas à saúde, estética e fisioterapia da Universidade Metropolitana de Santos (UNIMES) e Unifesp. Realiza pesquisa no Laboratório de Biomateriais e Engenharia Tecidual (LABETEC-UNIFESP).

Laura Moretti Aiello

Graduada em Farmácia pela Universidade Estadual de Campinas (Unicamp) e especialista em Farmácia Estética pelo NEPUGA. Pesquisadora em Ciências Cosmética e Dermatológica (grupo de pesquisa CeCD – Unicamp). Experiência na área de Ciências Farmacêuticas, com ênfase em pesquisa e desenvolvimento de produtos de uso tópico, sistemas de liberação, estudos de estabilidade, reológico e de permeação cutânea, aplicação de ativos e estudos de eficácia clínica por metodologias biofísicas e de imagem. Autora de artigos científicos e participante de eventos nacionais e internacionais.

Lidiane Pereira da Rocha

Esteticista, especialista em pré- e pós-procedimentos médicos e em cuidados paliativos e terapia de dor. Mestre em Biofotônica para Ciências da Saúde. Docente de especializações em saúde estética nas Instituições ESB, Biocursos, UNIVIC, Facop e INAESP. Responsável técnica no Instituto Lidiane Rocha pelo desenvolvimento de cosméticos – DNA Dermocosméticos.

Lívia Assis

Graduada em Fisioterapia, com especialização em Fisiologia do Exercício, e mestre e doutora em Fisioterapia pela Universidade Federal de São Carlos (UFSCar). Pós-doutora pelo Programa de Pós-Graduação Interdisciplinar em Ciências da Saúde da Universidade Federal de São Paulo (Unifesp). Professora titular do Programa de Pós-Graduação em Engenharia Biomédica da Universidade Brasil (UnBr). Professora afiliada ao Departamento de Biociências da Unifesp e docente do curso de Pós-Graduação *Lato Sensu* – Especialização em Fisioterapia Dermatofuncional – da mesma instituição. Parecerista de revistas especializadas na área, tem experiência no âmbito de Fisioterapia, com ênfase em recursos eletrofísicos, atuando principalmente nos seguintes temas: fototerapia (*lasers* e LED) e ozonoterapia, com projetos voltados ao tratamento de doenças crônicas não transmissíveis que acometem o tegumento (lesões cutâneas e doenças dermatológicas) e o sistema osteomioarticular (osteoartrite, lombalgia e lesões musculares).

Maria Cecília da Costa Pinto

Docente em cursos nas áreas de fotoestética, *laser* e LED, eletroterapia facial e corporal, e em cursos de Pós-Graduação em Fisioterapia Dermatofuncional e Estética, Estética Facial e Corporal, Estética Avançada, Biomedicina, Enfermagem e Farmácia Estética da Universidade Municipal de São Caetano do Sul (USCS), Instituto FIX (Belo Horizonte), IPEB/USP e CAMP Cursos.

Professora titular do Bacharelado em Estética do Centro Universitário Claretiano (Rio Claro, São Paulo). Docente e consultora colaboradora em cursos de fotoestética facial, corporal e capilar da empresa MMOptics. Colaboradora em projetos de pesquisa no Centro de Estudos em Óptica e Fotônica do Instituto de Física de São Carlos da Universidade de São Paulo (IFSC/USP), desenvolvendo estudos em terapia fotodinâmica, fotobiomodulação, terapia dinâmica cosmética fotoativada para aplicação dermatológica e fototerapia. Graduada em Fisioterapia, especialista em Fisioterapia Dermatofuncional e Estética pela Uniararas e mestre em Ciências Biomédicas pela Uniararas/IFSC-USP. Experiência em eletroterapia básica e avançada, alta tecnologia, laser e LED e disfunções estéticas faciais e corporais. Proprietária e responsável técnica da clínica Cecilia Costa Fisioterapia/Pilates e Estética Integrada (São Carlos, São Paulo).

Mariana Arias Avila Vera

Fisioterapeuta, mestre e doutora em Fisioterapia pela Universidade Federal de São Carlos (UFSCar). Especialista em Docência e Novas Metodologias pelo Centro Universitário Central Paulista (UNICEP). Docente do Programa de Pós-Graduação em Fisioterapia da UFSCar e professora adjunta do Departamento de Fisioterapia da UFSCar. Líder do Grupo de Pesquisa Dor: Avaliação e Tratamento Fisioterapêutico, da UFSCar (CNPq), e do Núcleo de Estudos em Dor Crônica (NEDoC). Experiência na área de Fisioterapia, atuando principalmente nos seguintes temas: avaliação e tratamento da dor crônica, agentes eletrofísicos, fisioterapia aquática, disfunções musculoesqueléticas no ciclo de vida feminino e reabilitação.

Michele Nishioka

Mestre em Ciências pelo Programa de Pós-Graduação em Cirurgia Plástica da Universidade Federal de São Paulo (Unifesp). Pós-graduada em Ortopedia no Esporte pela Unifesp e em Dermatofuncional e Cosmetologia. Graduada em Fisioterapia pela Faculdade de Filosofia, Ciências e Letras de Catanduva (2006). Experiência na área clínica em estética e dermatofuncional, com ênfase em pré-, pós- e intraoperatório de cirurgia plástica. Coordenadora do Departamento de Pesquisa, Desenvolvimento e Inovação da Indústria Brasileira de Equipamentos Médicos (Ibramed).

Paola Karynne Pinheiro Monteiro

Graduada em Fisioterapia pela Universidade da Amazônia (UNAMA). Mestre em Ciências e Pós-graduada em Fisioterapia Ambulatorial e Hospitalar aplicada à Ortopedia pela Universidade Federal de São Paulo (Unifesp). Pós-graduada em Fisioterapia Dermatofuncional pela FAVENI e em Fisioterapia em Oncologia pela InterFISIO. Integrante do Setor de Cicatrizes Patológicas da Unifesp. Membro associado da Sociedade Brasileira de Queimaduras. Fisioterapeuta do Núcleo de Prevenção e Tratamento de Queloides e Cicatrizes. Docente da graduação e de diversas instituições de pós-graduação.

Patricia Gabrielli Vassão Alves Arakaki

Docente convidada da especialização em Cosmetologia e Estética Avançada da Universidade Federal de São Paulo (Unifesp), *campus* Baixada Santista, e pós-doutoranda pelo Programa de Pós-Graduação de Bioprodutos e Bioprocessos da Unifesp. Doutora em Ciências da Saúde, mestre pelo Programa de Pós-

-Graduação Interdisciplinar em Ciências da Saúde e graduada em Fisioterapia pela Unifesp, *campus* Baixada Santista. Doutoramento no Mater Research, Brisbane, Austrália. Formada em Pilates Clássico Científico pela Fisiociência (São Paulo, SP). Experiência nas áreas de eletrotermofototerapia, exercício físico, osteoartrite, envelhecimento, estética avançada, reparo tecidual e cicatrização.

Patrícia Lordêlo

Pós-doutora em Ginecologia pela Universidade Federal de São Paulo (Unifesp). Doutora em Medicina e Saúde Humana pela Escola Bahiana de Medicina e Saúde Pública, onde é professora adjunta. Diretora-geral do Instituto Patrícia Lordêlo.

Rodrigo Fabrizzio Inacio

Fisioterapeuta, mestre e doutor em Biologia Celular e Estrutural – Anatomia Humana pela Universidade Estadual de Campinas (Unicamp), onde é professor do curso de Cultura de Células Humanas e Animais. Membro da Sociedade Brasileira de Anatomia. Pesquisador em recursos eletrotermofototerapêuticos e revisor de artigos da Revista *Intellectus* e da *Revista Brasileira de Estética*. Membro do Grupo GEAton (Grupo de Espectroscopia Atômica), da Unicamp, pesquisador colaborador no ITAL e no Instituto de Química e de Farmacologia também da Unicamp.

Silas Arandas Monteiro e Silva

Graduado em Farmácia. Mestre em Medicina Translacional e doutor pela Universidade Federal de São Paulo (Unifesp). Atua ativamente no desenvolvimento de projetos sobre o tema principal do envelhecimento da pele; estudos clínicos e sistemas de liberação de ativos cosméticos e dermatológicos. Pós-doutor em Ciências Farmacêuticas pela Universidade de Campinas (Unicamp), atuando na grande área de caracterização molecular e clínica da pele madura/senil, bem como no desenvolvimento de produtos para o cuidado da pele com dermatoporose. Professor de disciplinas modulares em cosmetologia, cosmetologia aplicada à área estética, dermatose da pele e do couro cabeludo e tecnologia e desenvolvimento de emulsões e sistemas poliméricos. Cientista na área de Inovação e Pesquisa no Centro de Inovação do Grupo Natura&Co (Natura; The Body Shop; Avon e Aesop).

Tâmara Gomes

Mestre em Tecnologia e Saúde. Doutoranda em Medicina e Saúde Humana pela Escola Bahiana de Medicina e Saúde Pública. Diretora técnica acadêmica do Instituto Patrícia Lordêlo. Docente da Escola de Saúde da Universidade Salvador.

Ticiana Carvalho Pereira Escrobat

Docente dos cursos superiores de Tecnologia em Estética e Cosmética, Bacharel em Nutrição e Pós-Graduação em Estética – Procedimentos Avançados na Universidade Paulista (UNIP), de Santos (SP). Docente do curso de Especialização em Cosmetologia e Estética Avançada da Universidade Federal de São Paulo (Unifesp). Graduada em Nutrição pela Universidade Católica de Santos (UNISANTOS). Pós-graduação *lato sensu* em Estética – Procedimentos Avançados da UNIP, de Santos (SP). Mestre em Ciências da Saúde pela Unifesp. Diretora do Simpósio Científico Multidisciplinar Integra Estética, com experiência no treinamento e desenvolvimento de profissionais ligados à área da estética, com ênfase em tratamentos corporais, faciais, nutrição aplicada à estética, microagulhamento, alongamento de cílios, *design* de sobrancelha, dermopuntura e micropigmentação. Ministra *workshops* voltados às técnicas faciais e corporais, com ênfase em princípios ativos e produtos dermocosméticos, além de atendimento clínico nutricional, trabalhando em reeducação alimentar, cálculo de dietas, avaliações nutricionais e formulações de nutracêuticos e nutricosméticos.

Zípora Morgana Quinteiro dos Santos

Tecnóloga em Estética e Cosmética pela Universidade Paranaense (UNIPAR). Mestre em Ciência e Biotecnologia pela Universidade do Oeste de Santa Catarina (UNOESC). Doutora em Nanociências pela Universidade Franciscana (UFN). Membro do Departamento de Estética do Instituto Federal Farroupilha, *campus* Santo Ângelo (RS), onde também é coordenadora do curso superior de Tecnologia em Estética e Cosmética.

Sumário

Prefácio

É uma honra poder participar do belo empreendimento que é este livro, *Manual prático de cosmetologia e estética: do básico ao avançado*, que aborda um tema atual e carente de fundamentos bem embasados sobre estudos bem realizados, assim como traz o levantamento dos resultados clínicos dos métodos de tratamento aplicados nas condições estéticas.

Os autores têm uma formação sólida sobre os recursos terapêuticos empregados na área de Saúde Estética e uma ampla gama de publicações científicas que os habilitam a escrever sobre o tema dentro de suas áreas de atuação.

No escopo do livro se encontram todos os aspectos que permitem ao leitor uma boa fundamentação sobre a anatomia e fisiologia da pele, os processos relacionados ao reparo tecidual e a fisiopatologia das afecções da pele que são do interesse da área de Saúde Estética e Cosmetologia.

Além disso, os autores enfrentam o desafio de avaliar de maneira completa os mecanismos fisiopatológicos faciais e corporais por meio de uma anamnese detalhada e guiada para a escolha dos melhores métodos terapêuticos a cada caso.

A partir desse passo de fundamental importância, os autores dirigem os leitores no caminho dos diferentes recursos terapêuticos físicos, muito utilizados na atualidade e que têm obtido um grande aporte de artigos científicos bem desenhados e estruturados, aptos a permitir uma abordagem fundamentada em evidências. Os aspectos cosmetológicos também são tratados de modo a levarem em conta suas fundamentações mais profundas, incluindo aí as ações dos nutracêuticos, ou seja, compostos/alimentos que auxiliam o profissional a obter os melhores resultados na sua prática clínica.

Ainda, um grande diferencial do livro é o embasamento científico presente em todos os capítulos. Dessa forma, todos os aspectos envolvidos na área de Saúde Estética e Cosmetologia são abordados com a profundidade necessária, fornecendo subsídios ao profissional para que este alcance o sucesso financeiro, mas, sobretudo, satisfação pessoal.

Leia o livro e aproveite-o ao máximo!

Prof. Dr. Nivaldo Antonio Parizotto
Professor Titular aposentado pelo Departamento de Fisioterapia da Universidade Federal de São Carlos (UFSCar)
Professor Titular do Instituto de Pesquisas Biomédicas – Universidade Brasil

PARTE I

Conhecimentos anatomofisiológicos sobre o tecido tegumentar

1

Anatomia e Fisiologia humana aplicada à saúde estética

Flavia de Oliveira

INTRODUÇÃO

Este capítulo possibilita discutir os aspectos morfofuncionais da composição e localização das estruturas que compõem os sistemas tegumentar, muscular e circulatório. Para tal, serão discutidos aspectos da Anatomia e Fisiologia da pele e seus anexos, dos músculos da face e da circulação sanguínea e linfática. A abordagem é de um texto básico e conciso, ricamente ilustrado e que visa resgatar conceitos que darão subsídios para a compreensão da Anatomia e Fisiologia aplicada à saúde estética.

SISTEMA TEGUMENTAR

É formado pela pele (também denominada tegumento ou cútis) e pelos órgãos anexos, os quais correspondem aos folículos pilosos, unhas e algumas glândulas exócrinas. Por cobrir toda a superfície corporal, a pele é considerada o maior órgão do nosso corpo. Ela revela a nossa faixa etária, uma vez que diferentes fases da vida podem apresentar diferentes sinais: a maciez da pele do bebê, a abundância de elasticidade e hidratação representam a pele dos jovens. Já a presença de rugas, a diminuição da elasticidade e espessura da pele, bem como a coloração esbranquiçada dos pelos, representam a pele envelhecida.

A pele pode revelar o estado nutricional, visto que deficiências de vitaminas podem alterar não só a aparência da pele, mas também a das unhas e dos pelos. Disfunções corporais também podem trazer alterações na cor, elasticidade e hidratação da pele ou até causar erupções cutâneas. O estado emocional também pode ser percebido pela pele: o rubor da timidez ou a acentuação das linhas de expressão no estado de raiva são alguns exemplos.

Funções do tegumento

- **Proteção:** o sebo oleoso proveniente das glândulas sebáceas protege a pele e os pelos do ressecamento. O cerume proveniente das glândulas ceruminosas protege a orelha externa contra insetos e forma uma barreira hídrica. A queratina da epiderme forma uma camada impermeabilizante na pele. Já a melanina, produzida pelos melanócitos, protege a pele contra os raios ultravioleta nocivos.
- **Termorregulação:** em resposta ao calor, as glândulas sudoríparas produzem suor, cuja evaporação promove o resfriamento da superfície da pele. Ainda em resposta ao calor, o mecanismo de vasodilatação da pele permite a perda de calor corporal para o meio externo. Em resposta ao frio, além da não produção do suor, os vasos sanguíneos

da pele entram em vasoconstrição, o que reduz a perda de calor para o meio. Esses mecanismos de vasoconstrição e vasodilatação são visíveis em indivíduos de pele clara pelo rubor em altas temperaturas ou palidez em baixas temperaturas.

- **Absorção e excreção:** a capacidade de absorção da pele é bastante limitada, mas ocorre por meio da absorção de alguns gases, como o oxigênio e o gás carbônico, por meio de algumas vitaminas lipossolúveis, como as vitaminas A e D, medicamentos esteroides tópicos como o cortisol, e de substâncias tóxicas como o mercúrio. Já a excreção de substâncias é feita pela eliminação do suor, o qual é capaz de excretar sais, água e resíduos orgânicos como amônia e ureia.
- **Síntese de vitamina D:** os raios ultravioletas da luz solar fazem com que os estratos espinhoso e basal da epiderme possam sintetizar vitamina D. O fígado converte vitamina D3 em um produto intermediário utilizado pelos rins para sintetizar o hormônio calcitriol, que estimula a absorção intestinal de cálcio e fósforo. Sabe-se que a vitamina D sintetizada pela pele também está presente em alimentos como peixes gordurosos de água fria e profunda e alguns fungos comestíveis, entre outros alimentos. Além de participar do metabolismo do cálcio, a vitamina D participa da modulação do sistema imunológico e da regulação de processos de multiplicação e diferenciação celular.
- **Sensibilidade:** receptores sensoriais para frio, calor, tato, pressão, vibração e dor estão localizados na pele e serão vistos com maiores detalhes adiante neste mesmo capítulo.

Camadas da pele

A pele possui duas camadas: epiderme, camada mais delgada e subdividida em quatro ou cinco camadas, dependendo da região do corpo; e derme, camada mais espessa e profunda, subdividida em duas camadas. Cabe citar que a hipoderme, ou tela subcutânea, não corresponde a uma das camadas da pele, mas sim a um tecido de conexão com tecidos subjacentes, também descrito neste capítulo (Figura 1).

Epiderme

Essa é a camada mais superficial da pele, formada pelo epitélio estratificado pavimentoso queratinizado. Do estrato mais profundo para o mais superficial, tem-se a camada basal, espinhosa, granulosa e córnea. Já a epiderme mais grossa, presente nas palmas das mãos e planta dos pés, possui cinco camadas, sendo a camada lúcida presente entre as camadas espinhosa e basal (Figura 2).

- **Camada basal:** camada celular única que possui os quatro tipos celulares citados no Quadro 1. Com intenso processo de mitose, alguns queratinócitos dessa camada sofrem divisão celular contínua, sendo essas células consideradas células-tronco da pele.
- **Camada espinhosa:** formada por várias camadas de queratinócitos firmemente unidos e com núcleo oval e centralizado. Células de Langerhans e prolongamentos dos melanócitos também estão presentes nessa camada. Quando o fragmento de pele é preparado histologicamente, os queratinócitos dessa camada retraem e ficam com prolongamentos semelhantes a espinhos, daí o nome.
- **Camada granulosa:** formada por três a quatro camadas de queratinócitos achatados, passando pelo processo de apoptose (morte celular programada), o que torna o núcleo diferente do apresentado na camada espinhosa, já que passa pelo processo de degeneração nuclear. Grânulos de coloração escura são vistos nessas células e liberam uma secreção rica em lipídios, a qual preenche as camadas granulosa, lúcida e córnea e garante a função de barreira hídrica da pele.

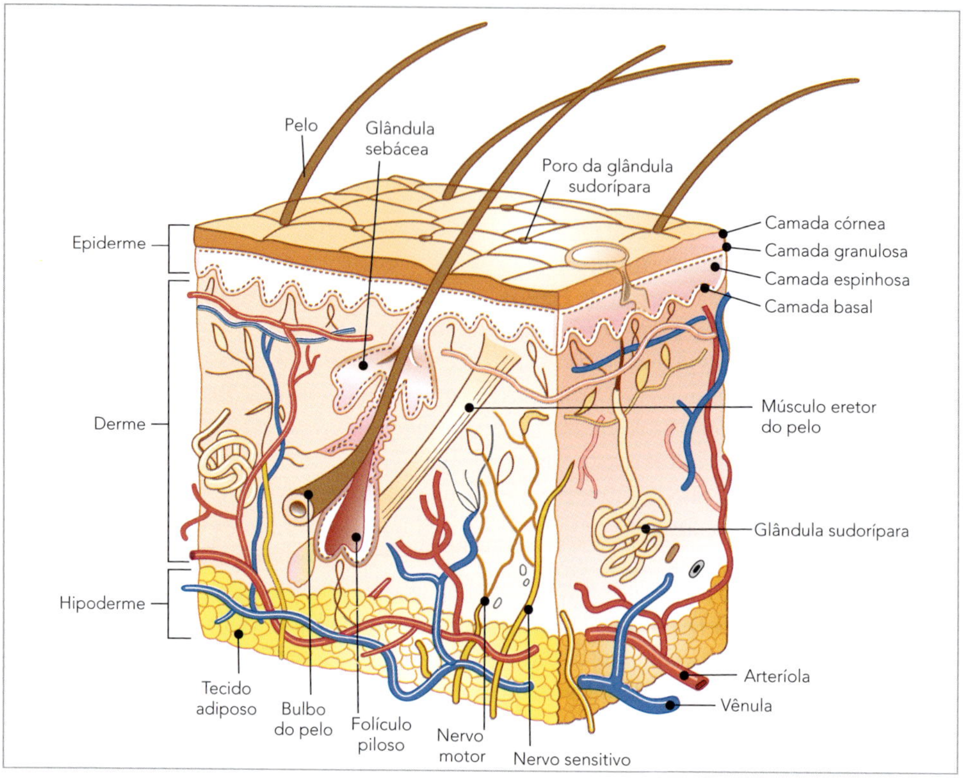

FIGURA 1 Diagrama da pele.

Fonte: adaptada de van De Graaf, 2003.[1]

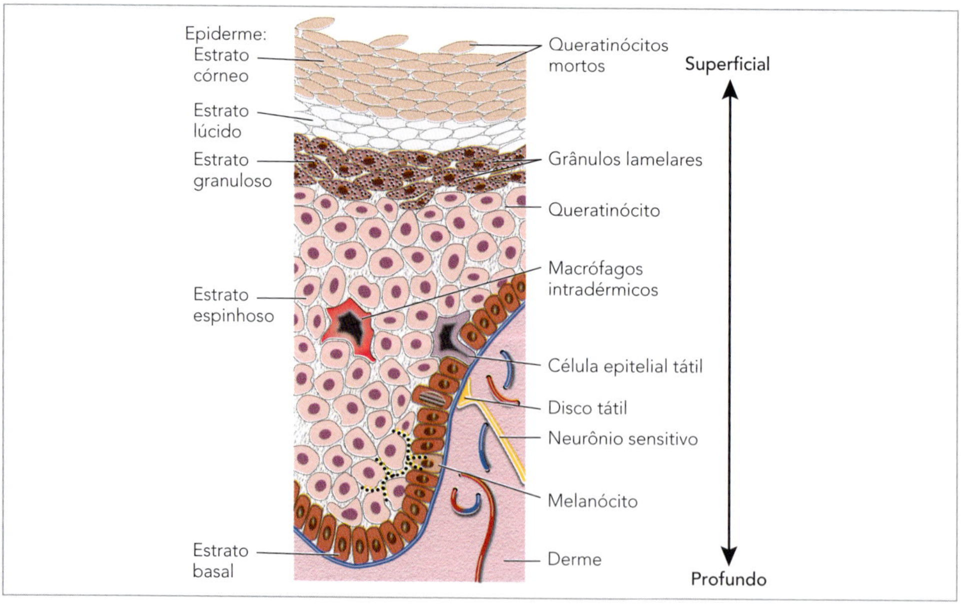

FIGURA 2 Camadas da epiderme.

Fonte: adaptada de Tortora GJ; Derrickson B, 2010.[2]

QUADRO 1 Principais tipos de células da epiderme

Queratinócitos 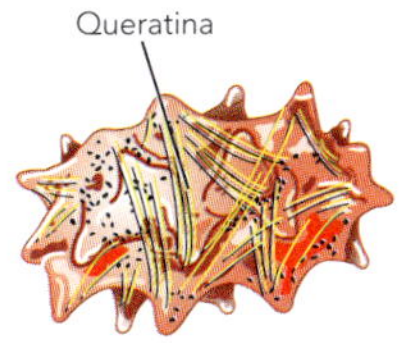	Constituem a maior parte da epiderme e produzem queratina que, com característica dura e impermeabilizante, protege a pele contra a perda de água e impede a entrada de micróbios ou outras substâncias estranhas na pele
Melanócitos 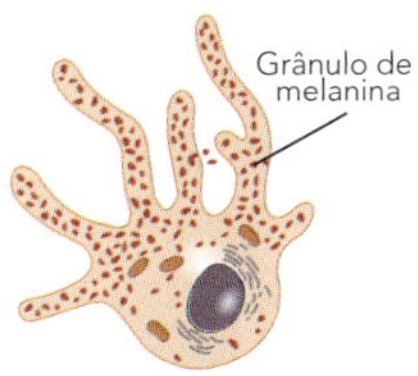	Produzem a melanina, pigmento castanho que contribui para dar coloração à pele e também é capaz de absorver a radiação ultravioleta prejudicial à saúde. Possui projeções alongadas capazes de espalhar melanina entre os queratinócitos
Células de Langerhans 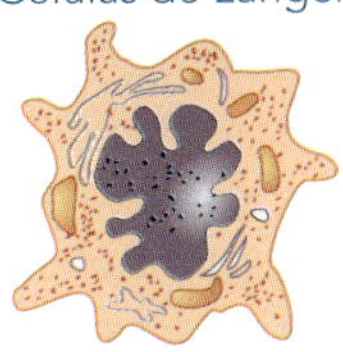	São capazes de reconhecer micróbios que invadem a pele e desencadear resposta imunológica para a destruição do invasor. Com ação principal na resposta imune, são células provenientes da medula óssea vermelha
Células de Merkel 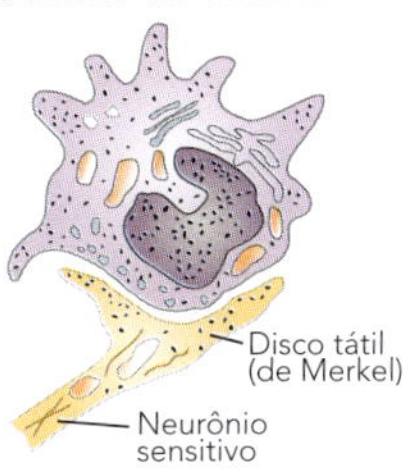	Localizadas nas camadas mais profundas da epiderme, fazem contato com uma estrutura nervosa sensitiva denominada disco tátil. Esse conjunto é responsável pela detecção de sensações táteis

- **Camada lúcida:** como o nome traz, trata-se de uma camada clara, presente apenas na pele grossa das palmas das mãos e dos pés. Apresenta de três a cinco camadas de queratinócitos achatados e mortos.
- **Camada córnea:** formada por 25 a 30 camadas de queratinócitos achatados e mortos, com aparência semelhante a escamas. Milhares dessas células se desprendem do corpo diariamente e são substituídas por células das camadas mais profundas. Uma quantidade excessiva de células queratinizadas desprendidas da região do couro cabeludo é conhecida como caspa. Já atritos constantes na pele podem acelerar o processo de cornificação e estimular a formação de um calo.

Derme

Localizada profundamente à epiderme, é mais espessa e está subdividida em camada papilar e camada reticular (Figura 3). É composta por tecido conjuntivo, contendo fibras elásticas e colágenas, e há poucas células representadas pelos fibroblastos, macrófagos e adipócitos na transição da tela subcutânea. Possui ainda vasos sanguíneos, nervos, folículos pilosos, glândulas sebáceas e glândulas sudoríparas.

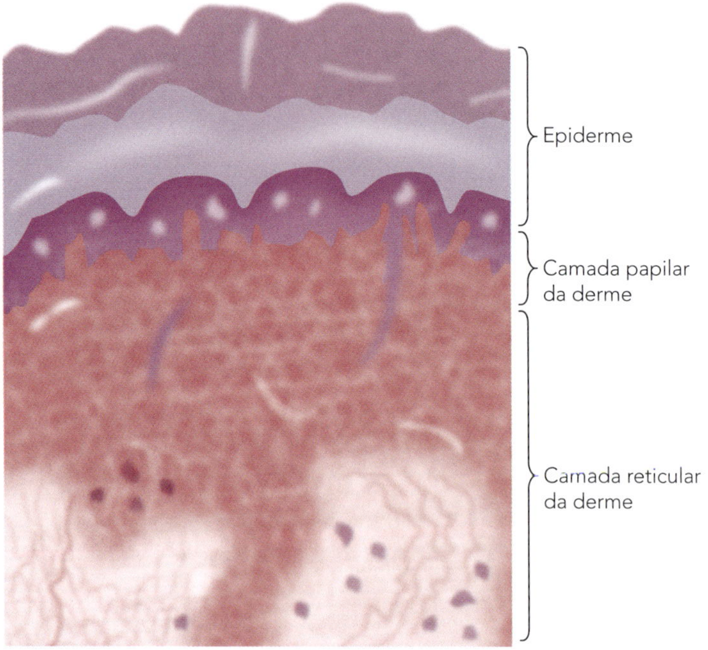

FIGURA 3 Camadas da derme.
Fonte: adaptada de van De Graaf, 2003.[1]

- **Camada papilar da derme:** com delgadas fibras elásticas e colágenas, possui numerosas papilas que se estendem em direção à epiderme e formam as chamadas cristas de fricção (ou cristas epidérmicas) dos dedos da mão e do pé (Figura 4). Essas papilas dérmicas também são importantes no aumento da superfície de contato entre a derme e a epiderme; esse aumento da superfície de contato densa na malha de capilares sanguíneos dérmicos com a camada basal da derme permite a ampla divisão celular dos queratinócitos.
- **Camada reticular da derme:** mais profunda e espessa, caracteriza-se pela presença de fibras colágenas mais densas e resistentes e está fixada à tela subcutânea (hipoderme). Nessa camada encontram-se células adiposas, folículos pilosos e glândulas. Apesar de flexíveis, se a rede de fibras colágenas e elásticas forem tensionadas em excesso pode provocar rupturas da derme, sendo que o reparo da área distendida deixa uma área branca ou avermelhada. Popularmente conhecidas como estrias, as marcas de distensão podem ocorrer em mulheres grávidas ou por excesso de gordura na região, sendo bem comuns nas coxas, no abdome e nas mamas (Figura 5).

Coloração da pele

É uma combinação de três pigmentos: melanina, com coloração marrom, produzida pelos melanócitos; caroteno, pigmento amarelo-alaranjado encontrado em vegetais e frutas, o qual se acumula nas células da camada córnea e nas áreas gordurosas da derme; por fim, a hemoglobina, pigmento avermelhado encontrado nas células vermelhas do sangue. A quantidade de melanócitos

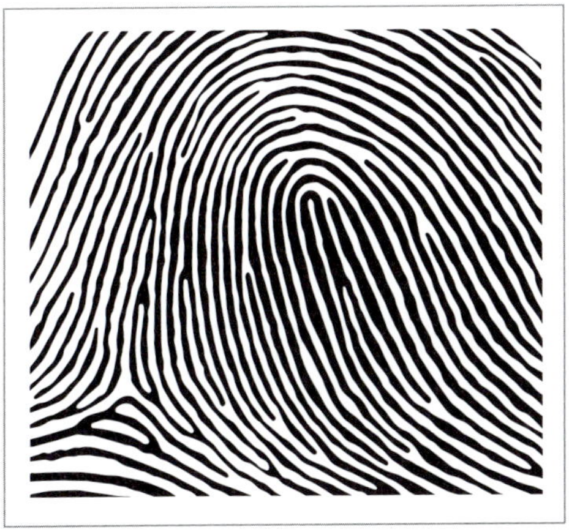

FIGURA 4 Cristas de fricção, formadas pela tração das fibras elásticas e colágenas da derme.
Fonte: adaptada de Tortora GJ; Derrickson B, 2010.[2]

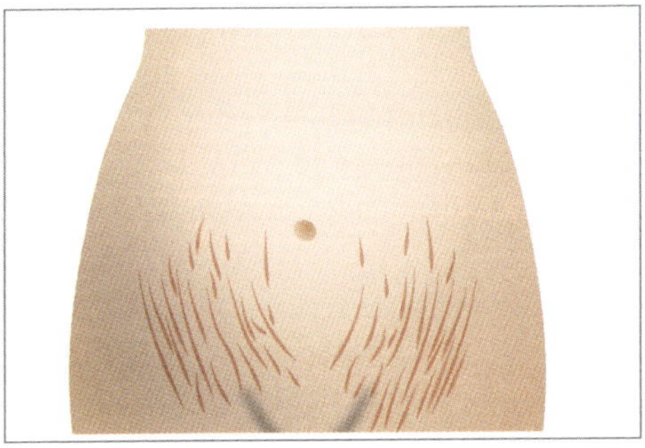

FIGURA 5 Estrias: marcas de distensão por rupturas na derme.
Fonte: adaptada de van De Graaf, 2003.[1]

é semelhante entre os indivíduos. Na verdade, as diferentes cores de pele estão relacionadas à quantidade de pigmento produzido, ou seja, à quantidade de melanina. A incapacidade genética de um indivíduo produzir melanina é denominada albinismo. Nessa situação, os melanócitos dos indivíduos são incapazes de sintetizar a enzima tirosinase, necessária para agir junto ao aminoácido tirosina para a produção da melanina. Já no vitiligo, áreas irregulares da pele ficam esbranquiçadas devido à perda parcial ou completa de melanócitos.

Linhas de tensão ou linhas de clivagem

As fibras colágenas da derme têm a tendência de se orientar em regiões específicas corporais, conforme está representado nas linhas da Figura 6. O conhecimento do sentido dessas linhas de tensão é especialmente importante para os cirurgiões, uma vez que incisões

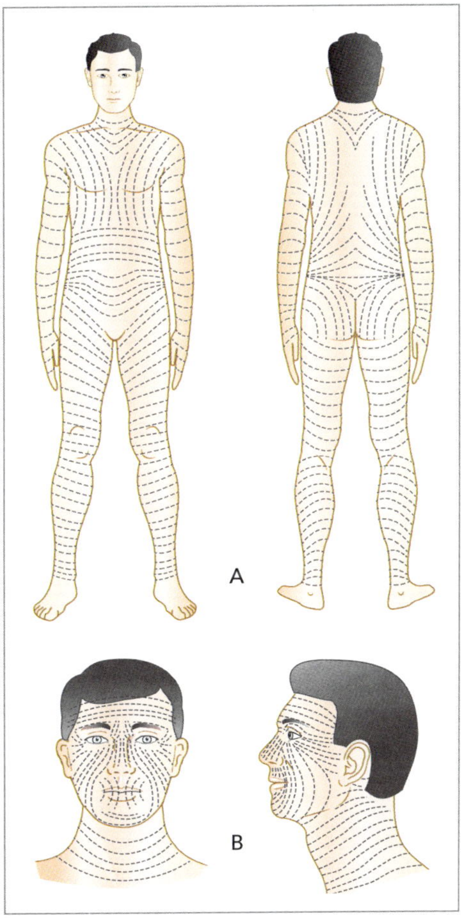

FIGURA 6 Linhas de tensão da pele. (A) Linhas de tensão situadas anterior e posteriormente ao corpo. (B) Na face, as linhas de tensão coincidem com o pregueamento formado pelas rugas da expressão na facial, como as linhas das rugas glabelares, frontais na região da testa, periorais.
Fonte: adaptada de Paulsen F, 2019.[3]

cirúrgicas realizadas paralelamente às linhas de tensão cicatrizam mais facilmente e criam menos tecido cicatricial do que as incisões realizadas transversalmente às linhas de tensão. Cabe salientar que o pregueamento da pele formado pelas rugas e a acentuação das linhas de expressão com o processo de envelhecimento coincidem com as linhas de tensão da derme.

Vascularização e inervação da pele

A pele atua como reservatório de sangue, sendo que a rede de vasos sanguíneos que a derme possui transporta cerca de 10% do fluxo sanguíneo total de um adulto. Essa grande reserva tem influência na regulação da temperatura corporal e na regulação da pressão arterial.

Além disso, a derme possui extensa inervação. Impulsos nervosos do sistema nervoso central chegam à pele por meio de fibras nervosas autônomas para o controle de músculos eretores dos pelos ou, ainda, de glândulas. Vários receptores sensoriais estão presentes na pele. Certas áreas do corpo podem conter um maior número desses órgãos, pois apresentam maior sensibilidade, como os lábios e a polpa dos dedos. A Figura 7 resume os principais receptores sensoriais encontrados na pele.

Pelos

Possuem a função de proteção da pele. Os cabelos das sobrancelhas e do couro cabeludo, por exemplo, protegem a pele da luz solar. Já os cílios protegem os olhos contra a entrada de partículas estranhas, o que ocorre também com a função de proteção dos pelos das narinas e do canal da orelha externa. Outra função dos pelos está na percepção ao toque, uma vez que receptores táteis junto aos folículos pilosos são ativados sempre que o pelo é movimentado. Os pelos estão distribuídos em maior quantidade no couro cabeludo, axilas, sobrancelhas e ao redor das genitálias externas. A quantidade e espessura dependem

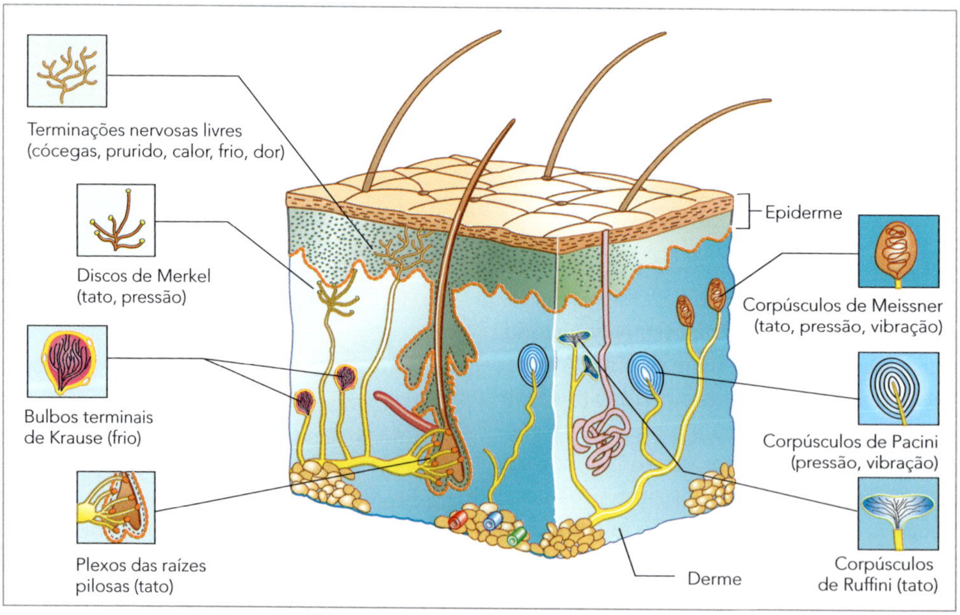

FIGURA 7 Receptores sensoriais da pele e principais sensações detectadas.
Fonte: adaptada de van De Graaf, 2003.[1]

de fatores genéticos e de fatores hormonais, o que explica as diferenças dos pelos nos homens e nas mulheres.

Cada pelo possui uma haste (parte visível na superfície da pele) e a raiz, que é a parte contida no interior do folículo piloso, composto pela bainha externa da raiz, cuja constituição é de células epidérmicas, e pela bainha interna da raiz, cujas células são produzidas por uma matriz germinal, a qual é responsável pelo crescimento dos pelos e também pela substituição de um pelo novo quando o velho cai. A base alargada da raiz é denominada bulbo. Cada pelo se desenvolve a partir das células da papila dérmica no interior do bulbo do pelo, as quais são ricamente vascularizadas. Em um pelo seccionado transversalmente observam-se três estratos: a medula (interna), o córtex envolvendo a medula e uma cutícula de aparência escamosa que envolve o córtex do pelo. Glândulas sebáceas e um delgado músculo liso estão associados ao pelo. As glândulas sebáceas lubrificam o pelo e o músculo liso, denominado músculo eretor do pelo. Este último pode elevar o pelo mediante estímulos de frio ou outros estímulos fisiológicos, fazendo que a pele fique com aspecto de "arrepiada" (Figura 8).

Os tipos de pelos são:

- **Lanugem:** pelo fino presente nos fetos e visíveis somente nos bebês prematuros.
- **Velo:** pelo fino e curto que substitui a lanugem e está presente nas crianças e nas mulheres.
- **Pelo terminal:** pelo grosso e pigmentado, presente na axila, púbis, sobrancelhas, membros superiores e inferiores e couro cabeludo.

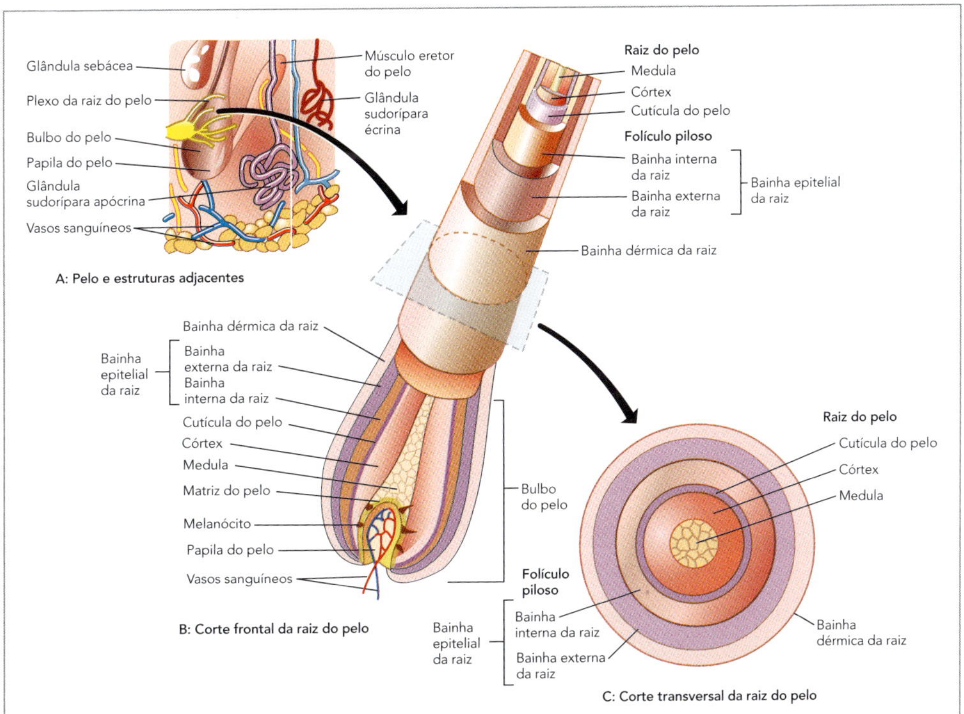

FIGURA 8 Pelo.
Fonte: adaptada de Tortora GJ; Derrickson B, 2010. [2]

A cor do pelo se dá pela quantidade de melanina sintetizada nos melanócitos da matriz do pelo e que passa para as células da medula e córtex do pelo. O pelo cinza ou grisalho é consequência da diminuição da melanina, e o pelo branco, da falta de melanina.

Unhas

Possuem as funções de proteger os dedos e auxiliar a preensão de objetos. São formadas pela compressão da camada córnea da epiderme e possuem fibrilas de queratina densa, o que lhes confere dureza. A unha é constituída pelo corpo (de coloração rosada, devido à vascularização sanguínea adjacente), por uma margem livre e por uma raiz. A margem livre é a parte mais distal da unha, de coloração branca por não ter mais contato com a vascularização, e corresponde à parte da unha que pode ser aparada sem causar ferimentos. Já a raiz da unha, mais proximal, está inserida em uma prega da pele. Destaca-se nessa região mais proximal da unha a lúnula, esbranquiçada devido ao epitélio mais espesso na região e com forma de meia-lua. Profundamente à margem livre da unha, encontra-se o hiponíquio ou leito ungueal, responsável por prender a unha ao dedo. O eponíquio ou cutícula é composto por epiderme que se adere a partir da margem lateral da unha. A parte proximal do epitélio profundo à raiz da unha denomina-se matriz, e é o local em que ocorrem intensas mitoses que provocam o crescimento da unha. O crescimento das unhas das mãos é de aproximadamente 1 mm por semana; já nos dedos dos pés, o crescimento das unhas é mais lento, por serem mais espessas (Figura 9).

A aparência da unha pode trazer evidências de doenças metabólicas, deficiências nutricionais, deficiências de oxigenação, aspectos emocionais (nas unhas corroídas) e até aspectos relacionados à higiene.

Glândulas sebáceas (glândulas oleosas)

Associadas aos folículos pilosos, desenvolvem-se a partir do epitélio folicular do pelo, sendo que secretam sebo para a haste do pelo para lubrificá-lo e impermeabilizá-lo, impedindo que a camada cortical do pelo se torne ressecada e quebradiça. A hiperatividade e

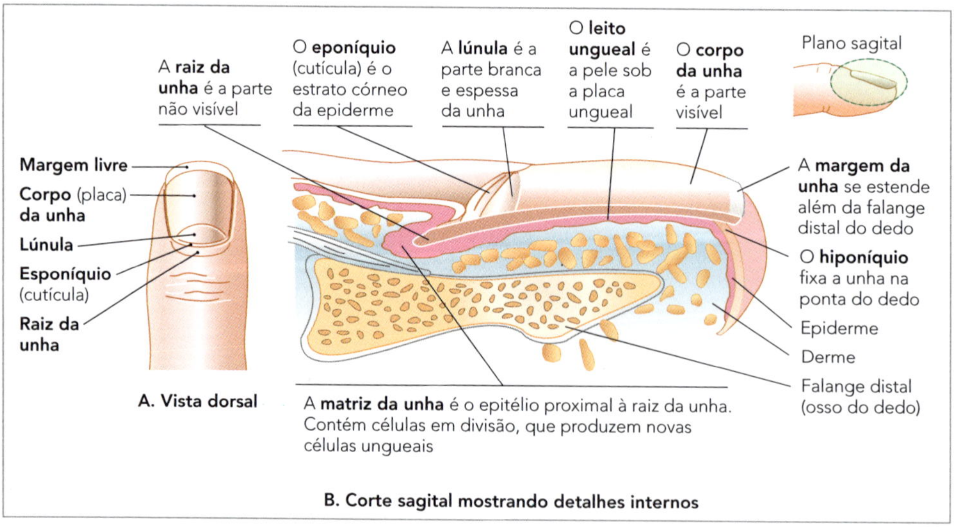

FIGURA 9 Unha.

Fonte: adaptada de Tortora GJ; Derrickson B, 2010.[2]

inflamação dessas glândulas podem provocar a acne, a qual ocorre predominantemente em folículos pilosos (Figura 1) colonizados por bactérias.

Glândulas sudoríparas (glândulas do suor)

Excretam suor sobre a superfície da pele. A transpiração não somente provoca o resfriamento da pele pela evaporação líquida, mas também participa da excreção de água, sais, ureia, ácido úrico, glicose e ácido láctico. As glândulas sudoríparas (Figura 1) são mais numerosas nas palmas das mãos e plantas dos pés e podem ser de dois tipos: glândulas sudoríparas écrinas, amplamente distribuídas no corpo, servem para o resfriamento por evaporação; e glândulas sudoríparas apócrinas, presentes na axila e púbis, são funcionantes a partir da puberdade e servem como atrativo sexual. A terminação do ducto excretor das glândulas écrinas se dá na superfície da epiderme, enquanto o das glândulas apócrinas se dá no folículo piloso. Além disso, a secreção das glândulas apócrinas possui os componentes gerais do suor associados a lipídios e proteínas, o que torna a secreção mais viscosa (Figura 1).

Glândulas mamárias

As glândulas mamárias são sudoríparas modificadas, que secretam leite durante a lactação (Figura 10).

Glândulas ceruminosas

São encontradas no meato acústico externo e produzem uma secreção semelhante à cera. As partes secretoras das glândulas ceruminosas situam-se na tela subcutânea, profundamente às glândulas sebáceas. A combinação das secreções das glândulas sebáceas e ceruminosas forma o cerume, que repele água e insetos.

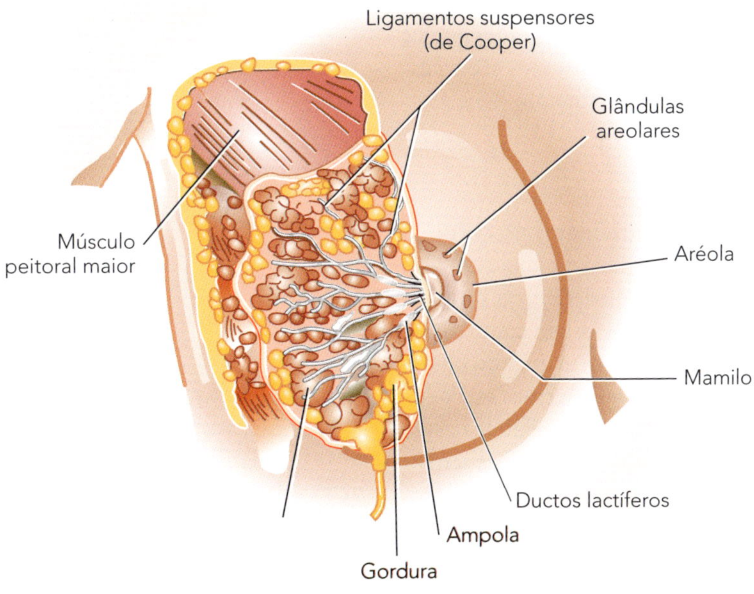

FIGURA 10 Glândulas mamárias: glândulas sudoríparas modificadas.
Fonte: adaptada de Netter FH, 2018.[4]

Hipoderme (tela subcutânea)

Não corresponde a uma parte da pele, mas conecta a derme a órgãos subjacentes. É constituída de tecido conjuntivo frouxo e adipócitos junto a vasos sanguíneos (Figura 1). Essa camada armazena lipídios e funciona como isolante térmico e amortecedor de impactos em determinadas regiões do corpo. A espessura da hipoderme varia com a região do corpo e estado nutricional; além disso, mulheres costumam ter a hipoderme mais espessa que os homens por questões hormonais. A hipoderme é o local para injeções subcutâneas ou administração de medicamentos de liberação lenta, como insulina ou anticoncepcionais administrados por meio de dispositivos subcutâneos.

SISTEMA MUSCULAR: ASPECTOS MORFOFUNCIONAIS DA FACE

Os músculos são órgãos com capacidade de contração ao serem estimulados. Uma vez que os ossos que compõem o esqueleto são estruturas passivas do movimento, e as articulações, uniões entre as peças ósseas que moderam os nossos movimentos, os músculos são as estruturas ativas para o movimento.

Tipos musculares

Existem três tipos musculares no corpo: o músculo estriado cardíaco e o músculo liso. O músculo estriado esquelético, ou simplesmente músculo esquelético, tem como característica a presença de estrias quando observado ao microscópio, daí o termo "estriado". Além disso, os músculos esqueléticos estão presos aos ossos do esqueleto e possuem as contrações voluntárias, ou seja, sob o controle consciente do indivíduo. Já o músculo estriado cardíaco, ou simplesmente miocárdio, também possui a presença de estrias e está presente na constituição do coração. Involuntário, é controlado pela parte autônoma do sistema nervoso. Finalmente, o músculo liso não possui estrias e está presente na parede das vísceras ocas, como vasos sanguíneos, estômago, intestinos, bexiga urinária, dentre outros. Os músculos lisos também são involuntários. A seguir, serão abordadas apenas as características dos músculos esqueléticos (Figura 11).

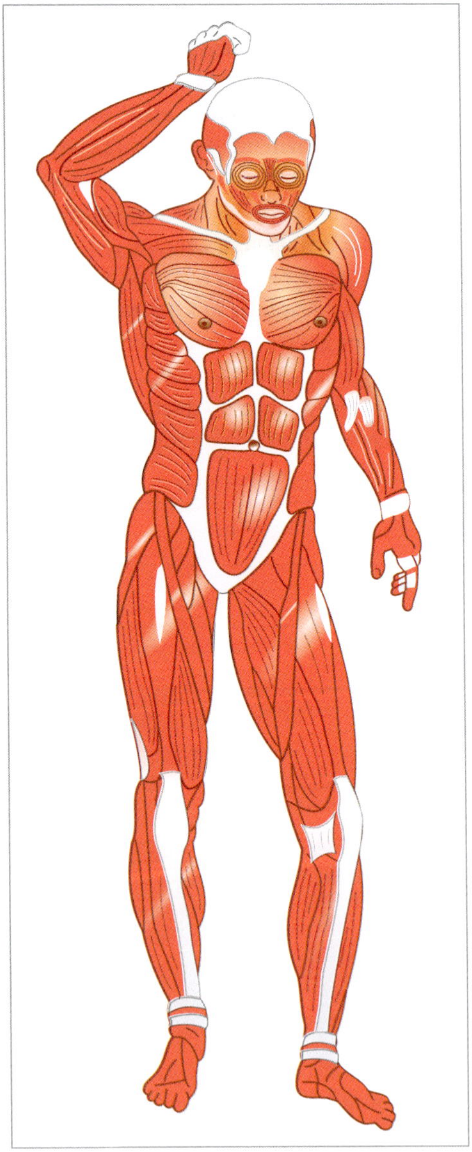

FIGURA 11 Músculos esqueléticos.
Fonte: adaptada de Paulsen F, 2019.[3]

Músculo esquelético: envoltórios

Ao seccionar transversalmente o músculo esquelético, é possível verificar que ele é composto por numerosas células ou fibras musculares. Cada fibra muscular é envolvida por uma camada de tecido conjuntivo, denominada endomísio. Já o conjunto de fibras musculares que forma o fascículo muscular é envolvido por um epimísio. O tecido conjuntivo que envolve o músculo todo externamente é conhecido como perimísio (Figura 12). A função dos envoltórios musculares está na organização estrutural muscular e, principalmente, na contenção estrutural, uma vez que essa contenção permite o deslizamento adequado das miofibrilas no interior da fibra muscular, das fibras musculares no interior dos fascículos e dos fascículos musculares no interior do músculo.

Componentes anatômicos do músculo esquelético (Figura 13)

- **Ventre muscular:** parte "carnosa", avermelhada do músculo, formada pelas fibras musculares.
- **Tendão:** parte de coloração esbranquiçada, formada de tecido conjuntivo denso, que geralmente une o ventre muscular ao osso.
- **Bainha sinovial dos tendões:** trata-se de uma bolsa que possui líquido sinovial no seu interior e constitui proteção aos tendões quando passam por verdadeiros "túneis" fibrosos, de maneira a reduzir o atrito. Daí a presença das bainhas nos tendões do punho e tornozelos, por exemplo.
- **Retináculo:** faixa de tecido conjuntivo presente nos punhos e tornozelos, capazes de realizar uma contenção nessas re-

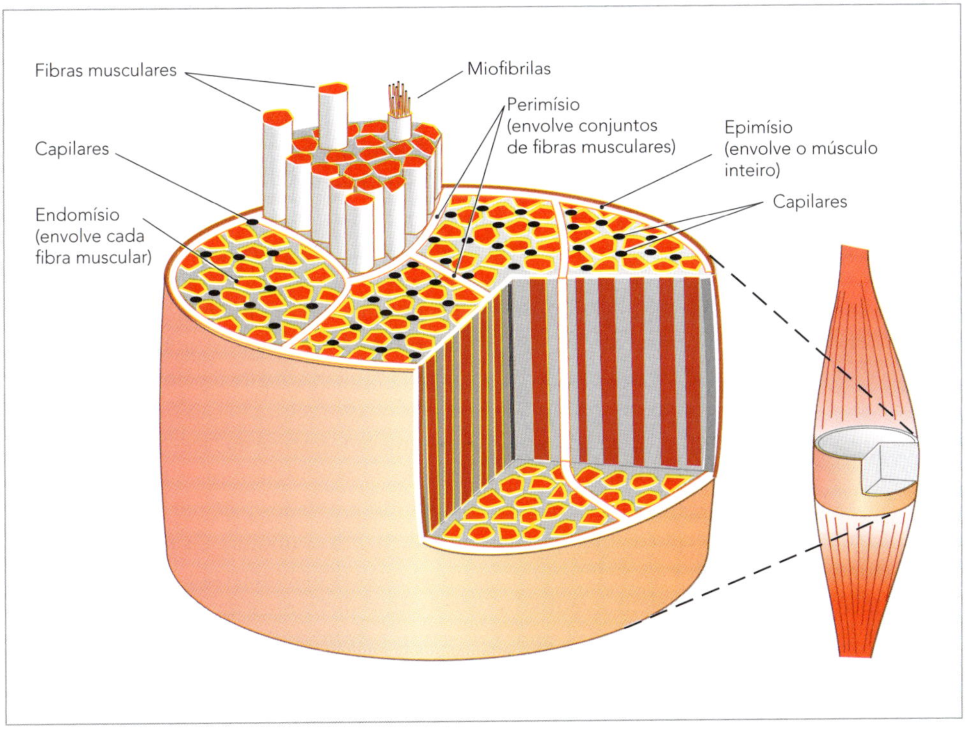

FIGURA 12 Envoltórios e organização do músculo esquelético.
Fonte: adaptada de Junqueira LCU; Carneiro J, 2017.[5]

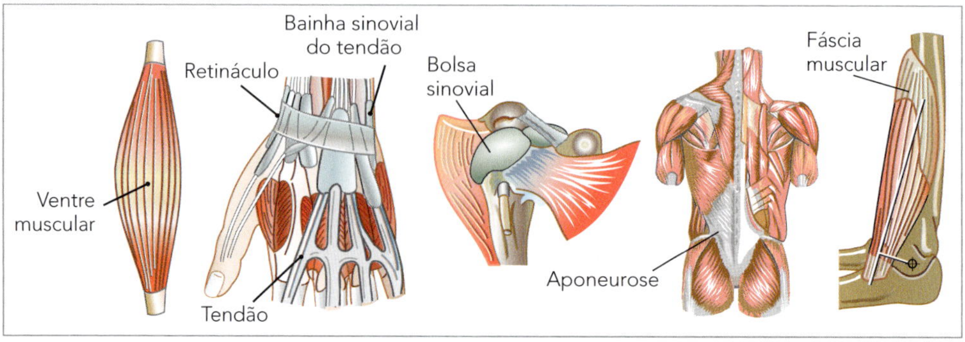

FIGURA 13 Componentes anatômicos do músculo esquelético.
Fonte: adaptada de Paulsen F, 2019;[3] Netter FH, 2018.[3]

giões de numerosos tendões, de maneira a melhorar a eficiência mecânica deles durante as contrações musculares.

- **Bolsas sinoviais:** são bolsas contendo líquido sinovial no seu interior; no entanto, ao invés de revestir os tendões como as bolsas sinoviais dos tendões, estão localizadas entre músculos ou entre tendões e o osso, a fim de amortecer atritos.
- **Aponeurose:** uma espécie de tendão achatado ou em forma de lâmina, importante ponto de fixação muscular.
- **Fáscia:** tecido conjuntivo que recobre o músculo todo.

Mecânica muscular

Quando contraído, o músculo esquelético é capaz de encurtar seu comprimento, de maneira a gerar movimento entre os pontos em que se fixa. A fixação geralmente proximal de um músculo é denominada origem ou inserção proximal. Já a fixação em geral distal de um músculo é denominada simplesmente de inserção ou inserção distal. Apesar de ser comum os músculos esqueléticos se inserirem aos ossos do esqueleto, eventualmente se inserem também em fáscias, aponeuroses ou até na pele, sendo esse último exemplo o caso dos músculos da mímica facial.

Músculos da mastigação

Correspondem a quatro pares de músculos responsáveis pelos movimentos da mandíbula. Os músculos temporal e masseter fecham a mandíbula. Já os músculos pterigóideo medial e pterigóideo lateral promovem a abertura e a lateralidade da mandíbula (Figura 14). Tais músculos são inervados pelo ramo mandibular do nervo trigêmeo (ou V par de nervo craniano).

Músculos da mímica facial

Os músculos da mímica facial também são denominados músculos cutâneos, porque se inserem internamente à pele da face. Assim, quando contraem, são capazes de promover movimentos na pele da face, daí a denominação de músculos da mímica facial. Tais músculos são inervados pelo nervo facial (ou VII par de nervo craniano). Os músculos da mímica estão distribuídos nos seguintes grupos: músculos da fronte e da orelha; músculos do grupo orbital, músculos do grupo nasal e músculos do grupo oral (Quadros 2 a 5).

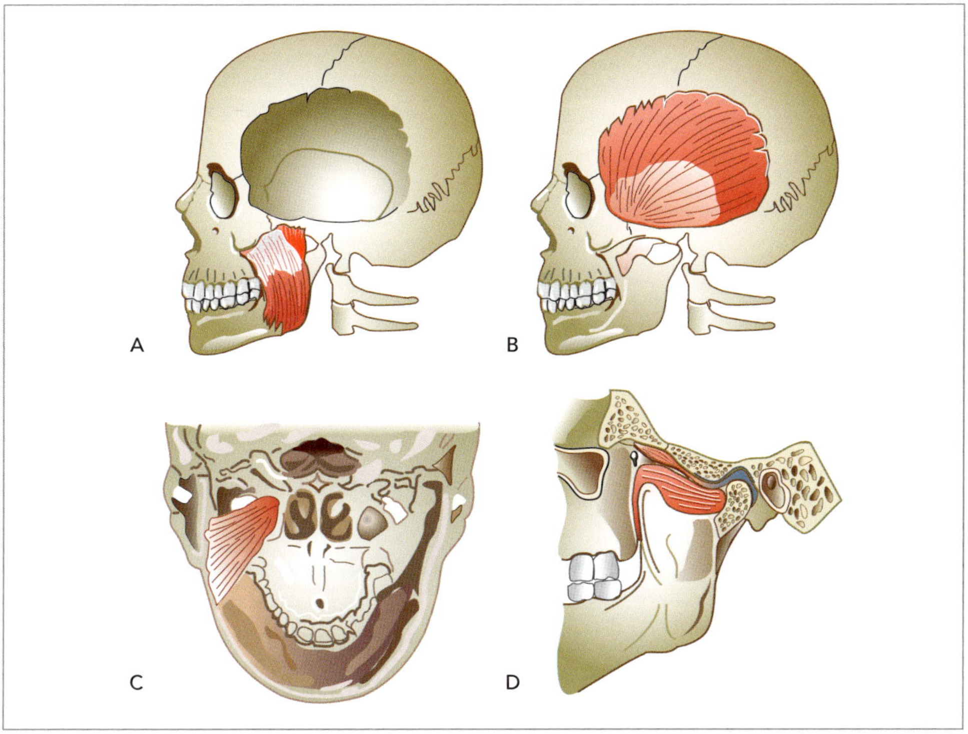

FIGURA 14 Músculos da mastigação: (A) masseter; (B) temporal; (C) pterigóideo medial; (D) pterigóideo lateral.
Fonte: adaptada de Paulsen F, 2019.[3]

QUADRO 2 Músculos da fronte e da orelha

Músculo occipitofrontal ■ Ventre frontal ■ Ventre occipital	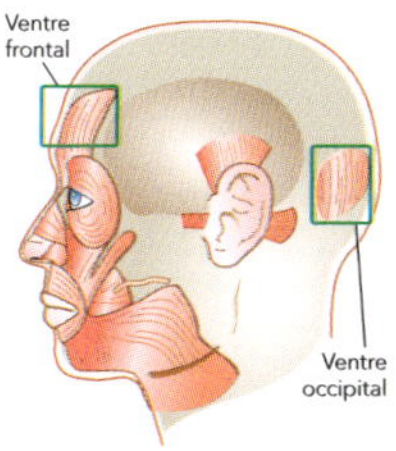	Franze a fronte, eleva as sobrancelhas e traciona o couro cabeludo
Músculos auriculares ■ Auricular superior ■ Auricular anterior ■ Auricular posterior	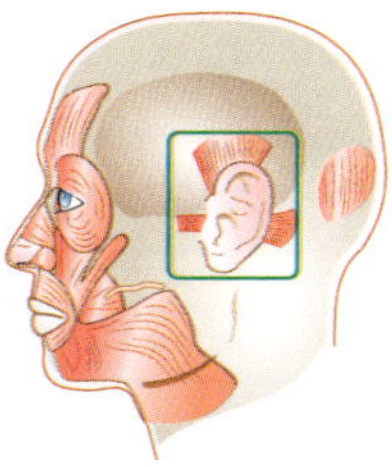	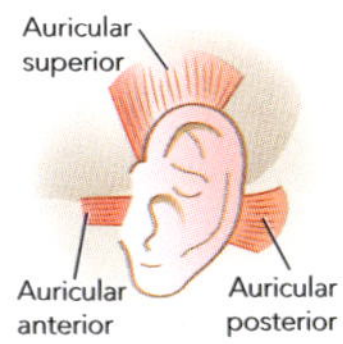 Traciona a orelha para cima, para frente e para trás

QUADRO 3 Músculos do grupo orbital

Músculo orbicular do olho
- Parte orbital
- Parte palpebral

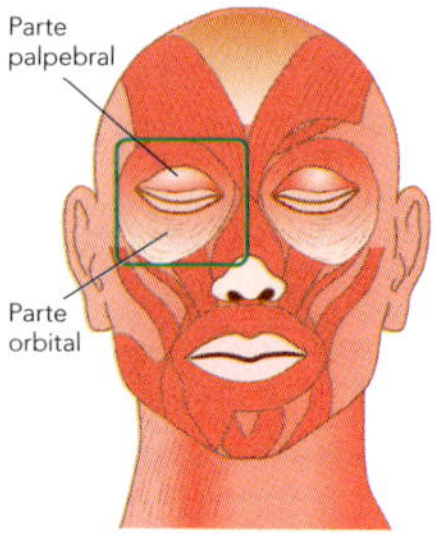

A parte orbital fecha a pálpebra delicadamente e a palpebral, de maneira forçada

---

Músculo corrugador do supercílio

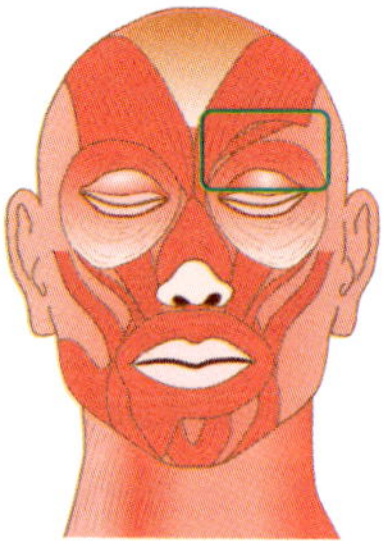

Puxa as sobrancelhas para medial e para baixo

QUADRO 4 Músculos do grupo nasal

Músculo nasal
- Parte transversa
- Parte alar

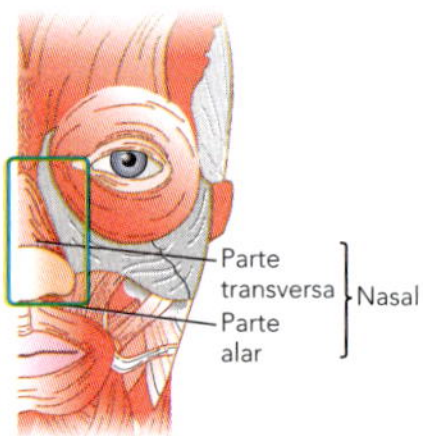

A parte transversa comprime a abertura nasal, e a parte alar promove dilatação da narina

---

Músculo prócero

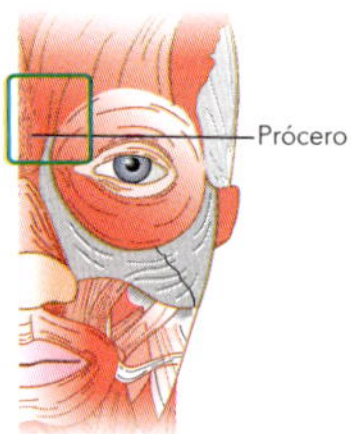

Traciona para baixo a parte medial das sobrancelhas, de maneira a criar rugas transversais na raiz do nariz

---

Músculo abaixador do septo nasal

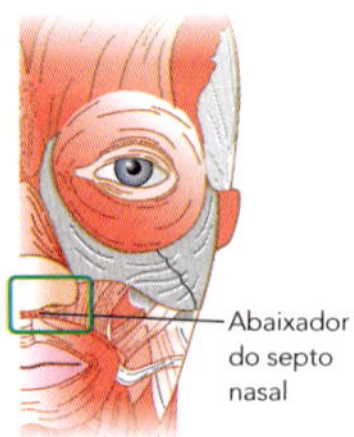

Traciona o nariz para baixo

QUADRO 5 Músculos do grupo oral

Músculo orbicular da boca	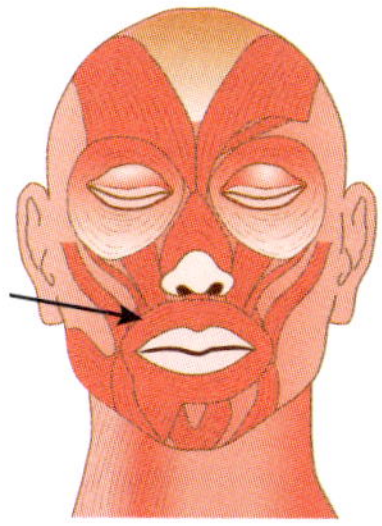	Fecha os lábios
Músculo bucinador	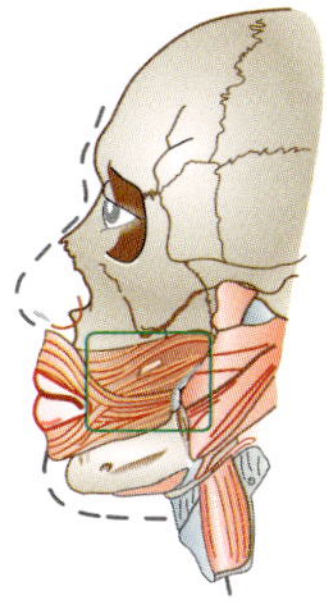	Comprime as bochechas contra os dentes
Músculo abaixador do ângulo da boca	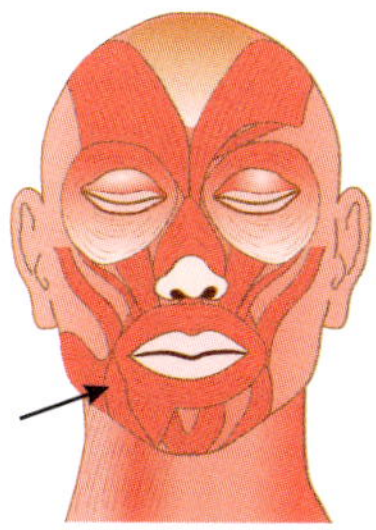	Abaixa o ângulo da boca
Músculo mentual	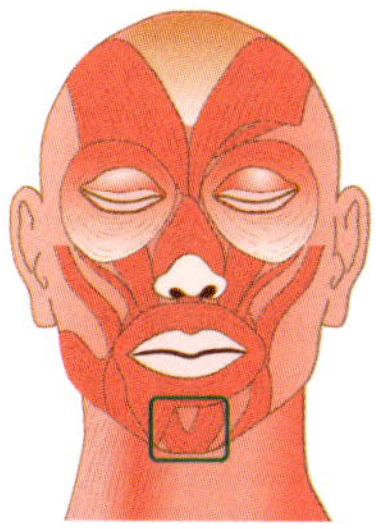	Promove a protrusão do lábio inferior e corruga a pele do mento (queixo)
Músculo platisma	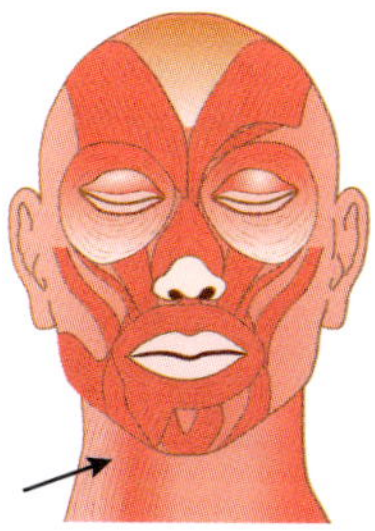	Traciona a pele do pescoço em direção ao queixo

(continua)

QUADRO 5 Músculos do grupo oral *(continuação)*

Músculo abaixador do lábio inferior	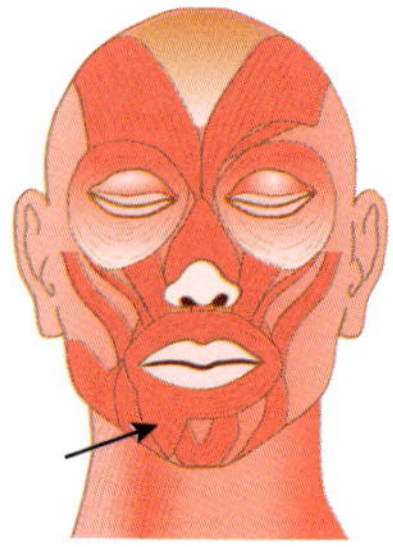	Traciona o lábio inferior para baixo
Músculo risório	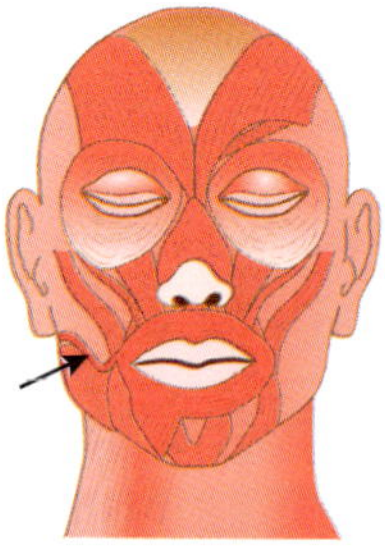	Traciona o ângulo da boca lateralmente
Músculo zigomático maior e zigomático menor	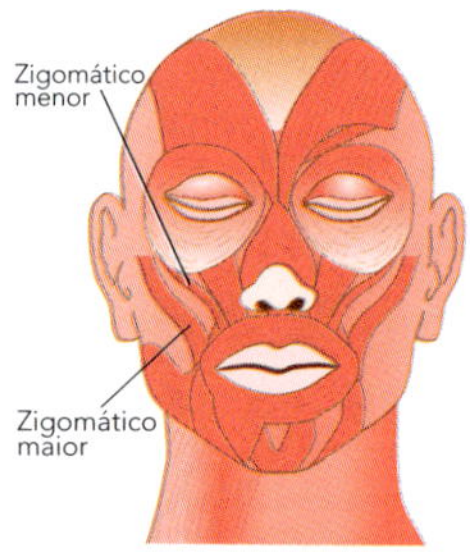	O zigomático maior traciona o ângulo da boca para cima e para a lateral. Já o menor eleva o lábio superior
Músculo levantador do lábio superior e músculo levantador do lábio superior e da asa do nariz	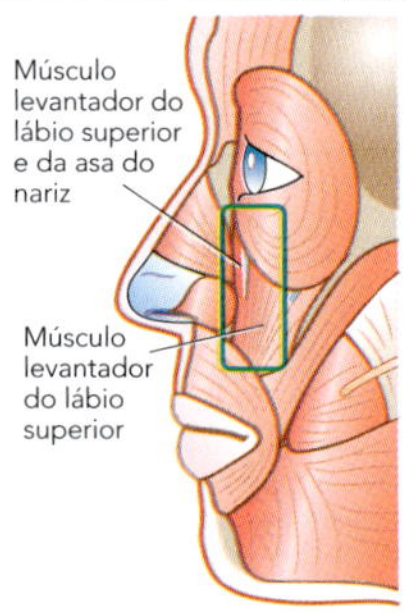	Ambos elevam o lábio superior. Já o último também eleva a asa do nariz
Músculo levantador do ângulo da boca	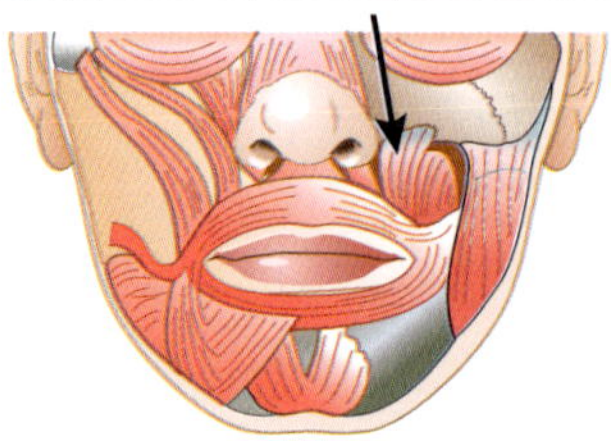	Eleva o ângulo da boca e acentua o sulco nasolabial.

Fonte das imagens: adaptada de Paulsen F, 2019;[3] Drake R *et al.*, 2021.[6]

Organização celular do músculo esquelético

O músculo esquelético é composto por tecido conjuntivo (envoltórios), nervos, vasos sanguíneos e fibras musculares. Estas últimas possuem múltiplos núcleos, sarcoplasma (correspondente ao citoplasma) e sarcolema (correspondente à membrana plasmática celular). Túbulos transversais, ou simplesmente túbulos T, correspondem a uma extensão do sarcolema. No interior do sarcoplasma celular encontram-se abundantes grânulos de glicogênio para o fornecimento de energia, mitocôndrias para a respiração celular e retículo sarcoplasmático, o qual está funcionalmente ligado aos túbulos T, e finalmente as miofibrilas. Estas últimas são constituídas por proteínas miofibrilares (Quadro 6).

QUADRO 6 Proteínas miofibrilares do músculo esquelético

Proteínas contráteis	Actina (filamento fino) e miosina (filamento grosso)	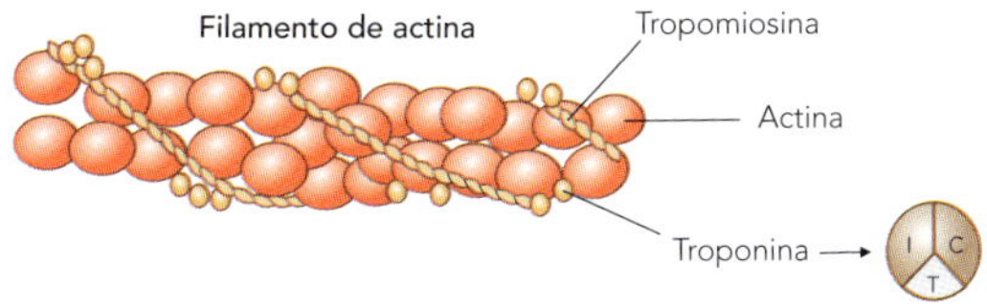 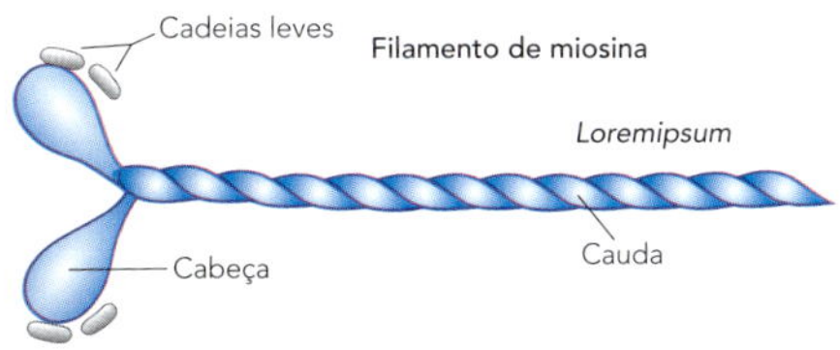
Proteínas regulatórias	Troponina e tropomiosina	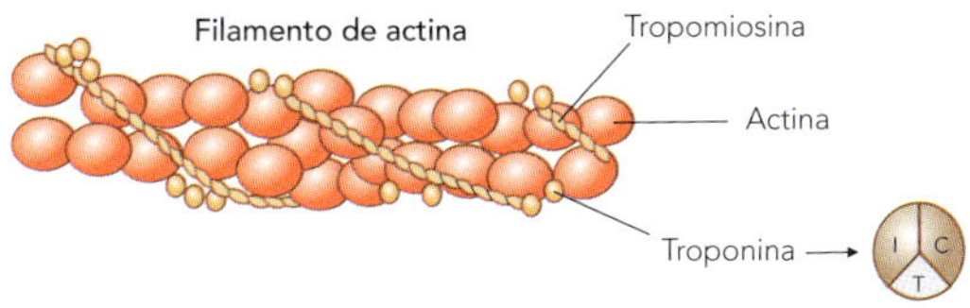
Proteínas acessórias	Titina e nebulina	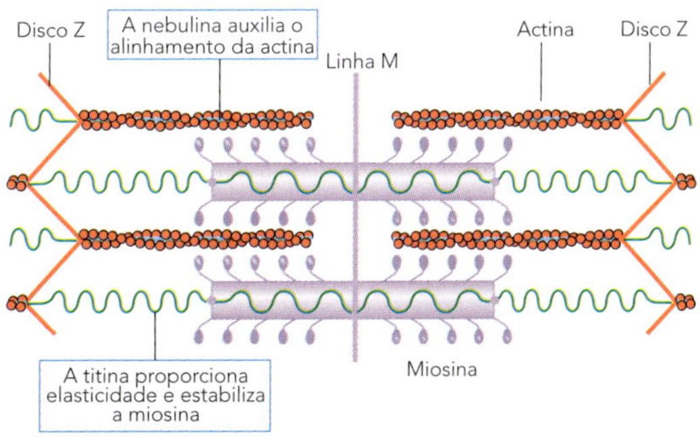

Fonte: adaptada de Pithon-Curi TC, 2003.[7]

Os filamentos finos, filamentos grossos, titina e nebulina estão organizados no interior do sarcômero. Na Figura 15 observa-se que o sarcômero é formado pelo segmento entre dois discos Z e os filamentos encontrados entre eles. Durante a contração muscular, com o deslizamento entre os filamentos finos e os filamentos grossos, o sarcômero diminui a sua largura.

Junção neuromuscular e a propagação do potencial de ação na fibra muscular para que ocorra a contração muscular

A transmissão dos impulsos nervosos do neurônio motor para a fibra muscular se dá por meio da junção neuromuscular. Nela a fibra nervosa se ramifica e forma terminações nervosas que se invaginam para a fibra muscular. O potencial de ação transmitido pelo neurônio motor provoca mudanças na permeabilidade celular a íons. Com a liberação da acetilcolina na junção neuromuscular, há fixação da acetilcolina ao receptor nicotínico e geração do potencial de ação na junção neuromuscular e também nas fibras musculares. A propagação do potencial de ação no interior das fibras musculares provoca a despolarização dos túbulos T e liberação do Ca^{2+} pelas cisternas do retículo sarcoplasmático, seguido pela sua difusão para os filamentos finos e filamentos grossos. A fixação do Ca^{2+} à troponina C expõe o sítio de fixação da miosina na actina e ocorre o deslizamento dos filamentos finos sobre os grossos, ou seja, a contração muscular por meio do mecanismo das pontes cruzadas (Figura 16).

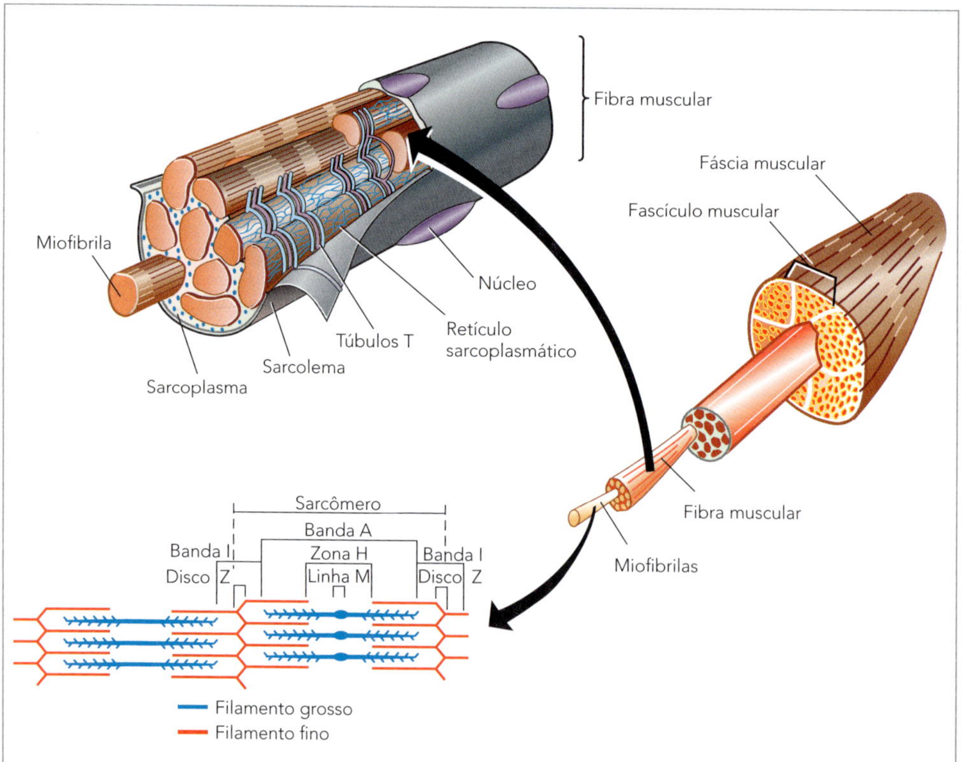

FIGURA 15 Organização celular do músculo esquelético.
Fonte: adaptada de Pithon-Curi TC, 2003.[7]

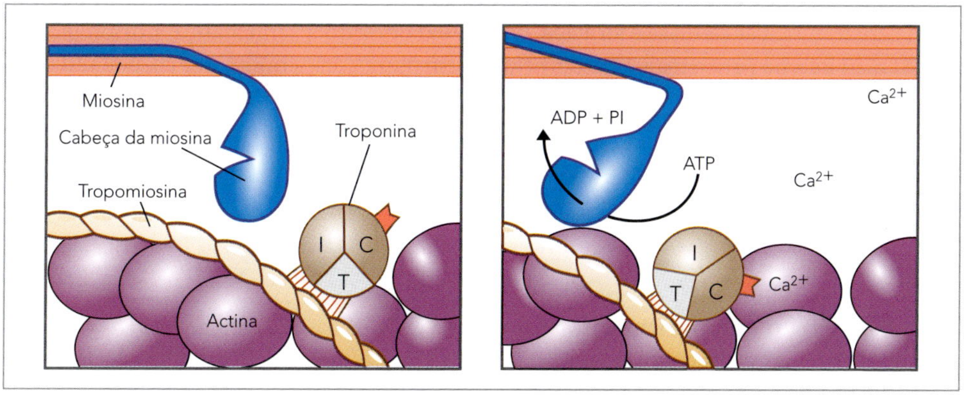

FIGURA 16 Contração muscular pelo mecanismo das pontes cruzadas.
Fonte: adaptada de Pithon-Curi TC, 2003.[7]

A toxina botulínica, ou simplesmente botox, é amplamente utilizada em tratamentos médicos e estéticos. Neste último caso, atenua rugas e linhas de expressão por meio da paralisação muscular, a qual se deve ao bloqueio da liberação de acetilcolina na junção neuromuscular provocado pela toxina quando injetada em pequenas quantidades nos músculos.

SISTEMA CIRCULATÓRIO: ASPECTOS MORFOFUNCIONAIS DA CIRCULAÇÃO SANGUÍNEA E LINFÁTICA

A função básica desse sistema é levar oxigênio e nutrientes para as células. O sistema é formado pelo coração, o qual constitui a bomba propulsora de sangue, e vasos que transportam humores – o sangue e a linfa. Participam ainda desse sistema órgãos linfoides (linfonodos e tonsilas) e órgãos hematopoiéticos (medula óssea, baço e timo).

O coração

Órgão muscular oco que funciona como uma bomba propulsora de sangue. Situado no interior da cavidade torácica, está localizado no mediastino médio, entre os pulmões. Com a forma de um cone truncado, a base está voltada para medial e o ápice para a lateral, levemente inclinado. Possui as faces esternocostal, diafragmática, pulmonar direita e pulmonar esquerda. Está envolvido por um saco fibrosseroso denominado pericárdio, o qual possui uma camada externa fibrosa e uma camada interna serosa, que possui uma lâmina parietal, aderida internamente ao pericárdio fibroso, e outra visceral, aderida ao miocárdio e também denominada epicárdio. Entre as lâminas visceral e parietal há o líquido pericárdico, que permite o deslizamento das lâminas pericárdicas sem que haja atrito quando o órgão se expande (Figura 17).

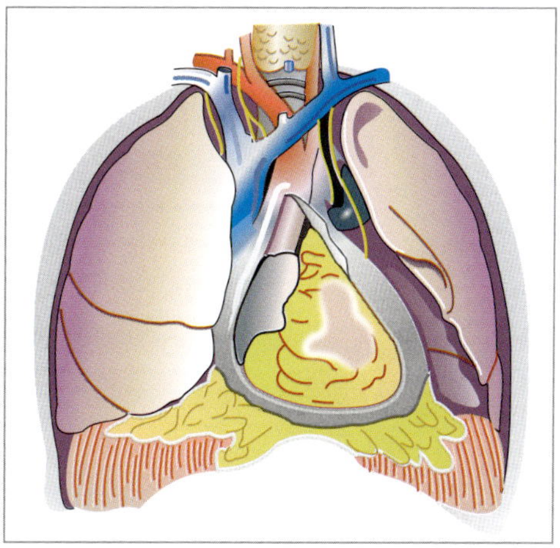

FIGURA 17 Coração no interior da caixa torácica.
Fonte: adaptada de Netter FH, 2018.[4]

A parede muscular cardíaca é formada, do estrato mais interno para o mais externo, pelo endocárdio, miocárdio e epicárdio (lâmina visceral do pericárdio seroso). A cavidade cardíaca é dividida em quatro câmaras: dois átrios (câmaras de recepção do sangue) e dois ventrículos (câmaras de ejeção do sangue). Separando o átrio direito do átrio esquerdo encontra-se o septo interatrial, e separando o ventrículo direito do ventrículo esquerdo tem-se o septo interventricular. Já separando o átrio direito do ventrículo direito encontra-se o septo atrioventricular direito, no qual se encontra a valva atrioventricular direita ou valva tricúspide. Separando o átrio esquerdo do ventrículo esquerdo, localiza-se o septo atrioventricular esquerdo, no qual se encontra a valva atrioventricular esquerda ou valva bicúspide ou ainda valva mitral. Cabe salientar que a palavra "valva" corresponde a um conjunto de válvulas, sendo que a valva tricúspide possui três cúspides ou válvulas, assim como a valva bicúspide possui duas cúspides ou válvulas. Quanto à denominação valva mitral, ela se dá devido à semelhança morfológica da estrutura com a mitra, um chapéu utilizado por bispos e cardeais da igreja católica e que, visto superiormente, possui duas estruturas pontiagudas semelhantes a cúspides da valva bicúspide (Figura 18).

Vasos da base do coração

Os vasos da base do coração estão relacionados às câmaras cardíacas. No átrio direito têm-se as veias cava superior e cava inferior, que trazem sangue venoso ao coração. No átrio esquerdo as veias pulmonares direitas (geralmente duas) e as veias pulmonares esquerdas (geralmente duas também) trazem sangue arterial ao coração. No ventrículo direito, saindo do coração, tem-se a artéria tronco pulmonar, a qual se bifurca em artéria pulmonar direita e artéria pulmonar esquerda. Ambas levam sangue venoso para os respectivos pulmões. Já no ventrículo esquerdo, a artéria aorta leva sangue arterial para todas as regiões corporais. Na descrição dos vasos da base do coração algumas características das

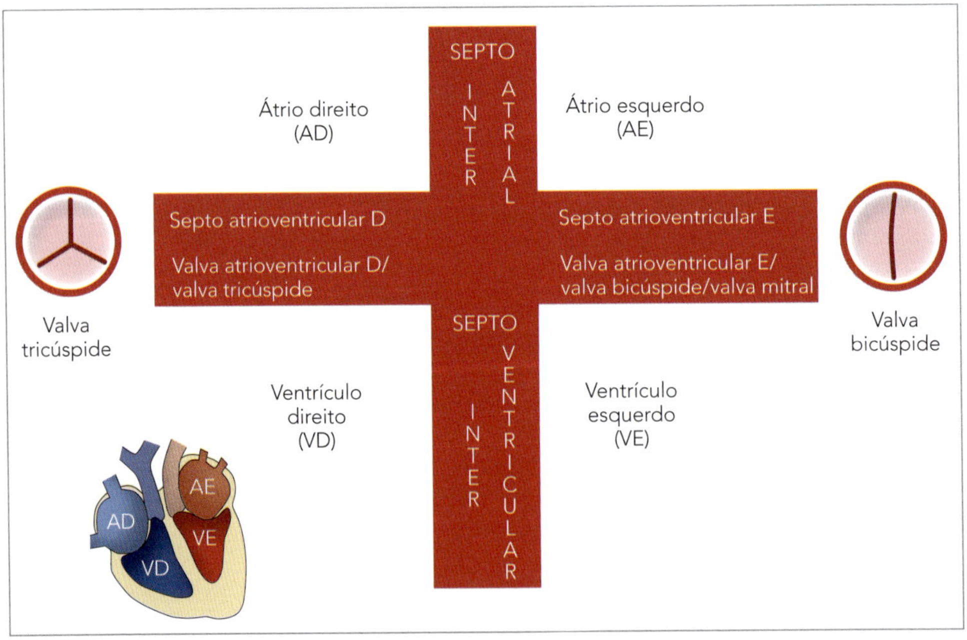

FIGURA 18 Câmaras cardíacas, respectivos septos e valvas.
Fonte: própria autora.

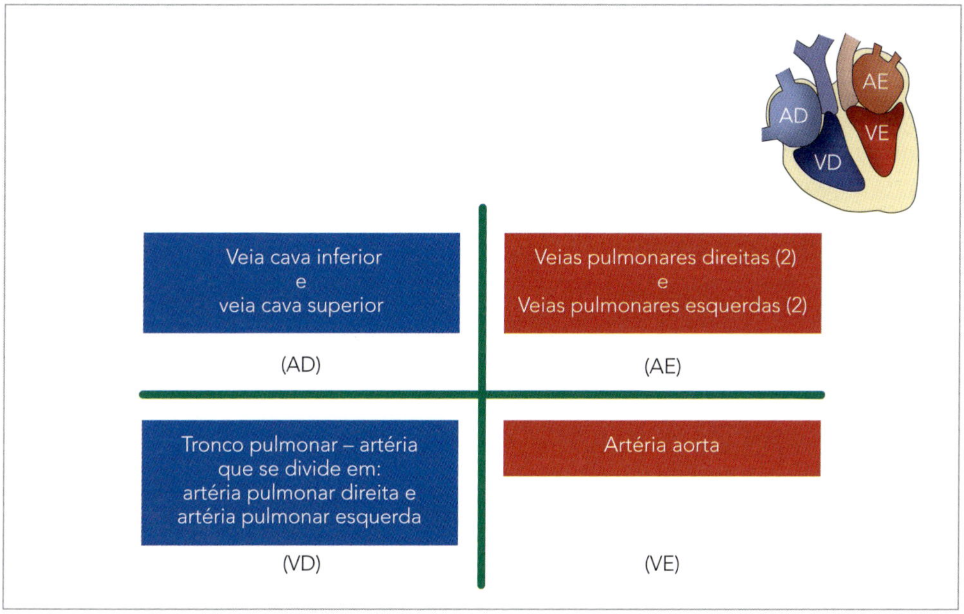

FIGURA 19 Relação dos vasos da base do coração com as câmaras cardíacas.
Fonte: própria autora.

artérias e veias podem ser destacadas: as veias são vasos que trazem o sangue para o coração; já as artérias são vasos que levam sangue do coração para outras regiões corporais. Outra característica desses vasos está ligada ao tipo de sangue transportado: as veias transportam sangue venoso (com menor concentração de oxigênio), e as artérias, sangue arterial (com maior concentração de oxigênio). Porém, há uma importante exceção, ligada justamente aos vasos da base do coração: as veias pulmonares transportam sangue arterial trazido dos pulmões para o coração, e as artérias pulmonares transportam sangue venoso do coração para os pulmões (Figura 19).

Uma vez conhecidas as câmaras cardíacas e os vasos da base do coração relacionados às características destacadas sobre as artérias e as veias, fica fácil descrever a circulação pulmonar ou pequena circulação (ventrículo direito – pulmões – átrio esquerdo) e a circulação sistêmica ou grande circulação (ventrículo esquerdo – sistemas – átrio direito) – (Figura 20).

Na morfologia interna do coração destaca-se a presença das trabéculas cárneas na

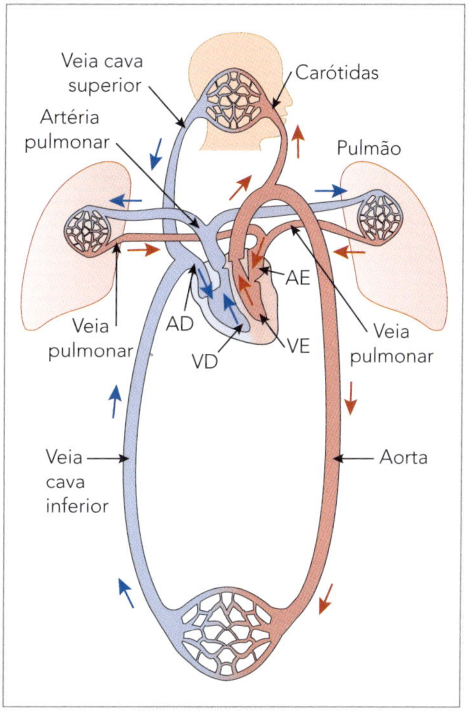

FIGURA 20 Circulação pulmonar e circulação sistêmica.
Fonte: adaptada de Silverthorn DU, 2003.[8]

parede interna dos ventrículos e dos músculos pectíneos na parede interna do átrio direito. Projeções do miocárdio nos ventrículos são denominados músculos papilares, os quais possuem em seus ápices cordas tendíneas que se prendem às cúspides das valvas atrioventriculares, a fim de impedir refluxo do sangue (Figura 21). Ao nível exatamente da saída da aorta do ventrículo esquerdo e do tronco pulmonar do ventrículo direito, encontra-se um dispositivo valvar que impede o retorno do sangue no enchimento ventricular: trata-se da valva da aorta e da valva do tronco pulmonar.

O suprimento arterial do coração se dá por intermédio dos primeiros ramos da aorta, que nutrem o próprio coração. Trata-se das artérias coronárias, as quais "coroam" o coração para irrigação do miocárdio. A drenagem venosa do coração se dá pelas veias cardíacas. A partir da aorta, as artérias ramificam-se para cabeça, pescoço, membros superiores, tórax, abdome e membros inferiores.

O complexo estimulante do coração

O coração, mesmo que retirado do corpo, continua a contrair pela capacidade de automatismo cardíaco. O controle da atividade cardíaca é feito pelo controle do sistema nervoso autônomo. A inervação autônoma age no chamado nó sinoatrial, considerado o "marca-passo" do coração. De maneira rítmica, o impulso vai para o nó atrioventricular, localizado na parte inferior do septo interatrial, e se propaga aos ventrículos por meio do feixe atrioventricular (conhecido também como feixe de His). Do ápice do ventrículo, feixes ramificados alcançam as fibras de Purkinje das paredes ventriculares do miocárdio (Figura 22).

Aparelho circulatório em geral

As funções do sistema circulatório estão relacionadas com vários sistemas do organismo, como o transporte de oxigênio e CO_2 no sistema respiratório; transporte de produtos da digestão para vasos sanguíneos e linfáticos no sistema digestório; transporte de resíduos metabólicos e moléculas plasmáticas, os quais são filtrados pelos vasos capilares renais no sistema urinário; transporte de hormônios no sistema endócrino; finalmente, função de proteção por meio da coagulação e dos glóbulos brancos.

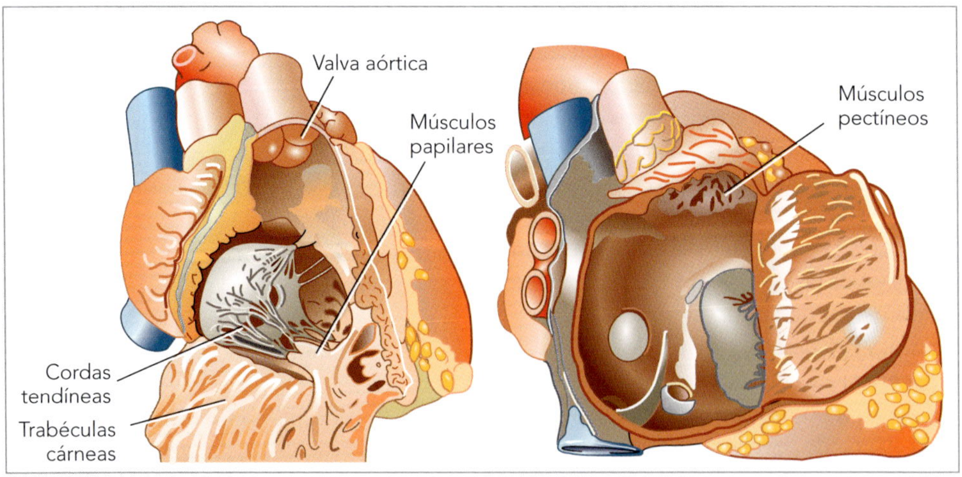

FIGURA 21 Na primeira imagem, morfologia interna do ventrículo esquerdo. Na segunda, morfologia interna do átrio direito.
Fonte: adaptada de Netter FH, 2018.[4]

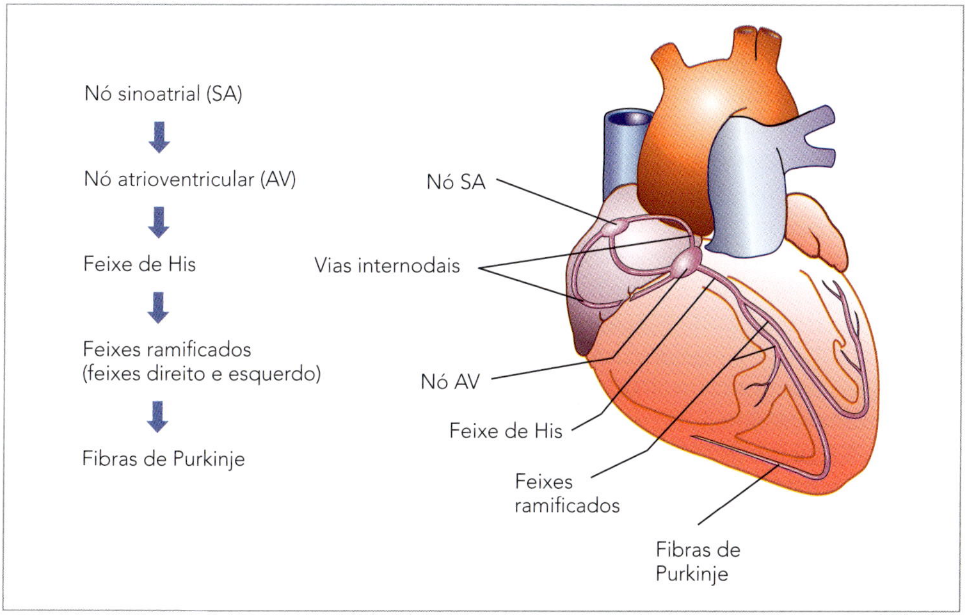

FIGURA 22 Complexo estimulante do coração.
Fonte: adaptada de Silverthorn DU, 2003.[8]

Divisão do sistema circulatório

- **Sistema sanguíneo:** formado por artérias, veias, capilares e coração. O Quadro 7 traz algumas importantes características que diferenciam as artérias das veias para melhor compreensão deste sistema.
- **Sistema linfático:** formado pelos capilares linfáticos, vasos linfáticos, linfonodos, troncos linfáticos, ductos linfáticos e órgãos linfáticos. Estes serão descritos logo em seguida ao estudo do sistema sanguíneo.

Microcirculação

É o nome dado ao fluxo de sangue de uma metarteríola pelos capilares para uma vênula pós-capilar. Os capilares são os menores vasos sanguíneos, com o diâmetro do lume equivalente ao diâmetro dos eritrócitos, os quais passam enfileirados no interior do capilar. A função básica dos capilares é a troca de substâncias entre o sangue e o líquido intersticial. O número de capilares varia conforme a demanda metabólica tecidual; quanto maior essa demanda, maior a densidade de capilares no local. A metarteríola é o nome dado à extremidade terminal da arteríola, e, na junção entre a metarteríola e o capilar, células musculares lisas formam o esfíncter pré-capilar, o qual regula o fluxo de sangue para o capilar, ou seja, regulam a resistência do fluxo sanguíneo na região. Quando os esfíncteres pré-capilares contraem, o fluxo sanguíneo diminui e aumenta a resistência para aqueles capilares; já quando os esfíncteres pré-capilares relaxam, o fluxo sanguíneo aumenta e diminui a resistência para aqueles capilares. Esse mecanismo de controle da resistência capilar pelos esfíncteres pré-capilares e o mecanismo de vasoconstrição ou vasodilatação das arteríolas afetam a pressão arterial (Figura 24).

QUADRO 7 Comparativo de características das artérias e veias

Características	Artérias	Veias
Forma	Cilíndrica	Cilíndricas ou achatadas quando pouco cheias
Classificação quanto ao calibre (Figura 23)	Grande, média, pequena e arteríolas	Grande, média, pequena e vênulas
Número	Variável	Geralmente 2 veias para cada artéria, para compensar a diferença de pressão do retorno venoso que ocorre contra a ação da gravidade e sem o auxílio de uma bomba propulsora de sangue eficaz como o coração
Situação	Apenas profundas. Para palpar as artérias, é necessário pressioná-las sobre um ponto ósseo, a fim de detectar a pulsação para localizá-las	Veias superficiais, profundas e comunicantes. As superficiais são facilmente visíveis na maioria dos indivíduos

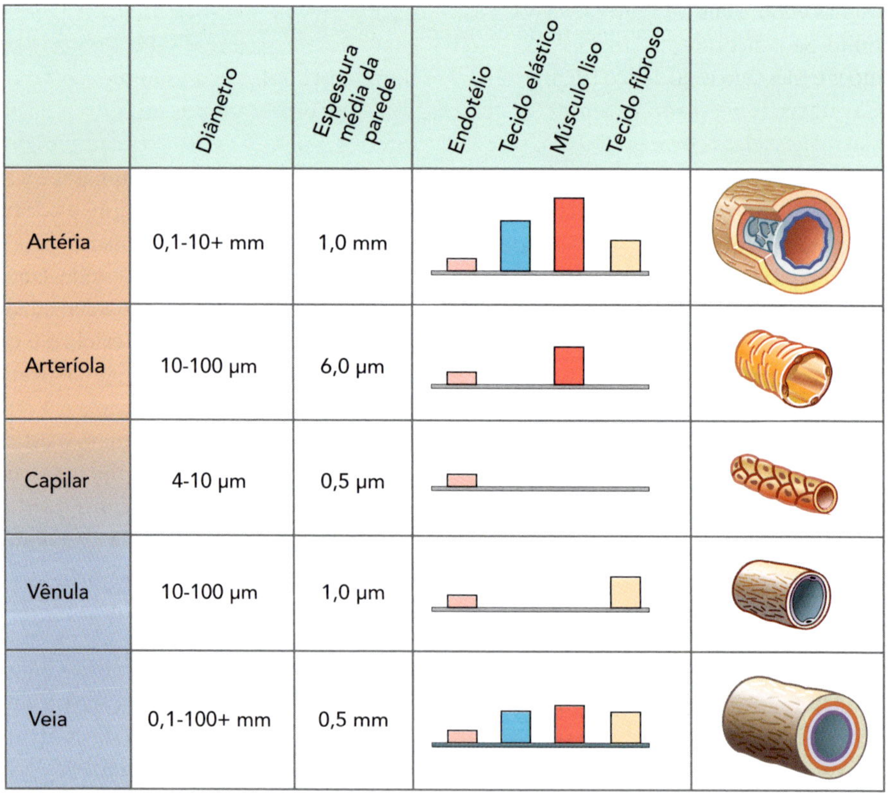

FIGURA 23 Estruturas dos vasos sanguíneos. Não só a forma e espessura são diferentes entre os vasos do sistema sanguíneo, mas também a composição tecidual da parede celular difere para atender a cada função específica deles.

Fonte: adaptada de Silverthorn DU, 2003.[8]

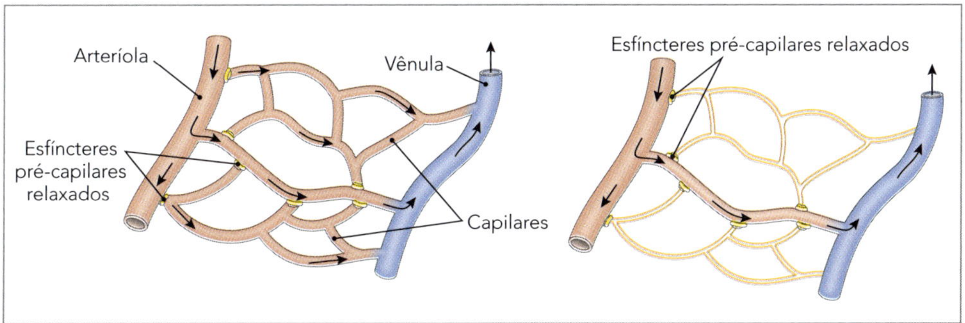

FIGURA 24 Metarteríola.
Fonte: adaptada de Silverthorn DU, 2003.[8]

Os tipos de capilares sanguíneos são:

- **Capilares contínuos:** a maioria do nosso corpo. Neles as membranas plasmáticas das células endoteliais formam um tubo contínuo. São encontrados no encéfalo, pulmões e músculo esquelético (Figura 25A).
- **Capilares fenestrados:** as membranas plasmáticas das células endoteliais desses capilares possuem fenestrações, ou seja, pequenos poros capazes de permitir a passagem de substâncias. Encontram-se no intestino delgado, plexo corióideo dos ventrículos encefálicos e nas glândulas endócrinas (Figura 25B).
- **Capilares sinusoides:** possuem grandes fenestrações nas membranas plasmáticas de suas células endoteliais, formando fendas que permitem a passagem de proteínas e até células sanguíneas inteiras. São exemplos os capilares sinusoides do fígado e do baço (Figura 25C).

Mecanismo de bomba venosa

O retorno do sangue para o coração é feito através das veias. Uma vez que esse retorno ocorre, na maioria das vezes contra a gravidade e sem o auxílio de uma eficaz bomba propulsora de sangue, como o coração, a contração muscular dos membros inferiores auxilia nesse processo. A contração dos músculos dos membros inferiores "empurra" o sangue em direção ao coração – esse processo, associado ao mecanismo de válvulas nas paredes das veias que impedem o fluxo retrógado do sangue, constitui um mecanismo de bomba muscular para o retorno venoso. Quando válvulas incompetentes que permitam esse fluxo retrógado podem fazer que um grande fluxo de sangue fique no interior da veia e possa dilatá-la, causando uma aparência sinuosa e de aspecto varicoso, essas veias são chamadas de varizes (Figura 26).

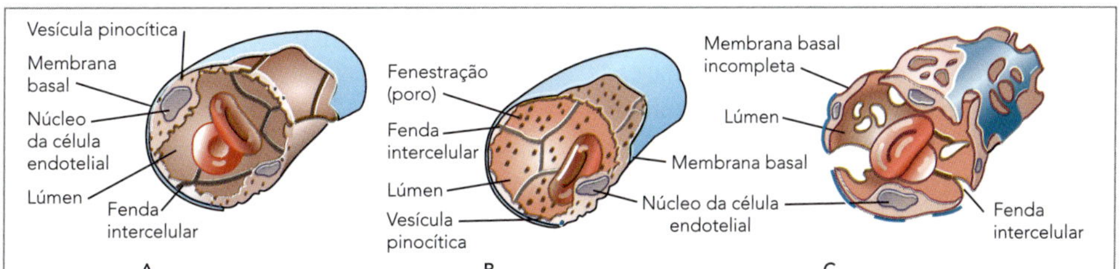

FIGURA 25 Tipos de capilares: (A) contínuo; (B) fenestrado; (C) sinusoide.
Fonte: adaptada de Tortora GJ; Derrickson B, 2010.[2]

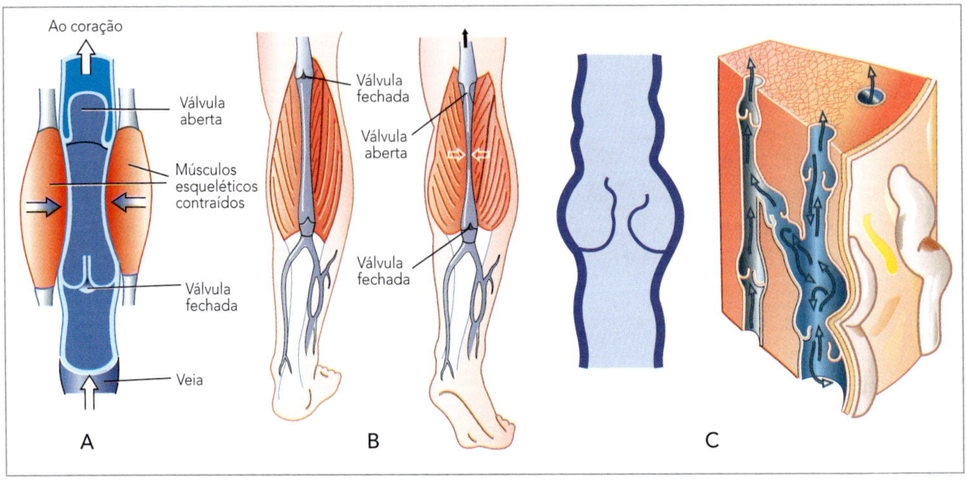

FIGURA 26 (A) sistema de válvulas venosas, (B) bomba muscular e (C) veias varicosas.
Fonte: adaptada de Wilmore JH; Costill DL, 2001.[9]

Sistema linfático

Constituído pela linfa, capilares linfáticos, vasos linfáticos, linfonodos, troncos linfáticos, ductos linfáticos e órgãos linfáticos. Possui as funções de:

- Transporte do excesso de líquido intersticial.
- Rota de transporte de gorduras e vitaminas do intestino delgado ao sangue.
- Defesa imunológica através dos linfócitos.

Relação entre os capilares sanguíneos e os vasos linfáticos

Essa relação está baseada na restauração dos fluidos e proteínas filtrados para fora dos capilares para o sistema circulatório. O volume de fluxo é uma forma de troca capilar baseada no movimento de água e solutos dissolvidos no sangue e no interstício resultante das pressões hidrostática ou coloidosmótica. A pressão hidrostática provém da pressão do fluxo sanguíneo, e a pressão osmótica coloidal ou coloidosmótica provém da diferença de concentração de soluto entre o plasma e o líquido intersticial. Se a direção do fluxo for para fora do capilar, o movimento será chamado de filtração, e se for para o interior do capilar, será chamado de absorção. Cerca de 3 litros de fluidos por dia são filtrados para fora dos capilares e captados pelos vasos linfáticos para serem recolocados na circulação (Figura 27).

Vasos linfáticos e linfa

A rede de vasos linfáticos inicia-se com os capilares linfáticos, os quais são tubos de extremidades fechadas e paredes constituídas por células endoteliais que permitem a entrada de substâncias do interstício, como proteínas, microrganismos e gorduras. O líquido que entra nos capilares linfáticos passa a ser denominado linfa. Dos capilares, a linfa passa a ser carregada para os ductos linfáticos, os quais possuem válvulas semelhantes às das veias para impedir o refluxo da linfa. O sentido da linfa é unidirecional e é mantido pela massagem das contrações musculares e das contrações intestinais. Os ductos linfáticos desembocam no ducto torácico ou no ducto linfático direito. O ducto torácico drena a linfa dos membros inferiores, abdome, região

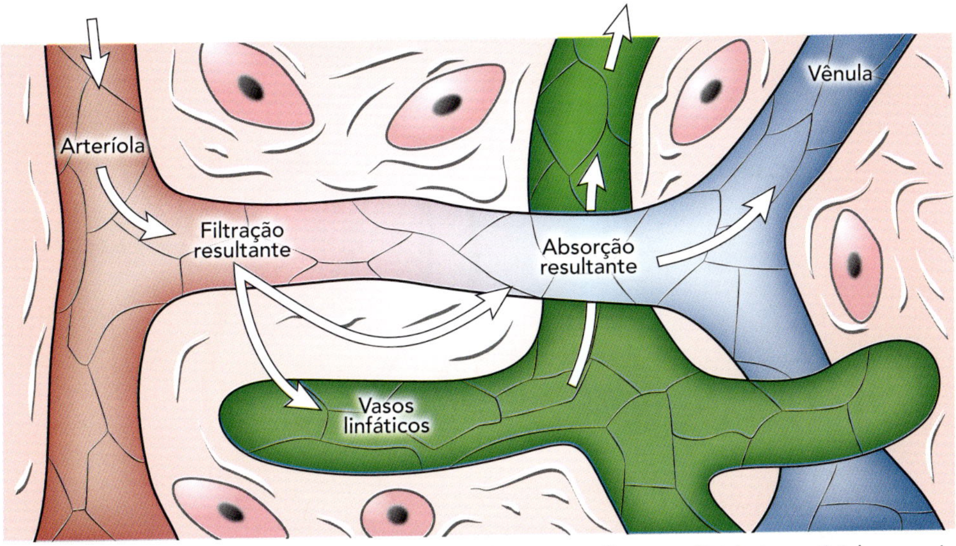

FIGURA 27 Relação entre os capilares vasos linfáticos. Na figura, o fluido intersticial em meio ao tecido conjuntivo frouxo está representado em rosa. A filtração corresponde ao fluxo para "fora" do capilar, e a absorção, ao fluxo para "dentro" do capilar.
Fonte: adaptada de Silverthorn DU, 2003.[8]

esquerda do tórax, membro superior esquerdo e lado esquerdo da cabeça e do pescoço. A linfa proveniente do ducto torácico drena na veia subclávia esquerda. Na região abdominal, o tronco principal do ducto torácico se dilata, formando a cisterna do quilo, que recolhe linfa dos membros inferiores e da região intestinal. O ducto linfático direito drena os vasos linfáticos do membro superior direito, da região torácica direita e do lado direito da cabeça e do pescoço. O ducto linfático direito se abre na veia subclávia direita. Os ductos linfáticos, ao desembocarem nas veias subclávias, garantem a relação entre o sistema circulatório sanguíneo e o sistema circulatório linfático, de maneira que a circulação linfática devolve o excesso de líquido intersticial ao sangue (Figura 28).

Linfonodos e demais órgãos linfáticos

Os principais linfonodos do nosso corpo estão espalhados nas regiões cervicais, axilares, inguinais, femorais e profundamente a órgãos. Com formato semelhante ao de um feijão e tamanho aproximado de uma azeitona, são capazes de produzir linfócitos e fazem a filtragem de partículas estranhas através de fagócitos. Além dos linfonodos, os três pares de tonsilas (faríngea, lingual e palatina) constituem uma massa de tecido linfático nas aberturas correspondentes dessas regiões. O baço também corresponde a um órgão linfoide, capaz de produzir linfócitos, filtrar partículas estranhas e funcionar como reservatório de sangue. O timo, localizado profundamente ao osso esterno, produz linfócitos e desempenha importante função no sistema imunológico. É mais desenvolvido nas crianças e regride de tamanho nos adultos (Figura 29).

Circulação linfática

Em resumo, a circulação linfática devolve o excesso de líquido intersticial para a corrente sanguínea; devolve ao sangue as proteínas do interstício; transporta a gordura absorvida

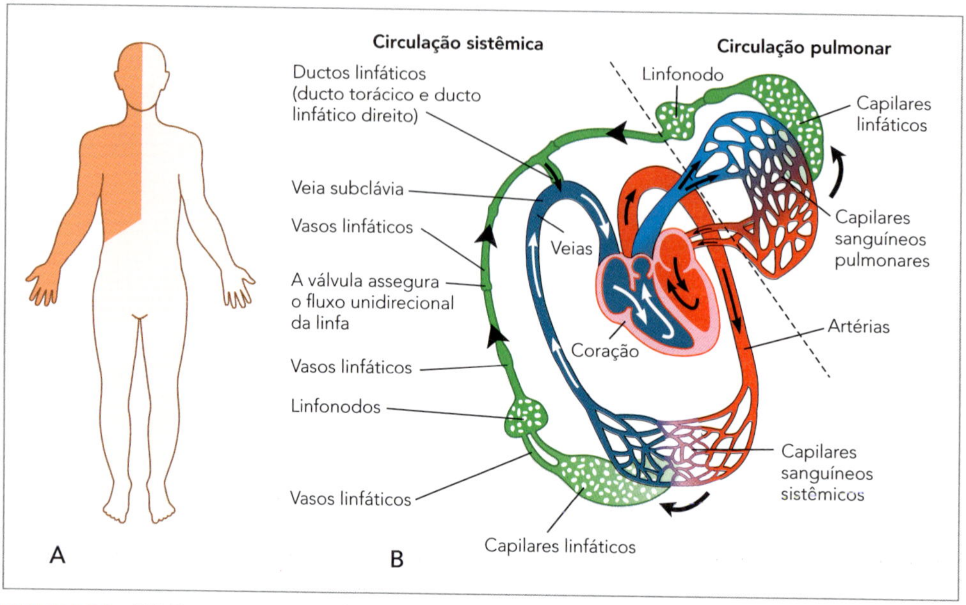

FIGURA 28 (A) Representação das regiões drenadas pelo ducto torácico, em rosa, e pelo ducto linfático direito, em laranja; (B) Relação entre o sistema circulatório sanguíneo e linfático.
Fonte: adaptada de Spence AP, 1991;[10] Tortora GJ; Derrickson B, 2010.[2]

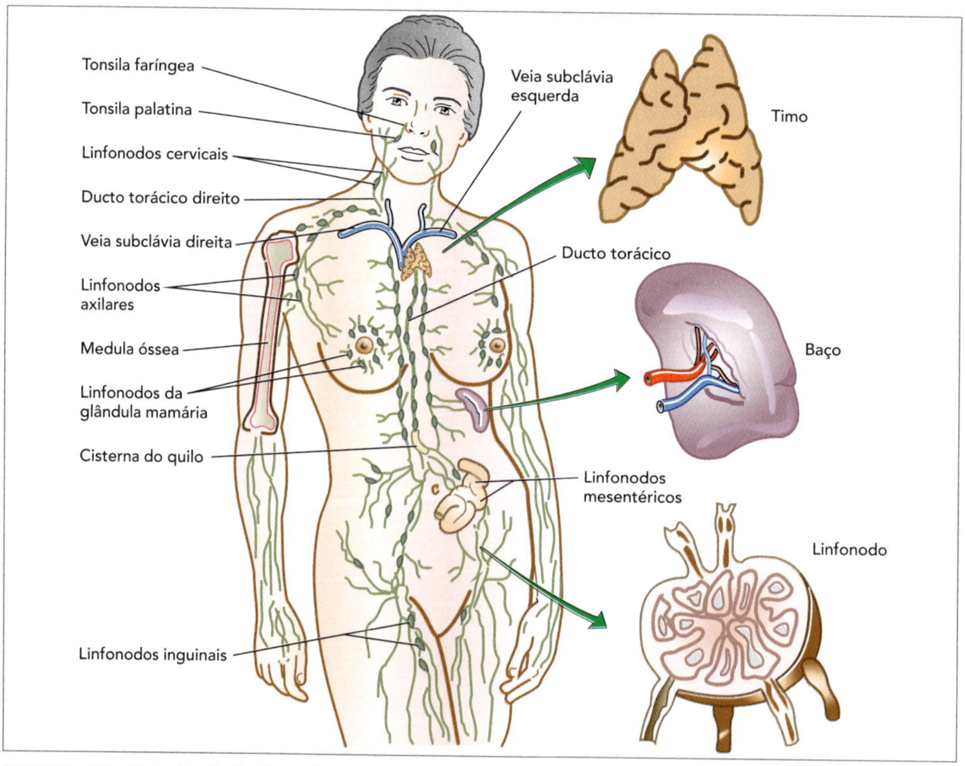

FIGURA 29 Principais linfonodos e demais órgãos linfáticos.
Fonte: adaptada de van De Graaf, 2003.[1]

do intestino para o sangue (através dos vasos lácteos = que transportam substância leitosa); permite a atuação dos mecanismos de defesa dos órgãos linfáticos. Em casos de bloqueio da drenagem linfática, ocorre linfedema. Esse é o resultado de acúmulo dos fluidos intersticiais que tornam a área edemaciada e a pele nitidamente distendida. Em casos persistentes de linfedema, os tecidos conjuntivos do interstício perdem a sua elasticidade e o edema torna-se permanente, impedindo a circulação linfática e os mecanismos de defesa locais.

REFERÊNCIAS BIBLIOGRÁFICAS

1. van De Graaf. Anatomia humana. São Paulo: Manole; 2003.
2. Tortora GJ, Derrickson B. Princípios de Anatomia e siologia. 12. ed. Rio de Janeiro: Grupo GEN; 2010.
3. Paulsen F. Sobotta atlas prático de Anatomia humana. Rio de Janeiro: Grupo GEN; 2019.
4. Netter FH. Netter atlas de Anatomia humana. Rio de Janeiro: Grupo GEN; 2018.
5. Junqueira LCU, Carneiro J. Histologia básica: texto e atlas. 13. ed. Rio de Janeiro: Grupo GEN; 2017.
6. Drake R, Vogl W, Mitchell AWM. Gray - Anatomia clínica para estudantes. 4. ed. Rio de Janeiro: Grupo GEN; 2021.
7. Pithon-Curi TC. Fisiologia do exercício. São Paulo: Grupo GEN; 2013.
8. Silverthorn DU. Fisiologia humana. 7. ed. São Paulo: Manole; 2003.
9. Wilmore JH, Costill DL. Fisiologia do esporte e do exercício. São Paulo: Manole; 2001. 709 p.
10. Spence AP. Anatomia humana básica. 2 ed. São Paulo: Manole; 1991. 713 p.

2

Reparo tecidual e processo de cicatrização

Patricia Gabrielli Vassão Alves Arakaki

INTRODUÇÃO

O presente capítulo apresenta as modificações celulares e morfológicas que acontecem após a ocorrência de uma lesão tecidual, bem como todas as etapas em que se dividem o processo inflamatório e o de reparo. Assim, é de conhecimento que a pele, o maior órgão do corpo humano, funciona como uma grande interface dinâmica entre o corpo e o ambiente externo.[1,2] Com isso, a pele, com sua função de grande barreira, pode ser considerada um dos órgãos mais expostos a possíveis lesões e desempenha papéis fundamentais na proteção contra agentes físicos, mecânicos químicos, infecciosos, anormalidades genéticas, fatores nutricionais e desregulação térmica.[3] Esses agentes podem determinar o aparecimento de diferentes tipos de lesões, entre os quais podemos citar as lesões agudas, crônicas, reversíveis e irreversíveis. As lesões agudas acontecem quando o estímulo danoso é removido, mas o processo de lesão é instalado. Já na lesão crônica, o estímulo é persistente e pode durar de meses a anos. Por fim, quando o estímulo danoso é leve e transiente, a lesão normalmente é reversível, e o sucesso do reparo se dá espontaneamente pelo tecido e pode ser otimizado por diversos recursos e cosméticos encontrados na área da estética. No caso de um estímulo danoso grave e persistente, este pode levar a um estado de lesão irreversível e até evoluir para necrose tecidual.[4]

Independentemente do tipo de estímulo lesivo e da gravidade da lesão, uma resposta imediata do tecido é iniciada após a ocorrência do dano, baseada principalmente na migração de células especializadas e alterações vasculares, dando início ao processo de inflamação e reparo e que irá culminar na regeneração tecidual ou cicatrização.[1] Esse processo é dividido em várias etapas e fases entre elas – homeostasia, inflamatória, proliferativa e de remodelamento – e objetiva restaurar a estrutura normal do tecido lesionado.

É importante ressaltar que, apesar da eficiência do processo de reparo na regeneração após uma lesão, em casos específicos como a presença de doenças sistêmicas – entre elas *diabetes mellitus*, déficit alimentar e o próprio processo natural do envelhecimento –, o reparo da lesão pode não progredir de forma normal, culminando em feridas crônicas ou no aparecimento de alterações como queloides, fibroses e aderências. Esse tipo de cenário não só impacta a qualidade de vida do indivíduo, como pode trazer gastos socioeconômicos significativos para a sociedade, como o caso das úlceras e lesões crônicas. Independentemente da natureza da lesão, o sucesso do restabelecimento do tecido lesionado tem grande impacto da funcionalidade, bem como na estética da região atingida.

Dessa forma, é de suma importância que o profissional da área da saúde, estética e beleza domine amplamente todas as etapas envolvidas no processo de reparo e conheça as principais consequências da ineficiência desse processo. Assim, com uma melhor compreensão de todo o processo de lesão, regeneração e cicatrização cutânea e com os mecanismos celulares e moleculares envolvidos, o profissional estará apto a empregar os melhores recursos terapêuticos disponíveis em seu arsenal, para agir de forma eficiente. A seguir, serão discutidos os principais tipos de lesões, além de todas as modificações e alterações fisiológicas que ocorrem durante o processo inflamatório e reparo cutâneo.

LESÕES CUTÂNEAS: CLASSIFICAÇÕES E TIPOS

As lesões cutâneas são uma resposta celular do organismo a um estresse, podendo ser causadas por diversos agentes e ser classificadas dependendo do grau de acometimento (superficial, profunda e aberta) e/ou tempo de duração (aguda e crônica):

- **Lesão superficial:** quando a lesão atinge somente o epitélio, ou seja, a epiderme da pele, sem comprometer a camada basal. Exemplo: queimaduras de 1º grau.
- **Lesão profunda:** há perda de tecidos, atingindo a epiderme e a derme com mínima hemorragia, normalmente com ausência de infecção e com as bordas próximas.
- **Lesão aberta:** há perda de todos os tecidos, atingindo epiderme, derme, tecido subcutâneo e até tecido muscular. Pode vir acompanhada de infecção ou não, e as bordas normalmente estão irregulares e sem aproximação. Clinicamente, é o tipo de lesão mais desafiador de tratar. Há grande presença do tecido de granulação e, consequentemente, grandes chances da presença de tecido fibroso e alterações no processo de cicatrização.
- **Lesão e inflamação aguda:** esse tipo de lesão costuma ocorrer em feridas superficiais, decorrentes de um agente causador transitório, no qual pode vir ou não acompanhada de algum processo inflamatório. Normalmente a trama tecidual permanece intacta. Quando associada a um processo inflamatório, comumente apresenta os sinais cardinais (principais) e importantes à sua identificação, como calor (aumento da temperatura), rubor (vermelhidão), edema (inchaço), dor (compressão das terminações nervosas) e perda de função. Além destes, podem ocorrer casos de manifestações sistêmicas, como presença de febre, já que, conforme mediadores químicos no local da lesão entram no sistema circulatório, esses sintomas se tornam sistêmicos.
- **Lesão e inflamação crônica:** a lesão crônica tem uma duração maior e se manifesta quando o agente causador é persistente, ou ainda pela presença de doenças sistêmicas, como *diabetes mellitus*, que levam à formação de feridas crônicas. Quando associada a um processo infamatório, apresenta maior risco de alterações no processo de reparo e formação de cicatrizes.

Essas lesões podem apresentar diferentes tipos (Quadro 1).

PROCESSO DE REPARO CUTÂNEO

Imediatamente após a ocorrência de uma lesão ou agressão ao tecido, o organismo inicia a organização de uma cascata de respostas vasculares e celulares na tentativa inicial de retirar e isolar o agente agressor, conter o sangramento presente, diminuir a morte celular, realizar a fagocitose do tecido lesado e iniciar o processo de reestruturação da morfologia normal do tecido. Assim, após a ocorrência da lesão, o processo de reparo cutâneo é ativado a fim de restaurar a integridade do tecido. Esse processo envolve fases distintas,

QUADRO 1 Tipos de lesões, suas características e exemplificação

Tipo de lesão	Característica	Exemplos
Erosão	Perda da epiderme superficial; não atinge a derme	Marcas de arranhões, cortes superficiais, queimadura de 1° grau
Úlcera	Perda de pele que atinge depois da epiderme, sangramento e possível cicatrização	Úlcera de pressão, úlcera diabética
Fissuras	"Rachaduras" lineares da pele que podem atingir a derme	Lábios, mãos ou calcanhares rachados
Escamas	Perda da epiderme em formato de flocos, epitélio morto descamado	Caspa, psoríase, pele seca
Crosta	Resíduo seco, desidratação do coágulo, dessecação do sangue	Resíduo deixado após a ruptura de pústulas, bolhas ou vesículas
Cicatriz	Marca persistente na pele após a cicatrização de uma lesão, substituição de um tecido lesado por tecido conjuntivo fibroso	Incisão pós-operatório
Hipertrófica	Tecido cicatricial hipertrofiado devido à formação excessiva de colágeno durante a cicatrização, mantendo a margem da lesão inicial. Tende a regredir com o tempo	Elevado na região acometida por um corte, queimadura ou incisão cirúrgica
Queloide	Tecido cicatricial hipertrofiado, massas tumorais benignas, devido à formação excessiva de colágeno durante a cicatrização; elevado, cresce além da área da lesão. Maior incidência em afro-americanos	Queloide por perfuração ou incisão cirúrgica
Normotrófica	Equilíbrio entre a produção e a degradação das fibras colágenas	Igual ao estado anterior, antes da lesão
Liquenificação	Pele mais grossa e espessa, com enrugamento ou presença de manchas que podem ser devidas ao atrito repetido, à irritação ou ao ato de friccionar	Dermatite de contato
Fibrose	Desordenada deposição de colágeno	Após uma cirurgia plástica
Deiscência	Separação da ferida com formação de uma ou mais depressões na derme. Abertura e perda significativa nas estruturas de sustentação da pele	Abertura de uma incisão cirúrgica

Fonte: própria autora.

que ocorrem de forma sequencial e podem se sobrepor.[2] Assim, podem ser classificadas em fase de coagulação, fase inflamatória, fase proliferativa (epitelização, granulação e angiogênese) e fase de remodelamento, as quais serão detalhadas a seguir.

Fase de coagulação

Essa fase tem como principal objetivo conter o sangramento relacionado às lesões vasculares (rompimento e destruição de vasos) e prevenir um maior extravasamento de estruturas celulares em decorrência da lesão. Nessa etapa, destaca-se a ação das plaquetas, células sanguíneas que contribuem ativamente para a contenção dessa lesão tecidual e para o recrutamento de fatores para que haja uma coagulação local. Com a lesão, os vasos sanguíneos rompidos se contraem e há a liberação do fator de crescimento derivado de plaquetas (PDGF), que auxilia na reparação da parede dos vasos lesados pela ação das células endoteliais e células musculares lisas.[1] Além disso, há a formação de um "tampão" (coágulo no local), composto por fibrina, fibronectina, vitronectina e trombospondina, que fornecem suporte para as células imunes que migram para o local, proteção contra possíveis infecções, além da sinalização e migração de células importantes para as próximas fases.[1]

Fase inflamatória

Essa fase visa defender o local da lesão contra agentes patogênicos, impedir infecções e recrutar células inflamatórias, entre as quais os neutrófilos. O grau de resposta dessa fase varia, dependendo do tipo do agente agressor e da gravidade da lesão. Uma das características dessa fase é a dilatação dos vasos que se constringiram inicialmente, a fim de conter o extravasamento de sangue, bem como a presença de mediadores inflamatórios que liberam células especificas para identificar e eliminar partículas estranhas. A fase inflamatória é composta por duas subfases:

- **Fase vascular:** tem por objetivo aumentar o fluxo sanguíneo local, a fim de facilitar a chegada de células importantes para a defesa do organismo. Uma fase mediada por substâncias vasoativas e quimiotáxicas, como cininas, prostaglandinas, histamina, tromboxano e fatores de crescimento, que levam ao aumento da pressão capilar e consequentemente sua permeabilidade.[5] Este, por sua vez, leva ao acúmulo de líquido no espaço tecidual, situação algumas vezes responsável pela presença de edema, dor e perda da função local, que juntamente com o calor e o rubor causados pelo aumento do fluxo sanguíneo caracterizam os sinais cardinais da inflamação.

Essa subfase é marcada pela resposta imunológica do organismo com a ativação de células como mastócitos, células de Langherans, células T e macrófagos, ativadas a partir de componentes bacterianos a fim de exercer sua função de defesa contra agentes patogênicos e limpeza de resíduos celulares necróticos. O influxo dos neutrófilos ocorre devido à liberação de histamina pelos mastócitos atraídos por citocinas, incluindo de interleucinas a endotoxinas bacterianas.[1] Os neutrófilos são responsáveis pela fagocitose de agentes patogênicos e do tecido necrótico, além da libração de espécies reativas de oxigênio (ROS) e suas próprias citocinas – por exemplo, fator de necrose tumoral alfa (TNF-α) e interleucina-1 (IL-1).[1] Caso não haja infecção na lesão tecidual, essas células reduzem em sua quantidade dentro de poucos dias após a lesão. Os leucócitos, atraídos pelas citocinas e quimiocinas pró-inflamatórias, secretam citocinas pró-inflamatórias IL-1, IL-6 e TNF-α, que exacerbam a inflamação e estimulam a vasodilatação. Os macrófagos são células fagocíticas maiores e de maior durabilidade, derivados dos monócitos por diferenciação, entram no tecido da lesão normalmente 24 horas após a chegada dos neutrófilos e atingem o pico de migração 7 dias após a lesão. Contudo, um estudo observou a migração inicial de monócitos em uma ferida juntamente com os neutrófilos.[6] Assim, sua presença no local da lesão parece depender do estado dessa lesão e do microambiente em que está inserida. Além da fagocitose de detritos celulares e neutrófilos remanescentes, os macrófagos são responsáveis pela liberação de fatores de crescimento importantíssimos para as fases subsequentes, as quais serão descritas neste capítulo. Os macrófagos, assim como os neutrófilos, desencadeiam a inflamação por meio da libertação não só de citocinas (IL-1, IL-6 e TNF-α) e de ROS, mas também de fatores de crescimento, como fator de crescimento endotelial vascular (VEGF) e fatores de crescimento derivado de plaquetas (PDGF), importantíssimos para a fase de remodelamento com a angiogênese e para promover a reepitelização do tecido.[1]

Assim, podemos concluir que os macrófagos tanto promovem a remoção de resíduos celulares necróticos, bactérias e células pró-inflamatórias quanto estimulam processos importantes para o processo de reparo tecidual, a fim de fornecer subsídios para a resolução efetiva da lesão tecidual.

Fase de proliferação

Essa fase tem papel importante na formação do tecido de granulação, deposição de matriz e formação de novos capilares pela angiogênese, com o principal objetivo de construir um tecido novo para fechar a lesão. Uma fase que pode se iniciar de 2 a 3 dias após a lesão e durar até a terceira semana em lesões de 1ª intenção. Há também uma grande ativação dos fibroblastos, macrófagos, queratinócitos e células endoteliais, que entram em fase de crescimento rápido e migram para o local da lesão.

Os fibroblastos, células do tecido conjuntivo, têm papel de destaque na substituição daquele coágulo de fibrina (matriz provisória) inicial formado na fase de homeostasia/coagulação, por meio da síntese de colágeno, proteoglicanos e glicoproteínas, em tecido de granulação (matriz substancial rica em proteoglicanos, fibronectina e colágenos imaturos), que servirá de base para a formação do tecido reparado ou cicatricial. Os fibroblastos também liberam uma família de fatores de crescimento que levam ao processo de angiogênese, proliferação e migração de células endoteliais, contudo precisam ser ativados para saírem do seu estado de repouso; por meio de sinalizações estabelecidas pelo PDGF e transformador beta (TGF-β), proporcionam a proliferação e ativação dos fibroblastos, tal qual a produção de colágeno do tipo I e a transformação dos fibroblastos em miofibroblastos, células importantes no processo de contração da lesão, respectivamente.[1]

Os macrófagos têm destaque na angiogênese, pois auxiliam na atração e estimulam a atividade das células endoteliais, das metaloproteinases (MMP) para desfazer a densa rede de fibrina, além da produção de fatores TNF-α, VEGF e TGF-β, como visto na fase inflamatória, para estimular o influxo de células endoteliais. Por sua vez, os queratinócitos são ativados na borda da lesão em torno de 12 horas após a lesão por diversos fatores, como presença de agentes patogênicos, fatores de crescimento, citocinas e peróxido de hidrogênio, e mudanças na tensão mecânica causadas pela lesão tecidual, a fim de restabelecer (reepitelização) a camada epidérmica.[1] A produção das MMP e outras proteases também influencia a migração dos queratinócitos pela degradação das fibrinas; ao ocorrer o fechamento da lesão, o influxo dessas células é cessado e a membrana da ferida é reformada pela diferenciação final, que causam estratificação e regeneração na epiderme.[1]

Assim, os queratinócitos são células capazes de transformar uma matriz provisória inicial em matriz substancial por meio da produção das MMP. Essa matriz substancial servirá como base para a migração, diferenciação e migração de células, além de aporte para a recepção de novos vasos sanguíneos e deposição de matriz extracelular (MEC), característicos da subfase de angiogênese e epitelização, respectivamente. Diante disso, podemos destacar que, para a formação do tecido de granulação (matriz substancial), podemos destacar três eventos importantes que ocorrem na fase proliferativa: angiogênese, epitelização e deposição de colágeno.

A angiogênese é responsável pela formação de novos vasos, que crescem de forma expressiva, podendo atingir uma densidade 10 vezes maior do que o tecido antes da lesão,[7] a fim de atender às demandas metabólicas do tecido de cicatrização. Esse é um processo que corresponde à formação de novos vasos a partir de vasos preexistentes, uma subfase estimulada pela hipóxia com consequente liberação de VEGF, com destaque para o VEGF-A, importante pró-angiogênico que previne a apoptose das células endoteliais e aumenta a permeabilidade vascular, apoiando o aparecimento do edema. Todo esse aumento na formação de capilares e aporte sanguíneo contribui para a migração de células endoteliais, essencial ao reparo adequado.

A epitelização é a parte final da fase proliferativa, na qual há migração, proliferação e diferenciação das células epiteliais, principalmente nas bordas da lesão, com o intuito de formar uma nova camada de superfície, semelhante à destruída pela lesão. Para que essa migração ocorra é necessária uma superfície vascular úmida; assim, em feridas abertas na qual há uma superfície ressecada e necrótica, a fase de epitelização é prejudicada. À medida que a fase proliferativa evolui, existe uma contínua deposição de colágeno e proliferação de fibroblastos. A síntese de colágeno alcança um pico em intervalo de 5 a 7 dias após a lesão, normalmente, e continua por várias semanas. Na segunda semana, os leucócitos vão deixando a área, o edema diminui, e a área da lesão começa a ficar esbranquiçada.

Diante disso, o evento marcante da fase proliferativa é a formação do tecido de granulação. De acordo com Grossman,[5] o tecido de granulação é um tecido frágil, de coloração vermelho-brilhante e altamente vascularizado, devido aos inúmeros brotos capilares recém-formados. Destaca-se assim a extrema importância dos cuidados envolvendo o uso de recursos, cosméticos e manipulação na prática clínica desse tecido.

Fase de remodelamento

Por fim, essa fase final tem por objetivo a substituição do colágeno do tipo III por fibras mais rígidas de colágeno do tipo I devido à ação das MMP, levando à formação do tecido de reparo ou cicatricial. A fase de remodelamento contempla toda a resposta à lesão, desde o depósito inicial do coágulo de fibrina (matriz provisória) até a formação do tecido maduro rico em colágeno do tipo I pelos fibroblastos, leucócitos e pela clivagem sob ação das colagenases, na qual ocorre simultaneamente a redução da vascularidade.[1] Assim, o colágeno inicial, do tipo III e mais fino, é reabsorvido, e um colágeno mais espesso e organizado é produzido, o colágeno do tipo I. Como resultado desses dois processos, a arquitetura da cicatriz é capaz de aumentar sua resistência à tração e a cicatriz encolhe, tornando-se menos visível, o que se deve à presença dos miofibroblastos, provenientes dos fibroblastos e que são responsáveis pela contração da ferida.

Nessa fase, há a proliferação de queratinócitos e deposição de colágeno de maneira organizada, ou seja, uma fase clinicamente importante, em que o sucesso do reparo consiste no equilíbrio entre a síntese da nova matriz e a lise da antiga. Para isso, é necessário um equilíbrio fino entre a síntese e a degradação de colágeno intermediado pelas MMP, colagenases, as quais são manifestadas por queratinócitos, macrófagos anti-inflamatórios e fibroblastos.[8] A degradação normal da MEC leva à liberação de fragmentos de elastina, uma importante proteína que reforma as fibras elásticas e contribui para o restabelecimento da matriz dérmica. Contudo, vale destacar que essas fibras maduras serão vistas só messes após o processo de lesão.

Por sua vez, os miofibroblastos ativados pela tensão mecânica local e pelo TGF-β têm importante papel na contração da ferida. Contudo, é importante destacar que a integridade desse tecido formado nunca recupera a resistência à tração da pele antes da lesão. Isso acontece porque as fibrilas de colágeno do tecido reparado formam grandes feixes paralelos, enquanto as fibrilas do tecido antes da lesão seguem o formato arquitetônico de rede de cesta, ou seja, um formato mais robusto.[1] Lesões quando cuidadosamente suturadas imediatamente após procedimentos cirúrgicos têm aproximadamente 70% da força de tração da pele sem ferimentos, e quando a sutura é removida (final da primeira semana) a força de tração cai para 10%, embora com o tempo volte a ter cerca de 70% a 80% em torno de 3 meses.[3] Assim, a força tênsil desse tecido lesionado é alterada ao longo do processo de reparo, sendo um ponto de grande importância ao tratarmos nossos clientes, a fim de evitar alterações como deiscência da ferida.

Enfim, a resposta de reparo tecidual cessa quando as células endoteliais, os fibroblastos e os macrófagos se distanciam do local da lesão ou sofrem apoptose. Assim, todo esse processo de reparo tecidual nada mais é que uma resposta ordenada das reações celulares e moleculares, que interagem para a reconstrução do tecido frente uma lesão tecidual. Como mencionado, essa lesão pode se apresentar de diversas maneiras e normalmente seguirá um percurso: uma coagulação local que evita a perda de sangue e facilita a migração das células, seguida de uma resposta inflamatória, na qual podemos observar subfases vascular e celular, além da fase proliferativa, com destaque para a angiogênese, formação de tecido de granulação, deposição de colágeno e epitelização e, por fim, a fase de remodelamento, em que há a formação do tecido cicatricial e contração da ferida.

As principais fases e células envolvidas no processo de reparo cutâneo podem ser esquematicamente visualizadas na Figura 1. Torna-se de grande importância o conhecimento de cada uma dessas etapas, visto que temos o objetivo de que uma regeneração do tecido local aconteça, a fim de evitar a formação da cicatriz. Embora a formação de um tecido cicatricial atenda bem às principais funções da pele de barreira contra o ambiente externo e agentes patogênicos, além da prevenção à desidratação, por exemplo, seu aspecto será diferenciado da pele original intacta, podendo muitas vezes gerar uma alteração significativa com comprometimento da função e qualidade de vida do cliente.[2]

PROCESSO DE REGENERAÇÃO

O processo de regeneração tecidual é caracterizado pela formação do tecido igualmente antes da lesão, ou seja, volta ao seu estado normal. Nesse processo, há a substituição do

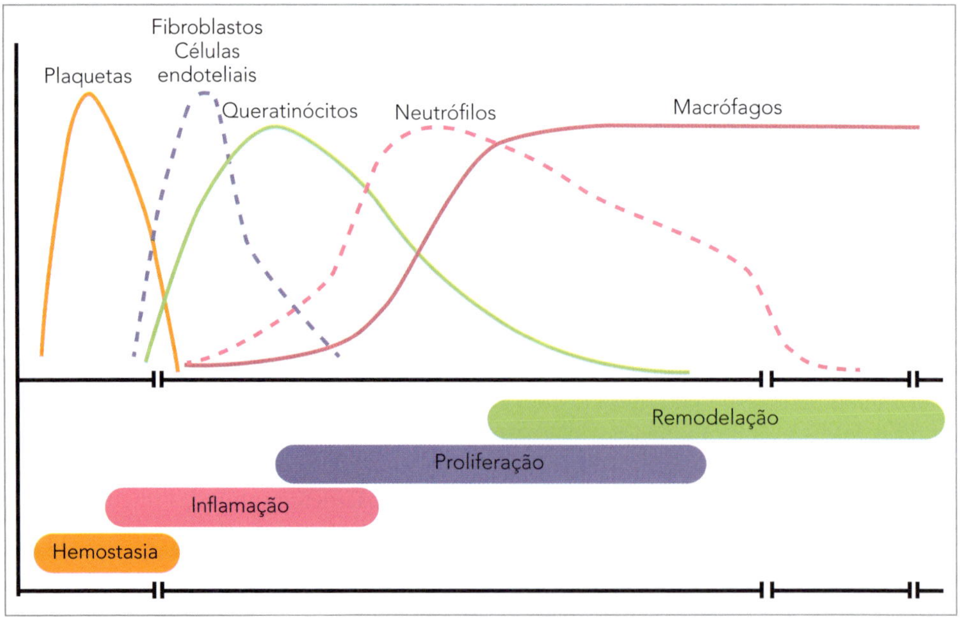

FIGURA 1 Fases do processo de reparo cutâneo e células envolvidas.

tecido perdido por um com a mesma forma e função do tecido anterior à lesão, no qual se pode observar a restauração perfeita da arquitetura sem formação do tecido cicatricial. As células lábeis que se regeneram com facilidade e rapidez presentes nas células epiteliais são as grandes responsáveis por esse processo. Contudo, o sucesso no processo de reparo tecidual envolvendo a série de fatores altamente regulados, orquestrando em conjunto, como mencionado anteriormente, contribui para a regeneração do tecido. Além disso, a literatura aponta que o suplemento adequado de oxigênio tecidual, bem como sua tensão, em torno de 20 mmHg, no leito da lesão é uma das chaves importantes para um reparo bem-sucedido para a destruição dos tecidos necróticos e destruição de agentes patogênicos. Assim, cuidados especiais devem ser tomados envolvendo as mais diversas áreas, como nutricional, metabólica e fisiológica.

FATORES QUE AFETAM O PROCESSO DE REPARO

- **Desnutrição:** numerosos nutrientes são importantes no processo de reparo. A ausência deles, em especial as proteínas, pode acarretar aumento da fase inflamatória e da fase proliferativa, influenciando consequentemente a síntese de colágeno. Além disso, a ausência de carboidratos pode comprometer o processo de reparo, visto que são fonte de energia para os leucócitos e as células endoteliais.
- **Restrição da oferta de oxigênio (O_2):** como mencionado anteriormente, o suprimento adequado de oxigênio é uma importante chave para o processo de reparo. A falta desse componente dificulta a chegada de células inflamatórias e nutrientes na região atingida e a síntese de colágeno. Nesse sentido, as terapias hiperbáricas visam ofertar uma maior oxigenação sob maior pressão atmosférica para o auxílio do reparo tecidual de determinada ferida, em sua grande maioria crônica.
- **Resposta imunológica e inflamatória:** o comprometimento da resposta imunológica (casos de imunossupressão ou imunodeficiência adquirida) e/ou inflamatória pode afetar o processo de reparo, visto que mecanismos imunológicos evitam processos infecciosos e a fase inflamatória se destaca como uma importante fase desse processo. Clientes com *diabetes mellitus* apresentam obstáculos no processo de reparo, pois o alto nível de glicose atrapalha a função dos neutrófilos, além de distúrbios de vasos que inviabilizam a chegada das células nutrientes e do oxigênio.
- **Idade:** com numerosos processos de doença, a cascata de eventos envolvidos na cicatrização de feridas pode ser afetada, resultando em feridas crônicas que não cicatrizam e sujeitam o paciente a desconforto e angústia significativos, enquanto drenam o sistema médico de uma enorme quantidade de recursos. Essa sequência de eventos ocorre normalmente na grande maioria das feridas superficiais; no entanto, pode dar errado em várias etapas ao longo do caminho, especialmente com doenças subjacentes, como o diabetes. Quando a cicatrização de feridas não progride normalmente, pode resultar em uma ferida crônica, e isso representa um fardo significativo para o paciente e para o sistema médico.

Por fim, alguns fatores podem alterar de forma direta ou indireta o processo de reparo. Casos de inflamação excessiva e ausência de oxigenação local, como no caso de clientes com diabetes, atrasam essa fase inflamatória no processo do reparo tecidual. Diante disso, apesar da descrição do que normalmente ocorre em cada fase com relação aos eventos celulares envolvidos, seu percurso depende de alguns fatores, como citado anteriormente. Casos de infecção, por exemplo, podem impedir ou prolongar o processo. Além de estender a fase inflamatória, dificultam a formação de tecido de granulação e inibem a proliferação de fibroblastos e a deposição de fibras de colágeno, por exemplo. No momento da lesão, todas as feridas estão contaminadas, e, embora as defesas do organismo possam lidar com a invasão de microrganismos no momento da lesão, feridas gravemente contaminadas podem sobrecarregar as defesas do indivíduo. Embora as bactérias façam parte dos microrganismos da pele, existe um limiar crítico proposto, e a exacerbação deste leva ao comprometimento de cicatrização de feridas.[3]

ALTERAÇÕES NO PROCESSO DE REPARO

Dada a rígida regulação de uma infinidade de fatores necessários para a cicatrização adequada de feridas, não é de surpreender que as feridas crônicas sejam bastante comuns. O curso de tempo final e o resultado dependerão da natureza da ferida – sua localização, tamanho, profundidade e tipo. No entanto, quando outros fatores patológicos entram em jogo, uma ferida crônica pode se formar (Figura 2).

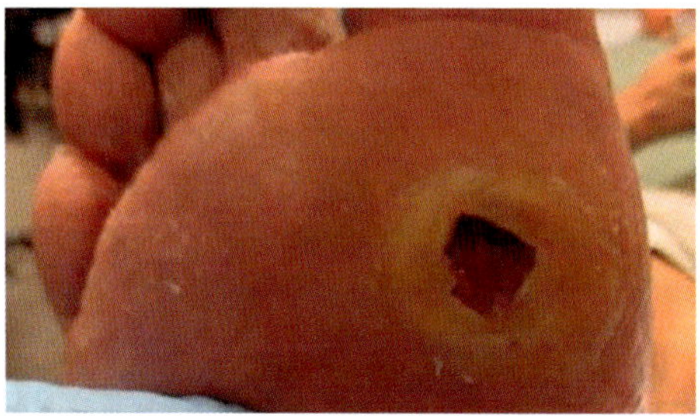

FIGURA 2 Ferida crônica.
Fonte: Bowers S; Franco E, 2020.[9]

Além disso, não só as feridas, mas os tecidos do organismo podem chegar a um estado irreversível de recuperação por dois diferentes processos:

- **Necrose:** morte celular da pele, em que as células apresentam um aspecto "vítreo" por conta da perda de glicogênio, desnaturação das proteínas e digestão enzimática de organelas. Normalmente é acompanhada de inflamação.

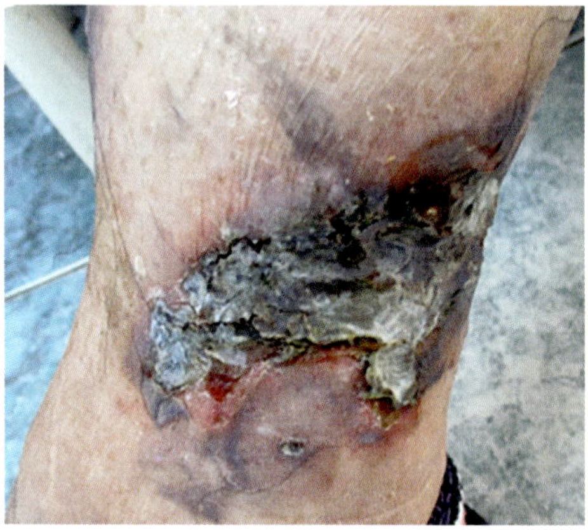

FIGURA 3 Necrose da pele.
Fonte: Botnariu G *et al.*, 2016.[10]

- **Apoptose:** morte celular programada a fim de remover as células danificadas para que novas possam substituí-las. Retração da célula, sem ruptura da membrana e ausência de inflamação.

PROCESSO DE CICATRIZAÇÃO

O processo de cicatrização, por sua vez, é caracterizado pela substituição do tecido perdido ou preexistente por um tecido conjuntivo fibroso, sadio, no qual apresenta uma síntese de tecido conjuntivo rico em colágeno do tipo I, chamado de cicatriz ou tecido cicatricial. Característico de lesões abertas e profundas em que há distanciamento das bordas, nesse processo podemos observar microscopicamente que há morte de célula parenquimatosa. A literatura traz duas grandes formas de cicatrização, por primeira e por segunda intenção.

Cicatrização por primeira intenção

Nesse processo de cicatrização não há perda do tecido e normalmente há a sutura com união das bordas, como em feridas cirúrgicas e livres de contaminação. Além disso, as fases de reparo cutâneo são mais previsíveis.

Cicatrização por segunda intenção

Nesse processo de cicatrização, há perda substancial dos tecidos decorrente de lesões com as bordas afastadas nas quais não há sutura, e normalmente o processo de reparo ocorre da periferia em direção ao centro, com reação inflamatória mais intensa e presença de fibrina e restos necróticos.

RESPOSTAS CELULARES À LESÃO

Diante de um estresse, o organismo inicialmente tende a reagir com o intuito de se adaptar, modificando as células da região acometida e levando-as a um novo estado, que podem se apresentar das seguintes formas: hipertrofia, hiperplasia, atrofia e metaplasia. A hipertrofia nada mais é do que o aumento do tamanho das células; como exemplo, temos as cicatrizes hipertróficas. Já a hiperplasia se caracteriza pelo aumento no número de células, ou seja, aumento na proliferação destas, como pode ser observado em casos de hiperplasia fibrosa inflamatória. Por sua vez, a atrofia consiste na redução do tamanho da célula, mais especificamente, da quantitativa dos componentes estruturais celulares, seja ela por diversos fatores, como a falta de nutrientes e o próprio processo natural do envelhecimento. Este último é uma das alterações mais comuns encontradas na prática clínica, destacada pelo aspecto de marcas na superfície e uma epiderme fina, seca e transparente devido à perda de colágeno e elastina. Por fim, uma forma de adaptação da pele frente a uma lesão é a metaplasia, alteração reversível da célula em células diferenciadas que se tornam mais capazes de suportar o estresse, sendo mais incomum na área da estética.

CONCLUSÃO

O processo de reparo cutâneo e cicatrização é complexo e dinâmico e tem sido cada vez mais amplamente compreendido nos últimos anos. Com isso, é de suma importância o conhecimento do que já está estabelecido na literatura, como as fases (homeostasia, inflamatória, proliferativa e de remodelamento) que esse processo envolve, além dos fatores que afetam o reparo, das suas possíveis alterações e respostas celulares frente uma lesão, para que haja um consenso no cuidado e manejo de clientes na prática clínica. Sem contar a oferta de subsídios para a busca de medidas preventivas e mais eficientes na área da saúde, estética e beleza.

REFERÊNCIAS BIBLIOGRÁFICAS

1. Wilkinson HN, Hardman MJ. Wound healing: cellular mechanisms and pathological outcomes. Open Biol. 2020;10(9):200223.
2. Takeo M, Lee W, Ito M. Wound healing and skin regeneration. Cold Spring Harb Perspect Med. 2015;5(1):a023267.
3. Han G, Ceilley R. Chronic wound healing: a review of current management and treatments. Adv Ther. 2017;34(3):599-610.
4. Monavarian M, Kader S, Moeinzadeh S, Jabbari E. Regenerative Scar-Free Skin Wound Healing. Tissue Eng Part B Rev. 2019;25(4):294-311.
5. Norris TL. Porth, Fisiopatologia. 10. ed. Rio de Janeiro: Guanabara Koogan; 2021.
6. Rodero MP, Licata F, Poupel L, et al. In vivo imaging reveals a pioneer wave of monocyte recruitment into mouse skin wounds. PLoS One. 2014; 9(10):e108212.
7. DiPietro LA. Angiogenesis and wound repair: when enough is enough. J Leukoc Biol. 2016;100(5): 979-84.
8. Darby IA, Laverdet B, Bonté F, Desmoulière A. Fibroblasts and myofibroblasts in wound healing. Clin Cosmet Investig Dermatol. 2014;7: 301-11.
9. Bowers S, Franco E. Chronic wounds: evaluation and management. Am Fam Physician. 2020;101(3):159-66.
10. Botnariu G, Birsan C, Podoleanu C, Moldovan C, Stolnicu S, Chiriac A. Skin necrosis caused by prallethrin-A worldwide used insecticide. Environ Toxicol Pharmacol. 2016;43:103-4.

3

Fisiopatologia das afecções cutâneas faciais e corporais na saúde estética

Ana Laura Martins de Andrade
Julia Risso Parisi

INTRODUÇÃO

A compreensão sobre a fisiopatologia das afecções estéticas e dermatológicas é considerada de extrema importância para a formação de profissionais da área de saúde e estética, pois possibilita o conhecimento aprofundado sobre os principais mecanismos e as características fisiopatológicas das doenças mais frequentemente encontradas na prática clínica desses profissionais.

Dessa maneira, é possível direcionar a avaliação a fim de identificar as disfunções presentes e que influenciam direta ou indiretamente as queixas do paciente/cliente, com o objetivo de elaborar um raciocínio clínico eficaz. Assim, é possível estabelecer metas realistas, baseadas no problema, e então definir um programa de tratamento personalizado focado em resultados de sucesso.

Diante disso, este capítulo tem como objetivo maior proporcionar aos profissionais da área uma revisão sobre a fisiopatologia das principais afecções estéticas com que deparamos na prática clínica. A partir do conhecimento prévio da fisiopatologia, o profissional apresentará sólidas condições para elaborar um plano de tratamento que se enquadre às necessidades de cada paciente.

FIBROEDEMA GELOIDE

Popularmente chamado de celulite, o fibroedema geloide é apresentado na literatura com diversas terminologias. Lipodistrofia ginoide, paniculopatia edematosa fibrosclerótica, liposclerose, dermopaniculose deformante e paniculose são alguns dos termos utilizados para designar essa disfunção.[1]

Guirro e Guirro (2004) debatem em seus estudos que a dificuldade de determinação de uma nomenclatura fixa para essa disfunção está atrelada ao fato de que essa alteração apresenta particularidades nos diferentes indivíduos. O termo "celulite", apesar de ser utilizado vastamente, traz o sufixo "ite" que designa "inflamação", no entanto a literatura já é concisa em destacar que na maioria dos indivíduos essa alteração não apresenta uma inflamação orgânica, o que faz que o termo não seja utilizado da maneira correta. Hoje a literatura destaca que o termo fibroedema geloide (FEG) seria o mais adequado.[2]

É classificado como uma disfunção de alta prevalência, quase exclusiva do sexo feminino: 98% das mulheres apresentam, ou apresentarão, essa disfunção em algum momento da vida. O desenvolvimento do FEG está atrelado tanto a fatores genéticos, anatômicos e hormonais (ou seja, fatores intrínsecos) quanto a fatores extrínsecos, como alimentação, prática de atividade física, medicamentos, tabagismo e etilismo.[3]

O seu surgimento é observado logo após o início da puberdade, e a sua alta prevalência na população não apresenta distinção quanto à raça. As mulheres são visivelmente as mais afetadas, principalmente pela questão hormonal, com os níveis de estrógeno, além da disposição anatômica do tecido subcutâneo.

Para a compreensão do desenvolvimento fisiopatológico da alteração, é importante entender que os fatores intrínsecos são considerados predisponentes, e os extrínsecos, determinantes. O FEG caracteriza-se como alteração do sistema tegumentar que acomete tanto os componentes dérmicos quanto hipodérmicos do tecido. Essa disfunção promove alteração no tecido conjuntivo decorrente do aumento de proteoglicanos no meio extracelular, além da modificação da substância fundamental amorfa, que pode produzir uma reação fibrótica no tecido, podendo se desenvolver para esclerose.[4] Na hipoderme, é observado um aumento da célula adiposa, isto é, uma hipertrofia adipocitária, que acaba por promover uma compressão dos vasos sanguíneos e linfáticos, podendo atingir até mesmos nervos, o que atribui o caráter doloso à disfunção. As alterações desenvolvidas nessas camadas conferem à epiderme pequenas depressões visíveis, com diferentes profundidades.[1-3]

Entre os aspectos clínicos dessa alteração, a prática clínica e a literatura apresentam alguns testes específicos que podem auxiliar no diagnóstico e prognóstico da alteração.

- **Teste de casca de laranja:** é utilizado para observar as características morfológicas do tecido. O terapeuta deve pressionar o tecido com as duas mãos no sentido horizontal, uma contra a outra. O teste é considerado positivo quando é observada rugosidade no tecido.[1,2]
- **Teste de preensão:** *pinch test* – é realizado para avaliar a presença de alteração de sensibilidade. Com o dedo indicador e o polegar, é feita uma prega sobre a área rugosa e uma tração no sentido vertical. É considerado positivo quando o paciente relata dor durante o teste.[1,2]
- **Teste de rolamento:** apesar de menos popular, é realizado para avaliar a existência de nódulos teciduais. É efetuado um rolamento com os dedos sobre o tecido, e o teste considera-se positivo no caso da identificação de "nódulos" durante o rolamento.[5]
- **Teste de contração glútea:** também para avaliar a morfologia do tecido, esse teste é feito ativamente pelo paciente, sendo solicitado que ele se posicione de "costas" para o terapeuta e faça uma contração glútea. O teste é considerado positivo quando o aspecto da pele se torna mais rugoso.[2,5]

No que diz respeito à avaliação do FEG, duas classificações são aplicadas na prática clínica, ambas com descrições extremamente parecidas, mas diferentes formas de graduação. A seguir estão as duas formas de classificação macroscópicas mais conhecidas, primeira apresentada pela Sociedade Brasileira de Cirurgia Dermatológica (SBCD),[6] e a segunda, descrita pelos pesquisadores Nürnberger F, Müller G.[7] Destaque-se que esta última é mais empregada na descrição de estudos científicos.

Em 2009, observando a necessidade de detalhar melhor as alterações causadas pelo FEG para uma melhor determinação de tratamento, dermatologistas brasileiros publicaram a chamada *cellulite severity scale,* em que determinam uma forma mais fidedigna de classificar o FEG.[8] Nessa escala os autores avaliam, além da classificação de Nürnberger e Müller, outros quatro aspectos:

- Número e profundidade de depressões.
- Aspecto das áreas elevadas da celulite.
- Presença de lesões elevadas.
- Presença de flacidez.

QUADRO 1 Classificação do fibroedema geloide segundo a Sociedade Brasileira de Cirurgia Dermatológica

Grau I	Não apresenta depressões em relaxamento, porém nos testes morfológicos surgem rugosidades
Grau II	Apresenta ondulações sem a necessidade da realização de testes
Grau III	Além das ondulações, nódulos são perceptíveis
Grau IV	Ondulações em grande quantidade são acompanhadas de inchaço e nódulos

Fonte: Sociedade Brasileira de Cirurgia Dermatológica.

QUADRO 2 Classificação do fibroedema geloide segundo Nürnberger e Müller

Grau 0	Não apresenta "covinhas" quando "em pé" ou "deitado", nem rugosidade nos testes de avaliação morfológica
Grau I	Não apresenta "covinhas" em pé ou "deitado", porém apresenta rugosidade nos testes de avaliação morfológica
Grau II	Apresenta "covinhas", independentemente de testes
Grau III	Apresenta "covinhas" em grande quantidade, com o aspecto de "saco de nozes"

Fonte: Nürnberger F; Müller G, 1978.[7]

Para cada item é atribuída uma nota segundo a escala, e a classificação final pode ser graduada da seguinte forma:

- Leve (até 5 pontos).
- Moderada (6 a 10 pontos).
- Grave (11 a 15 pontos).

ESTRIAS

Entre as disfunções estéticas corporais mais recorrentes na prática clínica, as estrias se destacam como uma das principais alterações, responsáveis por sequelas físicas e emocionais.[9] Assim, dependendo do grau, as estrias respondem por um grande desconforto psicológico e de grande preocupação estética para os indivíduos acometidos.[10]

Definidas como uma alteração resultante de atrofia tegumentar adquirida, as estrias apresentam etiologias e prevalência bem diversas, porém sua fisiopatologia já se apresenta bem consolidada na literatura.[10] O desenvolvimento ocorre a partir do rompimento de fibras elásticas e colágenas, sendo estas responsáveis pela elasticidade, sustentação e resistência da pele.[1] A maior quantidade de colágeno e elastina é encontrada na segunda camada da pele, a derme. Dividida em derme papilar e reticular, a subcamada reticular apresenta-se mais espessa, com uma quantidade abundante dessas fibras, com alta qualidade.[11]

O rompimento das fibras dérmicas, associado a uma redução da quantidade de fibroblastos e abundância de substância fundamental amorfa, promove o surgimento dessas "cicatrizes", as quais em geral se apresentam lineares, paralelas, de forma bilateral e perpendiculares às linhas de Langers.[1,2,4]

O desenvolvimento das estrias está diretamente relacionado com o estiramento excessivo do tecido, além da interação com alterações hormonais e fatores genéticos.[12] Com relação às áreas corporais de maior prevalência, destacam-se as regiões das linhas de clivagem do abdome, quadris, coxas e mamas. As mulheres são as mais acometidas, sendo observado o surgimento a partir da puberdade até próximo dos 50 anos. Embora a maior prevalência nas mulheres esteja ligada a alterações hormonais, períodos de gestação e estirão de crescimento, é importante destacar que os homens, sobretudo no "estirão de crescimento" ou em indivíduos obesos, também apresentam essa alteração (principalmente nas áreas lombares e coxas).[9,13]

Mesmo sendo uma disfunção dérmica ocasionada especialmente pelo estiramento rápido e excessivo do tecido, outras causas, como condições patológicas, como as síndromes de Marfan e Cushing, além da ingestão de alguns grupos de medicamentos, como corticoides e esteroides, são consideradas fatores desencadeantes da alteração.[13]

Levando em consideração os fatores desencadeantes e determinantes para as estrias, a literatura destaca três teorias que explicam de forma enfática o surgimento delas. Ressalta-se que todas as teorias consideram as características genéticas fator importante no desenvolvimento da alteração; observa-se em algumas pessoas uma redução da expressão dos genes determinantes na formação do colágeno, elastina e fibronectina.[1,13,14]

- **Teoria mecânica:** define que, após um estiramento excessivo da pele, em sua maioria rápido, ocorre o rompimento dos componentes dérmicos, ocasionando o surgimento de uma cicatriz atrófica. Esse estiramento pode ser exemplificado pelo ganho exagerado de peso, gestação, "estirão do crescimento" e até mesmo a colocação de próteses de silicone.
- **Teoria endócrina:** define que algumas patologias, principalmente de caráter hormonal, promovem um enfraquecimento dos componentes da derme, sendo estes rompidos com maior facilidade.
- **Teoria medicamentosa:** defende que as estrias decorrem da utilização de medicamentos.

Além disso, hábitos de vida como hidratação do tecidos, alimentação, etilismo, tabagismo e prática de exercícios físicos são fatores que podem contribuir para o desenvolvimento da alteração.[1,15] Com relação ao processo de desenvolvimento das estrias, alterações histológicas microscópicas e macroscópicas podem ser observadas, o que caracteriza a evolução do processo. Dessa forma é possível, por meio de uma avaliação visual, descobrir se a estria pode ser classificada como "nova" ou se o processo já está consolidado, e a alteração em questão já pode ser considerada "antiga".

No início do processo de rompimento das fibras, a estria é avermelhada, apresentando-se elevada ou deprimida, sendo comum a sensação de "prurido" na região, caracterizando o processo inflamatório relacionado. Em contrapartida, uma estria esbranquiçada (ou seja, antiga) é um indicativo de que ela já se apresenta cicatrizada. É extremamente importante analisar tais características, pois o prognóstico dos tratamentos é totalmente diferente no início e no final do processo, sendo a reversão de estrias antigas bastante difícil.[1,13,14,16] No Quadro 3, podem ser observadas as características dos dois tipos de estrias caracterizados tanto na literatura quanto na prática clínica.

ADIPOSIDADE LOCALIZADA

Caracterizamos adiposidade localizada como o aumento e acúmulo de células de gordura, ou seja, os adipócitos em uma região específica. É importante estabelecer a diferença entre obesidade e adiposidade localizada, uma vez que a obesidade é caracterizada pelo aumento generalizado de tecido adiposo no corpo, em que a ingestão supera o gasto.[1,4]

Cabe ressaltar que a gordura localizada é um dos principais motivos que determinam a busca de um cliente pelo atendimento do profissional envolvido nas áreas de estética, saúde e beleza.[17] Sabe-se que a distribuição de gordura está ligada ao biótipo corporal dos indivíduos, em que influências genéticas, idade e sexo são os fatores que explicam o acúmulo em determinadas regiões.

QUADRO 3 Características das estrias rubras e albas

Rubras	Albas
▪ Avermelhadas	▪ Brancas
▪ "Novas"	▪ "Antigas"
▪ Elevadas ou deprimidas	▪ Sempre deprimidas
▪ Prurido e dor local	▪ Ausência de prurido e dor
▪ Bilaterais	▪ Bilaterais
▪ Lineares	▪ Lineares
▪ Inflamação do tecido	▪ Processo consolidado

De maneira específica, os biótipos corporais quanto à distribuição de gordura são divididos em:

- **Ginoide:** apresenta um maior acúmulo de gordura nas regiões de coxa e glúteos. Esse biótipo é mais comum em mulheres e popularmente recebe o nome de biótipo "pera".[2,4]
- **Androide:** os indivíduos com esse biótipo apresentam acúmulo de gordura principalmente na região de abdome e tronco superior, sendo mais frequente em homens. Destaca-se que os indivíduos que possuem esse biótipo têm maior propensão a desenvolver comorbidades cardiovasculares, além de aumento de gordura visceral.[2,4]

FLACIDEZ TISSULAR

O termo está relacionado com a perda de determinados componentes estruturais da pele, como diminuição da quantidade de colágeno na derme, acarretando menores resistência, elasticidade e extensibilidade do tecido. Na literatura existe uma divergência em determinar o que é flacidez tissular e hipotonia muscular; tal discrepância decorre do fato de que alguns autores classificam que o indivíduo com flacidez tissular apresenta consequentemente hipotonia muscular, porém outros autores destacam que os termos devem ser discutidos de forma separada, uma vez que nem toda hipotonia muscular possui flacidez tissular associada.[2] A hipotonia muscular é caracterizada pela redução da força de contração muscular em determinadas áreas; dessa forma, podemos discutir que todo paciente com flacidez muscular apresenta uma hipotonia, porém nem todo paciente com hipotonia apresenta flacidez tissular.[2]

A flacidez tissular é relacionada na grande maioria das vezes com pacientes que passaram por tratamentos para obesidade, sendo a flacidez uma consequência da rápida perda de massa gorda desses indivíduos. No entanto, vale ressaltar que o próprio processo de envelhecimento promove a redução de componentes estruturais da pele, sendo a flacidez também uma consequência desse processo.[2,4,14]

As propriedades viscoelásticas do tecido são diretamente alteradas nas duas condições apresentadas, assim a curva de tensão-deformação demonstra a resistência interna do material em relação à carga e seu próprio alongamento. A curva tensão-deformação exemplifica que um tecido, quando sofre uma tensão rápida, retorna também rapidamente às suas condições originais; entretanto, se essa tensão for mantida por muito tempo, pode produzir alterações permanentes no tecido. Assim, no processo da obesidade, o tecido sofre um estiramento da pele que se mantém. Quando o indivíduo passa por um processo de emagrecimento, tal tecido que já foi alterado produz uma flacidez na região.[2]

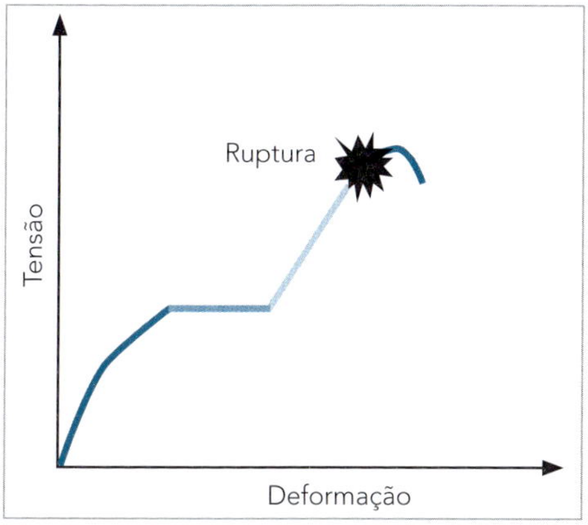

FIGURA 1 Curva tensão-deformação: o tecido, quando sofre uma tensão de forma prolongada, produz deformações estáticas.

Já o processo de envelhecimento promove alterações na composição da derme, como diminuição da quantidade de colágeno e elastina. Dessa forma, o tecido cutâneo torna-se menos elástico e mais rígido e consequentemente mais suscetível a rupturas. Assim, como o colágeno e a elastina são os componentes principais que garantem a viscoelasticidade do tecido, a flacidez tissular também se apresenta como sequela desse processo.

ACNE

Entre as condições dermatológicas mais prevalentes na população mundial, a acne apresenta-se como a terceira mais comum. Essa disfunção, denominada acne vulgar, é considerada uma patologia inflamatória crônica, de origem multifatorial e possivelmente com fator imunológico.

Estudos epidemiológicos apontam que a acne acomete cerca de 78% a 90% dos adolescentes de ambos os sexos.[18] Apesar de a maior prevalência estar relacionada às alterações hormonais ocorridas na puberdade, a acne é uma doença também de alta prevalência da população adulta.

Estima-se que no sexo feminino seu surgimento se dê por volta dos 11 anos, enquanto para o sexo masculino esse aparecimento é um pouco mais tardio. Apesar de ser uma alteração descrita mais nas regiões faciais, a acne pode aparecer em diversas regiões do corpo, como o dorso. Dependendo de sua intensidade e gravidade, a acne acarreta vários prejuízos, como cicatrizes, sofrimento emocional e diminuição da qualidade de vida.[19]

Seu surgimento está relacionado diretamente com questões genéticas e hormonais, e os hábitos de vida do paciente influenciam tanto o surgimento como a piora dos quadros. Nesse sentido, é importante destacar que a alimentação, ingestão hídrica, medicamentos, exposição ao sol e cuidados com a pele são fatores determinantes para o controle da patologia.

Com relação à sua etiopatogenia, estudos esclarecem que o desenvolvimento da patologia está ligado principalmente a três fatores:

1. **Hiperprodução sebácea:** os estudos demonstram que pacientes com acne apresentam a composição do sebo diferente de pessoas sem tal condição. Um aumento da produção de sebo é naturalmente observado em ambos os sexos no início da puberdade, devido ao início da produção estrogênica adrenal, porém ressalte-se que no sexo masculino essa produção é ainda maior.[18,20]
2. **Hiperqueratinização folicular:** tal alteração decorre da hiperproliferação dos ceratinócitos e/ou separação inadequada dos corneócitos ductais. A hiperqueratinização resulta no surgimento de comedões, uma vez que o orifício folicular é obstruído.[18,20]
3. **Colonização bacteriana folicular:** apesar de a pele apresentar naturalmente alguns tipos de bactéria, como *Propionibacterium acnes*, o paciente com acne apresenta um aumento substancial dessa bactéria, que se prolifera quando há hiperprodução sebácea pela glândula. Tal

bactéria em grande quantidade, acompanhada da hiperqueratinização e do aumento do sebo, desencadeia um processo inflamatório no tecido, dando origem a lesões polimórficas, como pápulas e pústulas. A *P. acnes* é encontrada em maior quantidade na face e no dorso, regiões mais suscetíveis ao surgimento da acne.[18,20]

A associação dos três fatores listados descreve os principais acontecimentos no sistema tegumentar que resultam no surgimento da acne. Além destes, vale destacar que a influência hormonal se apresenta como fator coadjuvante, pois exerce um papel que pode ser vital para o surgimento e/ou manutenção do quadro dessa dermatose. Os hormônios andrógenos têm ligação direta com a estimulação da glândula sebácea, justificando a interferência hormonal na acne. De modo geral, a acne pode ser classificada em cinco tipos (Quadro 4).

Para além da inflamação que acomete o tecido e o desconforto relatado pelos pacientes devido às lesões polimórficas existentes nos diferentes graus, o surgimento de cicatrizes atróficas e manchas no tecido destaca-se como consequência recorrente nos pacientes com acne em graus mais elevados.

ROSÁCEA

A rosácea é considerada uma afecção inflamatória crônica da face, com presença de episódios agudos. Caracteriza-se por eritema persistente, ruborização (*flushing*) frequente, telangiectasias, edema e pápulas, que podem ser acompanhadas por pústulas e nódulos. Trata-se de um quadro que se inicia entre 30 e 40 anos, em indivíduos de pele clara (fototipos cutâneos II e III), com predileção pelo sexo feminino. Entretanto, formas mais severas, como as fimatosas (hipertrofia e hiperplasia das glândulas sebáceas), são mais frequentes nos homens.[21,22]

Vários fatores etiológicos são apontados, como predisposição constitucional (doença gastrointestinal, colecistopatia ou hipertensão), entretanto a causa da rosácea permanece desconhecida. A exposição ao sol, vento, calor, fatores emocionais e alimentos como bebidas quentes, álcool e comidas apimentadas agrava ou desencadeia o quadro.[21] De qualquer maneira, a literatura evidencia que estímulos internos e externos provocam uma alteração do tecido conectivo dérmico, alterando o suporte conectivo dos vasos, favorecendo o dano endotelial e a liberação de líquido intravascular, com edema e inflamação.

QUADRO 4 Classificação da acne, relacionando as lesões polimórficas causadas pela inflamação tecidual

Grau	Acne	Descrição
I	Comedoniana	Ausência de lesões inflamatórias e presença de comedões abertos e fechados
II	Papulopustulosa	Presença de lesões inflamatórias como pápulas e pústulas, além de comedões e seborreia
III	Papulonodular	Intensa inflamação com presença de nódulos e cistos, além das lesões apresentadas no grau anterior
IV	Conglobata	Todas as características do grau III acrescidas de fístulas e cicatrizes atróficas
V	Fulminans	Afecção extremamente rara, com lesões inflamatórias muito intensas acompanhadas de sintomas como perda de peso, febre e mialgias

Fonte: Borges FS; Scorza FA, 2016.[14]

Frequentemente é possível encontrar nas áreas de rosácea o ácaro *Demodex folliculorum*, que age como um oportunista, proliferando nas formas inflamatórias e, como consequência, agravando o quadro.[22]

As manifestações clínicas da rosácea se iniciam na fase pré-rosácea, na qual é possível evidenciar um eritema discreto na face e seu agravamento (ruborização) associado a telangiectasias, pápulas, pústulas e nódulos. A rosácea pode ser classificada em quatro formas clínicas (ou graus), conforme o desenvolvimento das lesões e a frequência dos surtos (Quadro 5).[22]

PSORÍASE

A psoríase é considerada uma afecção não contagiosa, inflamatória crônica e recorrente que é caracterizada devido a uma hiperplasia epidérmica, com um ciclo acelerado de queratinócitos e ativação imune alterada. É uma condição comum entre a população e apresenta distribuição universal, com prevalência de 1-3% na população, em ambos os sexos, podendo acometer qualquer faixa etária, com picos de incidência entre os 20, 30 e 50 anos de idade.[21] Dados do Brasil indicam que sua prevalência é de 1,3% da população, com destaque para os estados do Sul e do Sudeste como os mais acometidos.[22]

Sua etiologia permanece desconhecida e pode ser multifatorial. Contudo, a predisposição genética apresenta-se como uma das causas da doença, somada a fatores ambientais, predisponentes para a instalação ou o agravamento da afecção, destacando o clima frio, traumas cutâneos (com origens físicas, químicas ou biológicas), doenças metabólicas e endócrinas, estresse emocional, medicamentos, álcool e tabaco.[21]

Ainda é controversa a patogênese dessa afecção; entretanto, é clara a participação de células imunes no processo. Na placa psoriásica, os queratinócitos apresentam-se hiperproliferados, e são encontrados os linfócitos T (CD4) ativados que secretam linfocinas, somados a outros leucócitos, que agem diretamente sobre queratinócitos e os neutrófilos. Sua ativação mantém a cadeia pró-inflamatória, que promoveria as alterações observadas na afecção. O diagnóstico baseia-se em aspectos clínicos e geralmente não requer complementação laboratorial.[21,22]

É possível observar placas eritematoescamosas, com limites delimitados, de tamanho e número de lesões variados (de uma a centenas), em alguns casos circundadas por um halo claro. Comumente as lesões afetam de maneira simétrica joelhos, cotovelos, couro cabeludo e a região dorsal; contudo, podem acometer outras áreas, como lábios e dobras flexurais. O comprometimento das unhas também pode ser frequente, apresentando depressões puntiformes da lâmina ungueal ou unha em dedal. Sintomas como dor,

QUADRO 5 Formas clínicas da rosácea

Graus	Manifestações clínicas
Grau I (eritematotelangiectásica)	Eritema persistente, telangiectasias presentes ou não, surtos de ruborização
Grau II (papulopustulosa)	Presença de pápulas e pústulas nas áreas eritematosas; edema acompanhado; extensão para a área capilar e pré-esternal
Grau III (infiltrativo-nodular)	Placas eritematosas infiltrativas (predomínio nas áreas mentonianas e nasal), nódulos (hiperplasia sebácea) e abscessos podem estar presentes
Grau IV (fulminante)	Quadro agudo e abrupto com intensa reação inflamatória; presença de nódulos e cistos que se intercomunicam e abscessos (mais comuns em mento, bochechas e mandíbula)

prurido, ardência e queimação podem estar associados.[21] É possível diferenciar várias manifestações clínicas de psoríase; as mais comuns, encontradas na prática clínica, estão apresentadas no Quadro 6.

ALOPECIA

A palavra alopecia (origem grega: *alopekía*) significa uma diminuição dos cabelos ou pelos. Dessa maneira, o desprendimento com queda dos folículos pilosos que pode acontecer de maneira discreta ou acentuada é denominado alopecia, que representa uma afecção com impacto psicossocial severo. Sua classificação dermatológica é determinada pelo tipo de agressão causal e seu nível de interferência nos folículos pilosos, podendo ser dividida em causas cicatriciais ou não cicatriciais.[22,23]

Apesar da elevada frequência dessa afecção, o diagnóstico ainda é considerado um desafio e feito com base na história clínica e no exame físico, em que são realizadas a inspeção e palpação do cabelo e do couro cabeludo. Além disso, outros instrumentos e exames complementares podem ser necessários de acordo com a hipótese diagnóstica, como a dermatoscopia, tricograma, anatomopatológico, microscopia e medições do comprimento e diâmetro da haste do pelo.[14,24]

Alopecia cicatricial

Na alopecia cicatricial (AC) a agressão está localizada anatomicamente na região do infundíbulo ou do istmo durante o ciclo de crescimento do pelo, o que ocasiona uma alteração permanente no folículo, levando a manifestação clínica de queda capilar irreversível associada a uma cicatriz.[14] Histologicamente, a principal característica é a destruição inflamatória do epitélio do folículo piloso com substituição por tecido fibroso tipo cicatriz.[25] Entre as causas da AC, podem-se destacar agentes físicos ou químicos (trauma, queimaduras) e processos infecciosos (origem fúngica, bacterianas e virótica).[23] A epidemiologia da AC na população em geral é desconhecida, devido a fatores como localização geográfica e populações étnicas. Essa condição é evidenciada em adultos com prevalência entre o sexo feminino.[26]

Alopecia não cicatricial

Considerada como um tipo reversível, na alopecia não cicatricial não há destruição do folículo piloso e atrofia cicatricial, no qual a agressão está localizada no bulbo piloso, durante o ciclo de crescimento do pelo, ou seja, de forma não permanente, provocando

QUADRO 6 Manifestações clínicas mais comuns da psoríase

Psoríase	Manifestações clínicas
Vulgar ou em placas	Forma clássica, com placas eritematoescamosas, limites delimitados, tamanho e números de lesões variadas
Gutata ou eruptiva	Início repentino, com lesões arredondadas e pequenas no tronco associadas a infecção no trato respiratório superior
Pustulosa	Presença de pústulas, febre e leucocitose
Eritrodérmica	Mais de 80% do tegumento está comprometido, podendo estar associada a alterações na hemodinâmica e termorregulação
Ungueal	Localização exclusiva na região ungueal
Invertida	Lesões em áreas de flexuras
Mínima	Pequenas lesões persistentes ou intermitentes eritematoescamosas que podem estar associadas a vesículas com pústulas
Ceratodérmica	Palmas e plantas espessadas e descamativas

alterações transitórias. Entre os tipos de alopecias não cicatriciais nos adultos, destacam-se a alopecia androgenética, o eflúvio telógeno e a alopecia areata.[14,22]

Alopecia areata

Cerca de 2% da população apresenta alopecia areata (AA), que consiste na queda dos fios de cabelos ou pelos generalizada ou localizada, em que ocorre uma interrupção da síntese dos fios, com ausência de atrofia da pele. Possui uma distribuição universal em ambos os sexos e pode ser encontrada em todas as idades, com pico entre os 15 aos 29 anos.[14,22]

A etiologia é desconhecida e multifatorial, com destaque para fatores genéticos e imunológicos, em que os achados histopatológicos revelam infiltrado inflamatório peribulbar de linfócitos T ao redor dos folículos anágenos terminais. Também ocorre a presença de folículos pilosos em fase catágena/telógena, folículos miniaturizados e grumos de melanina.[22]

Clinicamente essa afecção se inicia de forma repentina e apresenta perda de cabelo ou pelos em áreas circulares ou ovais, única ou múltipla em couro cabeludo ou qualquer área pilosa do corpo. A placa da pelada é lisa e brilhante e possui uma coloração normal; em alguns casos, é possível observar um leve eritema. Sua evolução varia de acordo com a forma clínica. Nas formas localizadas, é possível observar uma regressão espontânea, ao passo que as formas generalizadas são bastante resistentes.[22]

Alopecia androgenética

A alopecia androgenética (AAG) se destaca como a causa mais comum de alopecia e atinge a população de ambos os sexos, apresentando um pico de incidência após os 50 anos de idade; entretanto, a epidemiologia é variável entre as etnias. Esse tipo se caracteriza como uma alteração no ciclo do cabelo, na qual ocorrem uma diminuição do tempo da fase anágena e um aumento da proporção dos folículos na fase telógena. Esse processo implica uma miniaturização folicular progressiva nas regiões do couro cabeludo; como consequência, os fios apresentam-se mais curtos e rarefeitos, seguidos de uma queda capilar, podendo ser mais evidente, na maioria das vezes, nas regiões parietais e frontais ou apresentando-se de maneira difusa.[14,24]

Fatores genéticos e hormonais são considerados agentes etiológicos da AAG. No entanto, essa afecção é considerada andrógeno-dependente para o sexo masculino e a interferência hormonal ainda é incerta entre as mulheres. Os andrógenos, como a testosterona, sofrem a ação da enzima redutora, a 5-alfarredutase, que os transforma em di-hidrotestosterona (DHT), e acarretam a transformação dos folículos terminais em folículos miniaturizados.[14,24] A fim de reconhecer e classificar os graus da alopecia diversas classificações são encontradas na literatura, como a de Hamilton e Norwood para o sexo masculino, a de Savin para o sexo feminino, além da classificação universal, aplicável a ambos os sexos: *basic and specific classification* (BASP).[14,24]

EFLÚVIOS ANÁGENO E TELÓGENO

É considerado eflúvio uma alteração do ciclo de vida do pelo/cabelo que gera a queda acentuada dos fios. Os eflúvios podem ser divididos em anágeno ou telógeno, de acordo com o estágio do ciclo capilar. Suas características podem ser evidenciadas no Quadro 7.[22]

DISCROMIAS

O termo designa qualquer tipo de disfunção ou alteração pigmentar, dentro das queixas clínicas faciais, um dos maiores motivos de procura para tratamentos dermatológicos. Para a compreensão dessas disfunções, é importante relembrar que as alterações pigmentares

QUADRO 7 Principais características dos eflúvios telógenos e anágenos

	Eflúvio anágeno	Eflúvio telógeno
Fase do ciclo capilar	Inibição abrupta da atividade mitótica celular na matriz do pelo na fase anágena	Os folículos anágeno e catágeno entram repentinamente na fase telógena
Fatores desencadeantes	Quimioterapia, radioterapia, doenças infecciosas, intervenções cirúrgicas prolongadas, exposição a agentes tóxicos (mercúrio, boro, tálio, cádmio e cobre)	Pós-parto, interrupção do uso de contraceptivos orais, pós-febre, estresse físico ou emocional, hiper ou hipotireoidismo, restrição ou carência alimentar, medicamentos (betabloqueadores, retinoides, anticoagulantes, anticonvulsivantes, antitireoidianos e psicotrópicos), infecções ou processo inflamatório local
Início do eflúvio	Poucas semanas após o início da medicamentação	De 2 a 4 meses após a ação dos fatores desencadeantes
Características	O cabelo cresce de maneira distrófica; logo, surge o quadro de alopecia	Queda excessiva diária dos fios
Reversão do quadro	Quando é interrompida ou os efeitos dos fatores desencadeantes cessam	Quando cessa a ação do fator que promoveu a queda, podendo ocorrer dentro de 3-6 meses ou anos em caso de eflúvios crônicos
Exame histopatológico	Redução dos folículos pilosos terminais sem fibrose cicatricial, pelos miniaturizados	Exames laboratoriais, alterações tricoscópicas ou histopatológicas geralmente não confirmam o diagnóstico
Manifestações clínicas	Discreta alopecia ou perda total dos cabelos	Rarefação temporal, frontal e occipital; alguns pacientes relatam dor, desconforto ou parestesia na pele do couro cabeludo

estão relacionadas às atividades dos melanócitos no tecido. Os melanócitos são células que conferem a pigmentação da pele, e a produção de melanina pode ser naturalmente maior ou menor, dependendo do fototipo de pele. Esse tipo de célula encontra-se no último estrato da epiderme, denominado de basal; no entanto, vale ressaltar que, por essas células serem encontradas na região mais profunda da epiderme, a camada seguinte, a derme, na subcamada papilar também possui essas células em sua composição.[11]

As causas das disfunções denominadas discromias recebem influência tanto de fatores intrínsecos, como genética, alterações hormonais, gestação, fatores inflamatórios e envelhecimento, quanto de fatores extrínsecos, como alimentação e principalmente exposição ao sol (ultravioleta).[27] Essa pigmentação anormal é mais incidente em países com maiores exposições solares. As áreas corporais mais atingidas por essa disfunção são face, pescoço, axilas e virilhas, porém outras regiões ainda podem apresentar tal disfunção.[28] De forma geral as discromias são classificadas em dois tipos:

- **Hipocromias/leucodermias:** as disfunções discrômicas que resultam da diminuição de pigmentação da pele recebem frequentemente essa denominação. Porém, nesse caso, algumas leucodermias são caracterizadas pela redução das células de melanócitos quando se tornam crônicas, como é o caso do vitiligo. De maneira geral essa redução do pigmento na pele não possui uma patogênese muito bem definida. A maioria dos autores destaca que a redução do pigmento pode estar atrelada à inibição da melanogênese, atrofia da epiderme, redução das células de melanócitos ou à redução da atividade dos melanossomas.[22]

- **Hipercromias/melanodermias:** são disfunções caracterizadas pelo aumento da atividade de produção de melanina, produzindo um aumento do pigmento em determinadas regiões. Vale ressaltar que tais disfunções não estão ligadas ao aumento de células de melanócitos, e sim a uma maior atividade na produção de melanina.[28] Esse tipo de discromia é frequentemente afetado pela radiação ultravioleta, pois a absorção pelo tecido culmina em maior produção de pigmento. Além disso, o aquecimento do tecido também é responsável pelo aumento de sua produção. Destacam-se como principais hipercromias as efélides, melanoses solares, o melasma, a hiperpigmentação pós-inflamatória e as fitodermatoses.[28]

As efélides, popularmente conhecidas como sardas, são extremamente comuns em toda a população, em ambos os sexos, e possuem predomínio em fototipos mais claros. São caracterizadas por pequenas máculas acastanhadas nas áreas expostas ao sol. É evidente que após a exposição solar se tornam mais pigmentadas. Nas efélides, não é possível verificar um aumento no número de melanócitos. Em análise de microscopia eletrônica, os melanossomos apresentam-se com tamanho maior e os queratinócitos estão pigmentados.[21]

A melanose solar é um quadro bastante frequente na população, originado pela ação cumulativa da luz solar na pele, após os 30 anos de idade. Caracteriza-se por manchas de cor castanho-clara ou escura, com até 1,5 cm de diâmetro, localizadas no dorso das mãos, no punho, nos antebraços e na face. Histologicamente é possível evidenciar um alongamento das cristas epiteliais, com aumento ou número normal de melanócitos, que dessa forma aumentam a capacidade de produção de melanina, a qual se acumula na epiderme.[22]

O melasma é considerado uma hipermelanose adquirida simétrica, caracterizada por manchas castanhas com variação de intensidade, limites irregulares e localizada em áreas de exposição solar.[22] Sua ocorrência é descrita em todos os grupos raciais; entretanto, possui predomínio em mulheres na idade adulta e fototipos cutâneos III e IV. O sol se apresenta como fator desencadeante e agravante e a sua etiologia, já que durante a exposição solar ocorrem reações fisiológicas, desencadeadas por uma rede de interações celulares entre queratinócitos, mastócitos, fibroblastos, a vasculatura dérmica sobre os melanócitos e a inflamação dérmica, desempenhando papel importante na hiperpigmentação e reativação das lesões do melasma. A radiação ultravioleta induz melanocortina dentro de melanócitos e queratinócitos, justificando o envolvimento desse hormônio na patogênese do melasma.[28] A predisposição genética, fatores hormonais (durante a gestação e terapia hormonal) e cosméticos que possuem derivados de petróleo e outros medicamentos fotossensibilizantes também podem ser considerados agravantes do quadro.[21,22]

Estudos histológicos e imuno-histoquímicos recentes demonstraram que a pele do melasma apresenta características marcantes de dano solar crônico.[28] A histopatologia demonstra um aumento de melanina na epiderme ou na derme, ou em ambos. Os melanócitos não estão aumentados em número, mas se apresentam aumentados e com maior número de prolongamentos dendríticos.[22] A hiperpigmentação pós-inflamatória (HPI) é caracterizada pelo aumento da pigmentação adquirida após um processo inflamatório cutâneo, com predisposição a pessoas com fototipos de pele mais altos. Dentre as causas mais comuns de HPI, destacam-se acne, dermatites, trauma, psoríase, líquen plano, erupções medicamentosas e procedimentos estéticos.[28]

Achados histológicos demonstram depósitos de melanina na derme superior e ao redor dos vasos sanguíneos. Quanto ao mecanismo da patogênese da HPI, ainda não está totalmente claro se a hiperpigmentação é causada pelo aumento da melanogênese ou distribuição anormal da melanina produzida, resultante da ação de citocinas, mediadores inflamatórios e espécies reativas de oxigênio que estimulam o crescimento de melanócitos e a proliferação dendrítica, além de aumentar a atividade da tirosinase.[28]

As fitofotodermatoses ocorrem por meio do contato direto com plantas que contêm furocumarinas ou psoralenos que induzem fototoxicidade quando ativadas pela luz solar. Entre as plantas mais comuns, destacamos a figueira e as produtoras de frutas cítricas (laranja, limão, tangerina, cravo e arruda, além de cenoura, aipo, erva-doce, salsa e coentro).[28] As lesões induzidas pelo contato direto com essas plantas, no geral, são assintomáticas, mas podem apresentar prurido e ardor, dependendo da quantidade de substância em contato, da cor da pele e da intensidade da fotoexposição. As manchas se iniciam com eritema e em poucos dias adquirem uma coloração acastanhada que pode regredir em semanas ou meses.[22]

CONCLUSÃO

Como explicitado, é de extrema importância conhecer profundamente a fisiopatologia e os sinais e sintomas relacionados às afecções faciais e corporais encontradas comumente pelos profissionais envolvidos nas áreas de saúde, estética e beleza. Tudo isso possibilita o delineamento efetivo e seguro de intervenções terapêuticas adequadas e, assim, o alcance do melhor resultado.

REFERÊNCIAS BIBLIOGRÁFICAS

1. Driusso P, Avila MA, Liebano RE. Agentes eletrofísicos na saúde da mulher. Revinter; 2021. 244 p.
2. Guirro E, Guirro R. Fisioterapia Dermato-Funcional. 3. ed. Barueri: Manole; 2004. p. 281-302.
3. Friedmann DP, Vick GL, Mishra V. Cellulite: a review with a focus on subcision. Clin Cosmet Investig Dermatol. 2017;10:17-23.
4. Milani GB, Maria S, João A, Farah EA. Fundamentos da fisioterapia dermato-funcional: revisão de literatura. Fisioter e Pesq. 2006;12(3):37-43.
5. Borges FS. Modalidades terapêuticas nas disfunções estéticas. São Paulo: Phorte; 2006.
6. Sociedade Brasileira de Cirurgia Dermatológica. Celulite: o que é? [acesso em maio de 2022]. Disponível em: https://www.sbcd.org.br/cirurgia-dermatologica/o-que-e-cirurgia-dermatologica/para-sua-pele/celulite/
7. Nürnberger F, Müller G. So-called cellulite: an invented disease. J Dermatol Surg Oncol. 1978;4(3):221-9.
8. Hexsel DM, Dal'Forno T, Hexsel CL. A validated photonumeric cellulite severity scale. J Eur Acad Dermatol Venereol. 2009;23(5):523-8.
9. Forbat E, Al-Niaimi F. Treatment of striae distensae: an evidence-based approach. J Cosmet Laser Ther; 2019;21(1):49-57.
10. Lokhande AJ, Mysore V. Striae Distensae Treatment Review and Update. Indian Dermatol Online J. 2019;10(4):380-95.
11. Carneiro J, Junqueira LC. Histologia básica. 12. ed. Rio de Janeiro: Guanabara Koogan; 2013. 556 p.
12. Liu L, Ma H, Li Y. Interventions for the treatment of stretch marks: a systematic review. Cutis. 2014;94(2):66-72.
13. Alageel RA, Bukhari AE, Alotaibi AS, Alsalman RS, Aldakhilallah MM, Siddiqui JJ, et al. Perception of Stretch Marks Risk Factors Among Adults in Riyadh, Saudi Arabia. Cureus. 2021;13(11):e19561.
14. Borges FS, Scorza FA. Terapêutica em estética: conceitos e técnicas. 1. ed. São Paulo: Phorte; 2016. 584 p.
15. Guirro E, Guirro R. Fisioterapia Dermato-Funcional. 3. ed. Barueri: Manole; 2004. p. 1-560.
16. Al-Himdani S, Ud-Din S, Gilmore S, Bayat A. Striae distensae: a comprehensive review and evidence-based evaluation of prophylaxis and treatment. Br J Dermatol. 2014;170(3):527-47.
17. Weyer C, Pratley RE, Snitker S, Spraul M, Ravussin E, Tataranni PA. Ethnic Differences in Insulinemia and Sympathetic Tone as Links Between Obesity and Blood Pressure. Hypertension. 2000;36(4):531-7.
18. Cordain L, Lindeberg S, Hurtado M, Hill K, Eaton SB, Brand-Miller J. Acne vulgaris: a di-

sease of Western civilization. Arch Dermatol. 2002;138(12):1584-90.

19. Tan JKL, Bhate K. A global perspective on the epidemiology of acne. Br J Dermatol. 2015;172 (S1):3-12.
20. Costa A, Alchorne MMDA, Goldschmidt MCB. Fatores etiopatogênicos da acne vulgar. An Bras Dermatol; 2008;83(5):451-9.
21. Azulay R, editor. Dermatologia. 7. ed. Rio de Janeiro: GEN; 2017.
22. Rivitti EA, editor. Dermatologia. 4. ed. Artes Médicas; 2018. 1621 p.
23. Radwanski H, Almeida M, Aguiar L, Altenhofen M, Pitanguy I. Algoritmo para as alopecias cicatriciais e suas opções de tratamento. Rev Bras Cir Plást. 2009;2(24):170-5.
24. Brenner FM, Seidl G, Hepp T. Understanding androgenetic alopecia. Surg Cosmet Dermatol. 2011;4(2):329-37.
25. Cummins DM, Chaudhry IH, Harries M. Scarring alopecias: pathology and an update on digital developments. Biomedicines. 2021;9(12):1755.
26. Fatemi-Naeini F, Mokhtari F, Saber M, Basiri A, Matin M. An epidemiological study of 198 cases of primary cicatricial alopecia in Iran. J Adv Med Med Res. 2017;20(4):1-6.
27. Ghieh F, Jurjus R, Ibrahim A, Geagea AG, Daouk H, El Baba B, et al. The use of stem cells in burn wound healing: a review. Biomed Res Int. 2015;2015:684084.
28. Cestari TF, Dantas LP, Boza JC. Acquired hyperpigmentations. An Bras Dermatol. 2014;89(1):11-25.

PARTE II

Anamnese

4

Avaliação clínica na estética: do básico ao avançado

Débora Aparecida Oliveira Modena

INTRODUÇÃO

A palavra "anamnese" vem do grego – *ana* (trazer de novo) e *mnesis* (memória) –, ou seja, trazer memória ou trazer da mente. Juntos esses sufixos formam o conceito da anamnese, que consiste no interrogatório de pacientes em que o profissional de saúde os auxilia a recordar memórias e fatos antigos e recentes relacionados a suas queixas de saúde física, mental e social. Embora seja um método antigo, apenas no século XIX se passou a recomendar seu uso para descobertas de possíveis diagnósticos de alterações na saúde. Até essa ocasião, os diagnósticos eram completamente empíricos e baseados nas crenças gregas.[1,2]

Assim se consolidou a anamnese, que quando bem conduzida pode ser responsável por até 85% do diagnóstico clínico realizado pelo profissional de saúde. No entanto, para muitas conclusões de diagnóstico se faz necessário o exame ou inspeção física, e para isso o conhecimento da anatomia humana é indispensável.[1,2] Vários fatos marcantes contribuíram para a complementação da anamnese, que atualmente compõe a avaliação clínica que o profissional de saúde deve fazer em seu primeiro contato com o paciente, sendo considerada padrão-ouro para o sucesso na elaboração da conduta e do tratamento clínico.[1,2]

Na área da estética, a avaliação clínica é indispensável, e, independentemente da queixa principal do paciente, o profissional deve ter conhecimento da anatomia e fisiologia em situações normais e patológicas, para ser capaz de realizar um diagnóstico preciso e traçar o melhor plano de tratamento, a fim de prevenir, melhorar e até mesmo reverter o quadro da disfunção do tecido tegumentar, garantindo sempre a qualidade de vida do paciente.[2]

O profissional que trabalha na área da estética tem na pele o seu principal órgão de ação, composta pela epiderme, derme e seus anexos epidérmicos, estruturas onde ocorre a maioria das disfunções do tecido tegumentar. Tais disfunções podem estar associadas a distúrbios nos sistemas metabólicos, endócrinos, sanguíneos, linfáticos, dermatológicos, osteomioarticulares e neurológicos, tanto clínicos quanto cirúrgicos, sendo a "pele" apenas um refletor externo dessas alterações dos sistemas do corpo humano. Por isso, o profissional deve conhecer todos os sistemas que interagem com o maior órgão do corpo humano; a partir daí, uma boa avaliação clínica o conduzirá para a obtenção do diagnóstico preciso e seguro e a elaboração da melhor conduta terapêutica.[1,2]

Para facilitar a compreensão do processo de avaliação, o conteúdo referente a ela foi dividido em três capítulos. Neste primeiro serão abordadas técnicas básicas e avançadas que fazem parte de uma avaliação minuciosa tanto para anamnese corporal como facial. No segundo e terceiro capítulos, serão abordadas as especificidades da avaliação de cada uma dessas regiões corporais.

PRINCÍPIOS BÁSICOS DO PROCESSO DA AVALIAÇÃO CLÍNICA

Anamnese

Entrevista formal

A anamnese é o primeiro passo da avaliação clínica, realizada por meio da entrevista formal privada, em que a identificação do paciente será o princípio para o relacionamento profissional *versus* paciente. Durante a avaliação, o profissional da estética deve apresentar linguagem clara e objetiva, passando confiança e segurança a seu paciente, conduzindo-o para a expressão de sua queixa principal e história dos fatos e/ou disfunções ou patologias de forma cronológica.[2,3]

História da queixa atual e pregressa

O conhecimento do estado de saúde atual e pregresso de seu paciente se faz necessário mesmo sendo de condições que não estejam relacionadas com sua queixa atual, pois podem estar diretamente relacionadas com sua queixa principal refletida no tecido tegumentar.[1-3] Dessa forma, é importante saber seu estado de saúde, indagando o paciente sobre seu histórico, como de câncer, problemas cardíacos ou renais, hipertensão arterial, alterações vasculares, hormonais, problemas de pele, alergias e cirurgias já realizadas, visto que vários recursos eletromédicos e terapêuticos manuais possuem algumas contraindicações perante algum tipo de doença ou alteração de sistemas do corpo humano.[1-3]

Hábitos de vida ou história social

Conhecer o dia a dia do seu paciente faz toda a diferença na realização de um diagnóstico preciso e na elaboração da sua conduta terapêutica. Nesse questionamento, é importante deter informações sobre a ocupação, residência, prática de atividade física (frequência), ingestão de água (quantidade), alimentação, período de sono (qualidade), hábitos recreativos, consumo de drogas lícitas e ilícitas, uso de medicamentos e/ou suplementos, estado de saúde mental, entre outros dados pertinentes à área de atuação.[1-3] O registro da anamnese deve ser anotado junto ao prontuário do paciente e estar disponível para consulta futura.

Nos próximos tópicos deste capítulo, serão abordadas técnicas de avaliação que podem ser utilizadas em diferentes regiões do nosso corpo, sejam elas do básico ao avançado.

Exame físico funcional

O exame funcional é imprescindível para o diagnóstico e a elaboração da conduta terapêutica. Dessa forma, utilizar métodos e ferramentas padronizados e validados cientificamente é a melhor maneira de fazê-lo. Além da análise dos dados da entrevista e do exame e inspeção visual, a padronização e os registros fotográficos são bons elementos que demostram o resultado visual e o sucesso de seu tratamento.

Mensuração dos dados vitais

Sinais vitais

Devem ser avaliados com o paciente em repouso, sendo coletados os dados de frequência cardíaca (FC), cuja faixa aceita se estende de 60 a 100 batimentos por minuto – valores altos correspondem a taquicardia; pressão arterial (PA), considerada normal quando apresenta valores de pressão sistólica (mmHg) < 130 e pressão diastólica (mmHg) < 85 – valores altos correspondem a quadros de hipertensão; dados de frequência respiratória (FR), temperatura (T°) e saturação de oxigênio (SpO_2) são pertinentes, porém são opcionais a cada profissional.[1,4]

INSPEÇÃO DO ESTADO GERAL DA PELE E SUAS ALTERAÇÕES

A mistura de etnias leva a uma mudança na demografia mundial à medida que continuamos a evoluir e diversificar; assim, estamos desenvolvendo novos tipos de pele a cada evolução. Segundo Baumann (2006), em 1990 tínhamos seis raças com 23 subtipos raciais, e 10 anos depois as estatísticas mostraram as mesmas seis categorias de tipos de pele, com 67 subtipos.[5-9] Logo, a avaliação da pele na estética é imprescindível, visto que cada tipo de pele apresenta resposta distinta a determinados tipos de tratamentos que podem causar efeitos adversos.[5-9]

O primeiro passo da avaliação da pele baseia-se na inspeção visual, seja na área facial ou corporal, com o objetivo de identificar as alterações visíveis na epiderme, mesmo que estas não estejam relacionadas à queixa principal do seu paciente. Elas podem demonstrar desequilíbrios em outros sistemas do corpo humano que interagem com o sistema tegumentar.[5-9] No Quadro 1, encontram-se as principais alterações da pele que podem ser encontradas na prática clínica.

QUADRO 1 Alterações mais comuns presentes na epiderme

▪ Nevus (pintas), verrugas, hidradenomas
▪ Melasma, efélides, acromias, discromias, acantose *nigricans*
▪ Rosácea, couperose
▪ Acne, lesões, úlceras, cicatrizes
▪ *Milium*, xantelasmas
▪ Equimoses, hematomas, contusões, edema, seroma, linfedema
▪ Micoses, dermatites, psoríase, eczema
▪ Tricose, alopecia, seborreia, foliculites
▪ Varizes, telangiectasias
▪ Rugas, flacidez, estrias, fibroedema geloide, gordura localizada

Fonte: adaptado de Baumann L, 2008.[8]

Características dos tipos de pele

Classificação dos tipos de pele de Rubinstein

Em 1910, a Dra. Helena Rubinstein sugeriu uma classificação primária dos tipos de pele, em normal, seca, oleosa e mista que se encontra descrita no Quadro 2.

Embora essas categorias de tipos de pele ainda sejam amplamente utilizadas na prática clínica e na indústria de cuidados com a pele, a falta de descrições mais sofisticadas de condições da pele, como pigmentação ou rugas, e as discrepâncias entre avaliações subjetivas e objetivas levantaram a necessidade do desenvolvimento de outras categorias de tipos de pele subespecializadas, elaborados no questionário *Baumann skin type* (BST) (tipo de pele de Baumann), proposto em 2006.[6-9]

Baumann skin type (BST)

Representado por um questionário que inclui quatro itens – hidratação, sensibilidade, pigmentação e tendência à formação de rugas – e um total de 63 questões. Após o preenchimento do questionário, que pode ser autoaplicado, uma combinação dos resultados dos quatro itens deve ser usada para atribuir uma classificação do tipo de pele específico a cada paciente.[6-9] No Quadro 3 podemos visualizar as 16 classificações propostas.

Essas duas formas de classificação da pele são consideradas análises subjetivas, ou seja, seus resultados podem ser alterados de acordo com a avaliação de cada profissional, tornando seus resultados terapeutas-dependentes.

Classificação dos fototipos de pele

Desenvolvida em 1975, a escala de referência Fitzpatrick oferece um método útil de classificação dos fototipos de pele, avaliando a capacidade da pele para queimar ou bronzear em resposta à sua exposição à radiação ultravioleta (UV). Inicialmente foi estabelecida

QUADRO 2 Classificação dos tipos de pele de Rubinstein

Pele eudérmica ou normal	Apresenta textura saudável e aveludada, sem lesões visíveis, com harmonia entre vitalidade, elasticidade e pigmentação
Pele seca ou elíptica	Apresenta poros poucos visíveis, pele áspera com baixa luminosidade, com quadros de descamação e vermelhidão frequentes
Pele lipídica ou oleosa	Muito comum em adolescentes e adultos jovens, há um excesso na produção de sebo, em que a pele encontra-se brilhante e com poros dilatados
Pele mista	Tipo de pele mais frequente, representado pelo aspecto oleoso e poros dilatados na "zona T" (testa, nariz e queixo) e aspecto seco nas bochechas e extremidades

Fonte: Lee YB *et al.*, 2019;[7] Baumann L, 2008.[8]

QUADRO 3 Sistema de Baumann de classificação do tipo de pele

	Oleosa pigmentada	Oleosa não pigmentada	Seca pigmentada	Seca não pigmentada	
Sensível	OSPW	OSNW	DSPW	DSNW	Enrugada
Sensível	OSPT	OSNT	DSPT	DSNT	Firme
Resistente	ORPW	ORNW	DRPW	DRNW	Enrugada
Resistente	ORPT	ORNT	DRPT	DRNT	Firme

O: oleosa; D: seca; S: sensível; P: pigmentada; W: enrugada; T: firme.
Fonte: Baumann L, 2006;[5] Baumann L, 2008.[8]

como uma escala de quatro pontos e, em 1988, modificada para incluir tons de pele mais escuros (tipos V e VI),[10] descrita detalhadamente no Quadro 4.

Essa classificação é muito importante e rotineira na prática clínica, uma vez que algumas técnicas aplicadas na área da estética podem ser contraindicadas de acordo com o fototipo da pele. Hoje há analisadores digitais do fototipo da pele que podem ser utilizados como auxiliares para essa classificação.

Escala de hiperpigmentação de Roberts

Desenvolvida em 2008, a escala de hiperpigmentação de Roberts é um sistema de sete pontos que mede a história da pigmentação pós-inflamatória e a probabilidade de incorrer uma alteração na pigmentação, após algum tipo de procedimento ou lesão na pele. A escala auxilia ao profissional na elaboração da melhor conduta de terapêutica, de acordo com a classificação do tipo e tempo de hiper-

QUADRO 4 Escala de Fitzpatrick

Tipo FZ I	Pele branca	Sempre queima, nunca bronzeia
Tipo FZ II	Pele branca	Queima facilmente, bronzeia pouco
Tipo FZ III	Pele branca	Queima minimamente, bronzeia moderadamente
Tipo FZ IV	Pele moreno-clara	Queima pouco e bronzeia facilmente
Tipo FZ V	Pele morena	Raramente se queima, bronzeia facilmente
Tipo FZ VI	Pele moreno-escura/preta	Nunca queima, totalmente pigmentada

Fonte: Fitzpatrick TB, 1988.[10]

pigmentação.[9,11] Essa classificação encontra-se descrita no Quadro 5.

Avaliação da pilosidade da pele

As anomalias dos pelos podem representar um sinal cutâneo de doença sistêmica, por isso sua inspeção é necessária para o diagnóstico de possíveis disfunções, como:

- **Hirsutismo:** crescimento indesejado de pelos com padrão masculino no rosto, no peito e nas costas de uma mulher, resultante de alterações dos hormônios andrógenos, genéticas ou medicamentosas.[12]
- **Hipertricose:** representa simplesmente o crescimento aumentado de pelos em qualquer área do corpo, podendo ser localizada ou generalizada.[12]
- **Alopecia:** caracterizada pela queda do fio capilar e pela sua origem de alopecias cicatriciais que incluem algumas doenças sistêmicas e distúrbios cutâneos primários, como metástases cutâneas, sarcoidose e lúpus eritematoso. As alopecias não cicatriciais subdividem-se em distúrbios cutâneos primários, como eflúvio telógeno, alopecia areata e traumática.[12]
- **Foliculite:** causada quando há inflamação aguda ou crônica dos folículos pilosos que acometem frequentemente face, couro cabeludo, axilas, coxas, nádegas e virilha. É mais propensa em pessoas negras, asiáticas, obesas ou com baixa imunidade e, em condições mais graves, podem causar hiperpigmentação pós-inflamatória e cicatrizes permanentes.[12]

Outros dados referentes à pilosidade que também são importantes avaliar incluem a coloração, espessura e quantidade e/ou densidade do pelo, pois são importantes para a parametrização das doses utilizadas em recursos de fotoepilação.[12]

Avaliação das cicatrizes

As cicatrizes devem ser consideradas independentemente de ser avaliação facial ou corporal. O uso de escalas avaliativas favorece para explicar ao paciente sobre o seu caso e o seu prognóstico, além de serem úteis para demonstrar a evolução do tratamento.

Escala de cicatrizes de Roberts

A escala de cicatrizes de Roberts é uma escala de seis pontos que classifica os padrões morfológicos de cicatrização. A pontuação do indivíduo na escala de cicatrizes ajuda a determinar os efeitos em curto e longo prazo de inúmeros tratamentos e procedimentos médicos.[9,11]

Escala de cicatrizes de Vancouver

Em 1990, foi desenvolvida a escala de cicatrizes de Vancouver, análise validada e

QUADRO 5 Escala de hiperpigmentação de Roberts

Classificação	Aspecto visual	Tempo
Tipo H 0	Hipopigmentação	
Tipo H I	Hiperpigmentação mínima e transitória	< 1 ano
Tipo H II	Hiperpigmentação mínima e permanente	> 1 ano
Tipo H III	Hiperpigmentação moderada e transitória	< 1 ano
Tipo H IV	Hiperpigmentação moderada e permanente	> 1 ano
Tipo H V	Hiperpigmentação grave e transitória	< 1 ano
Tipo H VI	Hiperpigmentação grave e permanente	> 1 ano

Fonte: Roberts WE, 2008;[9] Roberts WE, 2009.[11]

reprodutível mais utilizada para avaliar de forma objetiva o processo de cicatrização. É composta por quatro itens: pigmentação (coloração da cicatriz), vascularização (ausência ou alteração), flexibilidade (maleabilidade) e altura (espessura da cicatriz), com pontuação final que varia de 0 a 13 (Quadro 7). O menor resultado corresponde a um melhor resultado de regeneração e cicatrização tecidual.[13]

Tipos de cicatrizes

As cicatrizes devem ser avaliadas tanto em pacientes com afecções faciais como corporais

QUADRO 6 Escala de cicatrizes de Roberts

Classificação	Aspecto visual
Tipo S0	Cicatriz normal atrófica
Tipo SI	Cicatriz normal
Tipo SII	Cicatriz tipo mácula com pigmentação diminuída em comparação com a pele normal circundante
Tipo SIII	Cicatriz hipertrófica tipo placa dentro dos limites da cicatriz
Tipo SIV	Queloide
Tipo SV	Nódulo queloidal que ultrapassa os limites da cicatriz

Fonte: Roberts WE, 2008;[9] Roberts WE, 2009.[11]

QUADRO 7 Escala de cicatrizes de Vancouver

	Pigmentação
0	Normal (coloração similar à do restante do corpo)
1	Hipopigmentada
2	Hiperpigmentada
	Vascularização
0	Normal (coloração similar à do restante do corpo)
1	Rosada
2	Avermelhada
3	Púrpura
	Flexibilidade
0	Normal
1	Maleável (flexível a resistência mínima)
2	Deformação (cede sob pressão)
3	Firme (inflexível, não move facilmente, resistente à pressão manual)
4	Bandas (tecido em forma de corda com coloração, esbranquiçada na sua extensão)
5	Contratura (encurtamento permanente à cicatriz, produzindo deformidade ou distorção)
	Altura
0	Normal
1	< 2 mm

(continua)

QUADRO 7 Escala de cicatrizes de Vancouver *(continuação)*

2	< 5 mm
3	> 5 mm
Pontuação final	
O menor resultado corresponde a um melhor resultado de regeneração e cicatrização tecidual	

Fonte: Santos MC *et al.*, 2014.[13]

e podem ser classificadas, com relação ao seu trofismo, em normal, alargada, atrófica, hipertrófica e queloides,[14,15] como pode ser vista a descrição no Quadro 8 e sua representação visual na Figura 1.

FERRAMENTAS AVANÇADAS PARA AVALIAÇÃO CLÍNICA

A maioria das ferramentas avaliativas citadas neste capítulo apresenta caráter subjetivo, ou seja, estão relacionadas à experiência clínica do avaliador. Estas são usuais na prática clínica diária de atendimentos, no entanto, para a pesquisa clínica de alto nível, podem gerar grandes vieses, comprometendo os resultados e a qualidade da evidência. No entanto, não há muitas ferramentas fidedignas e validadas cientificamente na estética para avaliação de todos os tipos de disfunções do tecido tegumentar, e as disponíveis geralmente apresentam alto custo, e são utilizadas somente para o desenvolvimento de pesquisas clínicas de alto nível. Sendo assim, para avaliação do tecido tegumentar, poucos são os dispositivos disponíveis, e a seguir vamos discorrer sobre os mais comuns.

Analisador digital da pele

Conhecido como analisador digital da pele, o dispositivo Skin Analyser Digital® é fabricado pela empresa SkinUp Beauty Devices®. O dispositivo é portátil e de fácil manuseio, e com ele é possível avaliar o nível de umidade, oleosidade e elasticidade da pele. O dispositivo utiliza a tecnologia de impedância bioelétrica, onde seus resultados são apresentados em percentuais e cores (vermelho, verde ou amarelo) para umidade e oleosidade e ícones que sinalizam se a pele está "boa" ou

QUADRO 8 Classificação dos tipos de cicatrizes

Classificação	Aspecto visual
Normal	Cicatrizes normais se formam após 2 a 3 semanas, inicialmente aparecendo rosadas ou avermelhadas e elevadas e, em seguida, achatando para uma linha branca linear
Alargadas	São cicatrizes esticadas que normalmente ocorrem em locais de maior tensão (por exemplo, costas)
Atróficas	Acne vulgar, infecção por varicela e locais de imunização podem deixar cicatrizes atróficas: abaulamentos na derme ocorrem à medida que a cicatriz se contrai ao redor das lesões císticas
Hipertróficas	São crescimentos excessivos de tecido cicatricial fibroso que permanecem dentro dos limites da ferida original e em alguns casos tendem a regredir espontaneamente
Queloides	Produzem crescimento lateral do tecido cicatricial na pele circundante normal e permanecem por um longo período e não regridem espontaneamente

Fonte: Zaleski-Larsen LA *et al.*, 2016;[14] Thomas K; Critchle P, 2006.[15]

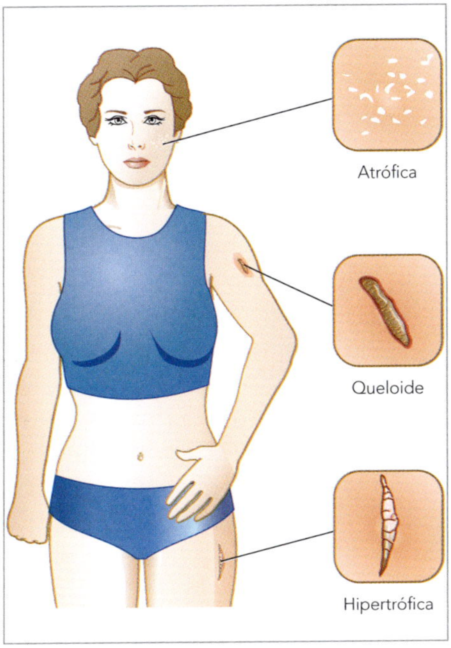

FIGURA 1 Representação dos tipos de cicatrizes.
Fonte: própria autora.

"ruim" em relação ao nível de elasticidade. No entanto, esse método de avaliação não possui evidências científicas que garantem sua análise e eficácia, e para isso novas pesquisas devem ser realizadas. Dessa forma, é recomendado que a avaliação seja embasada também com o uso de métodos de avaliação subjetivos ou científicos para fidedignidade dos resultados.

Cutometer®

O Cutometer® é um dispositivo já validado cientificamente e utilizado como padrão ouro para a avaliação da viscoelasticidade da pele. O dispositivo é fabricado pela empresa alemã Courage + Khazaka electronic GmbH, e junto a ele há o *software*, *Modular Skin Testing System* (Sistema Modular de Teste Cutâneo), composto de vários tipos de análises que podem ser obtidas através de sondas distintas específicas para cada objetivo da avaliação.

As sondas são vendidas separadamente, assim o profissional pode adquirir a mais usual dentro de sua prática clínica.[16] O princípio de medição é baseado no método de sucção, em que a pressão negativa deforma mecanicamente a pele. A pressão é criada no aparelho e puxa a pele para dentro da abertura da sonda; após um tempo definido, a pele é liberada novamente.[16-18]

Essa sonda é responsável pela avaliação das propriedades viscoelásticas da pele, ou seja, análise fidedigna da flacidez de pele. Tal recurso é conhecido globalmente como o dispositivo padrão para medir as propriedades viscoelásticas da pele.[16-18] Com medida coletada pelo elastômetro, o *software* integrado realiza a análise, e são obtidos os dados gráficos e numéricos dos componentes elásticos, viscoelásticos de cada ciclo (curva) de sucção, como pode ser visto no Quadro 9.[16-18]

Em pesquisas clínicas, alguns resultados entre R0 e R8 são considerados cientificamente mais relevantes e representam claramente as propriedades viscoelásticas da pele. R0 indica firmeza e flexibilidade da pele; R2 indica viscoelasticidade como elasticidade bruta; R6 indica uma porção da viscoelasticidade; e R7 indica elasticidade imediata da pele após sucção.[16-18]

Corneometer®

Essa sonda também faz parte do dispositivo de Cutometer®, utilizada para medir o conteúdo aquoso do estrato córneo, ou seja, a hidratação da pele. A medição é baseada na

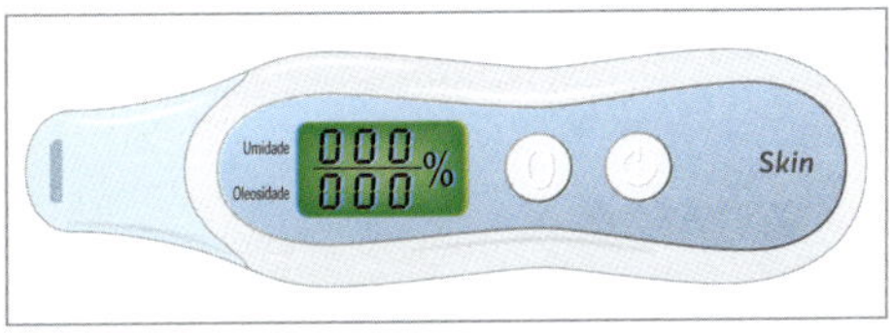

FIGURA 2 Skin Analyser Digital®.
Fonte: adaptada do Manual de instruções SkinUp Beauty Devices®.

QUADRO 9 Dados do Cutometer®

Dados	Interpretação
R0	Flexibilidade/firmeza
R1/R4	Capacidade da pele de recuperar seu estado inicial (deformação residual em mm ao final da recuperação)
R2	Viscoelasticidade em % (resistência à força mecânica *versus* capacidade de recuperação)
R3/R9/R10	Efeitos cansativos em mm (fadiga) visíveis para círculos repetidos de sucção/recuperação
R5	Elasticidade líquida em % (parte elástica da fase de sucção *versus* recuperação imediata durante a fase de relaxamento)
R6	Porção da viscoelasticidade da curva durante a fase de sucção em %
R7	Recuperação imediata em comparação com a amplitude após a sucção em %
R8	Recuperação total após o corte da pressão em mm

Fonte: Abbas DB *et al.*, 2021.[19]

capacitância de um meio dielétrico, do estrato córneo, a camada mais superior da pele. Com o aumento da hidratação, suas propriedades dielétricas mudam, e o resultado é baseado no fato de que a água tem uma constante dielétrica mais alta do que a maioria das outras substâncias.[19-21]

Sebumeter®

A sonda Sebumeter® faz a medida da quantificação total de lipídios superficial da pele, ou seja, avaliação da oleosidade da pele. Baseia-se no princípio da fotometria da mancha de gordura. No cabeçote da sonda, é colocada uma fita fosca em contato com a pele ou o cabelo, que se torna transparente de acordo com a quantidade de sebo na superfície da área de medição. Em seguida, a fita é inserida na abertura do dispositivo, e a transparência é medida por uma fotocélula. A transmissão de luz representa o conteúdo de sebo.[19-21]

Mexameter®

A sonda mede os dois componentes principais responsáveis pela cor da pele: melanina e hemoglobina (eritema), pelo mecanismo de refletância. Um receptor mede a luz refletida pela pele. Como a quantidade de luz emitida é definida, a quantidade de luz absorvida pela pele pode ser calculada. A melanina é medida por dois comprimentos de onda específicos (vermelho: 660 nm e infravermelho próximo: 880 nm), escolhidos para corresponder a diferentes taxas de absorção pelos pigmentos. Para a medição do eritema, são utilizados dois comprimentos de onda específicos (verde: 568 nm e vermelho: 660 nm), correspondendo ao pico de absorção espectral da hemoglobina e para evitar outras influências de cor (por exemplo, bilirrubina).[19-21]

Skin-Thermometer ST 500

A sonda mede a temperatura da pele, indicador da microcirculação da pele. A medição é baseada na temperatura infravermelha relativa.[19-21]

Câmera 3D para análise da pele

Desenvolvida por uma empresa irlandesa, Miravex®, a câmera de análise de pele, conhecida como Antera 3D, atua no princípio de

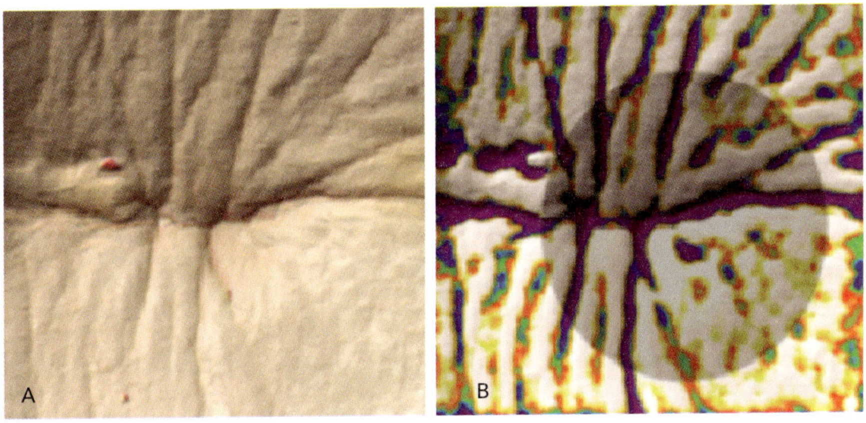

FIGURA 3 (A) Demonstração da captação da imagem de um abdômen com flacidez na região umbilical; (B) análise da imagem com filtro de linhas e profundidade.
Fonte: própria autora.

captação e análise das imagens em formato 3D, associada a um *software*. As imagens são processadas e reconstruídas de acordo com o filtro escolhido pelo avaliador, sendo disponíveis as análises de rugosidade, textura, poros e volume da pele. Os dados são avaliados, e um relatório é emitido automaticamente com a descrição e porcentagem de acometimento do tecido.[22]

CONCLUSÃO

Neste capítulo, discorreu-se sobre algumas das ferramentas subjetivas básicas e científicas disponíveis para adequada avaliação clínica. Tais ferramentas devem ser empregadas no dia a dia da avaliação para enriquecer, facilitar e dar fidedignidade ao diagnóstico clínico e funcional, para que os objetivos e as condutas sejam específicos e assim se alcance o sucesso do tratamento.

REFERÊNCIAS BIBLIOGRÁFICAS

1. Campana AO. Exame clínico: sintomas e sinais em clínica médica. Rio de Janeiro: Guanabara Koogan; 2010.
2. Casadei K, Kiel J. Anthropometric Measurement. In: StatPearls. Treasure Island: StatPearls Publishing; 2022.
3. Brasil. Ministério da Saúde. Vigitel Brasil 2014: vigilância de fatores de risco e proteção para doenças crônicas por inquérito telefônico. Brasília, DF: Ministério da Saúde; 2015.
4. Bae HS, Choi SI, Ahn HS. Nutritional and antioxidant status by skin types among female adults. Nutr Res Pract. 2010;4(3):215-21.
5. Baumann L. The skin type solution. Beauty e Groming Bantam Hardcover. Skin & Aging. 2006;14(2):60-4.
6. Ahn SK, Jun M, Bak H, Park BD, Hong SP, Lee SH, et al. Baumann skin type in the Korean female population. Ann Dermatol. 2017;29(5):586-96.
7. Lee YB, Ahn SK, Ahn GY, Bak H, Hong SP, Go EJ, et al. Baumann skin type in the Korean male population. Ann Dermatol. 2019;31(6):621-30.
8. Baumann L. Understanding and treating various skin types: the Baumann Skin Type Indicator. Dermatol Clin. 2008;26(3):359-73.
9. Roberts WE. The Roberts Skin Type Classification System. J Drugs Dermatol. 2008;7(5):452-6.
10. Fitzpatrick TB. The validity and practicality of sun-reactive skin types I-VI. Arch Dermatol. 1988;124(6):869-71.
11. Roberts WE. Skin type classification systems old and new. Dermatol Clin. 2009;27(4):529-33.
12. Trüeb RM, Wyss M, Itin PH. Androgenetic alopecia, hirsutism and hypertrichosis. Ther Umsch. 1999;56(4):219-24.
13. Santos MC, Tibola J, Marques CMG. Tradução, revalidação e confiabilidade da Escala de Cicatri-

zação de Vancouver para língua portuguesa - Brasil. Rev Bras Queimaduras. 2014;13(1):26-30.
14. Zaleski-Larsen LA, Fabi SG, McGraw T, Taylor M. Acne scar treatment: a multimodality approach tailored to scar type. Dermatol Surg. 2016;42: 139-49.
15. Thomas K, Critchle P. Management of scars. Surgery. 2006;24:1.
16. Monteiro Rodrigues L, Fluhr JW. EEMCO Guidance for the in vivo Assessment of Biomechanical Properties of the Human Skin and Its Annexes: Revisiting Instrumentation and Test Modes. Skin Pharmacol Physiol. 2020;33(1):44-60.
17. Endo Y, Yoshida H, Akazawa Y, Yamazaki K, Ota Y, Sayo T, et al. Antiwrinkle efficacy of 1-ethyl-β-N--acetylglucosaminide, an inducer of epidermal hyaluronan production. Skin Res Technol. 2022;28(1):58-65.
18. Kim SH, Kim JH, Lee SJ, Jung MS, Jeong DH, Lee KH. Minimally invasive skin sampling and transcriptome analysis using microneedles for skin type biomarker research. Skin Res Technol. 2022;28(2):322-35.
19. Abbas DB, Lavin CV, Fahy EJ, Griffin M, Guardino N, King M, et al. Standardizing dimensionless cutometer parameters to determine in-vivo elasticity of human skin. Adv Wound Care (New Rochelle). 2022;11(6):297-310.
20. Clarys P, Clijsen R, Taeymans J, Barel AO. Hydration measurements of the stratum corneum: comparison between the capacitance method (digital version of the Corneometer CM 825®) and the impedance method (Skicon-200EX®). Ski Res Technol. 2012;18(3):316-23.
21. Rodrigues L. EEMCO Guidance to the in vivo Assessment of Tensile Functional Properties of the Skin. Skin Pharmacol Appl Skin Physiol. 2001;14(1):52-67.
22. Messaraa C, Metois A, Walsh M, Hurley S, Doyle L, Mansfield A, et al. Wrinkle and roughness measurement by the Antera 3D and its application for evaluation of cosmetic products. Skin Res Technol. 2018;24(3):359-66.

5

Avaliação estética corporal

Débora Aparecida Oliveira Modena

INTRODUÇÃO

A International Society of Aesthetic Plastic Surgery (ISAPS) fornece estatísticas anuais do número de procedimentos estéticos e cosméticos em todo o mundo. Em sua última análise estatística, verificou-se que em 2020 2.565.675 milhões de procedimentos não invasivos foram realizados no Brasil – 985.564 foram procedimentos corporais, como redução da gordura localizada e remoção de pelos.[1]

Seguindo esses dados, vemos a importância do conhecimento, do cuidado e da prática baseada em evidência dos profissionais que atuam com tratamentos estéticos corporais, sendo nítido que, para ter bons resultados, deve ser seguida como padrão-ouro uma adequada avaliação clínica, para diagnóstico assertivo e elaboração da conduta terapêutica. Neste capítulo, serão abordados os conceitos e as ferramentas subjetivas e científicas possíveis para uso na avaliação correta do tecido adiposo subcutâneo, do tecido tegumentar e das disfunções estéticas que os acometem.

EXAME FÍSICO FUNCIONAL

Antropometria

A palavra "antropometria" vem do grego *anthropos*, com o significado de "homem", e *metrom*, que significa "medida". O método estuda as medidas e proporções do corpo humano, incluindo dados de peso, altura, índice de massa corpórea (IMC), índices avaliativos e mensuração da composição corporal.[2-4]

- **Peso (kg) e altura (m^2):** são medidos em balança antropométrica e estadiômetro, com a paciente vestindo o mínimo de roupas e estando descalça ou com calçado baixo e leve.[3,4]
- **IMC:** utilizado pela Organização Mundial da Saúde (OMS) para considerar se o paciente possui ou não quadros de obesidade. O dado é obtido calculando-se o peso em quilos dividido pelo quadrado da altura em metros, e a classificação dos seus resultados encontra-se na Tabela 1.[5,6]

TABELA 1 Classificação de sobrepeso e obesidade e grau de morbimortalidade

Faixa de IMC (kg/m^2)	Denominação	Risco de complicações
18,5-24,9	Normal	0
25-29,9	Sobrepeso (pré-obesidade)	Baixo
30-34,9	Obesidade I	Moderado
35-39,9	Obesidade II	Alto
≥ 40	Obesidade III ou mórbida	Altíssimo

Fonte: Brasil, 2013.[4]

O IMC atua como ferramenta de triagem individual e pode ser utilizado para a determinação de fatores de risco, pois sabe-se que é proporcional à gordura corporal, dessa forma está diretamente associado ao desenvolvimento de doenças e disfunções estéticas.[3,6] Apesar de ser a única ferramenta indicada pela OMS para avaliar o desenvolvimento do ganho de peso, o IMC não é o indicador mais fidedigno, pois não avalia a distribuição de gordura e massa magra; porém, na estética, nos traz dados importantes, pois indivíduos com obesidade apresentam disfunções do tecido tegumentar que afetam o processo de reparo e regeneração e a qualidade da pele. A conduta deve também associar uma equipe multidisciplinar para maior sucesso no tratamento.[3,6]

Perimetria/circunferência

Entre as medidas antropométricas, temos a perimetria, conjunto de medidas de circunferência, realizadas nos membros superiores, membros inferiores e diferentes pontos do tronco.[7-9] Para a sua realização é necessária uma fita métrica, que preferencialmente deve ser metálica, por apresentar maior estabilidade durante seu posicionamento no local correto da medida. Para determinar as medidas reais, todas devem ser realizadas sem compressão da fita sobre a pele e em triplicata, considerando o cálculo da média dos resultados – todos os registros devem ser feitos com precisão de 0,1 cm.[7-9] Para uma avaliação fidedigna, é necessário padronizar essa mensuração. A seguir, encontra-se descrita detalhadamente a padronização para a mensuração de diferentes regiões corporais:

- **Circunferência do braço:** com o paciente em pé, ombros relaxados, ligeiramente estendidos, cotovelo flexionado a 90° e a palma da mão em supinação, o profissional faz a marcação do local exato da medida, que deve estar entre o processo acromial da escápula e o olecrano.[7-9] Após a demarcação do local exato da medida, solicita-se ao paciente que realize a extensão do cotovelo e deixe a palma da mão voltada para a coxa. A fita métrica deve ser posicionada perpendicularmente ao eixo longo do braço, contornando-o no local demarcado no mesmo plano, em toda a sua extensão,[7-9] como pode ser visualizado na Figura 1A.
- **Circunferência da coxa:** a coxa pode ser medida em três circunferências – proximal (na linha inguinal), distal (acima da patela) e medial (entre o proximal e o distal).[7-9] Para demarcação do local correto onde será efetuada a medida, o paciente deve estar em pé, com flexão de quadril e joelho de 90° – para facilitar, o pé direito ou esquerdo pode estar sobre um apoio, assim se faz a demarcação.[7-9] Para a realização da medida o paciente deve estar em pé, com o peso distribuído igualmente em ambos os pés, que deverão estar separados em aproximadamente 10 cm, como pode ser visualizado na Figura 1B e 1C.[7-9]
  - Proximal: o avaliador deve se posicionar lateralmente ao paciente e posicionar a fita horizontalmente ao redor da coxa, abaixo da curvatura glútea. Nota-se que em alguns indivíduos esta não será a maior medida de circunferência da coxa.[7-9]
  - Medial: o avaliador deve se posicionar anteriormente ao paciente e posicionar a fita horizontalmente ao redor da coxa, ao nível do ponto médio entre a linha inguinal e a borda proximal da patela.[7-9]
  - Distal: o avaliador deve se posicionar anteriormente ao paciente e posicionar a fita horizontalmente ao redor da coxa, próximo ao epicôndilo femoral e imediatamente acima da borda superior da patela.[7-9]
- **Circunferência da cintura:** com o paciente em pé, o músculo abdominal relaxado, os braços ao lado do tronco e os pés unidos, o avaliador posiciona uma fita mé-

trica ao redor do tronco do paciente, onde se encontra a menor circunferência, que deverá estar entre a última costela e a crista ilíaca no plano horizontal.[7-9] A medida deve ser coletada de maneira que a fita métrica seja mantida em frente à caixa torácica e que uma de suas extremidades esteja abaixo do restante dela. Deve ser tomada ao final de uma expiração normal, como pode ser visto na Figura 1E.[7-9]

- **Circunferência do abdome:** segue o mesmo padrão postural do paciente e avaliador, utilizado na medida de circunferência da cintura. No entanto, nesse caso, a fita métrica deve ser posicionada na maior circunferência ao nível do abdome, que na maioria das vezes está ao nível da cicatriz umbilical.[7-9] A medida deve ser coletada de maneira que a fita métrica seja mantida em frente à caixa torácica e que uma de suas extremidades esteja abaixo do restante dela. Deve ser tomada ao final de uma expiração normal, como pode ser visto na Figura 1F.[7-9]
- **Circunferência do quadril:** segue o mesmo padrão postural do paciente, utilizado na medida de circunferência da cintura e abdome. No entanto, nesse caso o avaliador se posiciona lateralmente ao paciente, onde deve posicionar a fita métrica na região de maior circunferência ao nível do músculo glúteo máximo (Figura 1G).[7-9]

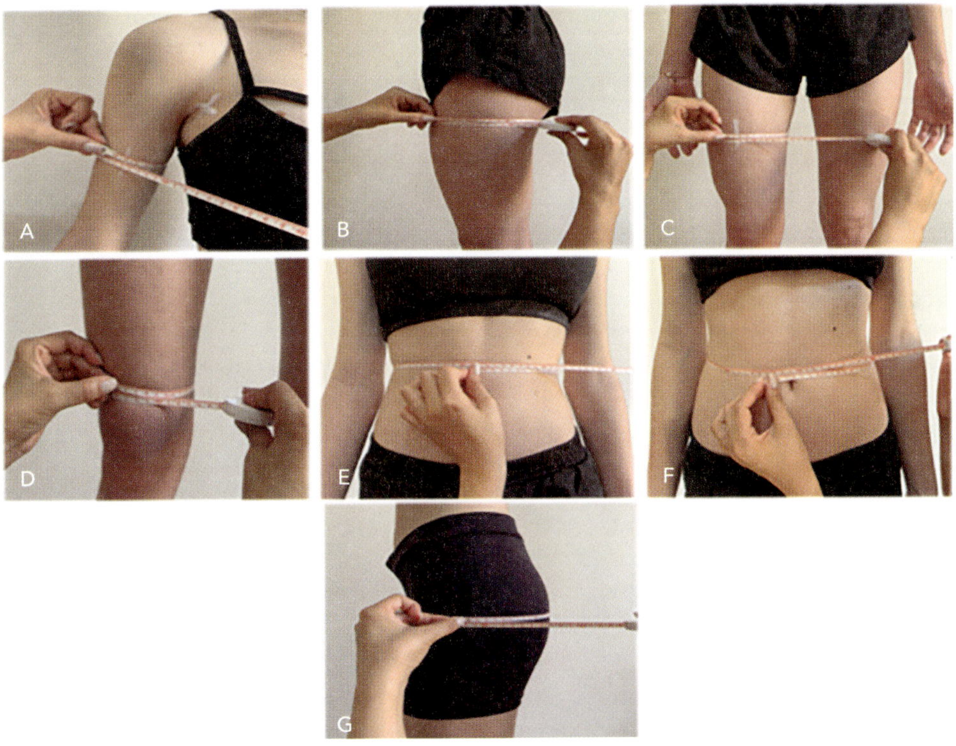

FIGURA 1 Métodos para medidas de circunferência: (A) método para medir a circunferência do braço; (B) método para medir a circunferência da coxa proximal; (C) método para medir a circunferência da coxa medial; (D) método para medir a circunferência da coxa distal; (E) método para medir a circunferência da cintura; (F) método para medir a circunferência do abdome; (G) método para medir a circunferência do quadril.

Fonte: própria autora.

Com os dados obtidos da antropometria, podem-se calcular alguns índices que avaliam a distribuição e proporcionalidade corporal, assim é possível prever o estado de saúde e o risco de desenvolvimento de doenças.[7-9]

ÍNDICES AVALIATIVOS

Classificação do biotipo corporal

Um desses índices determina o biotipo, de acordo com a distribuição de gordura corporal, que pode ser do tipo androide (maçã) ou ginoide (pera).[8-11]

Outros índices corporais são constituídos pela relação matemática entre duas ou mais dimensões antropométricas observadas no mesmo paciente e que estabelecem valores de referência, ajustados por sexo, idade ou outras condições específicas, assim como o IMC, descrito na Tabela 1.[10]

- **Indicador da relação cintura-quadril (RCQ):** divide-se a medida da circunferência da cintura (cm) com a medida da circunferência do quadril (cm).
- **Indicador da circunferência de cintura (CC):** medida da circunferência da cintura (cm).

QUADRO 1 Classificação do biotipo corporal pela distribuição de gordura corpórea

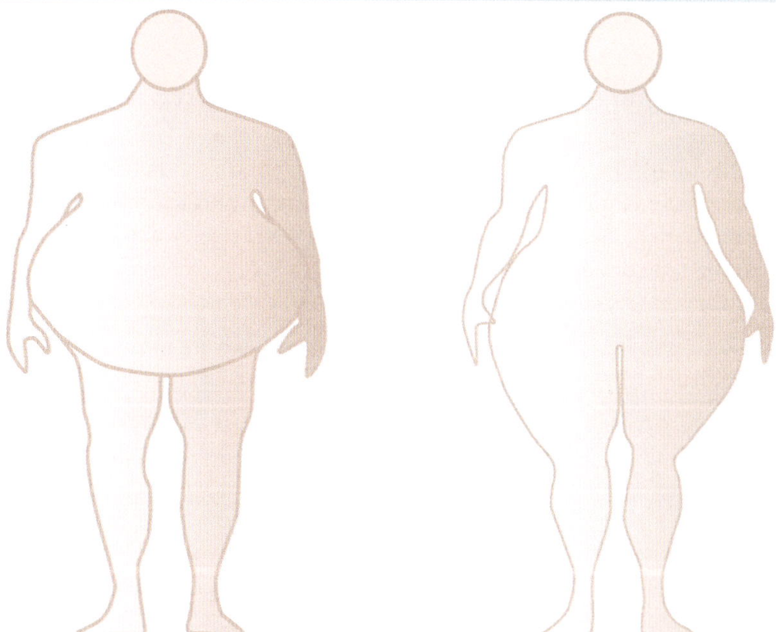

Tipo androide (maçã)	Tipo ginoide (pera)
▪ Acúmulo de gordura na região abdominal, localizada tanto entre os órgãos quanto no tecido subcutâneo ▪ Esse tipo de disposição de gordura reflete um perfil metabólico alterado e está associado à maior ocorrência de doenças crônicas	▪ Acúmulo de gordura na região gluteofemoral (quadril, nádegas e pernas) ▪ Comumente observada no sexo feminino e favorece o desenvolvimento do fibroedema geloide

Fonte: adaptada de Tchernof A, 2009.[9]

TABELA 2 Risco de desenvolvimento de doenças metabólicas de acordo com os índices antropométricos da medida de cintura e a relação cintura-quadril

Perimetria	Feminino		Masculino	
	Elevado	Muito elevado	Elevado	Muito elevado
Medida da cintura	> 80 cm	≥ 88 cm	≥ 94 cm	≥ 102 cm
Relação cintura-quadril	0,75-0,85	≥ 0,85	0,9-100	≥ 1

Fonte: Radominski RB, 2011.[10]

Todos esses dados são importantes para o conhecimento do estado de saúde de seu paciente, em conjunto com uma melhor orientação e avaliação da necessidade de tratamento multidisciplinar.

Mensurações da composição corporal

Há, basicamente, três métodos para avaliação da composição corporal:[11-13]

- **Direto:** faz a pesagem de cada um dos componentes corporais, como na dissecação de cadáveres.
- **Método Indireto:** não há a manipulação dos componentes separadamente, mas a partir de princípios químicos e físicos, que visam à extrapolação das quantidades de gordura e massa magra, como pletismografia, tomografia computadorizada, ressonância magnética e ultrassom.
- **Duplamente indiretos:** baseados nas medidas antropométricas de perimetria e adipometria e na bioimpedância elétrica, pois resultam de equações ou normogramas derivados dos métodos indiretos.[11-14]

Adipometria

Trata-se de um método de medição das pregas cutâneas de espessura da pele e do tecido adiposo subcutâneo em determinadas regiões do corpo, para a estimativa de gordura corporal de forma localizada e de forma conjunta, quando utilizado mais de um resultado dessas medidas em determinada equação para a estimativa da composição corporal.[7,8,15] A técnica é simples, rápida e de baixo custo, e seus resultados são terapeuta-dependentes. É preciso usar um adipômetro ((plicômetro)) e seguir corretamente a padronização.[7,8,15]

1. De acordo com o Comitê de Antropometria do Grupo de Alimento e Nutrição do Conselho Nacional de Pesquisa (USA) e do Comitê Internacional para a Padronização dos Testes de Aptidão Física, todas as medidas de dobras cutâneas devem ser feitas do lado direito do corpo.[7,8,15]
2. Primeiramente, deve-se demarcar o local da dobra cutânea. Orienta-se marcar duas linhas paralelas distanciadas por cerca de 3 a 4 cm, mais ou menos a largura de dois dedos, para mensurar o local exato da medida.[7,8,15]
3. A dobra cutânea deve ser pinçada (tomada por uma pegada), levantando a pele e o tecido gorduroso do tecido subjacente segurando os tecidos entre o polegar e o indicador; em seguida, aplica-se o adipômetro a 1 cm distalmente do polegar e do indicador, a meio caminho entre o ápice e a base da dobra; continua-se a segurar a dobra com o polegar e o indicador durante a medida; depois de aplicar o adipômetro por 2 a 3 segundos, lê-se a medida da dobra com precisão de 0,5 mm e somente se solta a pegada depois de retirado o adipômetro do local da dobra (Figura 2).[7,8,15] Realizam-se as medidas em triplicata até que as leituras se estabilizem com precisão de ± 1,0 mm e calcula-se a média dos resultados.

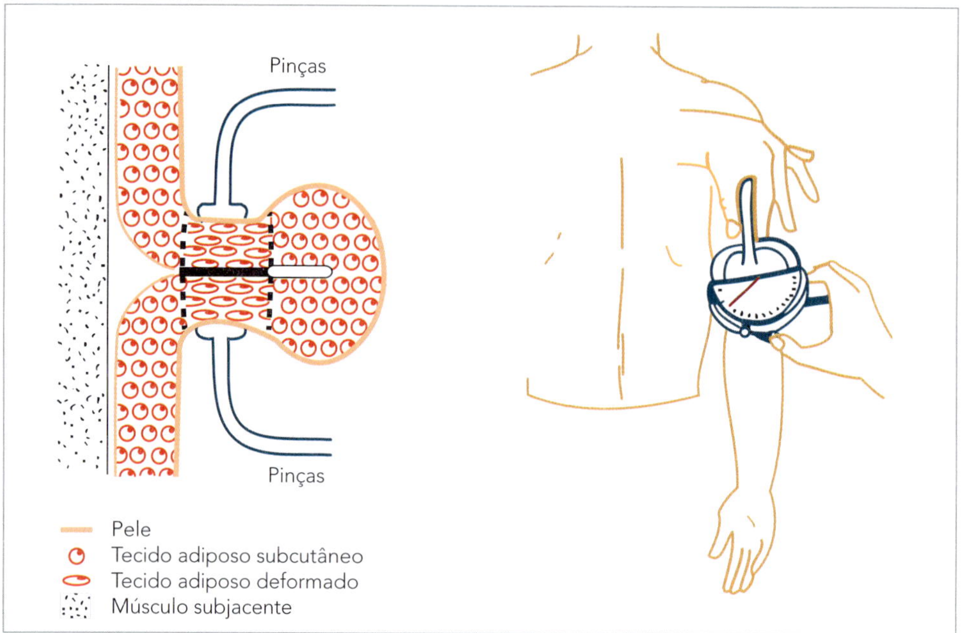

FIGURA 2 Demonstração da técnica correta da adipometria.
Fonte: adaptada de Eston R; Reilly T, 2009.[15]

Dobra cutânea abdominal

Com o paciente em pé e o peso corporal igualmente distribuído, o profissional deve solicitar que ele mantenha a musculatura da parede abdominal relaxada e a respiração normal durante o procedimento. Deve-se realizar a prega a 3 cm laterais à cicatriz umbilical e 1 cm inferior a ela (Figura 3).[7,8,15]

Dobra cutânea suprailíaca

Com o paciente em pé e o peso corporal igualmente distribuído, o profissional deve solicitar que ele mantenha a musculatura da parede abdominal relaxada e a respiração normal durante o procedimento. Deve-se realizar a prega obliquamente seguindo a linha axilar média, imediatamente superior ao topo da crista ilíaca (Figura 3).[7,8,15]

Dobra cutânea da coxa medial

Com o paciente em pé, o profissional deve solicitar que o membro avaliado mantenha uma leve flexão de quadril e joelho e o pé apoiado no chão. Deve-se realizar a prega seguindo o ponto proximal de referência na dobra inguinal a meio caminho do longo eixo da coxa e o ponto distal de referência localizado na linha média do joelho (Figura 3).[7,8,15]

Bioimpedância elétrica

Trata-se de um método rápido, não invasivo e relativamente de baixo custo, quando comparado aos métodos indiretos. Com essa ferramenta é possível mensurar os parâmetros da composição corporal, como massa de tecido adiposo, massa muscular, massa óssea, água corporal total e água extracelular, entre outros dados, os quais fornecem informações importantes sobre a eficácia das intervenções clínicas.[16-19]

O princípio de análise é a análise vetorial de resistência e reatância, dada pela resistência que os tecidos apresentam quando uma corrente elétrica é transmitida sobre eles. A água corporal rica em eletrólitos é altamente

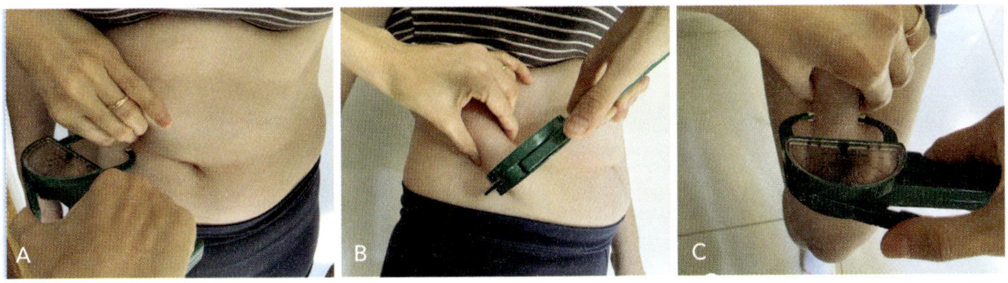

FIGURA 3 Métodos para medidas de adipometria: (A) método para medir a dobra cutânea abdominal; (B) método para medir a dobra cutânea supra ilíaca; (C) método para medir a dobra cutânea da coxa medial.

Fonte: própria autora.

condutora; portanto, os músculos, com maior teor de água, terão resistência menor do que os tecidos relativamente anidros, como a gordura. Por outro lado, a reatância aumenta proporcionalmente ao número de células e sua integridade, devido à capacitância da membrana.[16-19]

Os dispositivos de bioimpedância elétrica podem apresentar características de frequência única (SF-BIA), geralmente de 50 kHz para medir a impedância, onde a corrente é geralmente passada entre os eletrodos de superfície colocados nos eletrodos mão a pé, pé a pé ou mão a mão. No entanto, as correntes de baixa frequência não penetrarão nas membranas celulares, portanto medirão apenas a impedância da água extracelular. A água corporal total é então estimada por meio de equações proporcionais. Já os dispositivos BIA de multifrequência (MF-BIA) fornecem um retrato mais direto dos compartimentos de água, tornando-os mais confiáveis em caso de estado de hidratação alterado ou desequilíbrios eletrolíticos, sendo considerados a melhor forma de mensurar a composição corporal (Figura 4).[16-19]

Para avaliação com a BIA, o paciente deve ser orientado a seguir procedimentos prévios (orientados geralmente pela fabricante da ferramenta), antes da realização das mensurações, pois o não cumprimento das ações pode comprometer o resultado da avaliação.[16-19] Base de recomendações:

- Não usar diuréticos nos 7 dias que antecedem o teste.
- Manter-se em jejum pelo menos nas 4 horas antes do teste.
- Não ingerir bebidas alcoólicas nas 48 horas anteriores ao teste.
- Não realizar atividades físicas extenuantes nas 24 horas anteriores ao teste.
- Urinar pelo menos 30 minutos antes do teste.
- Permanecer pelo menos de 5 a 10 minutos deitado em decúbito dorsal, em total repouso antes da execução do teste.

FLACIDEZ DE PELE OU FLACIDEZ MUSCULAR

A maioria dos métodos de avaliação da flacidez de pele é subjetiva, ou seja, terapeuta-dependente. Dessa forma, é importante que o terapeuta saiba reconhecer quando há flacidez cutânea, relacionada ou não à flacidez muscular.[20-22] Para diferenciar os tipos de flacidez, preconiza-se que toda a avaliação seja feita na posição ortostática na flacidez corporal e na posição sentada na flacidez facial. Durante a avaliação, deve ser solicitada uma contração muscular ativa do paciente na área sobre avaliação, e, na análise facial, solicita-se a expressão facial.[20-22]

Quando o paciente faz a contração muscular e não se observa mudança no tônus cutâneo, esse é um indicativo de que há

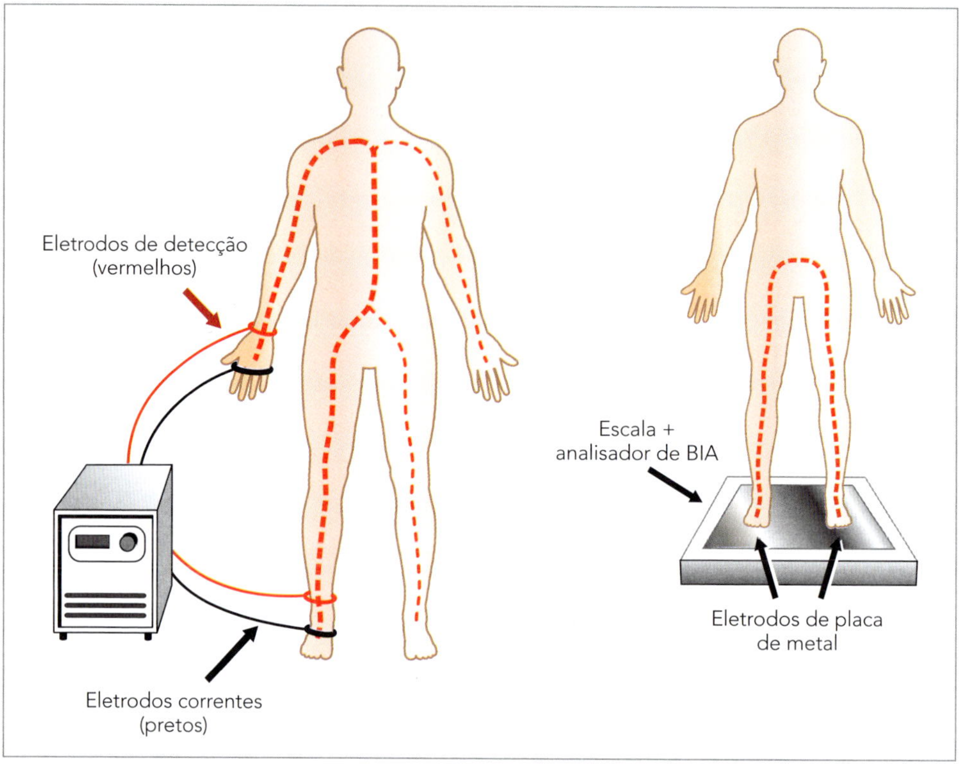

FIGURA 4 Fluxo de corrente em diferentes tipos de bioimpedância elétrica.
Fonte: adaptada de Pawar C *et al.*, 2018.[18]

tanto flacidez cutânea quanto flacidez muscular; quando é feita a contração, observa-se uma redução do tônus da pele, e a flacidez é cutânea.[20-22] A flacidez de pele ainda pode ser considerada segundo as fases:

- **Elástica:** quando o tecido for submetido a uma tensão, ele volta a seu estado normal, pois apresenta uma resistência à formação: lei de Hooke.
- **Flutuação:** há leve deformação tecidual, com dificuldade da pele de retornar ao seu estado basal.
- **Plástica:** gestação/obesidade – há deformação permanente no tecido, pois ele atingiu seu limite de elasticidade, e já existe a flacidez de pele com queda.
- **Ponto de ruptura:** estiramento total das fibras e estrias.

ANÁLISE DAS ESTRIAS

A estria é uma condição dermatológica permanente, caracterizada pela cicatrização da derme, que resulta em faixas lineares que geralmente aparecem no abdome, seios, coxas e nádegas. Embora não implique risco médico, a disfunção pode causar problemas estéticos nos pacientes afetados e muitas vezes se apresenta com coceira e queimação.[20,23] As causas para o desenvolvimento das estrias são multifatoriais, como desenvolvimento insuficiente da pele (especialmente fibras elásticas e colágenas), estiramento mecânico repentino na pele e desequilíbrio endócrino. As estrias são classificadas como rubras ou atróficas.[20,23]

- **Estrias rubras ou vermelhas:** caracterizadas como lesões iniciais eritematosas, vermelhas e estiradas, planas, que se alinham perpendicularmente à direção da tensão da pele e podem ser sintomáticas. Nessa fase as fibras de colágeno tornam-se mais espessas, mais densamente acondicionadas, dispostas em padrão paralelo, com redução das fibras elásticas.[20,23]

- **Estrias brancas atróficas:** são descritas como lesões dérmicas maduras e achatadas ou esticadas, caracterizadas por lesões enrugadas, hipopigmentadas e semelhantes a cicatrizes atróficas. Têm menos vascularização e tendem a ter cor pálida (Figura 5).[20,23]

AVALIAÇÃO DA ADIPOSIDADE OU GORDURA LOCALIZADA

O tecido adiposo é representado por tecido conjuntivo frouxo, que dá suporte às estruturas e coesão aos órgãos ou sistemas. É composto de adipócitos, pré-adipócitos, células endoteliais, fibroblastos e leucócitos. Sua principal função é o armazenamento de energia e regulação da homeostasia energética do metabolismo. Caracteriza-se como uma condição de aumento da espessura e da consistência do tecido adiposo em determinadas partes do corpo, sendo subdividido em três tipos:[24,25]

- **Adiposidade visceral:** apresenta morfologia irregular e menos organizada e adipócitos maiores. Está localizada ao redor dos órgãos da cavidade abdominal e possui importante papel no desenvolvimento de doenças, como a síndrome metabólica e doenças cardiovasculares.
- **Adiposidade subcutânea:** seus adipócitos são menores e dispostos de forma organizada e regular, estando presentes logo

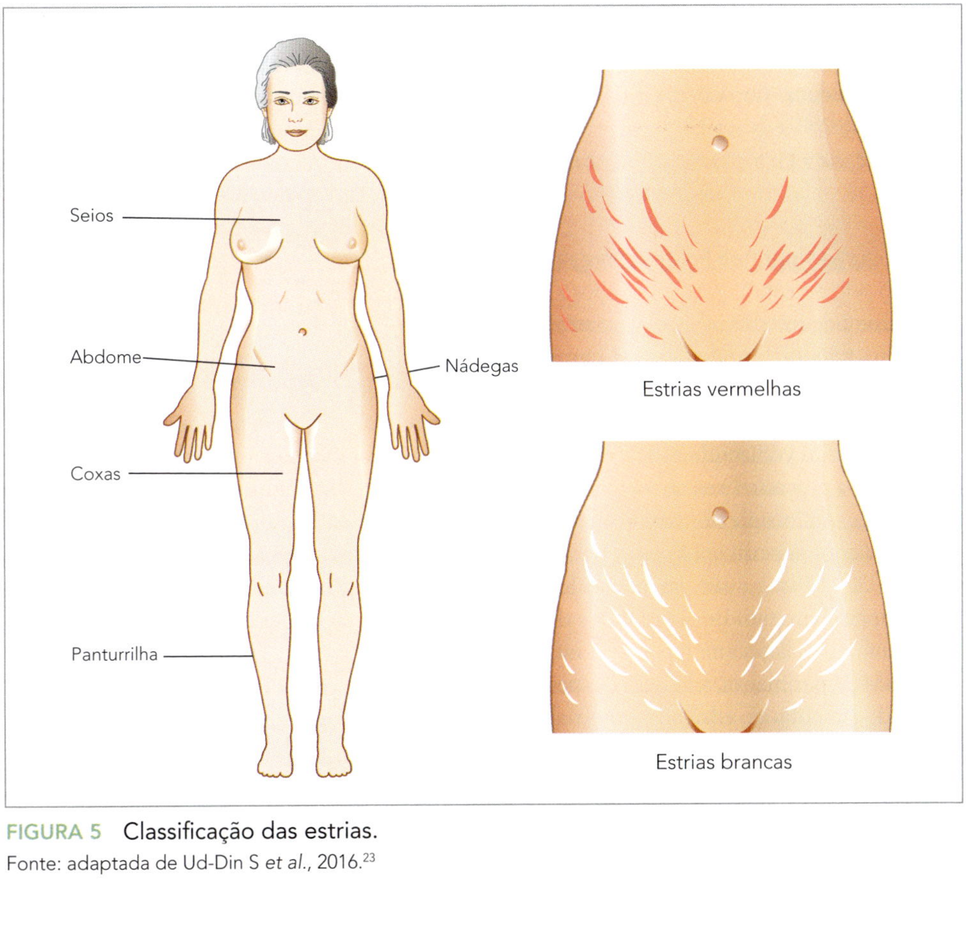

FIGURA 5 Classificação das estrias.
Fonte: adaptada de Ud-Din S *et al.*, 2016.[23]

abaixo da derme. Esse tipo de gordura não afeta o metabolismo, no entanto causa alterações estéticas e doenças de pele.

- **Adiposidade intramuscular:** são adipócitos presentes entre as fibras musculares. Alguns estudos os correlacionam com risco maior para o desenvolvimento de doenças metabólicas.

O profissional esteta deve atuar somente na adiposidade subcutânea, visto que seus agentes eletrofísicos possuem limitação de segurança em suas profundidades de atuação e as terapias manuais, não sendo capazes de alterar a fisiologia do tecido adiposo.[24,25] Para sua avaliação, podem-se usar os métodos subjetivos de perimetria e adipometria (descritos anteriormente) e científico, e o diagnóstico de sua espessura é feito por meio do exame de ultrassonografia indicado. A adiposidade localizada causa alterações que são refletidas no tecido tegumentar, sendo a mais comum aquela conhecida como fibroedema geloide (FEG).

AVALIAÇÃO DO FIBROEDEMA GELOIDE

O FEG é uma síndrome lipodistrófica, caracterizado pelo aumento do tecido adiposo localizado e líquido intersticial associado ao espessamento não inflamatório das camadas subepidérmicas e aumento do tecido fibroso. Anatomicamente as mulheres apresentam septos adipocitários verticalizados e, toda a tensão ofertada pela processo fisiopatológico, traciona esses septos continuamente criando ondulações e depressões na superfície da pele, característica do FEG.[24-26] Para a avaliação inicial do FEG e o acompanhamento dos resultados de seu tratamento, as avaliações antropométricas (peso, altura, IMC), perimetria, análises de espessura do tecido subcutâneo com adipometria e, se possível, ultrassonografia, além de avaliações de disfunções circulatórias e de sensibilidades, são essenciais junto aos dados coletados dos testes clínicos indicados a seguir.[24-26]

Teste da pinça ou "casca de laranja"

O teste foi descrito pela primeira vez em 1982, no livro de Wolf Ulrich. Segundo o autor, o teste é fundamental para o diagnóstico do FEG e consiste em pressionar o tecido adiposo com os dedos polegar e indicador ou entre as palmas das mãos e verificar o aspecto da pele. Em casos positivos para FEG, a pele apresentará uma aparência de "casca de laranja".[24-26]

Teste de preensão

No mesmo livro, Ulrich relatou o teste de preensão, no qual, além de se pressionar a pele e o tecido adiposo, deve-se realizar uma tração vertical. O objetivo é avaliar a sensação dolorosa local. Em caso de queixa de dor no momento do teste, infere-se que o FEG esteja em um grau mais avançado. Para maior eficácia, sugere-se repetir o teste em pequenos intervalos do segmento a ser avaliado, a fim de determinar a extensão da alteração.[24-26] Em 1994 o teste foi atualizado como sensibilidade dolorosa, quantificada em: sem dor, dor fraca, dor desconfortável, dor angustiante e dor torturante.[24-26]

Classificação quanto à consistência do tecido adiposo

A primeira tentativa de classificação do FEG em relação à consistência do tecido tegumentar foi proposta pelo médico italiano Binazzi, em 1978. Em seguida, em 1987, o médico Bartoletti utilizou a mesma classificação e adicionou mais uma categoria de FEG. Assim a classificação se mantém até os dias atuais, segmentada em quatro tipos, descritos no Quadro 2.[24-28]

Classificação dos graus do fibroedema geloide

Além da classificação da consistência do tecido adiposo relacionado ao FEG, há a clas-

QUADRO 2 Classificação do fibroedema geloide, de Bartoletti

Tipo	Análise visual e palpatória
FEG compacto	A pele apresenta aspecto mais espesso com deformação regular e uniforme, porém sem mobilidade entre os tecidos. Caracteriza-se como o FEG aderente ao plano profundo do tecido subcutâneo. Presente em jovens magros que possuem musculatura definida
FEG flácido	A pele apresenta aspecto flácido que se deforma de acordo com sua posição, como nódulos inconsistentes, irregulares e moldáveis. Geralmente há déficit circulatório e varizes. Caracteriza-se como o FEG presente no plano superficial do tecido subcutâneo. Presente em indivíduos após a terceira década de vida, sedentários e com pouca massa muscular
FEG edematoso	A pele apresenta aspecto edematoso flácido, com nítida disfunção circulatória sanguínea e linfática, e nódulos e placas rígidos e doloridos. Presente em indivíduos que possuem disfunções circulatórias
FEG misto	A pele apresenta diferentes aspectos, englobando em algumas áreas do corpo o FEG compacto e, em outras, o FEG flácido ou edematoso

Fonte: Bacci PA; Leibaschoff G, 2006.[24]

sificação dos graus ou estado evolutivo da doença, dado importante para a elaboração da conduta terapêutica, visto que casos graves necessitam de acompanhamento multidisciplinar.[25]

Escala de Nürnberger-Müller

A escala de Nürnberger-Müller, desenvolvida em 1978, é a mais conhecida e utilizada na prática clínica e no desenvolvimento de pesquisa clínica de alto nível. Foi classificada de 0 a 3 graus, correlacionados com a gravidade de seu aparecimento em diferentes posições, como pode ser visto no Quadro 3.[25] Para a realização da avaliação, preconiza-se que os pacientes estejam com os músculos da área avaliada em estado de relaxamento. No entanto, se não apresentarem depressões evidentes, deve-se solicitar contração, ou o profissional pode fazer o teste de pinça para diferenciar entre as pontuações.[25]

Escala de severidade – *cellulite severity scale*

A escala de severidade do FEG, conhecida como CSS, foi desenvolvida pela dermatologista brasileira Doris Hexsel e colaboradores, em 2008. Segundo a pesquisadora, a avaliação de Nürnberger e Müller é interessante e de extrema importância, porém insuficiente para avaliar as características morfológicas da afecção estética. Em sua escala, a pesquisadora mantém a avaliação de Nürnberger e Müller e adiciona mais características avaliativas,

QUADRO 3 Escala de Nürnberger-Müller

Classificação	Análise visual
Grau 0	Não são observadas alterações na superfície cutânea
Grau 1	Não são observadas alterações na superfície cutânea com o paciente em pé ou deitado; as depressões e elevações podem ser identificadas apenas na contração ou no pinçamento da área acometida
Grau 2	Com o paciente em pé, já é possível observar as depressões e elevações na pele; e quando o paciente está deitado, as alterações desaparecem
Grau 3	As depressões e elevações são evidentes com o paciente deitado

Fonte: Nürnberger F; Müller G, 1978.[25]

levando em consideração aspectos morfológicos do FEG, como descrito no Quadro 4.[26] Sua avaliação é feita visualmente ou por fotos e dividida sempre em quadrantes, ou seja, primeiramente se devem separar os locais da avaliação, como glúteo esquerdo, glúteo direito, coxa posterior esquerda e coxa posterior direita. Cada área é examinada individualmente, e ao final de cada avaliação se faz o somatório dos pontos de cada item. O resultado classifica o grau de FEG.[26]

A avaliação CSS é a mais completa da atualidade e está validada cientificamente. Pode auxiliar na análise do tratamento, a fim de verificar se ele está obtendo os resultados esperados, e, de certa forma, auxilia também o profissional a realizar o tratamento com mais ênfase na região de maior acometimento do FEG. Assim, o profissional consegue estabelecer condutas diferentes para cada região de tratamento.[26]

QUADRO 4 Escala de severidade da celulite

Número de depressões evidentes
Este primeiro item refere-se ao número total de depressões evidentes por inspeção visual na área a ser examinada. As ondulações são expressas como:
Zero = Nenhuma depressão
1 = Uma pequena quantidade: 1 a 4 depressões visíveis
2 = Uma quantidade moderada: 5 a 9 depressões visíveis
3 = Uma grande quantidade: 10 ou mais depressões visíveis
O avaliador deve observar a área e literalmente contabilizar as depressões evidentes, com o indivíduo em pé e sem realizar contração muscular
Profundidade das depressões
O segundo item avalia a profundidade das depressões por inspeção visual das áreas afetadas. O avaliador deve observar a profundidade das depressões com o indivíduo em pé e sem realizar contração muscular
Zero = Sem depressões
1 = Depressões superficiais
2 = Depressões de média profundidade
3 = Depressões profundas
Aparência morfológica da superfície da pele com alterações
O item C avalia os diferentes padrões morfológicos da superfície da pele com alterações, com o indivíduo em pé e sem realizar contração muscular
Zero = Sem áreas levantadas
1 = Aparência da casca de laranja
2 = Aparência de "queijo *cottage*"
3 = Aparência de "colchão"
Graduação de laxidade, flacidação ou pele flácida
A laxidade, flacidez ou pele flácida agrava a aparência do FEG. O item D avalia o grau de flacidez
Zero = Ausência de laxidade, flacidez ou flacidez da pele
1 = Aparência ligeiramente drapejada
2 = Aparência drapeada moderada

(continua)

QUADRO 4 Escala de severidade da celulite *(continuação)*

3 = Aparência drapeada severa
Escala de classificação de Nürnberger e Müller
Zero = não são observadas alterações na superfície cutânea
1 = não são observadas alterações na superfície cutânea com o paciente em pé ou deitado; as depressões e elevações podem ser identificadas apenas na contração ou pinçamento da área acometida
2 = com o paciente em pé, já é possível observar as depressões e elevações na pele; quando o paciente está deitado, as alterações desaparecem
3 = as depressões e elevações são evidentes com o paciente em pé ou deitado
Após a análise, somam-se os pontos e a partir daí o FEG pode ser classificado entre leve, moderado e grave
Pontuações de 1 a 5: grau leve
Pontuações de 6 a 10: grau moderado
Pontuações de 11 a 15: grau severo

Fonte: adaptado de Hexsel D *et al.*, 2009.[26]

AVALIAÇÃO DA QUALIDADE DE VIDA EM PACIENTES COM CELULITE

O Celluqol® é um questionário que avalia a qualidade de vida de pacientes com celulite, desenvolvido pela dermatologista brasileira Doris Hexsel *et al.* em 2011. O questionário é composto por 22 questões que devem ser respondidas pelo paciente. Primeiramente, o profissional deve explicar cada questão, deixando-as mais claras ao indivíduo, e após, ao final, se faz o somatório dos pontos e se avalia qual é a pontuação para "Como o fato de ter celulite afeta sua qualidade de vida?".[29] Cada pergunta é pontuada em 1 ponto (quando o indivíduo não se sente incomodado pelo fato de ter celulite) até 5 (quando o fato de ter celulite incomoda o indivíduo o tempo todo). O resultado do Celluqol® advém da soma dos pontos de cada pergunta. Quanto maior a pontuação, pior a qualidade de vida do indivíduo.[29]

AVALIAÇÃO DAS DISFUNÇÕES CIRCULATÓRIAS SANGUÍNEAS E LINFÁTICAS

As disfunções circulatórias são provenientes de uma anormalidade no funcionamento do sistema venoso e/ou linfático, causada por ondem congênita ou adquirida. Na dermatofuncional, é de suma importância a verificação dessas disfunções, pois devem ser tratadas de maneira correta, antes ou em conjunto ao tratamento, seja ele estético ou funcional.[30] No Quadro 5 encontram-se descritas as disfunções circulatórias mais comuns que afetam diretamente o tecido tegumentar.

A avaliação é feita de forma subjetiva e visual pelo profissional, visto que algumas disfunções necessitam de diagnóstico e médico.

Sinal de cacifo ou Sinal de Godet

Esse teste pode ser usado no auxílio ao diagnóstico de edema. É feito por meio de pressão digital sobre a pele, por pelo menos 5 segundos, a fim de evidenciar o edema, sendo considerado positivo quando o tecido pressionado não retorna à sua posição inicial imediatamente. No Quadro 6 encontra-se descrito como quantificar o resultado desse teste.[30]

Termografia

A termografia também é uma ferramenta que pode auxiliar no diagnóstico de distúrbios

QUADRO 5 Disfunções circulatórias sanguíneas e linfáticas

Disfunção	Característica	Causa
Hiperemia	Consiste no aumento da quantidade de sangue no interior dos vasos do tecido	Fisiológica: exercício físico e emoções. Patológica: proveniente de uma inflamação (dor, rubor, calor)
Equimoses	Extravasamento de infiltrado de sangue nos tecidos	Trauma. Comum em cirurgias plásticas
Petéquias	Pequena hemorragia na pele e mucosa	Aumento na pressão intravenosa
Hematomas	Acúmulo de sangue dentro do tecido	Trauma
Varizes	Dilatação e alongamento das veias	Influência genética ou bloqueio das veias ou coágulos de sangue, vasos sanguíneos anormais, veias profundas danificadas
Telangiectasias (vasinhos)	Pequenas veias menores que 1 mm de diâmetro que se desenvolvem logo abaixo da pele, em geral de coloração avermelhada ou arroxeada	Influência genética, alta correlação com a doença de varizes, gestação (pelo aumento da pressão dentro das veias) e idade (pelo enfraquecimento da parede vascular)
Isquemia	Redução ou falta de suprimento sanguíneo em determinado órgão ou estrutura	Instala-se toda vez que a oferta de sangue é menor que a necessidade básica do tecido em questão
Edema	Acúmulo de líquido no interstício ou em cavidades. Pode ser localizado ou sistêmico	1. Aumento da pressão hidrostática intravascular 2. Redução da pressão oncótica do plasma 3. Aumento da permeabilidade capilar 4. Obstrução da drenagem linfática
Seroma	Acúmulo de líquido entre dois tecidos, derme e tecido subcutâneo ou muscular. Em geral próximo a cicatrizes cirúrgicas	Complicação cirúrgica
Linfedema	Acúmulo de líquido no tecido adiposo	Alteração congênita, traumas nos gânglios linfáticos, obstrução dos vasos linfáticos, tumores, procedimentos cirúrgicos e doenças inflamatórias e infecciosas

Fonte: adaptado de Campana AO, 2010.[30]

QUADRO 6 Sinal de cacifo ou Godet para quantificação do edema

Grau	Cruzes	Magnitude	Extensão
I	+/++++	2 mm	Desaparecimento quase imediato
II	++/++++	4 mm	Desaparecimento em 15 segundos
III	+++/++++	6 mm	Desaparecimento em 1 minuto
IV	++++/++++	8 mm	Desaparecimento entre 2 e 5 minutos

Fonte: adaptado de Campana AO, 2010.[31]

circulatórios. Ela tem o objetivo de avaliar a temperatura superficial da pele e é usada para avaliar o comprometimento vascular associado ao FEG.[32,33] O método pode ser feito por meio da termografia de contato, composta de cristais termossensíveis. Para o teste, é necessário que o paciente esteja em repouso de 15 minutos numa temperatura ambiente entre 20 e 24 °C. Em seguida, a placa deve ser posicionada sobre o local acometido, e após alguns segundos a cor da placa sofrerá alterações de acordo com a temperatura da pele.[32] Para avaliar o resultado, consideram-se as características da imagem apresentada: a ausência de manchas coloridas representa um tecido normal; manchas esfumaçadas representam sinal de edema com menos irrigação sanguínea (FEG edematoso); manchas de pele de leopardo, com marcas hipertérmicas pequenas englobadas por manchas azuladas, representam acometimento edematoso e circulatório moderado (FEG misto); manchas negras ou marrons representam quadro severo de disfunção circulatória (FEG severo/grave, Figura 7).[32]

Com o avanço tecnológico e pesquisas na área da termografia, a câmera de termografia passou a ser uma ferramenta mais aprimorada na prática da avaliação de temperatura superficial da pele. Sua atuação consiste em captar a luz infravermelha emitida pelo corpo do paciente e transformá-la em um mapa de cores, por onde também informa os dados numéricos da temperatura do local avaliado. Assim, o profissional pode salvar a imagem e acompanhar a evolução de seu tratamento sobre a disfunção (Figura 8).[32]

AVALIAÇÃO DE SENSIBILIDADE

A avaliação visa verificar as alterações da sensibilidade superficial da pele e é necessária em casos nos quais o paciente relata alterações da sensibilidade local, após procedimentos cirúrgicos, lesões, quadros graves de FEG, doenças associadas, úlceras e outros fatores.[31] Tal informação é relevante porque muitos agentes eletrofísicos da fisioterapia utilizam princípios de calor e frio, em que é necessária a percepção da temperatura local, a fim de

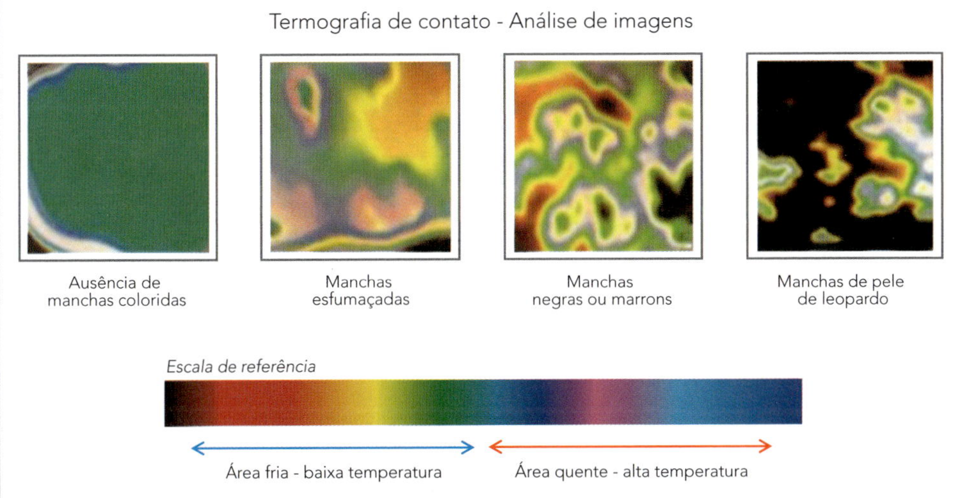

FIGURA 7 Representação das cores nas imagens da termografia de contato.
Fonte: IPS s.r.l. International Products and Services (Itália).[32]

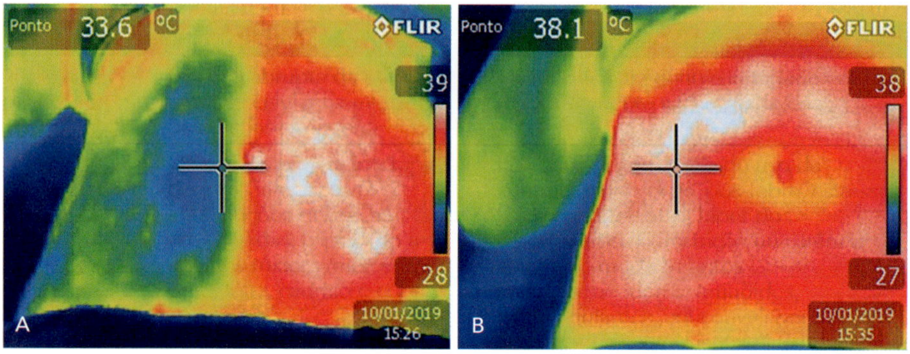

FIGURA 8 Representação da imagem da câmera termográfica: (A) área sem aquecimento, em temperatura normal; (B) área com aquecimento tecidual, demostrando aumento efetivo da circulação sanguínea após procedimento de radiofrequência.
Fonte: própria autora.

evitar eventos adversos, e para o próprio processo de reabilitação funcional do tecido tegumentar.[31]

Na avaliação da sensibilidade superficial, o paciente deve manter os olhos fechados, sendo iniciado o teste no membro ou local com sensibilidade normal e, posteriormente, no local onde há possível comprometimento, seguindo sempre os dermátomos correspondentes a cada nível neurológico (Figura 6).[31]

O primeiro teste deve ser o de sensibilidade térmica, podendo ser utilizadas bolsas ou algodão embebecido com água fria ou morna; após, faz-se o teste de sensibilidade dolorosa, em que pode ser utilizado um objeto pontiagudo, como agulha de insulina estéril; por último, deve ser realizado o teste de sensibilidade tátil, que pode ser feito com estesiômetro de monofilamentos de Semmes-Weinstein ou ponta da caneta. Durante todos os testes, é necessário solicitar que o paciente compare os estímulos.[31]

Ao final da avaliação, a região testada pode ser classificada em normoestesia (sensibilidade sem alteração), hipoestesia (diminuição da sensibilidade), anestesia (sensibilidade abolida) ou hiperestesia (aumento da sensibilidade).[31]

CONCLUSÃO

Neste capítulo, foram abordadas as ferramentas necessárias para uma avaliação corporal adequada. Nota-se que, para algumas disfunções, há mais métodos de avaliação, no entanto são subjetivos, ou seja, apesar de serem métodos validados cientificamente, os resultados podem ser distintos de avaliador para avaliador. Assim, é orientado que sempre se utilize mais de um método e que as avaliações sejam feitas sempre pelo mesmo profissional, para maior fidedignidade de seu diagnóstico clínico e funcional e resultados após a finalização do protocolo de tratamento.

REFERÊNCIAS BIBLIOGRÁFICAS

1. International Society of Aesthetic Plastic Surgery. ISAPS international survey on aesthetic/cosmetic procedures performed in 2020. [acesso em maio de 2022]. Disponível em: https://www.isaps.org/medical-professionals/isaps-global-statistics/.
2. Casadei K, Kiel J. Anthropometric Measurement. Treasure Island (FL): StatPearls Publishing; 2022.

3. Brasil. Ministério da Saúde. Vigitel Brasil 2014: Vigilância de fatores de risco e proteção para doenças crônicas por inquérito telefônico. Brasília, DF: Ministério da Saúde; 2015.
4. Brasil. Ministério da Saúde. Portaria n° 424, de 19 de março de 2013. Redefine as diretrizes para a organização da prevenção e do tratamento do sobrepeso e obesidade como linha de cuidado prioritária da Rede de Atenção à Saúde das Pessoas com Doenças Crônicas. Brasília, DF: Diário Oficial da União; 2013.
5. World Health Organization. World Health Statistics 2012. Genebra: WHO; 2012.
6. Oliveira LF, Rodrigues PAS. Circunferência de cintura: protocolos de mensuração e sua aplicabilidade prática. Nutrivisa – Revista de Nutrição e Vigilância em Saúde. 2016;3(2):90-4.
7. Freitas Júnior IF, organizador. Padronização de medidas antropométricas e avaliação da composição corporal. São Paulo: Conselho Regional de Educação Física da 4ª Região – CREF4/SP; 2018.
8. Nacif M, Viebig RF. Avaliação antropométrica no ciclo da vida: uma visão prática. São Paulo: Metha; 2011.
9. Tchernof A. Sex differences in energy balance, body composition, and body fat distribution. Pathophysiology and Therapy. 2009.
10. Radominski RB. Aspectos epidemiológicos da obesidade infantil. Rev Abeso. 2011;49(6):10-3.
11. Costa RF. Composição corporal: teoria e prática da avaliação. São Paulo: Manole; 2001.
12. de Gouvêa HR, Faria SL, Faria OP, Cardeal MA, Bezerra A, Ito MK. Validation of ultrasound examination for assessment of the abdominal visceral fat in clinically serious obese patient. Arq Bras Cir Dig. 2013;26(1):43-6.
13. Kasper AM, Langan-Evans C, Hudson JF, Brownlee TE, Harper LD, Naughton RJ, et al. Come back skinfolds, all is forgiven: a narrative review of the efficacy of common body composition methods in applied sports practice. Nutrients. 2021; 13(4):1075.
14. Whittaker JL, Ellis R, Hodges PW, OSullivan C, Hides J, Fernandez-Carnero S, et al. Imaging with ultrasound in physical therapy: What is the PT's scope of practice? A competency-based educational model and training recommendations. Br J Sports Med. 2019;53(23):1447-53.
15. Eston R, Reilly T. Kinanthropometry and exercise physiology laboratory manual: tests, procedures and data. 3. ed. Londres e Nova Iorque: Routledge; 2009.
16. Ward LC. Electrical bioimpedance: from the past to the future. J Electr Bioimpedance. 2021;12(1):1-2.
17. Moonen HPFX, Van Zanten ARH. Bioelectric impedance analysis for body composition measurement and other potential clinical applications in critical illness. Curr Opin Crit Care. 2021;27(4):344-53.
18. Pawar C, Khan M, Saini JP. Design and analysis of adjustable constant current source with multi frequency for measurement of bioelectrical impedance. Int J Appl Eng Res. 2018;13(1):262-7.
19. Kyle UG, Bosaeus I, De Lorenzo AD, Deurenberg P, Elia M, Gómez JM, et al. Bioelectrical impedance analysis--part I: review of principles and methods. Clin Nutr. 2004;23(5):1226-43.
20. Harris MINC. Pele: do nascimento à maturidade. São Paulo: SENAC; 2016.
21. Piérard GE, Lapière CM. The microanatomical basis of facial frown lines. Arch Dermatol. 1989;125(8):1090-2.
22. Pierard GE, Franchimont C, Lapiere CM. Ageing as shown by the microanatomy and the physical properties of the skin. Int J Cosmet Sci. 1980; 2(4):209-14.
23. Ud-Din S, McGeorge D, Bayat A. Topical management of striae distensae (stretch marks): prevention and therapy of striae rubrae and albae. J Eur Acad Dermatol Venereol. 2016;30(2):211-22.
24. Bacci PA, Leibaschoff G. Pathophysiology of cellulite. In: Goldman MP, organizador. Cellulite pathophysiology and treatment. Nova Iorque: Taylor & Francis Group; 2006. p. 41-74.
25. Nürnberger F, Müller G. So-called cellulite: an invented disease. J Dermatol Surg Oncol. 1978;4(3):221-9.
26. Hexsel DM, Dal'forno T, Hexsel CL. A validated photonumeric cellulite severity scale. J Eur Acad Dermatol Venereol. 2009;23(5):523-8.
27. Ulrich W. A celulite é curável. Ediouro; 1982.
28. Hexsel D, Weber MB, Taborda ML, Dal'Forno T, Zechmeister-Prado D. Celluqol® - instrumento de avaliação de qualidade de vida em pacientes com celulite. Surg Cosmet Dermatol. 2011;3(2):96-101.
29. Bauer J, Hoq MN, Mulcahy J, Tofail SAM, Gulshan F, Silien C, et al. Implementation of artificial intelligence and non-contact infrared thermography for prediction and personalized automatic identification of different stages of cellulite. EPMA J. 2020;11(1):17-29.
30. Nkengne A, Papillon A, Bertin C. Evaluation of the cellulite using a thermal infra-red camera. Skin Res Technol. 2013;19(1):231-7.
31. Campana AO. Exame clínico: sintomas e sinais em clínica médica. Rio de Janeiro: Guanabara Koogan; 2010.
32. Kendall FP, McCreary EK. Músculos: provas e funções. Barueri: Manole; 2007.

6
Avaliação estética facial

Débora Aparecida Oliveira Modena

INTRODUÇÃO

No atendimento facial, destacam-se diversas afecções, como acne, discromias, flacidez e máscara de expressão, mas os procedimentos mais procurados são aqueles relacionados ao rejuvenescimento facial. Para o tratamento dessa afecção, há muitas tecnologias dispostas, desde não invasivas, minimamente invasivas a aquelas que destroem toda a camada superficial da pele, como *laser* de alto potencial ablativo. Para conseguir optar pela melhor opção de tratamento aos pacientes, é preciso uma avaliação minuciosa.

Sabe-se que a face é a nossa primeira imagem ao mundo, então qualquer procedimento que a restaure trará melhora da autoestima e qualidade de vida, da mesma forma que qualquer procedimento que cause complicações interferirá diretamente no estado emocional do paciente. Pensando em prevenir e evitar as complicações, a pele da face deve ser avaliada de forma criteriosa, para um diagnóstico inteligente, e a busca de tratamentos deve ser sempre baseada em sua avaliação, sua prática clínica e principalmente na evidência científica da sua indicação.

Neste capítulo, serão abordadas algumas ferramentas avaliativas específicas para diagnósticos de disfunções de pele facial. No capítulo 4 "Avaliação clínica na estética: do básico ao avançado", há outras ferramentas que também devem e podem ser utilizadas na face, de forma a contribuir para a avaliação facial de forma mais fidedigna.

PRINCÍPIOS BÁSICOS DO PROCESSO DA AVALIAÇÃO CLÍNICA FACIAL

Avaliação dos graus de acne

Global Acne Assessment Scale (GEA) – escala global de avaliação de acne

Foi desenvolvida e validada por Dréno e colaboradores em 2010, para ser utilizada na diferenciação de diferentes lesões e graus de acne, tanto em pesquisa clínica quanto em consultório (Figura 1).

Avaliação das discromias

O termo "discromias" refere-se a alterações de pigmentação cutânea, podendo ser uma redução da pigmentação (hipocromia) ou um aumento local de pigmentação (hipercromia).[2] Para avaliação das discromias, é necessário o uso da lâmpada de Wood, desenvolvida em 1903 pelo físico americano Robert Wood. Trata-se de uma fonte de luz ultravioleta que, quando em contato com a pele, reflete as suas alterações ou sujidades, representadas por cores distintas. O ambiente deve estar escuro, e a análise deve ser realizada a uma distância

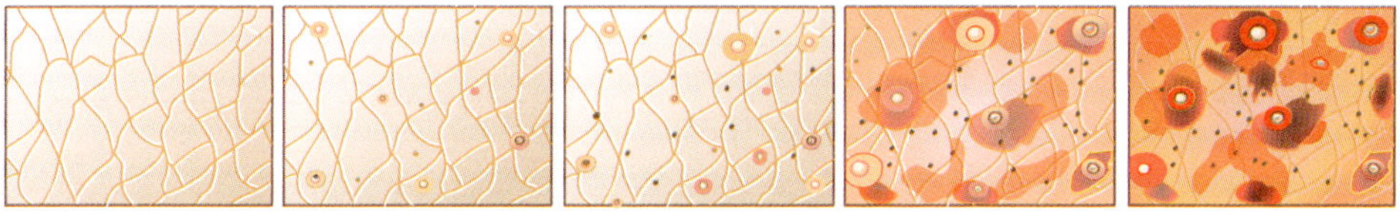

0 Pele clara ou normal (sem evidência de acne)
1 Pele quase clara (alguma acne não inflamatória está presente com algumas pápulas não inflamadas. As pápulas podem estar se desenvolvendo, mas ainda não são vermelho-rosadas
2 Alguma acne não inflamatória pode ser encontrada com algumas pústulas e/ou pápulas. Ainda não há lesões císticas de acne
3 A ação não inflamatória domina, e algumas lesões inflamatórias podem ser encontradas. Pode ou não haver uma pequena lesão de acne cística na área
4 As lesões não inflamatórias e inflamatórias da acne são mais visíveis. Pode ou não haver algumas lesões de acne cística

FIGURA 1 Escala global de avaliação da acne.
Fonte: própria autora.

de 10 a 15 cm da pele.[2-5] No Quadro 1, encontra-se como interpretar os diferentes achados com a lâmpada de Wood. Para a padronização dessa análise, é preciso que o terapeuta cumpra os seguintes passos:

- Realizar a primeira avaliação sem higienização na pele.
- Realizar a limpeza de pele com sabonete próprio facial e refazer a avaliação.
- As imagens devem ser avaliadas de acordo com suas colorações, assim, tem-se o diagnóstico do tipo de discromia.

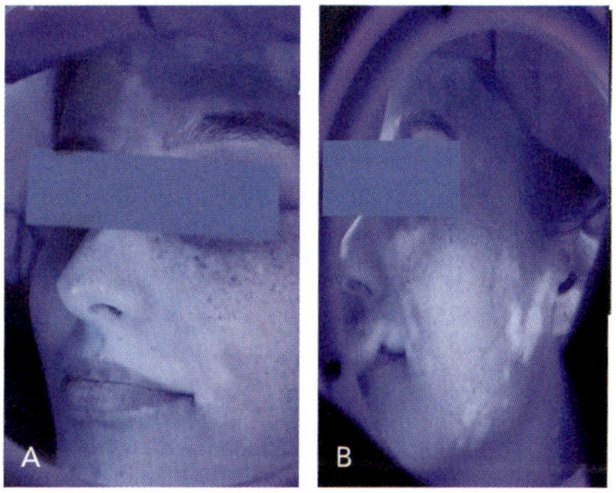

FIGURA 2 (A) Fotografia clínica tirada com luz de Wood, que demonstrou pontos de hipercromias com características de deposição de melanina epidérmicas e dérmicas; (B) lesões de características hipocrômicas, que neste caso são de características clinicas do vitiligo.
Fonte: própria autora.

Sistema de classificação de pele de Roberts

Trata-se do conjunto de quatro métodos de avaliação da pele originais que geralmente são utilizados de forma isolada. No entanto, de acordo com Roberts *et al.* (2009), a utilização dos métodos em conjunto, que avaliam a classificação dos fototipos de pele, a escala de hiperpigmentação de Roberts e a escala de cicatrizes de Roberts (descritas no capítulo 4 "Avaliação clínica na estética: do básico ao avançado"), além do fotoenvelhecimento com a escala de Glogau, pode ser mais promissora para auxiliar o profissional a determinar o curso do tratamento, esclarecer as expectativas pós-procedimento e otimizar os resultados.[6,7] A escala de Glogau é responsável por avaliar o fotoenvelhecimento e está descrita a seguir.

Escala de Glogau

Desenvolvida em 1994, a escala de Glogau serve para classificar o grau de fotoenvelhecimento facial, a partir da categorização da

QUADRO 1 Análise das discromias pela lâmpada de Wood

Classificação	Análise visual
Pele normal	Representada pela cor azul
Pele oleosa	Representada por pontos amarelos ou alaranjados (comedões e acnes)
Pele seca	Representada por manchas ou pontos roxos florescentes; já a cor roxo-escura é representada pela maquiagem ou filtro solar
Pigmento epidérmico	Representado pelo contraste da cor marrom ou preta, indicando que a deposição da melanina está na base suprabasal da camada da epiderme
Pigmento dérmico	Representado pela cor sem contraste, como um tom acinzentado ou marrom-claro, indica que a melanina está depositada na camada perivascular da derme superficial e média
Mista	Representada pela cor castanho-escura, sempre em contraste com as demais discromias da pele; a deposição da melanina está tanto na epiderme quanto na derme
Sujidades	Células mortas, seborreia e fiapos de panos, representados pela cor branca e geralmente mais brilhantes
A lâmpada de Wood não apresenta diferenças de tons de coloração em pacientes com fototipos V e VI	

Fonte: Matarasso SL *et al.*, 1994.[2]

quantidade de rugas. Embora seja inegavelmente útil, apresenta uma lacuna, pois não aborda os sinais de fotoenvelhecimento em tipos de pele de mestiços étnico-raciais, como pode ser visto no Quadro 2.[8]

A análise deve ser feita em conjunto com os quatro métodos de avaliação – classificação dos fototipos de pele, escala de hiperpigmentação de Roberts, escala de cicatrizes de Roberts e fotoenvelhecimento com a escala de Glogau –, assim é preconizado o sistema de classificação de pele de Roberts. A soma dos resultados tem o impacto de prever a resposta da pele a lesões e danos de procedimentos cosméticos e identificar a propensão de sequelas de doenças inflamatórias da pele, podendo ser um preditor de uma complicação iminente, como hiperpigmentação e cicatrizes, que podem ser evitadas. O sistema atribui a cada método uma "característica" numérica, de acordo com as escalas estabelecidas e originais.[6-9]

Avaliação da flacidez de pele

A pele sofre constantemente com alterações biomoleculares e estruturais decorrentes do

QUADRO 2 Escala de Glogau

Classificação	Aspecto visual	Idade prevista
Tipo G I	Sem rugas, textura ideal	2ª ou 3ª década
Tipo G II	Rugas em movimento, alterações pigmentares leves	Final da 3ª e início da 4ª década
Tipo G III	Rugas em repouso, hiperpigmentação, melasma e elastose solar	5ª década ou posterior
Tipo G IV	Apenas rugas, hiperpigmentação, tumorações e telangiectasias	6ª ou 7ª década

Fonte: Glogau RG, 1994.[8]

envelhecimento cronológico, fotoenvelhecimento ou alterações substanciais nas dimensões corporais durante a gravidez, períodos de obesidade e após perda excessiva de peso. Tais alterações geram danos nas fibras de colágeno e elastina, causando flacidez da pele, rugosidades e estrias. Na prática clínica, a avaliação da flacidez dérmica é realizada por meio de alguns testes subjetivos.[9,10]

Teste de frouxidão

O profissional faz uma pinça com os dedos polegar e indicador sobre a pele e a aperta e estica por três segundos e em seguida a solta; se a pele voltar ao normal rapidamente e manter-se esticada, não há flacidez dérmica. Mas, se demorar a normalizar, a flacidez está presente. O teste é subjetivo e não estabelece informações fidedignas sobre o real estado da pele frouxa, sendo considerado um método que gera vieses nos resultados de pesquisas clínicas de alto nível.[10]

Análise fotográfica – escala do nível de envelhecimento da face

Considerado um método de avaliação da flacidez dérmica, é mais utilizado para avaliação dos quadros de flacidez na face. Tsukahara e colaboradores desenvolveram a escala do nível de envelhecimento da face, baseada na utilização de fotografias padronizadas (distância, iluminação e ângulo) da região facial, principalmente da região da bochecha. A escala classificou cinco níveis de flacidez da face, a partir da visualização da alteração morfológica e consequente queda dos tônus (Figura 3).[9-12]

Análise das rugosidades

Junto à flacidez de pele há o aparecimento das rugosidades. Tais alterações morfológicas são utilizadas para a determinação do grau de envelhecimento do tecido. As rugas podem ser dinâmicas (presentes somente quando se realiza contração muscular) ou estáticas/per-

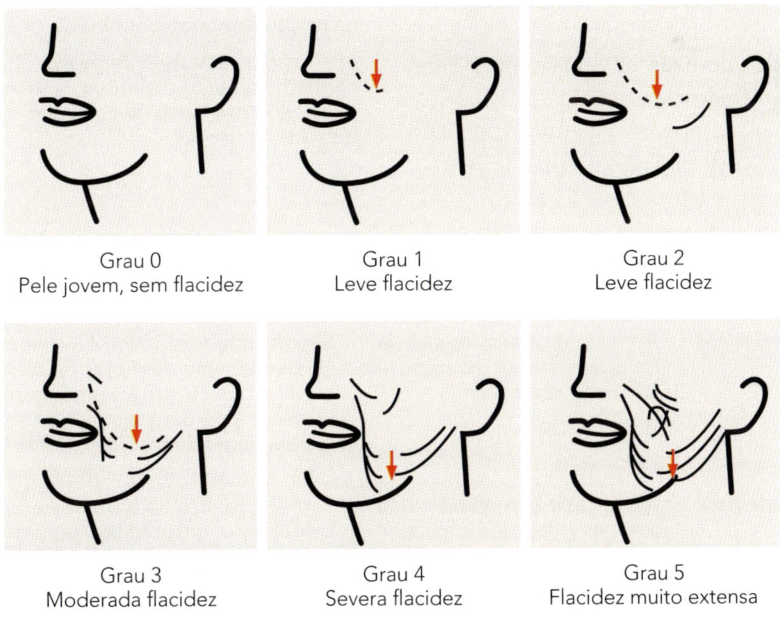

FIGURA 3 Representação da escala do nível de envelhecimento da face.
Fonte: adaptada de Harris MINC, 2016.[10]

manentes (visíveis durante o relaxamento muscular) e podem ser analisadas pela escala de Glogau e pelas avaliações subjetivas de Tsuji e Lapière e Piérard, além da escala de linhas de marionete e escala de linhas do orbicular dos olhos.[11-13]

Escala de Lapière e Piérard

Lapière e Piérard são médicos e pesquisadores da Universidade de Liège, na Bélgica, que investigam as possíveis alterações do sistema tegumentar causadas pelo processo de envelhecimento ou desenvolvimento de doenças. Juntos desenvolveram a escala de Lapière e Piérard, cuja avaliação representa uma análise subjetiva visual, que classifica os possíveis graus de rugosidade na face e as alterações morfológicas da junção dermoepidérmica que refletem na epiderme, descritas no Quadro 3.[14,15]

Classificação de Tsuji

Takuo Tsuji é um médico pesquisador dermatologista da Universidade de Nagoya, no Japão, que classificou em 1987 as rugas como sendo profundas, relacionadas aos danos causados pela radiação ultravioleta; e rugas superficiais, causadas pelo envelhecimento cronológico. A escala proposta por esse médico encontra-se descrita no Quadro 4.[13]

Escala de classificação para linhas de marionete

A avaliação das linhas de marionete foi publicada em 2008, por Alastair Carruthers e colaboradores da University of British, Canadá.

QUADRO 3 Escala de Lapière e Piérard para avaliação das rugas

Classificação	Análise visual	Alteração histológica
Grau I	Rugas dinâmicas de expressão	Sem alteração na junção dermoepidérmica
Grau II	Rugas estáticas finas e/ou com ondulações	Achatamento ou adelgamento progressivo na junção dermoepidérmica
Grau III	Rugas estáticas, gravitacionais	Alteração na estrutura dermoepidérmica com achatamento estrutural, redução na densidade das fibras de colágeno e elastina e flacidez muscular

Fonte: Piérard GE; Lapière CM, 1989;[11] Piérard GE *et al.*, 1980.[12]

QUADRO 4 Classificação de Tsuji

Classificação	Teste e análise visual	Alteração histológica
Rugas profundas	Ao teste de alongamento da pele, as linhas se mantêm, não sofrendo alterações	São decorrentes do fotoenvelhecimento. Há degradação das fibras de colágeno e elastina que se tornam grossas, menos elásticas e perdem sua direção linear. Geralmente as alterações são restritas às áreas de rugosidades
Rugas superficiais	Ao teste de alongamento da pele, as linhas desaparecem, sofrendo alterações	São decorrentes do envelhecimento cronológico, encontradas nas regiões não expostas às radiações solares. Há diminuição ou perda das fibras de colágeno e elastina na derme. Geralmente não há alterações visíveis entre a área das rugosidades e sua vizinhança

Fonte: Tsuji T, 1987.[13]

O objetivo dos pesquisadores foi desenvolver uma escala de classificação quantitativa e objetiva para avaliar a gravidade das linhas de marionete e monitoramento da resposta ao tratamento, visto que o tratamento conservador dessas linhas é considerado mais difícil, sendo necessários procedimentos menos invasivos, como preenchedores, ou formas mais invasivas, como cirurgias de ritidoplastia ou *lifting* facial.[14] A escala foi desenvolvida por meio de fotografias de pessoas reais e validadas por alterações em um *software*, que modificou a acentuação das linhas de marionete no modelo fotográfico, classificando-as de 0 a 4 com alterações morfológicas distintas.

Escala de classificação para rugas em orbicular dos olhos ("pés de galinha")

A escala também foi desenvolvida em 2008, por Alastair Carruthers e colaboradores da University of British, Canadá. Os pesquisadores enfatizam que a área periorbital é um dos primeiros lugares da face que demostram sinais de envelhecimento, na forma de linhas cantais laterais ou "pés de galinha". Isso por conta da contração dos músculos orbiculares dos olhos que controlam as expressões faciais e o fechamento das pálpebras, associados a exposição à luz predominantemente ultravioleta.[15]

Assim como a avaliação das linhas de marionete, as linhas da região orbicular dos olhos não possuíam um padrão validado para quantificar a gravidade das rugas no cenário clínico; dessa forma, a escala foi desenvolvida seguindo a metodologia da escala de linhas de marionete, embora para este caso tenham sido feitas análises fotográficas com e sem expressões faciais.[15]

CONCLUSÃO

Neste capítulo, foram relatados alguns dos métodos de avaliação facial, no entanto outras ferramentas, discutidas em outros capítulos, também devem ser utilizadas para a avaliação completa e fidedigna, como as avaliações de: inspeção do estado geral da pele e suas alterações; características dos tipos de pele; classificação dos fototipos de pele; escala de hiperpigmentação de Roberts; avaliação das cicatrizes; e, se disponíveis, ferramentas científicas, como o uso do analisador digital da pele e o Cutometer®. Valendo-se de todas essas ferramentas de avaliação, será possível obter dados específicos do estado geral e da condição da pele e, assim, prever o melhor tipo de procedimento, indicado com base na evidência científica e prática clínica.

REFERÊNCIAS BIBLIOGRÁFICAS

1. Dréno B, Poli F, Pawin H, Beylot C, Faure M, Chivot M, et al. Development and evaluation of a Global Acne Severity Scale (GEA Scale) suitable for France and Europe. J Eur Acad Dermatol Venereol. 2011;25(1):43-8.
2. Matarasso SL, Glogau RG, Markey AC. Wood's lamp for superficial chemical peels. J Am Acad Dermatol. 1994;30(6):988-92.
3. Al Aboud DM, Gossman W. Wood's Light. In: StatPearls. Treasure Island: StatPearls Publishing; 2021.
4. Gilchrest BA, Fitzpatrick TB, Anderson RR, Parrish JA. Localization of malanin pigmentation in the skin with Wood's lamp. Br J Dermatol. 1977;96(3):245-8.
5. Asawanonda P, Taylor CR. Wood's light in dermatology. Int J Dermatol. 1999;38(11):801-7.
6. Roberts WE. The Roberts Skin Type Classification System. J Drugs Dermatol. 2008;7(5):452-6.
7. Roberts WE. Skin type classification systems old and new. Dermatol Clin. 2009;27(4):529-33.
8. Glogau RG. Chemical peeling and aging skin. J Geriatr Dermatol. 1994;12:31.
9. Tsukahara K, Takema Y, Fujimura T, Moriwaki S, Kitahara T, Imokawa G. Determination of age-related changes in the morphological structure (sagging) of the human cheek using a photonumeric scale and three-dimensional surface parameters. Int J Cosmet Sci. 2000;22(4):247-58.
10. Harris MINC. Pele: do nascimento à maturidade. São Paulo: SENAC; 2016.
11. Piérard GE, Lapière CM. The microanatomical basis of facial frown lines. Arch Dermatol. 1989;125(8):1090-2.

12. Pierard GE, Franchimont C, Lapiere CM. Ageing as shown by the microanatomy and the physical properties of the skin. Int J Cosmet Sci. 1980;2(4): 209-14.
13. Tsuji T. Ultrastructure of deep wrinkles in the elderly. J Cutan Pathol. 1987;14(3):158-64.
14. Carruthers A, Carruthers J, Hardas B, Kaur M, Goertelmeyer R, Jones D, et al. A validated grading scale for marionette lines. Dermatol Surg. 2008;34 Suppl 2:S167-72.
15. Carruthers A, Carruthers J, Hardas B, Kaur M, Goertelmeyer R, Jones D, et al. A validated grading scale for crow's feet. Dermatol Surg. 2008;34 Suppl 2:S173-8.

PARTE III

Recursos eletrotermofotofísicos aplicados à prática clínica da estética

7

Fotobiomodulação aplicada à saúde estética

Ana Cláudia Muniz Rennó

INTRODUÇÃO

Os agentes eletrofísicos são recursos amplamente utilizados no tratamento de uma enorme variedade de afecções osteomioarticulares e nervosas. Esses agentes são ondas eletromagnéticas, luminosas, elétricas e sonoras que agem no metabolismo celular, resultando em aceleração do processo de regeneração tecidual, analgesia, entre outros.[1]

Mais recentemente, recursos que promovem a fotobiomodulação (FBM), como o *laser* terapêutico de baixa intensidade (LLLT) e os diodos emissores de luz (LED), têm se destacado como agentes eletrofísicos extremamente promissores para utilização na prática clínica dos mais diversos profissionais da área da saúde. A FBM é capaz de interagir com os tecidos biológicos, aumentando a síntese de DNA e RNA de diferentes tipos de células, consequentemente estimulando o metabolismo e a proliferação delas.[1] Com isso, a FBM é capaz de promover uma série de efeitos terapêuticos como a reabsorção de exsudatos, aumento da síntese e remodelação de colágeno, promoção de neoangiogênese e aumento da microcirculação, diminuindo o tempo de cicatrização de lesões de diversos tecidos, como o ósseo, o muscular, o tendíneo, o cartilaginoso, entre outros.[1]

Cabe enfatizar que a utilização da FBM tem ganhado destaque também na área de saúde estética e dermatologia, atuando de forma a tratar sinais cutâneos relacionados ao envelhecimento, promover o crescimento capilar, melhorar o aspecto de celulites e estrias, entre várias outras aplicações. Dessa forma, a FBM é um recurso ímpar e extremamente importante no arsenal terapêutico dos profissionais envolvidos na promoção da saúde e do bem-estar.[2]

TERAPIA POR FOTOBIOMODULAÇÃO: DEFINIÇÃO E BREVE HISTÓRICO

A terapia por FBM é o termo mais atual em referência à utilização da luz para fins terapêuticos, aplicada em comprimentos de onda do vermelho ao infravermelho, como forma de estimulação tecidual.[3] A FBM abrange a utilização de várias fontes de luz, entre as quais as mais comuns são o LLLT e os LED. A LLLT, ou seja, a amplificação da luz por emissão estimulada de radiação, apresenta características específicas, como a monocromaticidade e a coerência. Por sua vez, os LED são fontes de luz não coerentes e que trabalham com diferentes comprimentos de onda.[1,4]

As primeiras evidências da ação da terapia por FBM nos tecidos vieram dos experimentos desenvolvidos pelo pesquisador húngaro Dr. Endre Mester, na década de 1960, que cunhou o termo "bioestimulação por *laser*" após observar a estimulação do processo de reparo tecidual depois da aplicação de LLLT. Por muitas décadas, acreditou-se que somente a luz *laser* coerente promovia estimulação biológica, mas esse conceito foi modificado e vários trabalhos já demonstraram que a luz não coerente, como as dos LED, também é eficaz para promover a FBM.[1,4] Dessa forma, a FBM tem sido utilizada pelos mais diversos profissionais da saúde como forma de tratamento para diferentes tipos de afecções.

MECANISMOS DE AÇÃO

A FBM tem sido alvo de investigação de muitos grupos de pesquisas em todo o mundo, e já foi evidenciado que essa intervenção terapêutica promove uma série de modificações em nível molecular, celular e tecidual.[5] O processo de FBM inicia-se quando os fótons provenientes da luz são absorvidos por moléculas específicas localizadas nas mitocôndrias, chamados cromóforos. Um dos principais cromóforos a absorverem a luz *laser* são os citocromos C oxidase da unidade IV da cadeia respiratória mitocondrial, que respondem a uma faixa de luz específica dentro do espectro eletromagnético, realizando assim a conversão de energia fotoquímica vindo da FBM em energia química, modificando os componentes da cadeia respiratória e atuando na via metabólica celular. Dessa forma, há alterações do potencial de membrana e do consumo de O_2 e aumento da síntese de óxido nítrico, íons de cálcio e espécies reativas de oxigênio (ERO). O aumento da produção de ERO em um baixo nível produzido pela FBM estimula a síntese de ATP e regula a expressão de proteínas e de DNA e RNA.[1,5] Assim, essas modificações moleculares culminam na formação de novos vasos sanguíneos e consequente aumento do aporte sanguíneo e das taxas de proliferação e atividade celular, o que por sua vez irá resultar nos efeitos terapêuticos promovidos por esse recurso. São reportados na literatura três principais efeitos terapêuticos da FBM:[5,6]

1. **Efeito modulador do processo inflamatório:** a FBM é capaz de diminuir a expressão de citocinas pró-inflamatórias, inibir a emergência de fatores quimiotáticos nas primeiras etapas da lesão, interferir nos efeitos dos mediadores químicos ou superóxidos induzidos pela inflamação e diminuir o volume de exsudado inflamatório. Assim, pode ser observada uma aceleração da resolução da inflamação e consequente otimização do processo de reparo de lesões.
2. **Efeito analgésico:** a FBM age na redução da velocidade de condução nervosa, reduzindo respostas de receptores de dor e induzindo um aumento da velocidade de bloqueio axonal. Dessa forma, pode-se inferir que a FBM atua como fator estabilizador do potencial de membrana em repouso (hiperpolarização), diminuindo a velocidade de transmissão do estímulo doloroso local.
3. **Efeito regenerativo ou aceleração do processo de reparo tecidual:** a FBM estimula a liberação de fatores de crescimento celular, reduz o estresse oxidativo e estimula a proliferação e atividade celular, a formação de novos vasos sanguíneos e a modulação da resposta inflamatória. Todos esses fatores associados culminam no reparo mais rápido de lesões teciduais.[6]

PARÂMETROS E MÉTODOS DE APLICAÇÃO

Parâmetros da irradiação

Antes de aplicarmos a FBM, é necessário conhecer com detalhes a variada e complexa gama de parâmetros, de suma importância para que a melhor resposta biológica seja evocada nos tecidos.[7] A seguir estão descritas as principais variáveis encontradas nos aparelhos disponíveis no mercado. Ressalta-se que alguns aparelhos podem trazer parâmetros fixos (principalmente a potência), bem como oferecer diferentes possibilidades de *lasers* e LED, em diversos comprimentos de ondas e ampla gama de valores de densidade de energia.

- **Comprimento de onda (λ):** distância que separa duas cristas ou dois vales consecutivos de ondas, sendo a unidade o nanômetro (nm). O comprimento de onda determina se o LLLT ou LED é visível (vermelho) ou não visível (infravermelho) ao olho humano. A FBM pode ser utilizada em comprimentos de onda entre 390 e 1.100 nm, na forma contínua e pulsada. Os comprimentos de onda entre 390 e 630 nm (ou vermelhos) interagem melhor com tecidos superficiais (devido à sua pouca capacidade de penetração nos tecidos), sendo mais eficientes para tratar afecções cutâneas e lesões musculares superficiais. Os comprimentos de ondas maiores, entre 690 e 1100 nm (ou infravermelhos), penetram mais profundamente nos tecidos, sendo mais eficazes para o tratamento de afecções de tecidos mais profundos. Em geral, as fontes de LLLT são formadas por gases inertes e diodos semicondutores, como a mistura de hélio e neônio (632 nm), rubi (694 nm), argônio (488 e 514 nm), arsenieto de gálio (GaAs: 904 nm) e arsenieto de gálio e alumínio (GaAlAs: 780 a 870 nm). Os LED são utilizados no comprimento de onda de 400 a 470 nm (LED azul), 470 a 550 nm (LED verde), 630 a 700 nm (LED vermelho) e 700 a 1.200 nm (LED infravermelho).[7]
- **Potência útil (P):** é a energia emitida em 1 segundo e tem como unidade o joule por segundo (watts).

$$P(W) = \frac{E\,(J)}{t\,(s)}$$

- **Densidade de energia (fluência ou dose) (J/cm²):** é a energia total transmitida em determinado período de tempo depositada por unidade de área em centímetros quadrados (cm²). A energia fornecida em joules (J) é calculada mediante a multiplicação da potência de saída em watts (W), pelo tempo de irradiação ou aplicação em segundos (s).

$$Densidade\ de\ energia\ (J/cm^2) = \frac{Potência\ (W)\ x\ tempo\ (s)}{Área\ de\ irradiação\ (cm^2)}$$

Vários autores evidenciaram que a resposta fisiológica é dose-dependente, ou seja, há parâmetros ótimos de irradiação para as diferentes afecções, sendo que a estimulação abaixo do nível ótimo resultará em efeitos reduzidos e a estimulação em níveis acima do indicado poderá resultar em efeitos terapêuticos negativos (lei de Arndt-Schultz). Assim, para a FBM ser efetiva, todos os parâmetros, incluindo a quantidade de energia oferecida, densidade de energia, tempo e frequência de tratamento, entre outras, devem ser considerados e ajustados em uma janela terapêutica adequada de bioestimulação.[1]

- **Tempo de tratamento:** o tempo de tratamento por ponto, na maior parte dos aparelhos disponíveis no mercado, é calculado automaticamente, dependendo da densidade de energia e potência predeterminada.
- **Frequência de tratamento:** a literatura científica não apresenta claras indicações sobre qual é a frequência ideal para o tratamento com a FBM. Alguns autores usam frequência de tratamento diária, outros consideram que as aplicações a cada 2 dias ou 2 vezes por semana têm os melhores resultados.

Formas de aplicação

- **Pontual por contato:** aplicação com contato direto da ponteira do aparelho na pele do paciente/cliente, de forma perpendicular aos pontos a serem tratados (Figura 1).

- **Pontual sem contato:** aplicação sem contato direto da ponteira do aparelho na região do paciente/cliente, de forma perpendicular aos pontos a serem tratados. Essa técnica é utilizada em casos de feridas abertas e queimaduras (região de pele não íntegra) (Figura 1).
- ***Clusters* ou mantas:** aplicação com ou sem contato, através de *clusters*, ou seja, manopla com vários emissores de radiação Laser ou LED.

Se a opção for a aplicação pontual, o número de pontos deve ser definido de acordo com o tamanho da região a ser tratada, de modo a abranger toda a região (demarcação dos pontos com distância de 1 a 2 cm entre eles).

Métodos de aplicação

1. Durante a aplicação da FBM, é necessária a utilização dos óculos de proteção específicos (que em geral acompanham o aparelho), tanto pelo terapeuta quanto pelo cliente/paciente.
2. Preparação da área a ser estimulada: limpar com água e sabão ou álcool e explicar ao paciente/cliente a técnica que será utilizada (além de instruí-lo a não direcionar o olhar para a região que está sendo tratada).
3. Definição dos pontos a serem tratados e ajuste dos parâmetros a serem utilizados.
4. Posicionamento da ponteira ou *cluster* no ponto ou região e início do tratamento: atentar-se aos sinais sonoros emitidos pelo aparelho, indicando o fim do tempo de aplicação naquele ponto específico, e realizar a mudança de ponto.
5. Ao fim do tempo de tratamento, fazer uma inspeção da pele. É importante frisar que reações adversas na pele são extremamente raras, em decorrência da aplicação da FBM atérmica. Pessoas com fototipos III e IV podem eventualmente referir algum tipo de sensação durante a aplicação e dependendo da quantidade de energia. Nesses casos, é indicada a diminuição da dose.

PRECAUÇÕES E CONTRAINDICAÇÕES

A terapia por FBM apresenta um número bastante reduzido de riscos e contraindicações. O maior risco será o dano ocular se o feixe for apontado diretamente aos olhos. Assim, com o intuito de evitar lesões, é preconizado o uso dos óculos de proteção

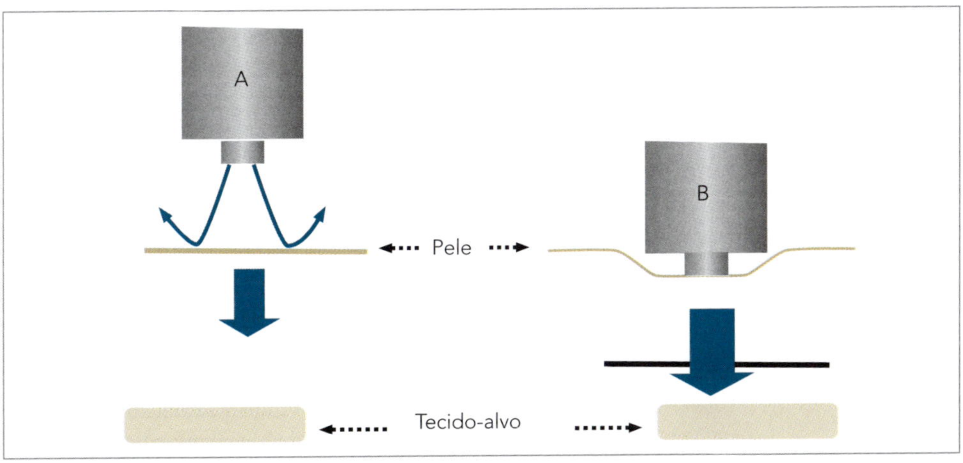

FIGURA 1 Aplicação pontual sem contato e com contato.

(tanto pelo terapeuta quanto pelo paciente) durante toda a aplicação de FBM, e nunca direcionar a ponteira *laser* ou *clusters* para os olhos.

Não existe um consenso na literatura sobre contraindicações à aplicação da FBM. No entanto, de forma geral, não se deve aplicar a FBM sobre o útero gravídico, sobre a pele de pacientes que fazem uso tópico de substâncias fotossensíveis (p. ex.: isotretinoína, ácido retinoico etc.), em áreas de hemorragia e tecidos infectados, em lesões clínicas sem diagnóstico, em tumores na área a ser irradiada, em tatuagens ou micropigmentações e sobre a região da glândula tireoide em pacientes com hipertireoidismo.

INDICAÇÕES DA FOTOBIOMODULAÇÃO NO TRATAMENTO DAS AFECÇÕES CUTÂNEAS E CORPORAIS

Queimaduras e feridas

A pele é o maior órgão do corpo humano e serve principalmente de barreira protetora contra o meio ambiente, sendo considerado essencial para a segurança e manutenção da homeostasia do organismo. O contato constante do TC com o meio externo resulta em maior suscetibilidade ao acometimento de diferentes tipos de lesões, como queimaduras e feridas cutâneas. Queimaduras são consideradas um grande problema de saúde pública em todo o mundo devido à sua grande incidência, causando dor, infecção, destruição tecidual e mesmo morte. As queimaduras ocorrem principalmente pela exposição a agentes químicos, físicos e biológicos.[8] Ainda, o tecido cutâneo é amplamente acometido por feridas, por sua vez relacionadas a diversas etiologias, como traumas, lesões mecânicas, doenças vasculares periféricas, infecciosas ou problemas imunológicos.[8]

Dentro desse contexto, a FBM tem sido amplamente utilizada para acelerar o processo de reparo e regeneração dessas afecções. A FBM atua de forma a estimular a diferenciação e atividade celular, incluindo fibroblastos e mioblastos, além de atuar na formação de novos vasos sanguíneos. De acordo com vários estudos, em modelos de feridas cutâneas em animais, a FBM foi capaz de diminuir o processo inflamatório e a expressão do fator de necrose tumoral alfa e interleucinas-6, aumentar a deposição de colágeno, bem como a neoangiogênese, culminando na aceleração do processo de reparo. Fiorio *et al.*, (2017)[9] utilizando o LLLT 660 nm (30 mW, 72 J/cm^2 e 2 J por ponto), observaram uma aceleração do processo de reparo cutâneo em feridas em modelos experimentais. Em um artigo de revisão sistemática analisando estudos da literatura investigando a ação da FBM em queimaduras, Brasolati *et al.* (2018)[8] afirmam haver fortes evidências científicas que indicam a eficácia da FBM na aceleração do processo de reparo em queimaduras, através do aumento da microcirculação e proliferação celular. No entanto, os autores enfatizam a extrema dificuldade no estabelecimento de protocolos de tratamento devido às divergências entre os parâmetros utilizados pelos diferentes autores (parâmetros variando de 10 a 100 mW de potência, fluência de 1 a 20 J/ cm^2 e energia por ponto de 1,2 a 12,3 J).

Fotobiomodulação para rejuvenescimento

O envelhecimento cutâneo é um evento normal que ocorre durante a vida, relacionado a modificações fisiológicas ligadas à idade, bem como fatores genéticos, hábitos de vida e exposição ao sol.[10] O processo de envelhecimento cutâneo está diretamente ligado à formação de ERO, aumentando a oxidação do metabolismo celular. Há uma significativa contribuição para o envelhecimento à exposição à radiação solar, ambos UVB (290 a 320 nm) e UVA (320 a 400 nm), responsáveis por alterações na epiderme, danos ao DNA de queratinócitos e melanócitos, além da produção de enzimas proteolíticas. Morfologicamente, há uma redução da quantidade de colágeno, bem como desorganização de suas fibras, levando aos sinais característicos como marcas de expressão, alterações de pigmentação, telangiectasias etc.

Várias modalidades terapêuticas têm sido utilizadas para o rejuvenescimento cutâneo facial como ácidos retinoicos, *peelings* químicos e *lasers* ablativos, como o de dióxido de carbono (CO_2). Apesar de extremamente eficazes, esses recursos podem causar dor, necessidade de tratamento intensivo pós-terapia, infecções, queimaduras e outros.[4] Assim, a FBM surgiu como alternativa promissora para promoção do rejuvenescimento facial, principalmente baseado nos efeitos positivos desse recurso no aumento da produção de fatores de crescimento de fibroblastos e aceleração da proliferação de fibroblastos, com aumento da deposição de pró-colágeno e colágeno, aumento da microcirculação e perfusão vascular na pele. Assim, já está estabelecido que a FBM é capaz de promover o fotorrejuvenescimento e melhorar os sinais cutâneos, incluindo rugas e linhas de expressão, relacionados ao envelhecimento.[4]

Estudos *in vitro* demonstraram um aumento da produção de pró-colágeno, colágeno e aumento da proliferação de fibroblastos seguido da irradiação *laser*.[1,4] Estudos clínicos apontam que um aumento da produção de colágeno foi observado após a irradiação com a FBM, no espectro vermelho e infravermelho, melhorando o aspecto da pele, incluindo textura e aparência. De forma similar, a luz LED policromática tem demonstrado efeitos positivos na promoção do fotorrejuvenescimento em estudos clínicos, randomizados e controlados.[11] A FBM (650 nm), utilizada 2 vezes na semana durante 30 semanas, mostrou uma significativa melhora no aspecto da pele (mensurado por autoavaliação), mostrando-se uma técnica segura e efetiva para o rejuvenescimento facial. Assim, o uso da FBM é uma efetiva opção terapêutica para essa aplicação, apresentando segurança e eficácia, principalmente em um tratamento em longo prazo. A variedade de parâmetros e aparelhos disponíveis oferece uma magnitude de opções para atingir os objetivos desejados. Entretanto, esses parâmetros devem ser escolhidos com extrema cautela, para que o melhor resultado possa ser atingido, sempre considerando o fototipo do paciente.[12]

Fotobiomodulação para acne vulgar

A FBM tem sido empregada no tratamento da acne vulgar, principalmente na diminuição da vermelhidão facial, comedões, pápulas e pústulas ligadas à acne. A acne é uma doença inflamatória da unidade pilossebácea, decorrente do aumento da produção de sebo, queratinização exacerbada, inflamação e colonização por bactérias. Dessa forma, a FBM tem um papel importante no manejo dos sintomas e tratamento dessa afecção. Dentro desse contexto, tanto o LED (azul) como o LLLT (vermelho) e/ou a associação de ambos podem ser utilizados para essa aplicabilidade. A bactéria *Propionibacterium* faz a síntese e o armazenamento de porfirinas, que são moléculas fotossensíveis.[13] Com isso, uma vez aplicada nas lesões acneicas, a luz azul (entre 380 e 440 nm) será absorvida pelas bactérias, causando uma reação fotoquímica e culminando na produção de ERO, o que é altamente tóxico para o metabolismo da bactéria, resultando em sua destruição. O *laser* vermelho (630 a 670nm) interfere na secreção de sebo pelas glândulas sebáceas, bem como modula a síntese de citocinas e o processo inflamatório.[12] Szymańska *et al.* (2018)[13] investigaram o efeito da LLLT (785 nm, 80mW/cm^2, 6 sessões) na sintomatologia de mulheres com queixas de acne. Os autores observaram significativa diminuição do número de lesões acneicas e da excreção de sebo após a finalização das sessões de tratamento. De forma similar, muitos estudos demonstraram efeitos positivos da combinação do LED azul e do *laser* vermelho no manejo dos sintomas da acne.

FBM para alopecia

A terapia por FBM tem sido utilizada frequentemente por diversos autores como uma intervenção terapêutica eficaz para a alopecia, especialmente após sua aprovação pelo Food and Drug Administration (FDA) em 2007.[14] Possivelmente, os efeitos positivos da FBM no tratamento de pacientes com alopecia são baseados no aumento dos índices de proliferação dos folículos ativos, prevenção do desenvolvimento do estágio de catágena prematura e extensão da duração da fase anágena (ou seja, fase de crescimento capilar). Várias evidências apontam a eficácia da FBM para o tratamento da alopecia.[14] Por exemplo, Liu *et al.* (2019)[15] realizaram uma metanálise, incluindo 11 estudos clínicos randomizados, em um total de 667 pacientes com alopecia e tratados com FBM. Esse estudo apontou que todos os trabalhos evidenciaram um aumento da densidade capilar, bem como sua espessura, com um mínimo de efeitos colaterais, evidenciando os efeitos benéficos da FBM. Cabe ressaltar que muitos dos estudos usaram um comprimento de onda de 630 a 660 nm. Lanzafame *et al.*[16] avaliaram os efeitos de um dispositivo em forma de capacete emitindo LED, com comprimento de onda de 655 nm em 44 voluntários (homens e mulheres) com queixa de alopecia (255 minutos de tratamento por sessão, a cada 2 dias, por 16 semanas). Foi observado ao fim do período de tratamento um aumento da densidade capilar e da espessura dos fios nos indivíduos tratados.

Há no mercado uma série de diferentes tipos de aparelhos de FBM, que emitem luz *laser* de baixa potência e LED específicos para o tratamento de alopecia (principalmente nos comprimentos de onda vermelho, entre 630 e 660 nm). Esses são comercializados em vários modelos e formatos, como escovas de cabelos que emitem FBM, capacetes ou bonés e aparelhos estacionários. Uma das grandes variações é o número de saídas que emite a FBM em cada um dos diferentes tipos de aparelhos, o que determina a potência total e o tempo de tratamento por sessão. A dosimetria também varia entre os aparelhos, mas geralmente a densidade de energia é de 4 J/cm^2, com tempo de aplicação total por sessão entre 10 e 20 minutos.[17]

Fotobiomodulação na gordura corporal

Alguns estudos têm apontado efeitos benéficos da FBM na diminuição de gordura localizada e de medidas corporais. Assim, devido a esses resultados positivos, o FDA aprovou já há algum tempo essa intervenção para utilização na clínica dermatológica e estética, com o intuito de diminuição de medidas de regiões como coxas, quadril, flancos e braços. Os mecanismos através dos quais a FBM atua nessa redução ainda não são totalmente elucidados, mas alguns autores sugerem que a luz, uma vez aplicada sobre os tecidos, induz a formação transitória de poros nas membranas dos adipócitos, o que culmina na liberação de lipídios no espaço intersticial e alterações no metabolismo dos adipócitos em decorrência da redução do estresse oxidativo.[18] Neira *et al.* (2002),[19] em um trabalho pioneiro, investigaram os efeitos da FBM (635 nm, com 10 mW por 6 minutos) na irradiação de amostras de tecido adiposo humano retirado de cirurgia de lipoaspiração. Por meio de análises específicas de microscopia eletrônica e de varredura, foi possível observar que no tecido irradiado houve liberação de lipídios dos adipócitos (fenômeno não observado no grupo controle não irradiado). Alguns trabalhos apontam a capacidade da

FBM de converter tecido adiposo branco em marrom, sugerindo que um maior número de adipócitos marrons culminaria em aumento do processo de gasto energético do organismo e auxiliaria na redução do peso corporal, diminuindo o contorno corporal. Em um trabalho clínico, Roche *et al.* (2017)[18] observaram redução significativa de medidas de circunferências abdominais em voluntários obesos após o tratamento com FBM, por 30 minutos, 3 vezes por semana, por 4 semanas. Esses autores também evidenciaram a ausência de efeitos adversos após FBM para essa finalidade.

Fotobiomodulação para lipodistrofia ginoide

A lipodistrofia ginoide é mais conhecida como celulite, ou seja, o acúmulo de gordura embaixo do tecido cutâneo, caracterizado pelo aspecto ondulado da pele, tipo "casca de laranja", em algumas áreas do corpo. Seu aparecimento está ligado a variáveis como fator hereditário, problemas circulatórios, alterações hormonais e estilo de vida. A FBM também tem apresentado efeitos benéficos para amenizar alguns dos sinais e sintomas da celulite devido a seus efeitos na melhoria da irrigação sanguínea e microcirculação, estimulação da maior deposição de colágeno e redução da gordura.[19] Em um estudo realizado com 83 pacientes, com diagnóstico de celulite com grau moderado, foi observada uma melhora do aspecto, com redução de medidas após o tratamento com FBM (LLLT com comprimentos de onda de 650 e 915 nm) associado a massagem (diminuição de 71% da redução da circunferência da região de coxas dos pacientes tratados).[20]

PROTOCOLOS DE UTILIZAÇÃO E SUGESTÕES DE APLICAÇÃO E TRATAMENTO

Queimaduras e feridas

- **Sugestão de aplicação:** aplicação pontual por contato, 1 cm de distância da borda da lesão cutânea, com distância também de 1 cm entre os pontos (Figura 2).

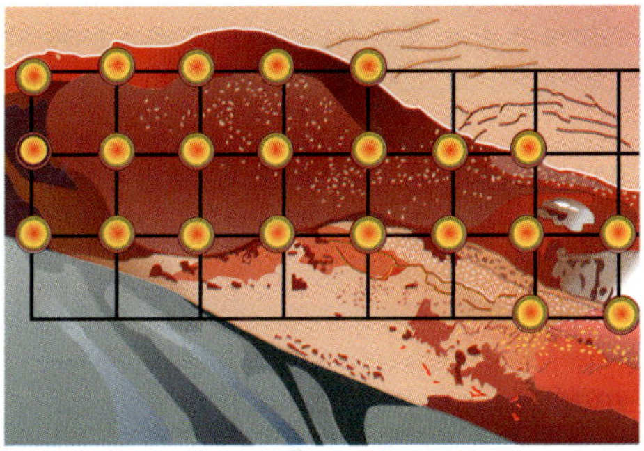

FIGURA 2 Pontos de aplicação da fotobiomodulação pontual para tratamento de feridas cutâneas.

Fotobiomodulação para rejuvenescimento facial

- **Sugestão de aplicação:** divisão da região da face em hemifaces e definição do nú-

TABELA 1 Parâmetros para o tratamento de queimaduras e feridas

Comprimento de onda	Técnica	Densidade de energia	Potência	Tempo de aplicação	Número de sessões
LLLT (660 a 670 nm)[8]	Pontual por contato (borda da lesão)	5 a 20 J/cm²	30 mW	*	Até o fechamento da lesão
LED (590 a 670 nm)[21]	Região da lesão	5 a 20 J/cm²	30 mW	10 minutos	Até o fechamento da lesão

* Calculado pelo aparelho de acordo com a potência utilizada.

mero de pontos dependendo do tamanho da área a ser tratada. No caso da técnica pontual por contato, sugere-se distância de 1 a 2 cm por ponto e, no caso do uso de *clusters*, sugere-se realizar somente uma aplicação por região (de modo a abordar toda a região) (Figura 3).

Fotobiomodulação para acne vulgar

- **Sugestão de aplicação:** divisão da região da face em áreas e uso da técnica pontual por contato. A aplicação deve ser feita na região de cada uma das lesões acneicas. No caso do uso de *clusters*, realizar somente uma aplicação por região (Figura 4).

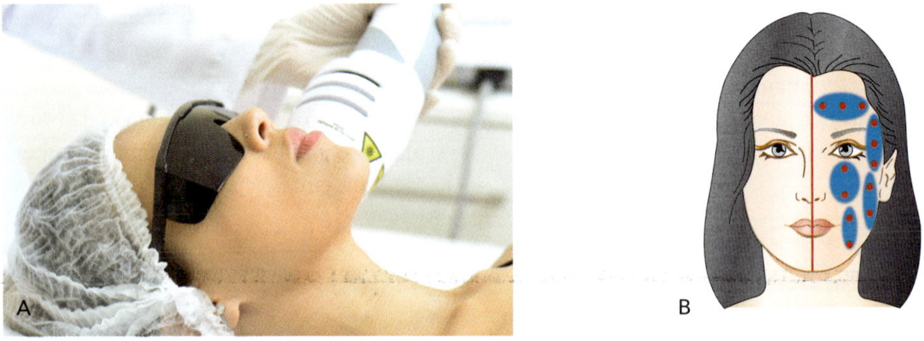

FIGURA 3 Aplicação da fotobiomodulação para rejuvenescimento facial: (A) utilização de *clusters*; (B) sugestão de definição de pontos de aplicação.
Fonte: (A) cortesia da Ibramed® (Amparo, São Paulo, Brasil).

TABELA 2 Sugestão de parâmetros para o tratamento de rejuvenescimento facial com FBM

Comprimento de onda	Técnica	Densidade de energia	Potência	Tempo de aplicação	Número de sessões
LLLT vermelho (660 a 670 nm)[13]	Pontual por contato (borda da lesão)	20 J/cm²	30 mW	*	Mínimo de 10 sessões (2 vezes/semana)
LED (630 a 830 nm)[22]	Região da lesão	60 a 120 J/cm²	20 a 30 mW	20 minutos	Mínimo de 10 sessões

* Calculado pelo aparelho com base na potência utilizada.

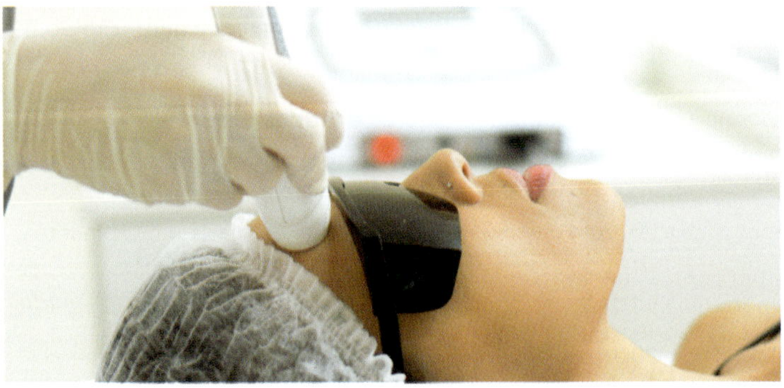

FIGURA 4 Aplicação da fotobiomodulação para tratamento de acne vulgar.
Fonte: cortesia da Ibramed® (Amparo, São Paulo, Brasil).

TABELA 3 Sugestão de parâmetros para o tratamento de acne vulgaris com FBM

Comprimento de onda	Técnica	Densidade de energia	Potência	Tempo de aplicação	Número de sessões
LED azul (420 nm)	Pontual sem contato	5 a 20 J/cm^2	30 mW	15 a 20 minutos	4 a 10 (2 vezes/ semana)
LLLT vermelho (660 a 670 nm)[23,24]	Pontual por contato	10 a 15 J/ cm^2	30 mW	*	4 a 10 (2 vezes/ semana)

* Calculado pelo aparelho. Observação: iniciar o tratamento com o LED azul seguindo com o *laser* vermelho.

Fotobiomodulação para alopecia

- **Sugestão de aplicação:** divisão da região a ser tratada em áreas e definição do número de pontos, dependendo do tamanho da área a ser tratada. Há vários dispositivos no mercado, principalmente LED, para o tratamento de alopecia em forma de capacetes e bonés, além de *clusters*.

Fotobiomodulação na gordura corporal

- **Sugestão de aplicação:** divisão da região a ser tratada em áreas e definição do número de pontos dependendo do tamanho da área a ser tratada (técnica pontual por contato). No caso do uso de *clusters*, fazer somente uma aplicação por região (Figura 5).

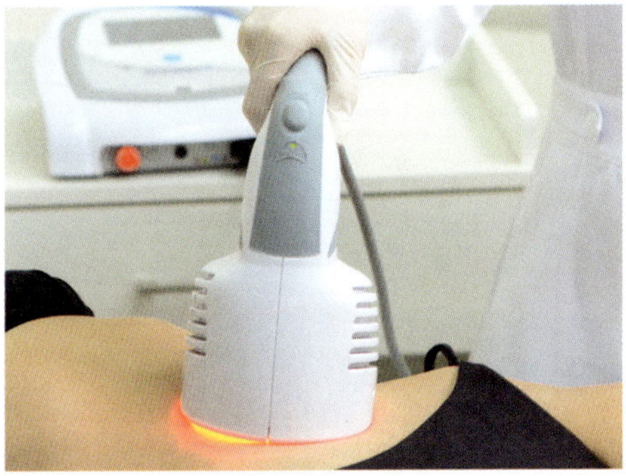

FIGURA 5 Exemplos de dispositivos para aplicação de fotobiomodulação para o tratamento de gordura corporal.
Fonte: cortesia da Ibramed® (Amparo, São Paulo, Brasil).

TABELA 4 Sugestão de parâmetros para o tratamento de alopécia com FBM

Comprimento de onda	Técnica	Densidade de energia	Potência	Tempo de aplicação	Duração do tratamento
LLLT (670nm)[15]	Pontual	2 a 4 J/cm^2 por ponto	30 mW	*	Mínimo de 4 meses (2 a 3 vezes/semana)
LED (650 a 670 nm)[18]	Pontual ou *cluster*	40 a 60 J/cm^2	5 mW	15 a 30 minutos	Mínimo de 4 meses (2 a 3 vezes/semana)

* Dependente do número de pontos.

TABELA 5 Sugestão de parâmetros para o tratamento de gordura corporal com FBM

Comprimento de onda	Técnica	Densidade de energia	Potência	Tempo de aplicação	Número de sessões	Duração do tratamento
LLLT (650 a 670 nm)[25]	Aplicação por *clusters* no local a ser tratado	4 a 10 J/cm^2	5 mW	20 a 30 minutos	2 a 3 vezes/ semana	4 sessões

Fotobiomodulação para lipodistrofia ginoide

- **Sugestão de aplicação:** divisão da região em áreas e definição do número de pontos dependendo do tamanho da área a ser tratada. Na técnica pontual por contato, a aplicação deve ser feita na região de cada uma das lesões acneicas. No caso do uso de *clusters*, fazer apenas uma aplicação por região (Figura 6).

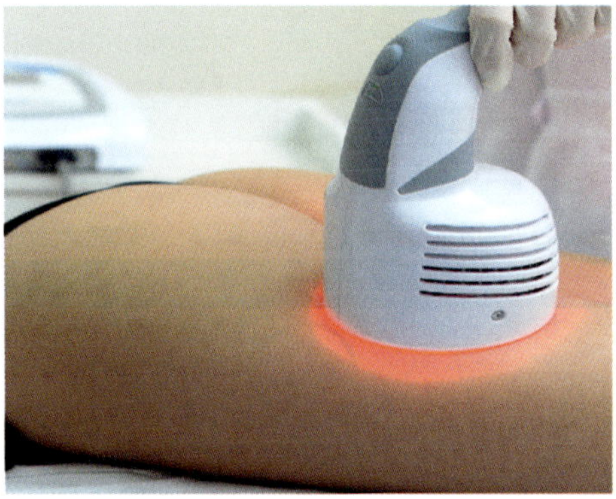

FIGURA 6 Exemplos de dispositivos para aplicação de fotobiomodulação para o tratamento da lipodistrofia ginoide.
Fonte: cortesia da Ibramed® (Amparo, São Paulo, Brasil).

CONCLUSÃO

A terapia por FBM tem sido cada vez mais utilizada como modalidade terapêutica para o tratamento de uma série de condições estéticas. Uma das mais frequentes aplicações está ligada ao rejuvenescimento facial. Mais recentemente, outras utilizações têm sido introduzidas, como para alopecia, gordura localizada e celulite. Uma das grandes vantagens da terapia por FBM é que essa é uma técnica não invasiva e extremamente eficiente que apresenta riscos reduzidos e tem custo-benefício bastante atraente. Com o crescimento da aceitação da utilização dessa técnica, pode-se concluir que a FBM vai crescer cada vez mais e se consolidar como modalidade terapêutica cada vez mais difundida na área de dermatologia e estética.

CASOS CLÍNICOS

1. Indivíduo de 63 anos procura a clínica queixando-se da presença de rugas acentuadas na região da face (testa e olhos). Trace um protocolo de tratamento com fotobiomodulação para intervenção na queixa desse cliente. Conduta terapêutica:

- Objetivo do tratamento: estimulação da atividade celular dos fibroblastos para que haja maior deposição de colágeno, com amenização das rugas e linhas de expressão. Dessa forma, deve-se, após a avaliação, fazer a divisão da face em regiões e determinar o número de pontos a serem tratados com a FBM. Em seguida, determinam-se os parâmetros de aplicação com a FBM.
- Número de pontos: de acordo com a região a ser tratada (o número de pontos é escolhido de modo a abranger toda a região que necessita ser tratada, obedecendo à distância de 1 a 1,5 cm por ponto).

TABELA 6 Sugestão de parâmetros para o tratamento de lipodistrofia ginoide com FBM

Comprimento de onda	Técnica	Densidade de energia	Potência	Tempo de aplicação	Número de sessões	Duração do tratamento
LLLT (630 a 670 nm)[26]	Aplicação por *clusters* no local a ser tratado (coxas, abdome, flancos)	4 a 10 J/cm^2	5 mW	15 minutos	2 a 3 vezes/semana	4 a 8 sessões

- Parâmetros: LLLT vermelho, com comprimento de onda de 660 nm, dose ou fluência de 20 J/cm² e potência de 30 mW, 10 sessões, 2 vezes/semana.

2. Indivíduo do sexo masculino, de 13 anos, com queixa de lesões acneicas grau II em toda a face há 2 anos. Na avaliação, foram observadas lesões inflamadas e presença de pústulas. Trace um protocolo de tratamento com fotobiomodulação para intervenção na queixa desse cliente. Conduta terapêutica:

- Objetivo do tratamento: modulação do processo inflamatório relacionado às lesões acneicas, efeitos antibactericida e cicatrizante. Após a avaliação do cliente, deve-se higienizar a face e, em seguida, aplicar o LED azul, com comprimento de onda de 420 nm, fluência de 5 a 20 J/cm², 30 mW de potência, por 15 minutos, em toda a região acometida. Em seguida, aplica-se o LLLT vermelho, 660 nm, 15 J/cm², 30 mW, de forma pontual na região de cada lesão acneica. O tratamento deve ser realizado por 4 a 10 sessões, 2 vezes/semana.
- Número de pontos: de acordo com a região a ser tratada (o número de pontos é escolhido de modo a abranger toda a região que necessita ser tratada, obedecendo à distância de 1 a 1,5 cm por ponto).

REFERÊNCIAS BIBLIOGRÁFICAS

1. Hamblin MR. Photobiomodulation or low-level laser therapy. J Biophotonics. 2016;9(11-12):1122-4.
2. Dompe C, Moncrieff L, Matys J, Grzech-Leśniak K, Kocherova I, Bryja A, et al. Photobiomodulation-Underlying Mechanism and Clinical Applications. J Clin Med. 2020;9(6):1724.
3. Heiskanen V, Hamblin MR. Photobiomodulation: lasers vs. light emitting diodes? Photochem Photobiol Sci. 2018;17(8):1003-17.
4. De Cordova J. Role of Photo-Biomodulation Therapy in Facial Rejuvenation and Facial Plastic Surgery. Facial Plast Surg. 2021;37(2):267-73.
5. Karu TI, Kolyakov SF. Exact action spectra for cellular responses relevant to phototherapy. Photomed Laser Surg. 2005;23(4):355-61.
6. Leyane TS, Jere SW, Houreld NN. Cellular Signalling and Photobiomodulation in Chronic Wound Repair. Int J Mol Sci. 2021;22(20):11223.
7. Zein R, Selting W, Hamblin MR Review of light parameters and photobiomodulation efficacy: dive into complexity. J Biomed Opt. 2018;23(12):1-17.
8. Brassolatti P, Andrade AL, Bossini P, Parizotto P. Evaluation of the low-level laser therapy application parameters for skin burn treatment in experimental model: a systematic review. Lasers Med Sci. 2018;33(5):1159-69.
9. Fiorio FB, Santos SA, Rambo CSM, Dalbosco CG, Serra AJ, Melo BL, et al. Photobiomodulation therapy action in wound repair skin induced in aged rats old: time course of biomarkers inflammatory and repair. Lasers Med Sci. 2017;32(8):1769-82.
10. Shanina N, Patrushev AP, Zorman A. Histological and immunohistochemical changes in facial skin treated with combined ablative and non-ablative laser therapy. J Cosmet Dermatol. 2021;20(11):3509-16.
11. Wunsch A, Matuschka K. A controlled trial to determine the efficacy of red and near-infrared light treatment in patient satisfaction, reduction of fine lines, wrinkles, skin roughness, and intradermal collagen density increase. Photomed Laser Surg. 2014;32(2):93-100.
12. Houreld NN. The use of lasers and light sources in skin rejuvenation. Clin Dermatol. 2019;37(4):358-64.
13. Szymańska A, Budzisz E, Erkiert-Polguj A. The Anti-Acne Effect of Near-Infrared Low-Level Laser Therapy. Clin Cosmet Investig Dermatol. 2021;14:1045-51.
14. Gupta A, Bamimore M. Factors influencing the effect of photobiomodulation in the treatment of androgenetic alopecia: a systematic review and analyses of summary-level data. Dermatol Ther. 2020;33(6):e14191.
15. Liu KH, Liu D, Chen YT, Chin SY. Comparative effectiveness of low-level laser therapy for adult androgenic alopecia: a system review and meta-analysis of randomized controlled trials. Lasers Med Sci. 2019;34(6):1063-9.
16. Lanzafame RJ, Blanche RR, Chiacchierini RP, Kazmirek ER, Sklar JA. The growth of human scalp hair in females using visible red light laser and LED sources. Lasers Surg Med. 2014;46(8):601-7.
17. Hamblin MR. Photobiomodulation for the management of alopecia: mechanisms of action, patient selection and perspectives. Clin Cosmet Investig Dermatol. 2019;12:669-78.

18. Roche DO, Shanks S, Jackson R, Holsey L. Low-Level Laser Therapy for Reducing the Hip, Waist, and Upper Abdomen Circumference of Individuals with Obesity. Photomed Laser Surg, 2017;35(3):142-9.
19. Neira R, Ortiz-Neira C. Low-level laser-assisted liposculpture: clinical report of 700 cases. Aesthet Surg J. 2002;22(5):451-5.
20. Gold M, Khatri K, Weiss R, Fournier N. Reduction in thigh circumference and improvement in the appearance of cellulite with dual-wavelength, low-level laser energy and massage. J Cosmet Laser Ther. 2011;13(1):13-20.
21. de Oliveira RA, Boson LLB, Portela SMM, Filho ALMM, de Oliveira Santiago D. Low-intensity LED therapy (658 nm) on burn healing: a series of cases. Lasers Med Sci. 2018;33(4):729-35.
22. Avci P, Gupta A, Sadasivam M, Vecchio D, Pam Z, Pam N, et al. Low-level laser (light) therapy (LLLT) in skin: stimulating, healing, restoring. Semin Cutan Med Surg. 2013;32(1):41-52.
23. World Association for Photobiomodulation Therapy (WALT). [acesso em maio de 2022]. Disponível em: https://waltpbm.org/
24. Aziz-Jalali M, Tabaie SM, Djavid G. Comparison of Red and Infrared Low-level Laser Therapy in the Treatment of Acne Vulgaris. Indian J Dermatol. 2012;57(2):128-30.
25. Caruso-Davis M, Guillot T, Mashtalir N, Dhurandhar N, Dubuisson O, et al. Efficacy of low-level laser therapy for body contouring and spot fat reduction. Randomized Controlled Trial. Obes Surg. 2011;21(6):722-9.
26. Jackson RF, Stern FA, Neira R, Ortiz-Neira CL. Maloney J. Application of low-level laser therapy for noninvasive body contouring. Lasers Surg Med. 2012;44(3):211-7.

8

Luz intensa pulsada (LIP)

Ana Laura Martins de Andrade
Érika Patrícia Rampazo da Silva

INTRODUÇÃO

De modo geral, a luz intensa pulsada (LIP) é definida como a aplicação de um *flash* de alta intensidade, contendo um gás nobre chamado xenônio, que emite uma radiação óptica filtrada e guiada habitualmente por um cristal de quartzo ou safira. Caracterizada como não coerente e policromática, a LIP pode ser usada com vários filtros de corte e em vários comprimentos de onda que, por sua vez, são absorvidos por cromóforos específicos, promovendo a fototermólise seletiva. Com base nesses efeitos, a LIP pode ser amplamente utilizada no tratamento de uma série de afecções encontradas na prática clínica da área de saúde estética. Entre elas, podem ser citadas as discromias, lesões vasculares como telangiectasias, rosáceas, para fotorrejuvenescimento e epilação. Apesar de muito difundida na prática, muitos profissionais ainda desconhecem os mecanismos de ação e as formas corretas de aplicação da LIP. Sendo assim, neste capítulo, serão abordados os mecanismos de ação, as principais indicações, contraindicações e parâmetros da LIP, fornecendo subsídios para que o profissional utilize esse recurso de forma segura e eficaz.

DEFINIÇÕES E HISTÓRICO

Os estudos investigando os efeitos da luz como recurso terapêutico têm sido desenvolvidos há muitos anos, e sua aplicabilidade clínica na área de saúde estética tem sido cada vez mais evidenciada. De maneira geral, a utilização da luz nessa área é dividida em dois grupos:

- De um lado, a utilização de luzes LED ou *lasers* de baixa intensidade, cujo mecanismo de ação, quando aplicado de forma terapêutica, relaciona-se com a fotobiomodulação, sendo o citocromo C oxidase o cromóforo mitocondrial responsável pela absorção da energia luminosa, com desencadeamento de uma série de reações biológicas, levando o efeito de bioestimulação.[1]
- Do outro lado, temos a categoria da luz, que por possuir intensidades mais altas promove o mecanismo denominado fototermólise seletiva, contexto em que se destaca a LIP.

Os primeiros trabalhos envolvendo a LIP foram apresentados em 1993 por Goldman, no 6º Congresso Anual da American College of Phlebology, intitulado *Clinical and Histologic Evaluation of the ESC Vascular Lesion, Pulsed Light Source on the Dorsal Marginal Rabbit Ear Vein*, publicado em 1996.[2] As pesquisas de Goldman já haviam sido iniciadas há vários anos envolvendo o emprego da luz com mecanismos de fototermólise.[2]

De maneira geral, a LIP é definida como um *flash* de alta intensidade contendo um gás nobre chamado xenônio e que emite uma radiação óptica filtrada e guiada habitualmente por um cristal de quartzo ou safira. Caracterizada como não coerente e policromática, pode ser utilizada em vários comprimentos de onda, o que permite sua absorção por cromóforos específicos, obtendo-se o mecanismo de fototermólise seletiva. O espectro de emissão da LIP varia de 500 a 1.300 nm, porém para aplicabilidade clínica se restringe aos comprimentos de onda visíveis. Com a ajuda de filtros de corte conversíveis, a LIP pode ser facilmente adaptadas à faixa de comprimento de onda desejada.[3] Embora a maioria dos dispositivos realizem o disparo em um único pulso, existem equipamentos que possibilitam disparos múltiplos e, em alguns deles, é possível ainda variar a duração do pulso, a fluência ou ambos.[4]

MECANISMOS DE AÇÃO E PARÂMETROS

O mecanismo de fototermólise na LIP é descrito como a absorção de fótons por cromóforos endógenos ou exógenos específicos. Essa energia é transformada em calor, promovendo a destruição da estrutura-alvo e mantendo as estruturas adjacentes íntegras, ou seja, nenhum dano é causado ao redor.[3]

Devido à utilização de filtro de cortes, que por sua vez atua com o objetivo de bloquear os comprimentos de onda mais curtos que o filtro escolhido, a LIP age em diferentes cromóforos. A utilização desses filtros dá maior versatilidade a esse recurso, uma vez que um mesmo aparelho pode ser empregado para o tratamento de diversas afecções estéticas. Na maior parte dos aparelhos disponíveis no mercado, esses filtros podem variar de 430 a 755 nm,[4] e os principais cromóforos estimulados nesses comprimentos de onda são hemoglobina, melanina e água.[5]

Sabe-se que cada estrutura responde melhor a uma faixa do comprimento de onda, uma vez que os picos de absorção de cada uma delas são diferentes, como descrito a seguir (Figura 1). Como exemplo, pode ser observado na figura que, para a hemoglobina, os picos de absorção variam de 418 a 577 nm.[6] Já para a melanina, os picos de absorção variam de 590 a 900 nm.[7]

Além disso, os principais parâmetros da LIP que devem ser considerados antes de iniciar a terapia são:

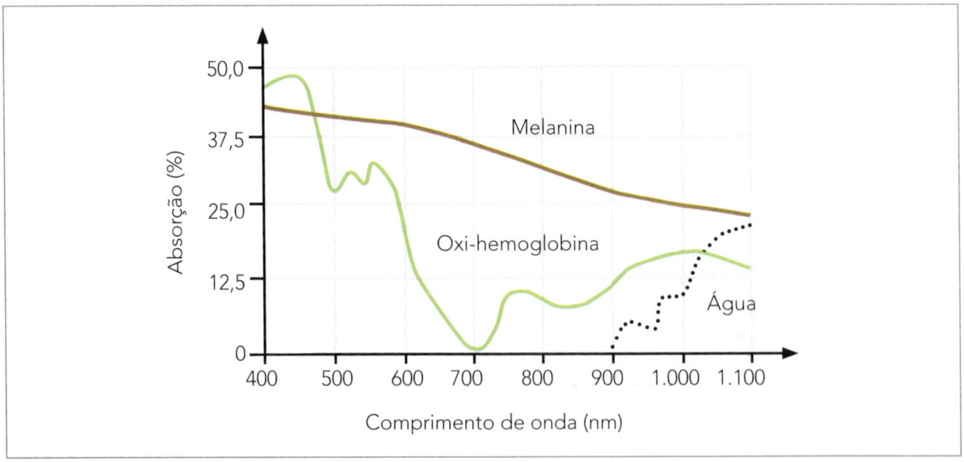

FIGURA 1 Picos de absorção.
Fonte: adaptada de Macedo FS; Monteiro E, 2015.[8]

- **Fluência (J/cm²):** é a quantidade de energia (J) liberada sobre uma área. Quanto maior for a fluência utilizada, em um aplicador de mesmo tamanho, maior será a energia depositada e, consequentemente, maior a temperatura no tecido.[3]
- **Filtro de corte:** deverá ser selecionado de acordo com a profundidade e a estrutura que se pretende atingir, e ele irá bloquear a passagem de luz com comprimento de onda inferior.[3] Em um artigo de revisão de literatura[9] sobre a eficácia da utilização de LIP em diferentes afecções dermatológicas, os autores recomendam que o filtro de corte indicado para cada afecção seja:
  - Acne: 410 nm.
  - Lesões pigmentares: 530 nm.
  - Fotorrejuvenescimento: 560 nm.
  - Lesões vasculares: 585 nm.
  - Fotoepilação em peles de fototipos baixos: 640 nm.
  - Fotoepilação em peles de fototipos altos: 690 nm.
- **Duração do pulso:** é o tempo que leva para a energia ser emitida. Geralmente pode ser ajustada na faixa de 2 a 200 ms com pulsos únicos ou múltiplos.[3]
- **Período entre os disparos.**[3]

A utilização da LIP como recurso terapêutico sofre influências tanto de fatores de parâmetros de tratamento, listados anteriormente, como de fatores externos, característicos dos pacientes. Os principais fatores externos, descritos por Babilas *et al.* (2020),[3] encontram-se listados a seguir:

- Temperatura e espessura da pele:
  - Temperatura da pele elevada e tecidos mais finos são mais sensíveis à LIP.
- Fototipo da pele:
  - A classificação do fototipo segue a escala desenvolvida por Fitzpatrick, que avalia a intensidade com que a pele pode se queimar e se bronzear, podendo ser classificada de I a VI, em que fototipos mais baixos são referentes à pele menos pigmentada, mais clara, enquanto os mais altos são caracterizados por indivíduos com a pele bastante pigmentada. Muitas das terapias realizadas com esse recurso são contraindicadas a pessoas com fototipos de pele V e VI.
- Quantidade, espessura e coloração dos pelos:
  - Pelos mais finos e mais claros apresentam maior resistência para os efeitos da fototermólise seletiva e precisam receber maior energia para conseguir um bom resultado.
- Presença de glândulas sebáceas:
  - A aplicação de fontes de calor pode acentuar a produção do sebo.
- Bronzeamento da pele:
  - O indivíduo com a pele bronzeada, devido à exposição ao sol prologada, apresenta maior sensibilidade devido ao aquecimento.
- Tatuagens no local de aplicação:
  - Em locais onde há utilização de pigmentos como tatuagens e micropigmentação, não se pode aplicar a LIP, sendo necessária a proteção da área com tinta para pele branca.

INDICAÇÕES

A LIP pode ser empregada para diversas afecções amplamente encontradas na prática clínica da saúde estética, sendo seu uso embasado por uma série de estudos científicos. Wat *et al.* (2014)[4] publicaram uma revisão sistemática, com o objetivo de fornecer recomendações baseadas em evidências para aplicação de LIP em disfunções dermatológicas. Cento e vinte e sete estudos foram incluídos e categorizados conforme a disfunção, sendo eles lesões inflamatórias, vasculares, pigmentares, lesões malignas ou pré-malignas, cicatriz e verrugas. De acordo com os achados, foi encontrado alto nível de evidência científica para o uso da LIP no tratamento de acne vulgar, melasma e telangiectasia. Para doença lentiginosa, hiperplasia das glândulas sebáceas, queratoses actínicas, rosácea e malformações capilares, foi encontrado moderado nível de evidência. Em outras disfunções, como carcinoma basocelular superficial, cicatrizes hipertróficas, doença de Bowen, hemangioma infantil, malformações venosas e poiquilodermia de Civatte, foi encontrado nível de evidência fraca, muito fraca ou inconclusiva. Os autores concluíram que há evidências que suportam a aplicação da LIP em diversos distúrbios cutâneos, podendo ser utilizada em conjunto com terapias tradicionais ou de forma isolada, conforme a lesão.

LESÕES INFLAMATÓRIAS

Acne

A acne é considerada a afecção estética que ocorre com maior frequência na adolescência. O uso da LIP para o tratamento dessa afecção é indicado, pois a energia luminosa emitida por esse dispositivo é absorvida pela bactéria que leva à formação da acne, ocasionando a sua inativação.[10,11] Em um estudo[12] realizado em pacientes com idade entre 14 e 30 anos com acne papulopustulosa moderada, a LIP demonstrou excelente resultado para o tratamento dessa afecção. No referido estudo, os autores utilizaram no dispositivo um filtro de corte de 400 nm, com fluência de 8 a 9 J/cm^2 no modo de pulso único e com duração de 30 ms. Foram realizadas quatro sessões com uma única passada por sessão e intervalo de 2 semanas entre elas. Ao final do tratamento, 95% dos pacientes apresentaram redução na taxa de lesões sem apresentarem efeitos colaterais.[12]

Rosácea

A rosácea é uma doença inflamatória crônica comum, caracterizada por eritema, telangiectasia, pápulas e pústulas na face.[6] Uma revisão sistemática e metanálises comparou a eficácia entre o *laser* de corante pulsado (*pulsed dye laser*) e a LIP na melhora do eritema facial em pacientes com rosácea. Quatro ensaios controlados randomizados foram incluídos na análise qualitativa e três desses estudos na metanálise. Nenhum deles apresentou alto risco de viés. Os parâmetros utilizados nos estudos foram: 555 e 560 nm de comprimento de onda, a fluência variou de 4 a 25 J/cm^2, e a duração do pulso foi de 1,5 a 30 ms. O número de sessões variou de 2 a 4, com um intervalo médio de 30 dias entre elas. De acordo com os achados da metanálise, não foi observada diferença entre os recursos. Sendo assim, os autores concluíram que tanto o *laser* de corante pulsado como a LIP possuem eficácia semelhante na redução do eritema facial de rosácea.[6]

LESÕES VASCULARES

No tratamento dessas afecções, a LIP tem como alvo a oxiemoglobina, presente em lesões de coloração vermelha.[7] A energia absorvida por esses cromóforos causará o aquecimento no interior dos vasos, levando à coagulação da estrutura e posterior substituição por material fibroso. A eficácia e os efeitos colaterais do uso da LIP foram analisados no tratamento de pacientes com manchas vinho-do-porto, uma telangiectasia. Para o tratamento, os autores utilizaram a LIP com o filtro de corte de 555-950 nm, com duração de pulso de 10-30 milissegundos e fluência de 10-26 J/cm^2. Dois meses após o último tratamento, 43% dos pacientes tratados com LIP obtiveram mais do que 50% de redução no número de lesão e apresentaram, como raros efeitos colaterais, eritema e edema. Nenhuma cicatriz ou alterações pigmentares foi observada.[13]

FOTOEPILAÇÃO

A utilização da LIP para a fotoepilação visa atingir a melanina presente na raiz do pelo, localizada na derme profunda, e causar um dano térmico nessa estrutura. Pelos mais escuros e de maior diâmetro tendem a absorver mais energia e respondem melhor à fotoepilação com LIP do que pelos finos e claros.[7] Um estudo realizado comparando a eficácia e segurança do tratamento com *laser* de diodo e LIP para a epilação concluiu que ambos os recursos foram eficazes e seguros para tal desfecho. Nesse estudo os autores utilizaram LIP com filtro de corte de 600 nm, fluência entre 13,3 e 15,4 J/cm^2 e duração de pulso de 20 ms. Embora a maior redução no número de pelos tenha sido alcançada com o *laser* de diodo, a LIP também mostrou diminuição do número de pelos e menor desconforto durante os tratamentos.[14] Ainda, uma redução mais eficaz na quantidade de pelos é alcançada quando os folículos pilosos se encontram na fase anágena, por isso se recomendam intervalos de 4 semanas entre os tratamentos com LIP – em média, esse é o tempo necessário para que os pelos entrem nessa fase.[15]

REJUVENESCIMENTO FACIAL

O uso da LIP para o fotorrejuvenescimento facial é um tratamento não ablativo, que ocasiona uma lesão térmica reversível do colágeno, devido à penetração da luz na derme e ao aquecimento direto das estruturas dessa região, sem agredir a epiderme. Desse modo, ocorre a contração das fibras de colágeno e a sua remodelação após o período inflamatório.[16] Sales *et al.* (2021)[17] realizaram uma revisão sistemática com o objetivo de avaliar a LIP no rejuvenescimento cutâneo avaliado por fotografias digitais e autorrelato de eficácia do tratamento. Foram incluídos 16 estudos (637 participantes, 21 a 80 anos de idade, fototipos de pele de I a IV, de acordo com a escala de Fitzpatrick). A maioria dos estudos mostrou a eficácia do tratamento com a LIP em eritema, escore de fotoenvelhecimento, hiperpigmentação, lentigo, poros, rítides, rugas, telangiectasias e textura. Alguns estudos mostraram a eficácia da LIP isolada comparada a outra intervenção, e em outros estudos ela produziu um efeito adicional ao tratamento. Sendo assim, os autores concluíram que a LIP pode ser considerada tratamento eficaz para o rejuvenescimento cutâneo, no entanto não há um consenso com relação aos parâmetros a serem utilizados, e futuros estudos com alta qualidade metodológica são necessários.[17] A descrição de recentes ensaios clínicos que investigaram a eficácia da LIP em indivíduos com disfunções dermatológicas encontra-se no Quadro 1.

REAÇÕES ADVERSAS E CONTRAINDICAÇÕES

Segundo Santos *et al.* (2012),[16] não existe na literatura registro de reações adversas muito severas após o uso da LIP. No entanto, seu uso pode culminar no aparecimento de:

- Episódios de dor, que depende da sensibilidade individual.
- Eritema e edema, que regridem em poucas horas.
- Bolhas, crostas, erosões e foliculites, que raramente ocorrem.
- Hipopigmentação, mais comum em pacientes bronzeados ou de pele morena.
- Hipercromia, que pode acontecer em poucos casos, sendo também reversível em 1 a 2 meses.

Alguns cuidados devem ser levados em consideração ao utilizar esse recurso, estando os principais descritos a seguir:[6,22]

- **Exposição ao sol**: deve-se evitar a exposição direta ao sol (durante e até 8 semanas após o tratamento) e usar diariamente filtro solar. A pele mais sensível e bronzeada pode levar ao risco de queimaduras; o ideal é realizar o tratamento no inverno.
- **Pele mulata ou negra**: a maior presença de melanina na pele pode levar ao risco de queimadura.

QUADRO 1 Ensaios clínicos sobre a luz intensa pulsada no tratamento de acne vulgar, fotoepilação e cicatriz

Autor e ano	Grupos (número de participantes)	Parâmetros da LIP				Sessões	Efeito da LIP
		λ (nm)	Fluência (J/cm^2)	Duração do pulso (ms)	Área do ponto (mm x mm)		
Acne vulgar							
Li, 2020[18]	LIP + isotretinoína (24) x isotretinoína (23)	420	10-15	30 ou 40	10 x 20	8 (2 x/ sem)	Positivo. Melhora do grau da acne, número total de lesões e lesões inflamatórias
Piccolo, 2022[12]	LIP (50)	400	8-9	30	NR	4 (2x/ mês)	Positivo. A LIP foi eficaz para o tratamento de acne severa no peito e nas costas em 85% dos pacientes tratados
Fotoepilação							
Klein, 2013[14]	LIP x diodo *lasers* (30 indivíduos receberam 1 recurso em cada axila)	600-950	13,3-15,4	20	10 x 48	6 (1 x/ mês)	O *laser* foi mais efetivo e rápido para remoção de pelos axilares, no entanto foi mais doloroso
Bibilash, 2017[19]	LIP (31) x Nd:YAG *laser* (39)	650-950	3,5-4,5	25-45	4,6 cm^2	5 (1 x/ mês)	Ambos os recursos foram eficazes para a remoção dos pelos em pele mais escura. Nd:YAG apresentou uma leve sensação de queimação
Abrouk, 2022[20]	LIP + terapia fotodinâmica *versus* terapia fotodinâmica (20 mulheres: 1 recurso em cada lado do tronco)	560/590 ou 530-950	13-16/14-17 ou 6-9/7-9	3,5/4,5 ou 5/5		1	Positivo. A LIP adicionada à terapia fotodinâmica foi eficaz para o rejuvenescimento da pele fotodanificada na região do decote
Cicatriz							
Kim, 2021[21]	LIP + *laser* Er:YAG x *laser* Er:YAG x controle (26 receberam os 3 recursos)	555-950	12,5	2,5		3 (1 x/ mês)	Positivo. A combinação da LIP e do *laser* Er:YAG foi mais eficaz para a prevenção de cicatriz
Sales, 2021[17]	LIP (14) x Crioterapia (14)	585	30	10		6 (2x/ mês)	Negativo. A crioterapia foi mais eficaz clinicamente e histopatologicamente comparada à LIP

J/cm^2: joules por centímetro ao quadrado; LIP: luz intensa pulsada; mm: milímetros; ms: milissegundos; nm: nanômetro; NR: não reportado; λ: comprimento de onda.

- Medicamentos fotossensibilizantes, corticoides e anticoagulantes.
- Doenças fotossensibilizantes.
- Diabetes descontrolada.
- Gestantes e lactantes.
- Histórico de queloides ou herpes simples.
- Feridas na pele.
- Áreas neoplásicas.

As contraindicações absolutas à terapia com LIP incluem distúrbios convulsivos, câncer de pele, lúpus eritematoso sistêmico, gravidez, herpes-zóster, vitiligo, enxertos de pele e lesões de pele abertas. Uma contraindicação relativa à terapia com LIP é o bronzeamento ou exposição ao sol dentro de 30 dias após o procedimento.[16]

CUIDADOS PARA A PRÁTICA

Para evitar complicações durante a terapia e proporcionar ao paciente um tratamento mais efetivo e confortável, pesquisadores recomendam que sejam levados em consideração os seguintes cuidados:[7]

- Realizar a anamnese da área a ser tratada e classificar o fototipo da pele levando em consideração a região que receberá o tratamento.
- Realizar um pré-teste para escolha da dose: escolha uma região discreta; com o fototipo da pele similar à área que receberá o tratamento, programe o equipamento com os parâmetros que pretende utilizar; e realize de dois a três disparos na região escolhida, respeitando um tempo entre cada disparo. Observe as reações imediatas, de curto e médio prazo para verificar a necessidade de ajustes dos parâmetros, a fim de evitar efeitos adversos e aumentar a efetividade da aplicação.
- Confirme se o filtro está bem encaixado e se ele é o mais indicado para a afecção estética que deseja tratar.
- A utilização de ponteiras que possibilitem o resfriamento do tecido cutâneo é importante, pois o resfriamento do aplicador diminui o desconforto do paciente, reduz as complicações e aumenta a eficácia do tratamento.
- Recomenda-se o uso de óculos de proteção tanto pelo paciente como pelo terapeuta.
- Na sequência, aplique uma camada de gel neutro, conforme orientação do fabricante.
- A acoplagem do *spot* deve ser completa em todo o tecido cutâneo, para evitar queimaduras.

Na Figura 2 encontra-se ilustrado o passo a passo para o tratamento com LIP.

CONCLUSÃO

A aplicabilidade clínica da LIP tem sido cada vez mais comum, e esse agente eletrofísico tem se mostrado um recurso promissor no tratamento de diversas disfunções dermatológicas. No entanto, considera-se de extrema

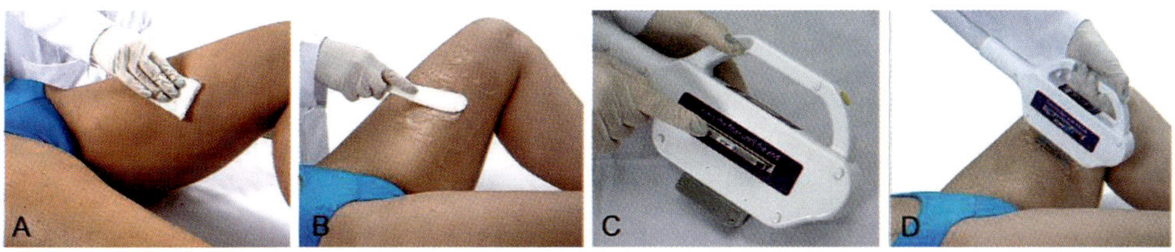

FIGURA 2 Aplicação para fotoepilação: (A) assepsia da região a ser tratada; (B) aplicação do gel incolor de contato; (C) colocação do filtro de corte no equipamento de luz intensa pulsada; (D) acoplamento da luz intensa pulsada na área a ser tratada.
Fonte: cortesia da Ibramed® (Amparo, São Paulo, Brasil).

relevância para a prática baseada em evidência que sejam realizados ensaios controlados aleatorizados de alta qualidade, para investigar a eficácia isolada ou adicionada a outros recursos, bem como as possibilidades de parâmetros e frequência nos tratamentos.

CASOS CLÍNICOS

1. Comparece à clínica uma paciente de 59 anos de idade, com interesse na realização de tratamento para rejuvenescimento facial. Durante a avaliação a paciente relata que foi fumante por 20 anos e parou de fumar há 10 anos. Constata-se que ela apresenta fototipo de pele II, segundo a classificação de Fitzpatrick, com biotipo cutâneo misto, flacidez de pele e rugas estáticas proeminentes na região perioral e no sulco nasogeniano.

Para o tratamento dessa paciente, foi escolhido como recurso terapêutico LIP, pois seu princípio se baseia no aumento da temperatura produzido por sua aplicação, que leva à contração das fibras do colágeno na derme, auxiliando assim para o rejuvenescimento. Antes de se iniciar o recurso terapêutico escolhido, a paciente foi acomodada confortavelmente em uma maca, em decúbito dorsal. Realiza-se a assepsia da região que receberá o tratamento, vestem-se os óculos de proteção na paciente e no terapeuta, e aplica-se o gel incolor na região que receberá o tratamento. A sugestão de parâmetros para esse tratamento é:

- Filtro de corte: 530 nm.
- Fluência: 7 J/cm^2.
- Número de passadas: 3.

A fluência de tratamento foi escolhida após a realização do pré-teste de escolha de dose. Após programar o equipamento, espera-se o resfriamento da ponteira para iniciar a terapia.

2. Comparece à clínica um paciente do sexo masculino, com 32 anos de idade, à procura de tratamento para fotoepilação dos membros inferiores. Durante a avaliação constata-se que o paciente apresenta fototipo de pele III, segundo a classificação de Fitzpatrick, pelos grossos e em grande quantidade. Para o tratamento foi escolhido como recurso terapêutico LIP. Antes de se iniciar a aplicação do recurso terapêutico escolhido, o paciente foi acomodado confortavelmente em uma maca, em decúbito dorsal. Realiza-se a assepsia da região que receberá o tratamento, vestem-se os óculos de proteção, tanto no paciente quanto no terapeuta, e aplica-se o gel incolor na região que receberá o tratamento. A sugestão de parâmetros para esse tratamento é:

- Filtro de corte: 640 nm.
- Fluência: 20 J/cm^2.
- Número de passadas: 2.

REFERÊNCIAS BIBLIOGRÁFICAS

1. Hamblin MR. Mechanisms and mitochondrial redox signaling in photobiomodulation. Photochem Photobiol. 2018;94(2):199-212.
2. Goldman MP, Eckhouse S. Photothermal sclerosis of leg veins. ESC Medical Systems, LTD Photoderm VL Cooperative Study Group. Dermatol Surg. 1996;22(4):323-30.
3. Babilas P, Schreml S, Szeimies R-M, Landthaler M. Intense pulsed light (IPL): a review. Lasers Surg Med. 2010;42(2):93-104.
4. Wat H, Wu DC, Rao J, Goldman MP. Application of intense pulsed light in the treatment of dermatologic disease: a systematic review. Dermatol Surg. 2014;40(4):359-77.
5. Goldberg DJ. Current trends in intense pulsed light. J Clin Aesthetic Dermatol. 2012;5(6):45-53.
6. Chang HC, Chang YS. Pulsed dye laser versus intense pulsed light for facial erythema of rosacea: a systematic review and meta-analysis. J Dermatolog Treat. 2021;1-3.
7. Kalil CLPV, Reinehr CPH, Milma LM. Luz intensa pulsada: revisão das indicações clínicas. Surg Cosmet Dermatol. 2017;9(1):9-16.
8. Macedo FS, Monteiro EO. Epilação com laser e luz intensa pulsada. Revista Brasileira de Medicina. [acesso em setembro de 2015]. Disponível em: www.moreirajr.com.br
9. Soltes B. Intense pulsed light therapy. Obstet Gynecol Clin North Am. 2010;37(4):489-99, vii.
10. Fodor L, Ramon Y, Fodor A, Carmi N, Peled IJ, Ullmann Y. A side-by-side prospective study of

intense pulsed light and Nd:YAG laser treatment for vascular lesions. Ann Plast Surg. 2006;56(2): 164-70.

11. Retamar RA, Chames C, Pellerano G. Treatment of linear and spider telangiectasia with an intense pulsed light source. J Cosmet Dermatol. 2004;3(4): 187-90.
12. Piccolo D, Kostaki D, Dianzani C, Crisman G, Conforti C. Effective Intense Pulsed Light protocol in the treatment of moderate to severe acne vulgaris of the chest and back. J Clin Aesthet Dermatol. 2022;15(3):22-5.
13. Bjerring P, Christiansen K, Troilius A. Intense pulsed light source for the treatment of dye laser resistant port-wine stains. J Cosmet Laser Ther. 2003; 5(1):7-13.
14. Klein A, Steinert S, Baeumler W, Landthaler M, Babilas P. Photoepilation with a diode laser vs. intense pulsed light: a randomized, intrapatient left-to-right trial. Br J Dermatol. 2013;168(6): 1287-93.
15. Olsen EA. Methods of hair removal. J Am Acad Dermatol. 1999;40(2 Pt1):143-55; quiz 156-7.
16. Santos AC, Bessani J, Machado M, Paganini T. Diferentes tipos de depilação: uma revisão bibliográfica. 2012.
17. Sales AFS, Pandolfo IL, Cruz MA, Parisi JR, Garcia LA, Martignago CCS, et al. Intense Pulsed Light on skin rejuvenation: a systematic review. Arch Dermatol Res. 2021.
18. Li Y, Zhu J, Zhang Y, Liu X, Ye J. Isotretinoin plus 420 nm intense pulsed light versus isotretinoin alone for the treatment of acne vulgaris: a randomized, controlled study of efficacy, safety, and patient satisfaction in Chinese subjects. Lasers Med Sci. 2021;36(3):657-65.
19. Bs B, Chittoria RK, Thappa DM, Mohapatra DP, Mt F, Dineshkumar S, et al. Are lasers superior to lights in the photoepilation of Fitzpatrick V and VI skin types? - A comparison between Nd:YAG laser and intense pulsed light. J Cosmet Laser Ther. 2017;19(5):252-5.
20. Abrouk M, Dong J, Waibel JS. Medical and aesthetic improvement of photodamaged skin by the combination of intense pulsed light and photodynamic therapy with 10% aminolevulinic acid hydrochloride gel. Lasers Surg Med. 2022;54(1): 62-65.
21. Kim JC, Kang SY, Kim HO, Park CW, Kwon O, Chung BY. Efficacy of combined treatment with intense pulsed light and fractional erbium:YAG Laser in scar prevention: A randomized split wound trial. Dermatol Ther. 2021;34(5):e15061.
22. Pirola FM, Giusti HHK. D. Luz intensa pulsada. In: Dermato-funcional: modalidades terapêuticas nas disfunções estéticas. 2. ed. São Paulo: Phorte; 2010.

9

Correntes elétricas aplicadas à saúde estética

Mariana Arias Avila Vera

INTRODUÇÃO

As correntes elétricas são comumente usadas em diversos contextos, uma vez que existem diversas formas de corrente e métodos de aplicação.[1] Há relatos de seu emprego desde o Egito Antigo, e, depois das pesquisas sobre bioeletricidade, as correntes passaram a fazer parte do arsenal de recursos utilizados pelos profissionais da área da saúde. Revisões sistemáticas apontam resultados promissores da utilização de correntes elétricas para melhorar a função do membro superior[2] e a disfagia[3] após um acidente vascular encefálico, para aliviar a dor após a artroplastia total de joelho,[4] para melhorar a função motora de crianças com paralisia cerebral,[5] para o alívio de dores agudas e crônicas,[6] para a dismenorreia,[7] para disfunções do assoalho pélvico,[8] entre outros. Na área de saúde estética, isso não é diferente. Este capítulo visa explicar alguns princípios físicos das correntes elétricas que justificam a sua utilização na saúde estética, bem como descrever seus principais usos, indicações e contraindicações.

DEFINIÇÃO E BREVE HISTÓRICO

A eletroterapia pode ser definida como a utilização de correntes elétricas com fins terapêuticos[9] e é descrita como "aplicação de corrente elétrica no tratamento, sem geração de calor perceptível. Inclui estimulação elétrica de nervos ou músculos, passagem de corrente no corpo, ou o uso de corrente ininterrupta de baixa intensidade para elevar o limiar de dor da pele", pelo sistema *Descritores em Ciências da Saúde*. As correntes elétricas são utilizadas há muito tempo no âmbito da reabilitação, desde que o peixe-gato (*Synodontis batensoda*) era usado para tratamento de dores das mais diversas origens; registros desse animal foram encontrados em pinturas em túmulos egípcios datados de 2750 a.C.[10] Entretanto, mesmo com muitos estudos acerca do tema, foi Luigi Galvani (1737-1798) quem introduziu o conceito de bioeletricidade, o que até hoje é utilizado para justificar a aplicação de correntes elétricas externas com efeitos terapêuticos diversos. Já no início do século XX, Stéphane Leduc (1853-1939) fez experimentos comprovando a introdução de íons de maneira transdérmica valendo-se de correntes elétricas (o que ficou conhecido como iontoforese).[11] Yakov Kots, em 1976, introduziu ao mundo o conceito da corrente Russa e teve como principal vitrine os Jogos Olímpicos de Montreal.[12] Nota-se, portanto, que apesar de a eletroterapia ser um recurso utilizado há séculos, os primeiros estudos sobre como modificar as correntes (e os efeitos fisiológicos que essas modificações provocam) podem ser considerados relativamente recentes.

MECANISMOS DE AÇÃO

O mecanismo de ação das correntes elétricas tem estreita relação com os parâmetros da corrente, visto que são eles que determinarão a quantidade e a forma como a energia elétrica será disponibilizada aos tecidos e, portanto, qual será a sua resposta fisiológica a essa estimulação. Dessa forma, estão descritos a seguir os mecanismos de ação das principais correntes elétricas aplicadas à área de saúde estética.

Estimulação elétrica neuromuscular

A aplicação da estimulação elétrica neuromuscular (EENM) depende necessariamente de um sistema neuromuscular íntegro, pois a estimulação ocorrerá por meio de seu nervo periférico intacto. O objetivo da aplicação da EENM é restaurar, manter ou melhorar a capacidade funcional de um músculo ou grupo muscular. Dentro das possíveis aplicações da EENM, tem-se a estimulação elétrica funcional (FES), que tem como objetivo a estimulação de músculos desprovidos de controle motor ou com insuficiência contrátil, para produzir um movimento funcional e/ou substituir uma órtese funcional. Embora tenha objetivo específico (e, portanto, parâmetros diferentes da EENM convencional), utiliza-se o nome de FES como sinônimo de EENM, inclusive nos equipamentos.

Fisiologicamente, a contração muscular ocorre sempre que há um estímulo (vindo do sistema nervoso central e direcionado para a junção neuromuscular) para o motoneurônio α que inerva um conjunto de fibras musculares (conhecido como unidade motora).[13] Começa, então, uma reação em cada sarcômero (unidade da fibra muscular) entre os filamentos de actina e miosina, reação que resulta no início da contração muscular. Normalmente, as primeiras fibras musculares recrutadas nesse processo são as do tipo I (conhecidas como fibras lentas), cuja inervação tem um calibre menor. As fibras do tipo I são mais resistentes à fadiga, porém não são capazes de produzir muita força; assim, se for necessário, as fibras do tipo II (a e b) acabam sendo recrutadas para aumentar a força produzida por aquele músculo. As fibras do tipo II são conhecidas como de contração rápida (cujos nervos têm um calibre maior) e são capazes de produzir uma grande quantidade de força; no entanto, são bem pouco resistentes à fadiga. Dessa forma, conforme a necessidade de produção de força aumenta ou se mantém, as unidades motoras disparam assincronicamente. Existe uma coordenação muito boa entre as unidades motoras, de maneira que, enquanto algumas estão disparando e produzindo força, outras estão se recuperando e se preparando para serem recrutadas novamente.

Quando a corrente elétrica é introduzida nesse processo, é preciso lembrar que a forma como os músculos farão as contrações musculares será bastante modificada. A corrente elétrica ativará as unidades motoras que estiverem mais próximas do eletrodo, primeiro as de maior calibre (fibras rápidas), depois as de menor calibre; quanto maior a intensidade da corrente, maior a profundidade de fibras musculares que serão recrutadas.[14] Essa alteração no padrão de recrutamento também altera a coordenação de disparo das unidades motoras, fazendo que praticamente todas as unidades motoras sejam ativadas ao mesmo tempo, impedindo a fase de "repouso" delas e, consequentemente, levando a um maior nível de fadiga muscular do que a contração muscular fisiológica.

Corrente galvânica

A corrente galvânica (ou direta) possui um fluxo constante e unidirecional de elétrons, o que a torna uma corrente polarizada. Sua passagem pelos tecidos pode levar à produção de calor, que está relacionada com a amplitude da corrente, o tempo de estimulação e a resistência da pele à passagem de corrente. Quando aplicamos uma corrente polarizada, fazemos que os íons existentes na pele migrem para um dos dois polos, positivo (atrai íons negativos, ou ânions) ou negativo (atrai íons positivos, ou cátions). Essa migração de íons faz que os eletrodos positivo e negativo tenham efeitos fisiológicos e terapêuticos diferentes entre si.

Como principais efeitos fisiológicos, tem-se a eletrosmose, o eletrotônus, a alteração da permeabilidade da membrana plasmática e a galvanotaxia. A eletrosmose refere-se ao deslocamento de partículas fluidas em direção ao polo negativo, provocando, sob esse eletrodo, acúmulo de líquido. Por causa da migração de íons positivos para o polo negativo, ocorre um aumento da excitabilidade das células abaixo do cátodo, enquanto no ânodo tem-se uma depressão da excitabilidade. A membrana plasmática das células que estão abaixo do polo positivo acaba recebendo um número muito grande de ânions, o que a torna uma membrana hiperpolarizada, ou seja, mais difícil de ser despolarizada. O oposto ocorre sob o polo negativo. A galvanotaxia refere-se à atração de determinados tipos de células com a aplicação de uma corrente direta, e depende da polaridade das células. Por exemplo, se a lesão se encontra na fase inflamatória do processo de reparação tecidual, em que o objetivo terapêutico deve ser estimular a fagocitose e a autólise, deve-se aplicar o polo positivo sobre a ferida, para que os macrófagos, de polaridade negativa, sejam atraídos para tal região.[15]

Logo, sob o polo positivo, ocorre a liberação de oxigênio, vasoconstrição e repulsão de moléculas de água; como efeitos terapêuticos, temos a desidratação dos tecidos e a analgesia. Já os tecidos que estão sob o polo negativo têm a liberação do hidróxido de sódio (o que pode causar queimaduras químicas no tecido), com vasodilatação e atração de moléculas de água, e, como efeitos terapêuticos, maior hidratação e estimulação dos tecidos.[16]

Microcorrente

A eletroestimulação neuromuscular por microcorrente (MENS) refere-se a estímulos entregues aos tecidos de maneira superficial (transcutânea), na faixa da microamperagem. Por causa dessa característica, seus efeitos fisiológicos ocorrem em nível celular.[17] Esses efeitos incluem o restabelecimento da bioeletricidade tecidual, aumento da síntese de ATP, aumento da oxigenação dos tecidos e aumento da síntese proteica. A bioeletricidade tecidual altera-se quando ocorre uma lesão, tornando as membranas menos permeáveis ao fluxo de íons e a região quase eletricamente isolada. Assim, a aplicação da MENS, cuja amplitude é tão baixa que se assemelha à corrente elétrica endógena dos tecidos humanos, leva ao restabelecimento da permeabilidade da membrana e, logo, do fluxo sanguíneo, aporte de oxigênio e nutrientes para o reparo tecidual. Além disso, esse restabelecimento acaba funcionando como um fator de modulação do processo inflamatório, contribuindo para a aceleração do processo de reparação tecidual. Como a corrente estimula a atividade mitocondrial e a produção de ATP, aumenta-se a quantidade de energia disponível para as células, levando a um aumento da síntese de RNA, proteínas, enzimas e da proliferação celular.[18]

Alta frequência

A alta frequência refere-se a um equipamento de correntes alternadas (alta voltagem e baixa intensidade, com frequências acima de 1.000 Hz) e eletrodos de vidro (que têm vácuo parcial ou são preenchidos por gás néon, xenônio ou árgon, os quais atuam como meio condutor do estímulo elétrico). Diferentemente das outras correntes, em que as aplicações monopolares precisam de outro eletrodo dispersivo, as aplicações de alta frequência utilizam apenas um eletrodo, e o circuito é "fechado" através do ar. Quando ligado, o estímulo elétrico excita o gás que está dentro do eletrodo, e então são produzidas pequenas faíscas elétricas, que por sua vez levam à geração do ozônio. Por se tratar de uma espécie reativa de oxigênio (ROS), o ozônio tem propriedades que beneficiam os usuários desse tipo de corrente. Sugere-se que o campo elétrico gerado pelo equipamento e a passagem da corrente através do corpo possam produzir calor e o efeito do ozônio pelas faíscas produzidas pela corrente que atravessa o eletrodo.[19] O calor produzido pela alta frequência leva à vasodilatação periférica e ao aumento do aporte de oxigênio e nutrientes para os tecidos. Além disso, o ozônio pode reduzir a infecção bacteriana e levar à ativação da fibroplasia e proliferação de queratinócitos,[20] tornando-se importante recurso para fins de processo de reparação tecidual.[21]

PARÂMETROS E MÉTODOS DE APLICAÇÃO DAS CORRENTES ELÉTRICAS

As modificações nas características das correntes são conhecidas como modulações e podem ocorrer em diversos parâmetros das correntes elétricas. Alguns dos parâmetros que são determinantes para a caracterização das correntes estão descritos no Quadro 1.

Cada um dos parâmetros descritos anteriormente tem efeitos fisiológicos e terapêuticos que dependem da forma como são combinados entre si. Para mais detalhes sobre o significado clínico de cada um desses parâmetros, sugere-se a leitura de Barbosa *et al.*[8] Sempre que uma corrente elétrica é aplicada (de maneira transcutânea ou percutânea),

QUADRO 1 Parâmetros das correntes e suas descrições

Parâmetro	Descrição
Tipo de corrente	Corrente monofásica (polarizada) e bifásica ou alternada (despolarizada). Tanto a corrente monofásica quanto a bifásica podem ser contínuas (a emissão da corrente não sofre interrupções) ou pulsadas (quando há um intervalo entre um pulso e outro)
Forma da onda	Forma geométrica da onda (retangular, quadrática, senoidal, triangular, dente de serra)
Amplitude (em mA)	Magnitude da corrente elétrica que atinge o tecido biológico estimulado. Nos aparelhos, pode aparecer como "dose" ou "intensidade"
Densidade da corrente (em mA/cm^2)	Quantidade de corrente que passa através do eletrodo para a pele.
Duração de pulso (em ms ou µs)	Para correntes pulsadas, mostra o quanto dura cada um dos pulsos da corrente
Frequência do pulso (em pulsos por segundo [pps] ou Hz)	Para correntes pulsadas, mostra a quantidade de pulsos produzida por segundo
Rampa (em s)	Quantidade de tempo que leva para a corrente sair do zero (desligada) até a amplitude selecionada para o tratamento.
Tempo *on* e tempo *off* (TON/TOFF, em s)	Quantidade de tempo em que a corrente está sendo transmitida para os tecidos (TON) e o tempo em que a corrente está desligada (TOFF)

(continua)

QUADRO 1 Parâmetros das correntes e suas descrições *(continuação)*

Parâmetro	Descrição
Frequência portadora (em Hz ou kHz)	Para correntes de média frequência, frequência média em que a corrente alternada é gerada
Trens de pulso (ou *bursts*)	Para correntes de média frequência, dois ou mais pulsos separados por um intervalo de tempo conhecido e definido
Frequência dos trens de pulso (em Hz)	Para correntes de média frequência, frequência em que os trens de pulso são gerados
Ciclo de trabalho (em %)	Para correntes de média frequência, razão da duração do trem de pulso pela duração total do ciclo

Fonte: adaptado de Barbosa AMP *et al.*, 2018.[8]

precisa-se de eletrodos para a sua aplicação. Os eletrodos fazem a interface entre o estimulador e o tecido humano. Cada canal do aparelho de estimulação tem, pelo menos, um par de cabos que serão conectados aos eletrodos para a transmissão da corrente elétrica. Para a corrente ser transmitida para os tecidos, é necessário garantir que o circuito esteja fechado, ou seja, que todos os cabos de um determinado canal estejam ligados a eletrodos, e que estes estejam adequadamente acoplados à pele.

Um ponto bastante importante para o sucesso da aplicação da eletroterapia é a escolha do eletrodo, e para isso devem-se levar em consideração o tipo de corrente, o material do eletrodo e do agente acoplador, a forma de fixação dos eletrodos, o tamanho deles, o arranjo entre número de cabos e eletrodos e a técnica de aplicação. Existem, no mercado, diversos tipos de eletrodos. Os mais comuns são os autoadesivos, os de silicone tratados com carbono (daqui em diante, chamados de eletrodos silicone/carbono), os eletrodos em formatos de probe (geralmente para estimulação mais invasiva, como a estimulação vaginal ou anal) e os eletrodos em forma de caneta e de agulha.

Quando se usa algum tipo de corrente polarizada, os eletrodos podem ser ativos ou indiferentes ou dispersivos. O eletrodo ativo é o que irá provocar o efeito terapêutico desejado, enquanto o dispersivo apenas fecha o circuito, sem qualquer efeito importante nos tecidos subjacentes. Quando a corrente não é polarizada, em geral não há distinção de eletrodo ativo e dispersivo. Para correntes polarizadas, deve-se usar eletrodos metálicos ou de silicone tratados com carbono, usando agente acoplador e esponjas molhadas em água corrente, para diminuir a impedância da pele. Já para correntes não polarizadas, devem-se utilizar eletrodos autoadesivos ou eletrodos de silicone/carbono com gel. Um estudo realizado por Bolfe *et al.*[22] recomenda o uso de géis, água potável e solução salina como meios acopladores, por manterem baixa resistência à passagem de corrente durante o período de estimulação elétrica, o que provê segurança ao paciente/cliente.

Além da escolha do agente acoplador, é imprescindível que o eletrodo esteja bem acoplado à pele. Eletrodos mal acoplados podem causar concentração de corrente em determinadas áreas da pele, causando desconforto e, por vezes, lesões nos tecidos estimulados.[23] Assim, garantir a fixação correta dos eletrodos é fundamental. Nesse ponto, a utilização de eletrodos autoadesivos é vantajosa. Para eletrodos metálicos, podem-se utilizar faixas de borracha ou elásticas com velcro, desde que fabricadas com material não condutor. Para eletrodos de silicone/carbono, podem-se usar as mesmas faixas elásticas ou fitas adesivas (como fita crepe ou esparadrapo). O uso desses materiais assegura que a densidade de corrente esteja de acordo com o que foi programado para aquele paciente/cliente.

Outro ponto crucial para o sucesso da aplicação da eletroterapia é a escolha do tamanho dos eletrodos. Alguns fatores contribuem para a escolha do tamanho do eletrodo: impedância da pele (quanto maior o eletrodo, menor a impedância da pele, o que significa maior conforto[24]); densidade total da corrente (quanto maior a amplitude da corrente programada no aparelho, maiores devem ser os eletrodos para que haja uma estimulação confortável); especificidade da resposta (quanto menor o eletrodo, maior a chance de a estimulação ser mais específica na região que se pretende tratar); discriminação e percepção da resposta (quanto maiores os eletrodos, maior a discriminação da eletroestimulação por parte do paciente/cliente, e maior a sua percepção em relação à estimulação). Embora essas regras sejam mais gerais, faz-se exceção à estimulação com correntes polarizadas: a escolha do tamanho do eletrodo, nesse caso, depende se o eletrodo ativo é positivo ou negativo. Caso ele seja positivo, recomenda-se que a densidade de corrente não ultrapasse $1 mA/cm^2$, enquanto, se for negativo, a densidade de corrente deve ser de $0{,}5 mA/cm^2$.[23]

Por fim, o posicionamento dos eletrodos também interfere na efetividade da técnica aplicada. O ideal é que a região a ser estimulada esteja na área de ação da corrente elétrica (ou seja, entre os seus eletrodos). É possível pensar em aplicações de eletrodos de forma bipolar, monopolar ou tetrapolar. A aplicação bipolar indica que a corrente é bifásica, pois ambos os eletrodos são ativos e geralmente de igual tamanho. A aplicação bipolar é usada para tratar áreas relativamente próximas. Já a técnica monopolar indica que um dos eletrodos será ativo, enquanto o outro (ou os outros) será dispersivo; isso significa eletrodos de tamanhos diferentes, com o eletrodo dispersivo muito maior, e colocado em área remota à região da aplicação. A técnica monopolar é usada quando a corrente é aplicada por meio do eletrodo em caneta. Já a técnica tetrapolar é característica da corrente interferencial, em que quatro eletrodos de mesmo tamanho são dispostos em forma de cruz. O Quadro 2 traz as principais aplicações de eletrodos utilizadas na prática clínica.

Antes da aplicação de qualquer corrente elétrica, porém, é preciso tomar alguns cuidados:

1. É fundamental explicar ao paciente/cliente em que consiste a aplicação da corrente elétrica, as possíveis sensações (formigamento, contração involuntária da musculatura etc.) que a pessoa sentirá e explicar a ela a necessidade de um *feedback* em tempo real sobre a intensidade da corrente (muitas pessoas associam intensidade de estímulo com rapidez nos resultados; isso pode levar a um excesso de estímulo na região e a um resultado ruim, ou até mesmo adverso).
2. Preparação da região a receber a corrente: deve-se estar atento à região em que os eletrodos serão posicionados; mesmo no caso de eletrodos dispersivos, é importante que a pele esteja limpa, sem qualquer substância que possa causar iontoforese na região. Se aplicar algum dermocosmético, deve-se atentar para essa possibilidade também (se houver algum tipo de substância metálica na composição, por exemplo). Se a corrente for utilizada para fortalecimento, é preciso garantir que os eletrodos estejam posicionados de acordo com a linha de atuação da musculatura, de forma que a contração seja o mais efetiva possível.
3. Posicionar os eletrodos sobre a pele já preparada, posicionar faixas elásticas ou fitas para garantir que os eletrodos se mantenham posicionados na região selecionada e fixar os eletrodos. Depois disso, certificar-se de que o equipamento esteja desligado, para posicionar os cabos, lembrando que, para correntes polarizadas, é preciso que os cabos referentes ao polo

QUADRO 2 Posicionamento de eletrodos e técnicas de aplicação de correntes na estética

Tipo de aplicação	Descrição	Exemplo
Puntura (para galvanopuntura ou microgalvanopuntura)	Utilizam-se o eletrodo agulha como eletrodo ativo e um eletrodo dispersivo próximo à região tratada. Faz-se a inserção da agulha na pele, período durante o qual a corrente irá passar; depois que a pele for levemente levantada, faz-se a retirada da agulha	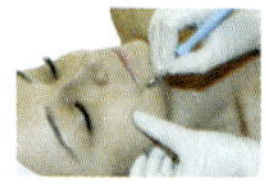
Deslizamento (para corrente polarizada)	O eletrodo dispersivo deve ser colocado em região próxima à região a ser tratada. A depender do princípio ativo do cosmético aplicado, escolhe-se a polaridade do eletrodo ativo, que será o *rolete*. Realizar de 3 a 5 repetições do movimento de deslizamento por região tratada, sempre com movimentos contínuos e lentos	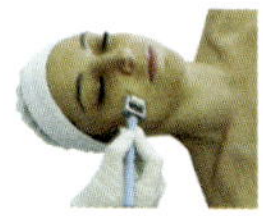
Normalização (para microcorrente)	Eletrodos (*caneta com ponteiras esféricas*) devem ser movimentados no sentido de alongamento das fibras musculares, de 3 a 5 repetições para cada movimento, com movimentos lentos e contínuos por toda a área de tratamento. Cuidado para um eletrodo não tocar o outro	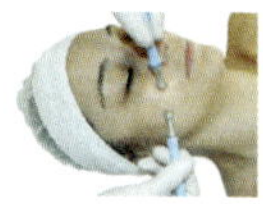
Nutrição (para microcorrente)	Eletrodos (*caneta com ponteiras esféricas*) são movimentados em zigue-zague na área a ser tratada, com movimentos rápidos, de 3 a 5 repetições para cada movimento	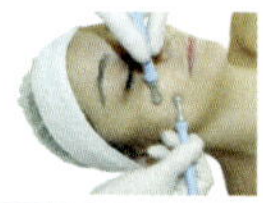
Bioestimulação (para microcorrente)	Um dos eletrodos (*caneta com ponteiras esféricas*) deve ser movimentado no sentido de *lifting*, enquanto o outro fica fixo, de 3 a 5 repetições, mantendo os eletrodos sempre em contato com a pele do cliente/paciente	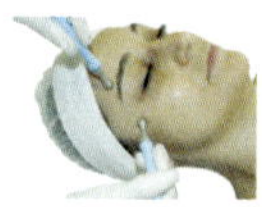
Fluxação (para alta frequência)	O *eletrodo (pente, forquilha, esférico)* é passado lenta e regularmente em contato direto sobre a pele do paciente. O tipo de eletrodo varia com o objetivo do tratamento (alopecia, rugas etc.) e região (face, pescoço, mamas etc.)	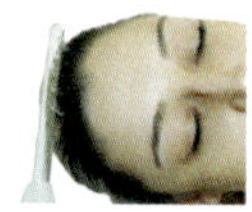
Faiscamento direto (para alta frequência)	O *eletrodo cauterizador* é utilizado afastado alguns milímetros da pele, ocasionando um faiscamento maior	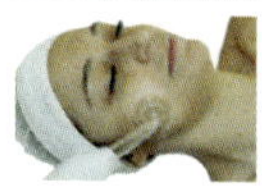
Faiscamento indireto (para alta frequência)	A paciente segura o *eletrodo saturador* em uma das mãos e a bobina na outra. Essa técnica permite a permeação de ativos hidratantes e emolientes que não contenham substância inflamável (álcool, éter e acetona)	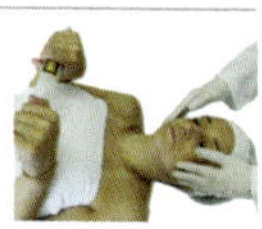

Fonte: cortesia da Ibramed® (Amparo, São Paulo, Brasil).

positivo e negativo sejam corretamente posicionados.

4. Posicionar os cabos, ligar o equipamento e ajustar os parâmetros de acordo com a corrente escolhida. Iniciar a aplicação da corrente monitorando as sensações do cliente/paciente (quando possível) e ajustar a amplitude conforme o objetivo terapêutico. Monitorar resposta do cliente/paciente durante a aplicação da corrente (há contração? Sinais de dor/incômodo?) e, se necessário, ajustar novamente a amplitude da corrente. Atentar-se para os sinais sonoros do equipamento, especialmente ao final do tempo de tratamento.
5. Ao retirar os eletrodos, inspecionar a pele (em alguns casos, pode haver eritema leve na região onde os eletrodos foram posicionados) para verificar reações adversas.

PRINCIPAIS CORRENTES UTILIZADAS NA SAÚDE ESTÉTICA

Há uma série de correntes que são utilizadas na saúde estética, seja para diminuir a dor durante a realização de procedimentos mais dolorosos (como a carboxiterapia), seja para a obtenção de um efeito terapêutico estético.

O Quadro 3 mostra as principais correntes utilizadas na estética. A escolha da corrente a ser utilizada depende do objetivo terapêutico pactuado com o paciente/cliente. Devem-se levar em conta os mecanismos de ação de cada uma delas dentro da afecção a ser tratada, bem como o quanto o paciente/cliente aceita e tolera bem a estimulação.

QUADRO 3 Tipos de corrente mais utilizadas na estética

Corrente (nome comercial)	Definição	Principais efeitos terapêuticos
Estimulação elétrica neuromuscular (EENM, NMES)	Corrente de baixa frequência, não polarizada, utilizada em músculos cujos nervos periféricos estejam intactos.[25] Parâmetros: amplitude de acordo com o paciente/cliente; F = 25-80 Hz (contração sustentada); duração de pulso > 100 µs; incluir TON/TOFF (s)	Fortalecimento e tonificação muscular
Corrente Russa	Corrente alternada senoidal de média frequência, não polarizada, utilizada em músculos cujos nervos periféricos estejam intactos.[12] Parâmetros: amplitude de acordo com o paciente/cliente; F portadora = 2.500 Hz, modulada em *bursts* de 10 ms e frequência de 50 Hz	Fortalecimento e tonificação muscular
Corrente Aussie	Corrente alternada senoidal de média frequência, não polarizada, utilizada em músculos cujos nervos periféricos estejam intactos; também pode ser utilizada para estimulação em nível sensorial.[26] Parâmetros: amplitude de acordo com o paciente/cliente; F portadora = 1.000 Hz ou 4.000 Hz; *bursts* de curta duração (2 ms e 4 ms, respectivamente)	Flacidez muscular, analgesia, drenagem
Correntes polarizadas (galvânicas, diadinâmicas, polarizadas pulsadas, alta voltagem)	Correntes polarizadas (monofásicas) com diferentes configurações. A aplicação de correntes monofásicas implica efeitos diferentes para os polos positivo e negativo.[27] Parâmetros: amplitude de acordo com o paciente/cliente (cuidar para não ultrapassar a densidade de corrente segura)	Ionização (celulite, gordura localizada, estrias, rejuvenescimento), úlceras
Microcorrente	Corrente com parâmetros de baixa frequência e intensidade (faixa dos µA).[28] Parâmetros: amplitude de até 1.000 µA (estimulação subsensorial)	Flacidez dérmica, cicatrização tecidual; rugas e estrias
Alta frequência	Corrente alternada de alta frequência e baixa intensidade, aplicada com eletrodos de vidro cujo interior tem um gás que, em contato com as faíscas geradas pela corrente, libera ozônio. Parâmetros: correntes alternadas com F ≥ 1.000 Hz.	Onicomicose, pediculose, reparo tecidual (deiscência pós-cirúrgica; úlceras; hanseníase), acne

Fonte: própria autora.

CONTRAINDICAÇÕES

São consideradas contraindicações à eletroterapia: cardiopatias graves, presença de marca-passo, aplicação na região do seio carotídeo, aplicação em regiões com diminuição ou ausência de sensibilidade cutânea, tumor local, gestantes (especialmente na região próxima ao útero), hipertensão arterial ou diabetes descompensados e alergias à corrente ou aos componentes químicos do agente acoplador. Ainda, para correntes polarizadas: presença de metais (interno ou externo) e aplicação sobre região tratada com agente tópico com íons metálicos (como iodopovidona e mercúrio cromo).

INDICAÇÕES DO USO DE CORRENTES ELÉTRICAS NO TRATAMENTO DAS AFECÇÕES CUTÂNEAS E CORPORAIS

Reparo tecidual em feridas

As feridas crônicas são consideradas problema de saúde pública mundial, que oneram não apenas os indivíduos e suas famílias, mas também os sistemas de saúde e a sociedade. Estima-se que cerca de 1% a 2% da população mundial tenha alguma ferida crônica, e, embora tenha morbidades e custos associados altos, não há uma política pública para o tratamento adequado desse tipo de afecção, que chega a custar cerca de US$ 96,8 bilhões ao ano para os planos de saúde dos Estados Unidos.[29] Assim, formas mais efetivas e com menos efeitos colaterais devem ser investigadas, e nessa linha a estimulação elétrica surge como recurso promissor.

Korelo *et al.*[30] realizaram um estudo piloto para avaliar a efetividade da MENS sobre a ferida, e, para tal, utilizaram uma corrente com frequência de 5 Hz e 500 μA, com a técnica bipolar, do tipo caneta, posicionado à borda externa da ferida, com distância de 1 cm entre os pontos de aplicação. Os participantes receberam 10 aplicações, 3 x/semana durante 4 semanas, e o resultado foi bastante favorável à aplicação da MENS em feridas crônicas. Em outro estudo, Korelo *et al.*[21] investigaram a alta frequência para o tratamento de úlceras de pressão, utilizando a técnica de faiscamento, com amplitude de 80% e eletrodo do tipo bico, aplicado no contorno da úlcera e no seu interior, por 10 aplicações diárias de, no máximo, 10 minutos cada uma, durante 2 semanas, também com efeitos favoráveis à aplicação de alta frequência. Polak *et al.*[31] utilizaram a corrente de alta voltagem (conhecida como EVA ou HVPS) e separaram os grupos em estimulação monopolar com estimulação com o eletrodo positivo ou negativo sobre a ferida, além de um grupo placebo. Eles utilizaram dois pulsos gêmeos monofásicos (154 μs, com frequência de 100 Hz e voltagem acima de 100 V para uma amperagem de 0,36 A que não provocava reações motoras, por 5 sessões diárias de 50 minutos cada. Os resultados desse estudo sugerem que essa configuração de corrente apresentou respostas favoráveis à utilização da corrente.

A revisão sistemática de Arora *et al.*[32] mostrou que, embora haja um indicativo de que a estimulação elétrica seja benéfica para o tratamento de feridas, a evidência disponível ainda não apoia o uso difundido da estimulação elétrica para o tratamento de feridas, sugerindo que os resultados dos estudos sejam interpretados com cautela. Sugere-se que as aplicações de corrente polarizadas para o tratamento de feridas sejam feitas com a técnica monopolar (em que o eletrodo ativo fica colocado sobre a ferida, e o eletrodo dispersivo, em uma região afastada do local da lesão). Se as correntes forem bifásicas, pode-se usar um ou dois canais, de forma que a ferida fique cercada de eletrodos. Para correntes diretas de baixa intensidade no tratamento de úlceras venosas, por pressão e diabéticas, preconiza-se que a aplicação da corrente seja de no mínimo 20 minutos até 2 horas, diariamente, com amplitudes de 50 a 600 μA, utilizando-se o polo negativo sobre a ferida. Já para correntes bifásicas, para o tratamento de úlceras por diversas etiologias, sugere-se um parâmetro de 2 a 40 Hz, com duração de pulso de 100 a 200 mA, com sessões de 3 a 5 x/semana, com duração média de estimulação de mais de 20 minutos.

Estrias, rugas e linhas de expressão

O tratamento de estrias é bastante complexo, pois a sua etiologia também é bastante variada. As estrias são bastante comuns nas mulheres e aparecem logo na adolescência, quando se está em fase de desenvolvimento. As estrias também surgem na região abdominal, geralmente durante o período de gestação. Inicialmente são protrusas e de cor avermelhada; ao longo do tempo, evoluem para uma forma atrófica plana ou deprimida.[33] Já as rugas e linhas de expressão surgem em fases mais tardias da vida e estão relacionadas ao envelhecimento da pele, processo inevitável e multifatorial, que sofre grande influência de hábitos de vida e do ambiente.[34]

Uma das maneiras de tratar as estrias e as rugas é a microgalvanopuntura ou *eletrolifting*, estimulação dérmica que provoca um processo inflamatório em toda a estria para que ocorra todo o processo de reparação tecidual que se segue a uma lesão. A microgalvanopuntura emprega a corrente galvânica com intensidades baixas (de 70 a 100 μA para o tratamento de estrias albas e de 100 a 300 μA para o tratamento de rugas), com polaridade negativa. Isso se deve ao fato de que a polaridade negativa contribui para a síntese de colágeno, uma vez que estimula a proliferação de fibroblastos na região. A aplicação do *eletrolifting* pressupõe que haja, no momento da inserção da caneta (com uma agulha rígida acoplada à sua ponta) na epiderme, um descolamento da pele, o qual, associado à corrente contínua, irá levar a uma lesão e inflamação dos tecidos. Esse processo inflamatório dura cerca de 5 dias e causa uma vasodilatação e aumento na permeabilidade do vaso, provocando hiperemia e edema na região tratada.

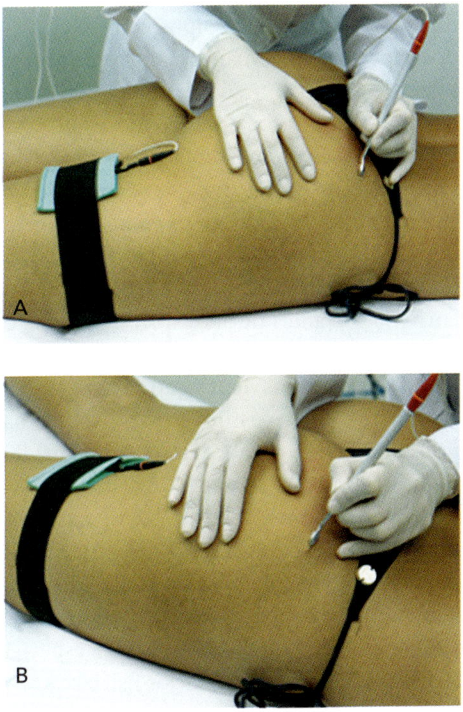

FIGURA 1 Microgalvanopuntura para tratamento de estria.
Fonte: cortesia da Ibramed® (Amparo, São Paulo, Brasil).

Adiposidade localizada

O tratamento da adiposidade localizada pode ser feito de maneira global, e a avaliação do cliente é fundamental para que a aplicação seja bem-sucedida. Uma aplicação das correntes elétricas para esse fim é a eletrolipólise, aplicável em diferentes regiões do corpo. A eletrolipólise consiste na aplicação transcutânea ou percutânea de uma corrente alternada de baixa frequência, aplicada na pele com agulhas de acupuntura implantadas diretamente no tecido adiposo ou em eletrodos superficiais.[35] Quando a corrente atinge o tecido adiposo, ocorre um aumento da circulação e da vascularização local, que promove aumento do metabolismo, estímulo do sistema nervoso autonômico simpático e aumento da drenagem. Esses efeitos parecem atingir diretamente a gordura localizada.

Inicialmente, a eletrolipólise era feita com corrente galvânica de até 1 mA, mas havia o risco de lesões, entre elas queimaduras químicas na pele após exposição prolongada à corrente. Hoje, os estudos mais modernos utilizam-se das correntes alternadas de média frequência, como a corrente Russa e a corrente Aussie, sempre lembrando de deixar a estimulação em um nível sensorial, perceptível para o paciente/cliente. Além disso, deve-se orientar sempre o paciente/cliente sobre os cuidados gerais com a sua saúde, em especial sobre a realização de exercícios físicos e a alimentação mais saudável.

A eletrolipólise é bastante utilizada e parece ter bons resultados; no entanto, um estudo bastante recente mostrou que a eletrolipólise associada a exercícios aeróbios não foi superior ao grupo que apenas fez exercícios aeróbios na redução do tecido adiposo subcutâneo em mulheres jovens.[35] O grupo utilizou uma corrente de média frequência (aussie), com frequência portadora de 4.000 Hz, duração dos *bursts* de 4 ms e frequência de modulação de 10 Hz, durante 5 semanas, com duas sessões semanais de atendimento.

Já a EENM em músculos sadios parece não ter efeitos importantes sobre a gordura subcutânea. Em um estudo realizado com atletas, foi utilizada a aplicação de corrente elétrica para aumento da área de secção transversa dos músculos abdominais, associada ao treino usual desses participantes; em relação ao grupo controle, não houve diferença significativa para a gordura subcutânea, mostrando que a EENM de baixa frequência (20 Hz) não foi capaz de induzir mudanças no tecido adiposo desses indivíduos.[36]

Tonificação muscular

Assim como as afecções da pele, a flacidez muscular refere-se à diminuição do tônus muscular e pode aparecer associada à flacidez da pele. A flacidez muscular ocorre principalmente pela falta de exercícios, que muitas vezes leva a uma atrofia por desuso, tornando o músculo ainda mais fraco e flácido.[37]

A utilização de correntes elétricas para o fortalecimento muscular é prática comum no âmbito da reabilitação. Muito estudos mostram resultados positivos, especialmente quando se trata de músculos não treinados ou enfraquecidos. Entretanto, outros estudos mostram vantagens com a utilização de EENM para o fortalecimento muscular. Uma das possíveis causas dessas divergências reside no fato de que os protocolos de EENM variam muito, não só com relação à região-alvo, mas também quanto aos parâmetros utilizados. Um estudo mostrou que, em treinamentos em que a EENM levava à produção de cerca de 70% da força da contração isométrica voluntária máxima, parece que são necessárias pelo menos três sessões de treinamento por semana.[38] Outro estudo associou a EENM com treino resistido e mostrou que o grupo que realizou a EENM teve resultados levemente melhores em termos de

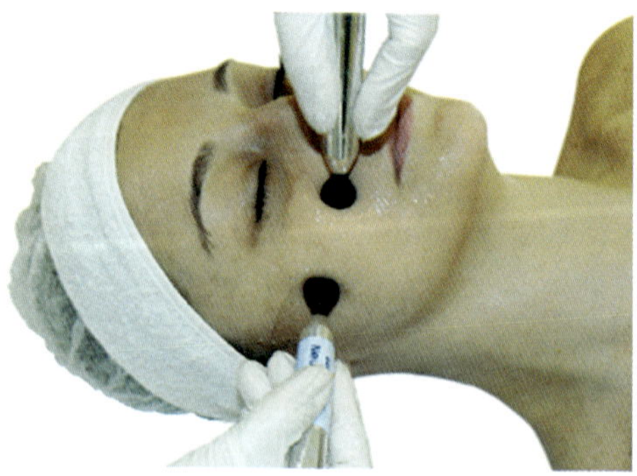

FIGURA 2 Aplicação de corrente Aussie na região de face, com eletrodos condutivos e gel neutro.

Fonte: cortesia da Ibramed® (Amparo, Sao Paulo, Brasil).

força e resistência isocinética.[39] Entretanto, outro estudo mostrou que, para músculos de pessoas sadias, associar a EENM a exercícios físicos ativos (realizados em dinamômetro isocinético, com contrações acima de 70% da contração isométrica voluntária máxima) parece não trazer benefícios em relação a ganho de força.[40] Assim, deve-se aplicar a EENM de maneira criteriosa, especialmente se a técnica for associada a exercícios.

SUGESTÕES DE APLICAÇÃO

Sugestão de aplicação para feridas

Autor	Corrente/ tratamento	Parâmetros	Eletrodos	Técnica
Polak *et al.*[41]	Corrente pulsada monofásica de alta voltagem para úlceras de pressão	100 pulsos por segundo (pps), 100 V, 250 mA. Intelect Advanced Combo (Chattanooga)	Carbono (5x10 cm) sobre gaze com soro fisiológico, eletrodo ativo sobre a ferida e eletrodo dispersivo a 20 cm	Ânodo ou alternância de ânodo e cátodo sobre a região da ferida
García-Perez *et al.*[42]	Estimulação elétrica nervosa transcutânea para tratamento de úlceras de pressão	40 Hz, 250 μs de duração de pulso, amplitude abaixo do nível motor (S82 electrostimulator TensMed; Enraf Nonius)	Eletrodos auto-adesivos (5x5 cm) colocados ao redor da área de lesão e na região paravertebral	Eletrodos cruzados ao redor da ferida, estimulação durante 30 minutos no local e 30 minutos na região vertebral na altura de L4-S1 bilateralmente (para analgesia)

Sugestão de aplicação para estrias e rejuvenescimento facial

Autor	Corrente/ tratamento	Parâmetros	Eletrodos	Técnica
Bittencourt *et al.*[43]	MENS para estrias atróficas na região glútea	200 μA (Endstria, HTM)	Ativo (cátodo): agulha (0,20 x 4 mm) Passivo (ânodo): borracha tratada com carbono, 80 x 100 mm	Inserção da agulha a 45° até o tecido dérmico; punturas realizadas em toda a extensão da estria
Ferreira *et al.*[44]	MENS para estrias atróficas na região glútea	100 μA (Striat, Ibramed®)	Ativo (cátodo): agulha (0,20 x 4 mm) Passivo (ânodo): borracha tratada com carbono – na região de posterior de coxa, a 20 cm da área tratada	Inserção da agulha até a camada epidérmica com levantamento da agulha, que ficava 3 s na extensão da estria

(continua)

(*continuação*)

Autor	Corrente/ tratamento	Parâmetros	Eletrodos	Técnica
Soares *et al.*[45]	MENS para rejuvenescimento facial	50 μA (normalização) 100 μA (reprogramação muscular) 300 μA (iontoforese) (Liftron I, DGM)	Eletrodos canetas com pontas de algodão umedecidas com gel	Eletrodos movimentados de acordo com a etapa: normalização (uma caneta fixa e outra realizando deslizamento 3 vezes no mesmo local), reprogramação muscular (pinçamento dos principais músculos faciais) e iontoforese (as canetas eram deslizadas do centro para as extremidades em todas as regiões faciais)

Sugestão de aplicação para lipodistrofia ginoide (celulite) e gordura corporal

Autor	Corrente/ tratamento	Parâmetros	Eletrodos	Técnica
Machado *et al.*[46]	Eletrolipoforese para celulite graus I e II na região glútea	50 Hz a 5 Hz, com diferentes formas de onda ao longo da aplicação. Amplitude sensorial (GS1000®)	Placas de silicone (gel) fixadas na região posterior de coxa e de glúteo	Aplicação epicutânea, intercalando polo positivo e polo negativo
Valls *et al.*[47]	Eletrolipólise para celulite grau III na região glútea	25 Hz, 5 mA a 7 mA (Physiotonus Slim, Bioset)	Agulhas de acupuntura	Posicionamento horizontal das agulhas, três pares na região glútea e um par na região posterior proximal de coxa
Stefan *et al.*[48]	Corrente Aussie para gordura abdominal e tônus da musculatura	Frequência portadora 1.000 Hz (modulada em 50 Hz), 8 s de tempo ON, 10 s de tempo OFF, amplitude motora (o máximo suportado pela paciente)	Borracha-silicone (2x4 cm) sobre os pontos motores do reto do abdome	Técnica de contração da musculatura do abdome

Sugestão de aplicação para tonificação muscular

Autor	Corrente/ tratamento	Parâmetros	Eletrodos	Técnica
Bonito--Lopes *et al.*[49]	Corrente em aussie para fortalecimento da musculatura do *core*	Frequência portadora de 1.000 Hz (modulada em 50 Hz), 8 s de tempo ON, 10 s de tempo OFF, amplitude motora (o máximo suportado pela paciente) (Neurodyn Aussie, Ibramed®)	Borracha--silicone (2x4 cm)	Técnica de contração da musculatura do abdome

CONCLUSÃO

A utilização de correntes elétricas na saúde estética é bastante comum e tem sido aplicada para diferentes afecções do sistema neuromuscular e tegumentar. Para que a aplicação seja efetiva, devem-se considerar os pilares da prática baseada em evidências: além de pautar a utilização das correntes no que há de melhor em evidência científica, o terapeuta deve ter experiência na aplicação do recurso, e o paciente/cliente deve contribuir para a melhor tomada de decisão sobre o seu tratamento.[50,51]

CASOS CLÍNICOS

1. Uma mulher de 48 anos, buscando tratamentos para o rejuvenescimento facial, procura a clínica. Na avaliação, foi constatada a presença de rugas ao redor dos olhos (Glogau 3). Faça o delineamento de um protocolo de intervenção baseada no uso de correntes elétricas para o tratamento dessa cliente.

Conduta terapêutica: usando correntes elétricas, há diversas formas de trabalhar o rejuvenescimento facial. Uma delas é com MENS, que é uma corrente subsensorial, ou seja, a cliente não terá a sensação de formigamento associada à eletroterapia. Dessa forma, é possível colocar os parâmetros da corrente previamente à colocação dos eletrodos sobre a pele. Para essa aplicação, utilizamos os eletrodos em forma de caneta com ponteiras esféricas. Após a limpeza da pele da cliente, deve-se colocar um gel neutro para ser meio condutor da corrente elétrica. Durante toda a aplicação, deve-se atentar para que os eletrodos não percam o contato com a pele da cliente, sem deixar que os eletrodos se encostem. Como as rugas são estáticas, será utilizado o protocolo de normalização, nutrição e bioestimulação.

Normalização: F = 100 Hz; amplitude (A) = 500 μA; tempo de aplicação = 5 minutos em cada hemiface, técnica de aplicação = eletrodos devem ser movimentados lenta e continuamente no sentido das fibras musculares, realizando microalongamentos (3 a 5 movimentos do mesmo traço).

Nutrição: aplicar após a normalização, F = 100 Hz, A = 100 μA, tempo de aplicação = 5 minutos em cada hemiface, técnica de aplicação = eletrodos devem ser movimentados rapidamente, em zigue-zague (3-5 movimentos do mesmo traço).

Bioestimulação: aplicar após a nutrição, F = 1 Hz, A = 50 μA, tempo de aplicação = 5 minutos em cada hemiface, técnica de aplicação = um dos eletrodos fica fixo, enquanto o outro desliza lenta e continuamente, na direção das fibras musculares e das linhas da pele.

Como o efeito da MENS é cumulativo, os efeitos serão observados ao longo das sessões; inicialmente, podem-se propor duas sessões semanais, totalizando 10 sessões, para então realizar nova avaliação e verificar a necessidade de continuação ou não do tratamento. É importante ressaltar que os tratamentos devem ser associados a mudanças no estilo de vida, como melhor hidratação e nutrição (tanto tópica quanto corporal) e uso de protetor solar adequado para o tipo de pele.

2. Uma mulher de 75 anos, apresentando fraqueza e flacidez abdominal, chega à sua clínica. Na avaliação, a cliente relatou que teve três partos (sendo um cesárea). Os testes clínicos evidenciaram diminuição de força muscular e flacidez da pele. Traçar um protocolo de tratamento com correntes elétricas para as queixas dessa cliente.

Conduta terapêutica: o objetivo do tratamento com as correntes elétricas é aumentar a força muscular e o tônus por meio da contração eletricamente induzida. Após a avaliação da cliente, deve-se higienizar a região de aplicação dos eletrodos. Pode-se utilizar a corrente Russa, com frequência de 2.500 Hz, tempo de contração de 5 segundos, tempo de descanso de 5 segundos, tempo de subida e descida de 2 segundos. Os eletrodos devem ser posicionados no ventre dos músculos que compõem o grupo (é desejável o uso de 4 canais ou 8 eletrodos). Além disso, a cliente deve ser instruída a realizar contração muscular voluntária juntamente com a contração elétrica. Devem ser feitas 10 sessões, com duração de 5 minutos.

REFERÊNCIAS BIBLIOGRÁFICAS

1. Gobbo M, Maffiuletti NA, Orizio C, Minetto MA. Muscle motor point identification is essential for optimizing neuromuscular electrical stimulation use. *J Neuroeng Rehabil.* 2014;11(1):17.
2. Eraifej J, Clark W, France B, Desando S, Moore D. Effectiveness of upper limb functional electrical stimulation after stroke for the improvement of activities of daily living and motor function: a systematic review and meta-analysis. Syst Rev. 2017;6(1):40.
3. Alamer A, Melese H, Nigussie F. Effectiveness of neuromuscular electrical stimulation on post-stroke dysphagia: a systematic review of randomized controlled trials. Clin Interv Aging. 2020;15:1521-31.
4. Zhu Y, Feng Y, Peng L. Effect of transcutaneous electrical nerve stimulation for pain control after total knee arthroplasty: A systematic review and meta-analysis. *J Rehabil Med.* 2017;49(9):700-4.
5. Salazar AP, Pagnussat AS, Pereira GA, Scopel G, Lukrafka JL. Neuromuscular electrical stimulation to improve gross motor function in children with cerebral palsy: a meta-analysis. Brazilian J Phys Ther. 2019;23(5):378-86.
6. Almeida CC, Silva VZM, Júnior GC, Liebano RE, Durigan JLQ. Transcutaneous electrical nerve stimulation and interferential current demonstrate similar effects in relieving acute and chronic pain: a systematic review with meta-analysis. Brazilian J Phys Ther. 2018;22(5):347-54.
7. Elboim-Gabyzon M, Kalichman L. Transcutaneous Electrical Nerve Stimulation (TENS) for Primary Dysmenorrhea: An Overview. Int J Womens Health. 2020;12:1-10.
8. Barbosa AMP, Parizotto NA, Pedroni CR, Avila MA, Liebano RE, Driusso P. How to report electrotherapy parameters and procedures for pelvic floor dysfunction. Int Urogynecol J. 2018;29(12):1747-55.
9. Majkowski MGR, Gill NW. Physical therapy modalities. In: The Sports Medicine Resource Manual. Elsevier; 2008. p. 453-64.
10. Bussel B. History of electrical stimulation in rehabilitation medicine. Ann Phys Rehabil Med. 2015;58(4):198-200.
11. Helmstädter A. The history of electrically-assisted transdermal drug delivery ("iontophoresis"). Pharmazie. 2001;56(7):583-7.
12. Ward AR, Shkuratova N. Russian Electrical Stimulation: The Early Experiments. Phys Ther. 2002;82(10):1019-30.
13. Pham S, Puckett Y. Physiology, Skeletal Muscle Contraction. Treasure Island: StatPearls Publishing; 2022.
14. Paillard T. Training Based on Electrical Stimulation Superimposed Onto Voluntary Contraction Would be Relevant Only as Part of Submaximal Contractions in Healthy Subjects. Front Physiol. 2018;9:1428.
15. Farahani RMZ, Aminabadi NA, Kloth LC. Superficial topography of wound: A determinant of underlying biological events? Med Hypotheses. 2008;70(3):525-8.
16. Brocker DT, Grill WM. Principles of electrical stimulation of neural tissue. Handb Clin Neurol. 2013;116:3-18.
17. Cheng N, Van Hoof H, Bockx E, Hoogmartens MJ, Mulier JC, De Dijcker FJ, et al. The effects of electric currents on ATP generation, protein synthesis, and membrane transport of rat skin. Clin Orthop Relat Res. 1982;(171):264-72.
18. Fujiya H, Ogura Y, Ohno Y, Goto A, Nakamura A, Ohashi K, et al. Microcurrent electrical neuromus-

cular stimulation facilitates regeneration of injured skeletal muscle in mice. J Sports Sci Med. 2015;14(2):297-303.

19. Reis FJJ, Correia H, Nagen R, Gomes MK. The use of ozone in high frequency device to treat hand ulcers in leprosy: a case study. Trop Med Health. 2015;43(3):195-99.
20. Travagli V, Zanardi I, Valacchi G, Bocci V. Ozone and ozonated oils in skin diseases: a review. Mediators Inflamm. 2010;2010:1-9.
21. Korelo RIG, Oliveira JJJ, Souza RSA, Hullek R F, Fernandes LC. Gerador de alta frequência como recurso para tratamento de úlceras por pressão: estudo piloto. Fisioter em Mov. 2013;26(4):715-24.
22. Bolfe VJ, Guirro RRJ. Resistência elétrica dos géis e líquidos utilizados em eletroterapia no acoplamento eletrodo-pele. Rev Bras Fisioter. 2009;13(6):499-505.
23. Keller T, Kuhn A. Electrodes for transcutaneous (surface) electrical stimulation. J Autom Control. 2008;18(2):35-45.
24. Flodin J, Juthberg R, Ackermann PW. Effects of electrode size and placement on comfort and efficiency during low-intensity neuromuscular electrical stimulation of quadriceps, hamstrings and gluteal muscles. BMC Sports Sci Med Rehabil. 2022;14(1):11.
25. Jones S, Man WD-C, Gao W, Higginson IJ, Wilcock A, Maddocks M. Neuromuscular electrical stimulation for muscle weakness in adults with advanced disease. Cochrane Database Syst Rev. 2016; 2016(10).
26. Ward AR, Robertson VJ, Ioannou H. The effect of duty cycle and frequency on muscle torque production using kilohertz frequency range alternating current. Med Eng Phys. 2004;26(7):569-79.
27. Blake E, McMakin C, Lewis DC, Buratovich N, Neary DE. Electrotherapy modalities. In: Naturopathic Physical Medicine. Elsevier; 2008. p. 539-62.
28. Sugimoto M, Maeshige N, Honda H, Yoshikawa Y, Uemura M, Yamamoto M, et al. Optimum microcurrent stimulation intensity for galvanotaxis in human fibroblasts. J Wound Care. 2012;21(1):5-6, 8,10.
29. Nussbaum SR, Carter MJ, Fife CE, DaVanzo J, Haught R, Nusgart M, et al. An Economic Evaluation of the Impact, Cost, and Medicare Policy Implications of Chronic Nonhealing Wounds. Value Heal. 2018;21(1):27-32.
30. Korelo RIG, Valderramas S, Ternoski B, Medeiros DS, Andres LF, Adolph SMM. Microcurrent application as analgesic treatment in venous ulcers: a pilot study. Rev Lat Am Enfermagem. 2012;20(4): 753-60.
31. Polak A, Kucio C, Kloth LC, Paczula M, Hordynska E, Ickowicz T, et al. A randomized, controlled clinical study to assess the effect of anodal and cathodal electrical stimulation on periwound skin blood flow and pressure ulcer size reduction in persons with neurological injuries. Ostomy Wound Manage. 2018;64(2):10-29.
32. Arora M, Harvey LA, Glinsky J V, Nier L, Lavrencic L, Kifley A, et al. Electrical stimulation for treating pressure ulcers. Cochrane Database Syst Rev. 2020;2020(1):CD012196.
33. Perez-Aso M, Roca A, Bosch J, Martínez-Teipel B. Striae reconstructed, a full thickness skin model that recapitulates the pathology behind stretch marks. Int J Cosmet Sci. 2019;41(3):311-9.
34. Zhang S, Duan E. Fighting against Skin Aging. Cell Transplant. 2018;27(5):729-38.
35. Nascimento JA, Martins LDA, Duarte MM, Matias FL, Venceslau SCAP, Santos HH, et al. Electrolipolysis associated with aerobic activity does not reduce subcutaneous adipose tissue of the abdominal region of young women: A randomized clinical trial. J Bodyw Mov Ther. 2022;29:106-11.
36. Wakahara T, Shiraogawa A. Effects of neuromuscular electrical stimulation training on muscle size in collegiate track and field athletes. PLoS One. 2019;14(11):e0224881.
37. Lima EPF, Rodrigues GBO. A estimulação russa no fortalecimento da musculatura abdominal. ABCD Arq Bras Cir Dig (São Paulo). 2012;25(2):125-8.
38. Parker MG, Bennett MJ, Hieb MA, Hollar AC, Roe AA. Strength response in human quadriceps femoris muscle during 2 neuromuscular electrical stimulation programs. J Orthop Sport Phys Ther. 2003;33(12):719-26.
39. Pantović M, Popović B, Madić D, Obradović J. Effects of Neuromuscular Electrical Stimulation and Resistance Training on Knee Extensor/Flexor Muscles. Coll Antropol. 2015;39 Suppl 1:153-7.
40. Avila MA, Brasileiro JS, Salvini TF. Electrical stimulation and isokinetic training: effects on strength and neuromuscular properties of healthy young adults. Brazilian J Phys Ther. 2008;12(6):435-40.
41. Polak A, Kloth LC, Blaszczak E, Taradaj J, Nawrat-Szoltysik A, Ickowicz T, et al. The Efficacy of Pressure Ulcer Treatment With Cathodal and Cathodal-Anodal High-Voltage Monophasic Pulsed Current: A Prospective, Randomized, Controlled Clinical Trial. Phys Ther. 2017;97(8):777-89.
42. García-Pérez S, García-Ríos MC, Pérez-Mármol JM, Tapia-Haro RM, Albornoz-Cabello M, Valenza MC, et al. Effectiveness of transcutaneous electrical nerve stimulation energy in older adults: a pilot clinical trial. Adv Skin Wound Care. 2018;31(10):462-9.
43. Bitencourt S, Lunardelli A, Amaral RH, Dias HB, Boschi ES, Oliveira JR. Safety and patient subjective efficacy of using galvanopuncture for the treatment of striae distensae. J Cosmet Dermatol. 2016;15(4):393-8.

44. Ferreira ACR, Guida ACP, Piccini AA, Parisi JR, Sousa L de. Galvano-puncture and dermabrasion for striae distensae: a randomized controlled trial. J Cosmet Laser Ther. 2019;21(1):39-43.
45. Soares VT, Rodrigues NB, Nowotny JP, Limana MD. Benefícios da microcorrentes no envelhecimento cutâneo. Fisioter Bras. 2014;15(1): 29-34.
46. Machado GC, Vieira RB, Oliveira NML de, Lopes CR. Análise dos efeitos do ultrassom terapêutico e da eletrolipoforese nas alterações decorrentes do fibroedema geloide. Fisioter em Mov. 2011;24(3):471-9.
47. Valls MGC, Queiroz ES, Meneghetti CHZ, Giusti HHKD. Análise dos efeitos da eletrolipólise no tratamento do fibro edema gelóide por meio da biofotogrametria computadorizada. *Fisioter Bras.* 2012;13(1):54-8.
48. Stefan K, Rosa MAZ, Vasquez MC, Abumanssur YH, Anguera M G, Bertolini GRF. Uso da corrente Aussie sobre a gordura e resistência muscular abdominal. Rev Bras Prescrição e Fisiol do Exerc. 2021;15(95):113-8.
49. Bonito Lopes A, Espindola Amboni D, Macedo Schmidel M, Junges Maciel M, de Carvalho AR, Bertolini GRF. Evaluation of the dose-response for electrostimulation with Aussie current in the core strength. Eur J Clin Exp Med. 2020;18(2):81-7.
50. Haynes RB, Sackett DL, Gray JM, Cook DJ, Guyatt GH. Transferring evidence from research into practice: 1. The role of clinical care research evidence in clinical decisions. ACP J Club. 1996;125(3):A14-6.
51. Melnyk BM, Fineout-Overholt E, Stillwell SB, Williamson KM. Evidence-Based Practice: Step by Step: Igniting a Spirit of Inquiry. Am J Nurs. 2009;109(11):49-52.

10

Ultrassom na saúde estética

Estela Sant'Ana

INTRODUÇÃO

As aplicabilidades e a utilização das terapias por ultrassom evoluíram de forma significativa nos últimos anos, nas mais diversas áreas – na saúde, a energia ultrassônica pode ser utilizada tanto como método diagnóstico quanto como modalidade terapêutica. Denomina-se ultrassom plano equipamentos que usam a energia mecânica produzida por elementos piezoelétricos para fins terapêuticos, sendo as frequências mais conhecidas de 1 e 3 MHz.[1] Os efeitos benéficos do ultrassom são baseados principalmente na formação de ondas de compressão e descompressão causadas pela energia mecânica desse recurso nos tecidos biológicos, determinando uma série de efeitos terapêuticos.[2,3] Além disso, o desenvolvimento de novas tecnologias tem possibilitado o desenvolvimento de equipamentos de ultrassom com o objetivo de promover aquecimento tecidual e, consequentemente, o efeito da ablação não invasiva – são chamados de ultrassom com transdutores curvos (micro e macrofocados).[4] Dessa forma, neste capítulo será abordado o uso desse recurso terapêutico com finalidade na área da saúde estética.

ULTRASSOM PLANO: DEFINIÇÃO

Ultrassom é o nome dado às ondas sonoras com frequências acima do limite da audição humana. Normalmente os seres humanos são capazes de ouvir sons com frequências que variam entre 20 Hz e 20 kHz. Acima de 20 kHz são denominadas ultrassônicas, tão altas que o ouvido humano não consegue detectar. Quando se trata de ultrassom, frequentemente são usadas as unidades de medida de frequência em kHz e MHz.

O equipamento de ultrassom é constituído por um gerador que produz uma corrente alternada de alta frequência que estimula transdutores piezoelétricos. Esses transdutores consistem em um disco plano ou curvo de cerâmica sintética feita de uma mistura de sais complexos, como o zirconato titanato de chumbo, os quais podem ser polarizados em processos de carga.[2,5]

Essas cerâmicas podem ser planas ou curvas e, quando polarizadas por corrente alternada, produzem energia ultrassônica que, uma vez transmitida aos tecidos, produz efeitos mecânicos, térmicos e bioquímicos. Grande parte das respostas biológicas deriva de um fenômeno físico chamado cavitação, que causa atrito de moléculas que determinam o aquecimento dos tecidos, além dos fenômenos de absorção, reflexão e refração.[3] A cavitação ocorre quando uma energia mecânica interage com fluidos em ondas de compressão e descompressão, produzindo bolhas de gás. A dimensão dessas bolhas varia de acordo com a intensidade de energia aplicada e com a viscosidade do meio no qual é aplicada.[3,5]

Nos transdutores de ultrassom de emissão plana, a energia se propaga em ondas paralelas, com picos de compressão e rarefação produzidos sucessivamente, formando o campo ultrassônico. Isso ocorre conforme as cargas positivas e negativas da corrente alternada são aplicadas na cerâmica, que se contrai e se expande, formando ondas mecânicas transmitidas quando em contato com a pele.[5] A energia deve ser distribuída na área tratada, movimentando-se o transdutor lenta e uniformemente durante o tempo programado no dispositivo. A emissão pode ser contínua ou pulsada, e, como a energia não se propaga no ar, usa-se na superfície de tratamento como meio de contato gel neutro, podendo conter ativos ou fármacos (sonoforese).[1]

O ultrassom plano mais comumente usado nos tratamentos estéticos é o de 3 MHz, cuja profundidade de penetração está ao nível da pele e do tecido adiposo subcutâneo (~20 mm). Este é indicado para tratamento da celulite, adiposidade localizada e melhoria da qualidade da pele.[6] De qualquer maneira, o uso do ultrassom de 1 MHz em tratamentos estéticos pode ser feito desde que considerada uma espessura maior de tecido adiposo local, já que a penetração da energia é ligeiramente mais profunda (~50 mm).[1,4] Cabe ressaltar que as ondas ultrassônicas penetram nos tecidos de modo inversamente proporcional à frequência; quanto maior for a frequência, menor a profundidade alcançada.[7]

No intuito de aperfeiçoar a terapia, a indústria desenvolveu, especialmente para tratamentos estéticos, equipamentos de ultrassom de 1 e/ou 3 MHz com um cabeçote tripolar, isto é, com três transdutores que atuam simultaneamente e que, com aumento da área efetiva de radiação (ERA), tratam grandes áreas em menor tempo. Outro diferencial é que os equipamentos direcionados para a estética podem atingir intensidades de ultrassom de até 3 W/cm^2, dose máxima permitida para a construção desses equipamentos, permitindo induzir maiores níveis de aquecimento tecidual.

MECANISMOS DE AÇÃO E EFEITOS TERAPÊUTICOS

Os mecanismos de ação que suportam a utilização do ultrassom podem ser divididos em duas categorias: os térmicos e os mecânicos ou não térmicos. Com relação aos efeitos térmicos, sabe-se que parte da energia ultrassônica transmitida aos tecidos é absorvida por eles, promovendo aquecimento sob o transdutor. Essas modificações levam a vasodilatação, aumento do fluxo sanguíneo e do metabolismo celular por meio do incremento no fornecimento de oxigênio e nutrientes.[2] A quantidade de calor dependerá das características do tecido, como coeficiente de absorção, densidade e vascularização local, e de variáveis da emissão de ultrassom (se contínua ou pulsada), intensidade e duração do tratamento.

Mais um efeito creditado aos efeitos térmicos do ultrassom é o aumento da maleabilidade do colágeno, que pode favorecer manobras de massagem e a liberação de fibroses e aderências causadas por diversas afecções, como a lipodistrofia ginoide. Ele ainda estimula a atividade dos fibroblastos por um fenômeno conhecido por mecanotransdução, que pode ser definido como um fenômeno que ocorre quando um sinal mecânico é convertido em sinal químico intracelular.[1] Esse fenômeno parece estimular mecanismos de transcrição gênica, diferenciação celular e síntese de proteínas da matriz extracelular.[8-10]

Em relação aos efeitos mecânicos, destaca-se a cavitação, que pode ser definida como um fenômeno físico que ocorre quando uma energia mecânica interage com fluidos em ondas de compressão e descompressão, produzindo bolhas de gás (10^{-6} mícron).[4] A dimensão dessas bolhas varia de acordo com a intensidade de energia aplicada e a viscosidade do meio no qual é aplicada.[3] A cavitação estável são as pulsações volumétricas relativamente suaves de corpos cheios de gás, enquanto a cavitação instável compreende a criação e implosão destrutiva e geradora de radicais livres de vazios cheios de vapor. O restante é convertido em calor e/ou pode induzir ondas de choque que podem perturbar os tecidos circundantes, como demonstrado na Figura 1.[3,7] A indução da cavitação varia inversamente com a frequência do ultrassom e diretamente com a intensidade dele.[8]

O aumento da temperatura e o predomínio de cavitação estável são dose-dependentes, pois a energia ultrassônica causa vibração e colisões moleculares. Em doses baixas a moderadas, atuam formando forças radiais que fazem micromassagem e podem alterar a permeabilidade das membranas celulares ou interagir com proteínas e/ou complexos proteicos, ativando ou inativando mecanismos de sinalização intracelular; em doses maiores, a cavitação tende a se tornar predominantemente instável, enquanto as implosões cavitacionais causam microjatos e ondas de choque que podem fragmentar células ou induzir apoptose, efeito desejado em se tratando de adiposidade localizada (Figura 2).[1,4,10-12]

PARÂMETROS E MÉTODOS DE APLICAÇÃO

Antes de aplicar o ultrassom, é necessário conhecer com detalhes a variada e complexa gama de parâmetros, de suma importância para que a melhor resposta biológica seja evocada nos tecidos.[7] A seguir estão descritas as principais variáveis encontradas nos aparelhos disponíveis no mercado.

- **Frequência da emissão:** 1 ou 3 MHz, de acordo com a espessura do tecido adiposo da área a ser tratada. Frequências mais altas são mais superficiais, sendo que 3 MHz atingem profundidade em torno de 20 mm e 1 MHz de cerca de 40 mm.
- **Seleção de modo:** contínuo ou pulsado. A energia emitida através do transdutor de ultrassom pode ser difundida continuamente durante todo o tempo de tratamento (onda contínua, OC), podendo provocar um efeito térmico nos tecidos, ou pode ser aplicada em pulsos, em ciclos de passagem e descontinuidade da passagem por determinado período (conhecido como modo pulsado), podendo ser térmico ou atérmico, a depender dos

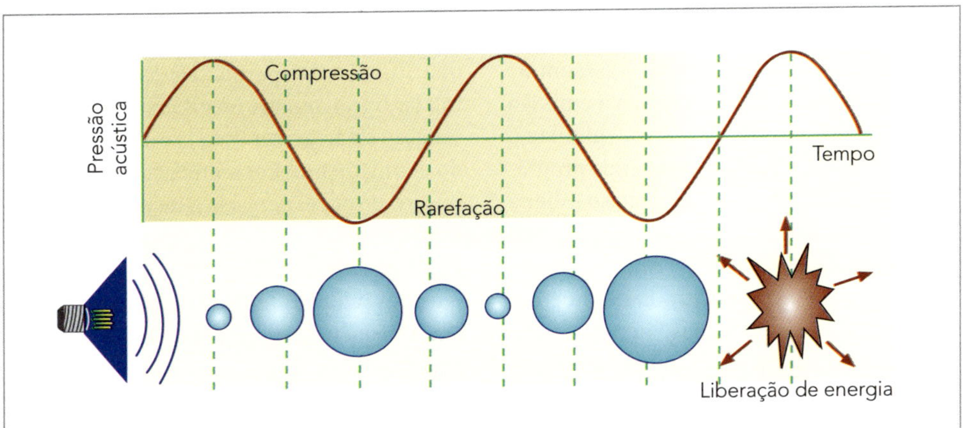

FIGURA 1 Imagem ilustrativa do campo ultrassônico que demonstra a relação das ondas de compressão e rarefação e a produção de cavitação.

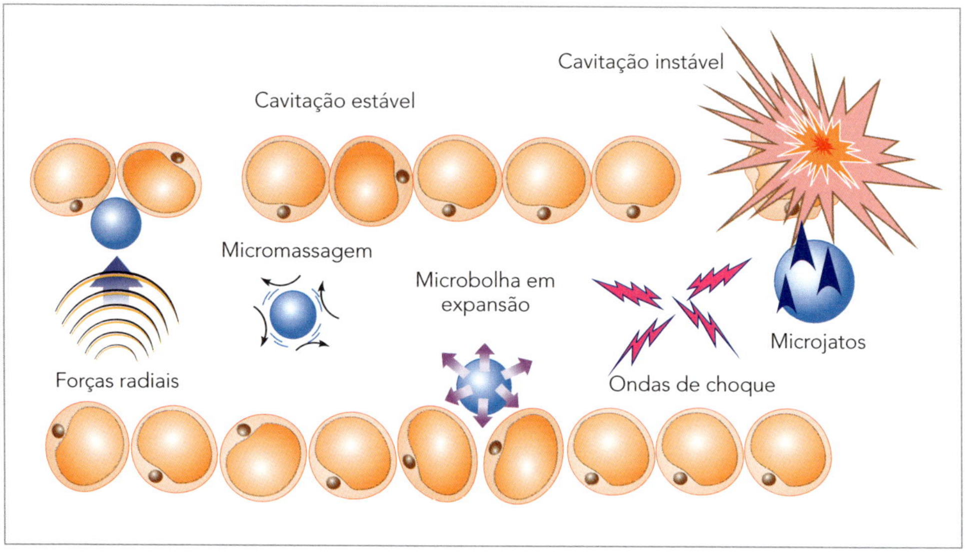

FIGURA 2 Imagem representativa da possível interação da cavitação gerada pela energia ultrassônica no tecido adiposo.

parâmetros de ciclo ativo e da intensidade programada.

- **Doses/intensidade:** a energia em uma onda de ultrassom é caracterizada pela intensidade. Essa é a energia que cruza uma unidade de área perpendicular à onda em relação ao tempo e varia entre 0,1 e 3 W/cm^2 dependendo do equipamento, e devem ser programados no equipamento antes do início do tratamento. Doses maiores causam mais aquecimento.
- **Cálculo do tempo do tratamento:** comumente os geradores de ultrassom de emissão plana disponibilizam a emissão de energia em W/cm^2. Para calcular o tempo para deposição da energia programada no equipamento, é preciso saber a ERA, a qual corresponde ao tamanho real da cerâmica piezelétrica que está afixada dentro do transdutor. Essa informação pode ser obtida nas "instruções de uso", documento emitido pelo fabricante e que acompanha o equipamento na aquisição. De posse do valor da ERA, é só medir a área a ser tratada e calcular em área/cm^2. O próximo passo é dividir o valor obtido pelo cálculo anterior, pelo valor da ERA. O valor obtido corresponde ao tempo de tratamento na respectiva área, em minutos.

Por exemplo, para uma área de 150 cm^2 a ser tratada com um aplicador com ERA de 15 cm^2 (três transdutores de 5 cm de ERA cada), o tempo de tratamento será de 10 minutos. Em caso de transdutores de áreas pequenas, é preciso subdividir a área de tratamento em quadrantes menores para melhor distribuição da energia. Dessa forma, para iniciar o tratamento, há necessidade de delimitação da área a ser tratada e a programação do equipamento. Em seguida, aplicam-se gel neutro e/ou gel acrescido de ativos sobre a área, formando uma fina camada de gel condutor, distribuindo a energia uniformemente, em movimentos lentos. Já o ultrassom de baixa frequência em geral é aplicado de forma estática e com prega de pele especialmente na região abdominal (as frequências mais baixas penetram mais profundamente, e por segurança a prega cutânea deve ser realizada). Todos os modelos de transdutor/aplicador necessitam de gel neutro ou com ativos como meio de condução. Algumas técnicas utilizam o ultrassom plano para potencializar seus resultados, sendo a sonoforese e a hidrolipoclasia as mais utilizadas na saúde estética e descritas a seguir.

INDICAÇÕES DE USO DO ULTRASSOM PLANO

Celulite

A celulite é uma afecção estética que atinge a derme e a região subcutânea. Caracteriza-se pela formação de septos fibrosos, espessamento subepidérmico, podendo apresentar dor, déficit funcional e alteração da topografia da região acometida. O ultrassom plano tem sido usado como auxiliar na resolução dessa afecção, uma vez que promove um aumento da vascularização da área tratada, levando a maior circulação local e melhora da extensibilidade das fibras de colágeno (efeito tixotrópico).[13]

Flacidez tissular

As causas mais comuns de flacidez tissular são as alterações no processo de envelhecimento e do peso, fazendo que o tecido conjuntivo da derme apresente as fibras de colágeno e elastina mais frouxas e em menor quantidade. O ultrassom plano tem como mecanismo de ação estimular a atividade dos fibroblastos por um fenômeno conhecido por mecanotransdução do sinal, favorecendo a transcrição de diversas proteínas que irão auxiliar no espessamento dos componentes fibrilares e aumentar a síntese de componentes da matriz extracelular.[9,10]

Adiposidade localizada

A adiposidade localizada também é uma afecção que pode ser tratada com o ultrassom plano. Sua utilização tem sido embasada por diversos estudos científicos. Por exemplo, em um trabalho realizado recentemente,[14] com o objetivo de avaliar os efeitos do ultrassom plano na adiposidade localizada abdominal, foram avaliadas 90 mulheres saudáveis com idade entre 18 e 40 anos. As voluntárias foram divididas em dois grupos. Um grupo recebeu o tratamento com ultrassom com gel neutro e outro grupo com gel com ativos lipolíticos. Foram realizadas 10 sessões de tratamento, usando transdutor de 3 MHz, e intensidade de 2 W/cm^2; as participantes foram avaliadas no pré- e pós-tratamento. Os resultados da pesquisa mostraram redução de perimetria e da espessura da camada adiposa na área de tratamento nos dois grupos, sem alteração no perfil lipídico dos pacientes.[14]

SUGESTÕES DE USO DO ULTRASSOM PLANO

Para o tratamento das afecções estéticas com a utilização de ultrassom plano, devem-se levar em consideração para programação do tempo de tratamento tanto as características individuais do paciente, tamanho de área do tratamento, como características do transdutor que será utilizado, tamanho da ERA (exemplo do cálculo é possível encontrar no tópico referente a parâmetros). Para tratamento utilizando uma pequena ERA, é aconselhável a divisão da área de tratamento em quadrantes para que a deposição de energia seja uniforme. A espessura do tecido adiposo também deve ser levada em consideração para a escolha da densidade de energia – quanto maior for essa espessura, maior deverá ser a energia. Os valores descritos na Tabela 1 são apenas sugestões que devem ser adaptadas para a individualidade do paciente e para as características técnicas de cada equipamento.

A aplicação do ultrassom plano deve ser feita sempre com o transdutor em movimentos rítmicos e homogêneos.

TABELA 1 Sugestão de parâmetros de tratamento para diversas afecções do tecido cutâneo com ultrassom plano

Frequência	Densidade de energia (W/cm²)	Modo	Frequência das sessões	Número de sessões
Celulite				
3 MHz	0,6 a 1,2	P 25 a 50%	2 a 3 x/sem	6 a 8
Flacidez				
3 MHz	1,2 a 1,5	Cont.	2 x/sem	6 a 8
Sonoforese				
3 MHz	1,1 a 2	Cont.	2 a 3 x/sem	6 a 8
Adiposidade localizada				
3 MHz	1,2 a 2	Cont. ou P a 50 ou 75%	3 x/sem	8 a 10
Hidrolipoclasia não aspirativa				
3 MHz	~2	Cont. ou P a 50% ou 75%	1 x/sem	4 a 6

Cont.: contínuo; P: pulsado; sem: semana.

TÉCNICAS COM USO DO ULTRASSOM PLANO

Sonoforese

Trata-se do uso da energia ultrassônica para a permeação de ativos farmacológicos através da pele. Apresenta vantagens em relação a promotores de permeação baseados em eletrorrepulsão, como a iontoforese, já que não necessita de polaridade definida dos ativos a serem permeados nem oferece os riscos de reações adversas da corrente galvânica.[3]

Hidrolipoclasia não aspirativa

É uma técnica empregada para a redução da adiposidade localizada e consiste em infundir solução fisiológica (salina estéril a 0,09%) ou solução hipotônica no tecido subcutâneo, para em seguida aplicar energia ultrassônica em intensidades altas. A área deve ser demarcada e, a intervalos de aproximadamente 4 cm devem ser realizadas puncturas depositando de 2 a 4 mL de solução.[4,9,15] Essa técnica geralmente é feita com o ultrassom de 3 MHz, no modo contínuo ou pulsado a 50%, 2 W/cm^2, 1 x/semana, de 4 a 6 sessões.

ULTRASSOM MICROFOCADO E MACROFOCADO: DEFINIÇÃO

O ultrassom focado de alta intensidade (HIFU – *high intensity focused ultrasound*), mais conhecido como ultrassom micro ou macrofocado, é uma modalidade terapêutica não invasiva que usa ondas ultrassônicas não ionizantes para aquecer ou remover tecidos. As primeiras investigações de HIFU para ablação não invasiva foram descritas em 1942, desde então tem sido objeto de muitas pesquisas e desenvolvimento.[16] Com a tecnologia HIFU, foi possível liberar energia acústica de forma precisamente direcionada para o tecido-alvo, com o objetivo de induzir coagulação térmica, sem afetar de forma significativa os tecidos ao redor,[3,17] e desenvolver sistemas que atuassem como ferramenta cirúrgica não invasiva no tratamento de tumores de órgãos internos, como fígado, mama, útero e próstata, destruindo células cancerígenas por aquecimento/ablação.[3,18,19] Esses dispositivos usam como guia de aplicação sistemas de capturas de imagem associados, como ressonância magnética, tomografia computadorizada ou ultrassom diagnóstico simultaneamente ao ultrassom focado.[3,17]

MECANISMOS DE AÇÃO DO ULTRASSOM MICROFOCADO E MACROFOCADO

O ultrassom focado atua promovendo pontos de coagulação térmica (PCT), pois a energia é depositada em pulsos curtos (50-200 ms), levando ao aquecimento do tecido a temperaturas ~ 60 °C, produzindo pequenas zonas de lesão térmica (< 1 mm^3) em profundidades controladas[20-22] ativando os mecanismos de reparo e regeneração tecidual em diferentes regiões.[11]

Para que se consiga realizar os PCT em diferentes profundidades e se alcance um efeito mais significativo, o equipamento conta com transdutores de diferentes frequências, que permitem o aquecimento do tecido em profundidades de 1,5; 3 e 4,5 mm, visando aos planos dérmicos médio, dérmico profundo, subcutâneo superficial e fibromuscular, criando camadas de PCT.[23] Esses transdutores podem ser usados em combinação para atingir a derme papilar, derme reticular ou o sistema músculo aponeurótico superficial (SMAS), respectivamente, como pode ser visto, levando ao *lifting* facial devido às lesões em diferentes estruturas, de acordo com a profundidade (Figura 3).

O tratamento deve ser sempre realizado com o transdutor (conhecido também como cartucho) do mais profundo para o mais superficial, e o mapeamento deve seguir o proposto em relação à profundidade, conforme demonstrado na Figura 3. A mesma concepção de desenvolvimento é usada na construção dos cartuchos macrofocados usados para tratamento da gordura localizada. Essa técnica tem demonstrado resultados positivos baseada principalmente na promoção da lesão térmica em tecidos mais profundos (geralmente em torno de 7 e 13 mm), causando PCT no tecido adiposo da região tratada.[25] Assim, os adipócitos são afetados e posteriormente fagocitados do local por macrófagos, células especializadas na remoção de detritos e resíduos celulares. Tudo isso estimula o processo de reparo e regeneração tecidual, estimulando a remodelagem, melhorando a qualidade da pele e a redução de medidas.[25-27]

As vantagens dessa tecnologia incluem a preservação da epiderme e diminuição da perda de energia nos planos laterais do tecido. A peça de mão do sistema desenvolvido permite a troca de transdutores que possuem dois modos de funcionamento: imageamento (para visualizar a região de interesse antes das ex-

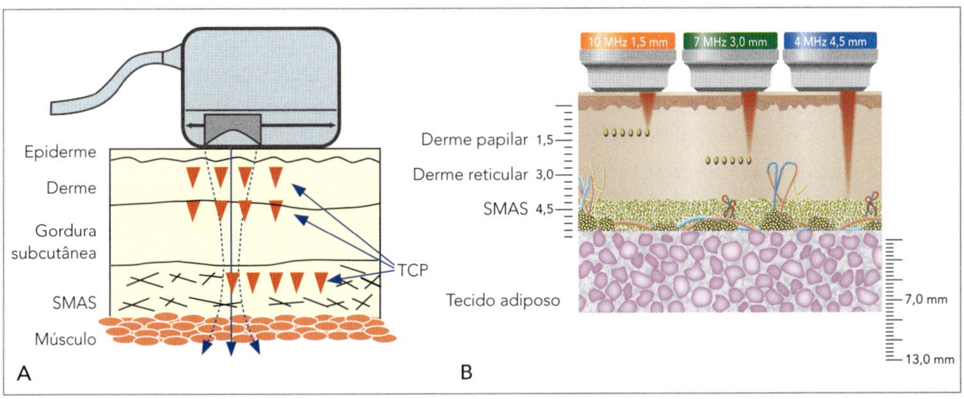

FIGURA 3 (A) Esquema dos transdutores/cartuchos demostrando a profundidade de atuação; (B) observe que a profundidade do PCT, em mm, é variável de acordo com a frequência, em MHz, do transdutor.

Fonte: adaptada de White WM *et al.*, 2007.[24]

posições terapêuticas de ultrassom) e tratamento (modo de ultrassom que fornece uma série de pontos de coagulação térmica dispostos linearmente). O ultrassom diagnóstico desse sistema coleta imagens em tempo real das camadas de tecido a uma profundidade de 8 mm e permitiu aos investigadores confirmar a profundidade apropriada do tratamento, adaptar a profundidade focal e a energia da terapia de ultrassom emitida no procedimento, evitando lesionar estruturas não alvo, como nervos e glândulas.[28,29]

Sistemas similares têm sido desenvolvidos, porém sem sistemas de visualização associados, e todas essas tecnologias oferecem principalmente três profundidades de tratamento: 1,5, 3 e 4,5 mm. A entrega de energia para áreas-alvo resulta em termocontração imediata do colágeno e, por termolesão controlada, ativa mecanismos de reparo e regeneração tecidual, promovendo neocolagênese e remodelação do colágeno significativa em vários níveis, com resposta clínica duradoura.[24,28]

O ultrassom microfocado deve ser aplicado de acordo com o mapeamento sugerido pelo fabricante e avaliação minuciosa do terapeuta. O número de linhas e a profundidade dos cartuchos usados no tratamento variam de acordo com o grau de flacidez e a área anatômica. os cartuchos faciais também podem ter indicação corporal para tratamento de flacidez de pele. A decisão sobre a seleção de cartuchos e profundidade ideal depende da avaliação clínica e do quadro clínico individual do paciente. As doses/intensidades devem ser de moderadas a baixas, seguindo as orientações do fabricante.

INDICAÇÕES DO USO DO ULTRASSOM MICROFOCADO E MACROFOCADO

Rejuvenescimento facial e flacidez de pele de pescoço e colo

O colágeno e outros componentes da derme são responsáveis pela resistência à tração e pelas propriedades mecânicas da pele. Com o processo fisiológico do envelhecimento, ocorre uma redução progressiva de colágeno da pele e das estruturas de sustentação do rosto. Essa diminuição do conteúdo de colágeno na derme e no SMAS causa flacidez, rugas e dobras indesejáveis na pele.[30,31]

Meyer *et al.*[32] realizaram uma pesquisa com mulheres com idade entre 30 e 60 anos que receberam 1 sessão de tratamento de ultrassom microfocado. Para esse atendimento foram utilizados cartuchos de 10, 7 e 4 MHz e doses de energia variando de 0,1 a 2 J (dependendo da sensibilidade da paciente). As pacientes foram avaliadas em três momentos: inicial, 45 e 90 dias após o tratamento. Os autores concluíram que o tratamento apresentou aumento na produção de colágeno, reorganização da derme e redução da flacidez e rugas faciais, com melhora da simetria facial.[32] Vale ressaltar também que como reações adversas foram encontradas apenas hiperemia transitória e desconforto durante o procedimento.

SUGESTÕES DE APLICAÇÃO E TRATAMENTO

Rejuvenescimento facial e flacidez de pele

As figuras a seguir exibem os mapas de tratamento relacionando a área anatômica e a profundidade dos cartuchos. O número de linhas sugerido para o terço inferior da face fica entre 120 e 150, divididos entre as duas hemifaces; para submento, sugere-se em torno de 150 linhas, profundidade do cartucho de 4,5 mm (Figuras 4A e 4B) e 3 mm (Figuras 4C e 4D).

O cartucho de 1,5 mm tem ampla área de utilização, haja vista a sua superficialidade e baixo risco de lesão de nervos e glândulas. Pode ser usado para arqueamento de sobrancelhas, região periorbicular e perioral (Figura 5A). Em pacientes com maior grau de

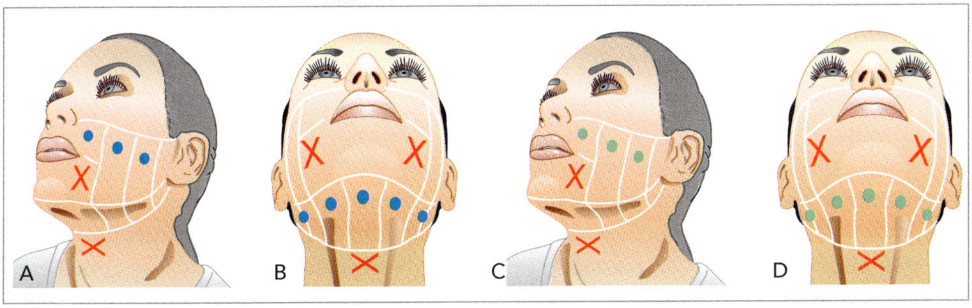

FIGURA 4 (A e B) Mapa das áreas permitidas (azul) para tratamento com cartucho de 4,5 mm para terço inferior da face e submento. Áreas demarcadas com X vermelho indicam zonas de risco de lesão de estruturas como nervos e glândulas; (C e D) mapa das áreas permitidas (verde) para tratamento com cartucho de 3 mm para terço inferior da face e submento. Áreas demarcadas com X vermelho indicam zonas de risco de lesão de estruturas como nervos e glândulas.

flacidez, pode ser aplicado em todo o terço inferior da face e inclusive submento. O número de linhas aplicadas pode variar de acordo com a necessidade e grau de flacidez local. O cartucho de 3 mm também pode ser usado para tratamento do terço superior da face, rugas periorbiculares e região zigomática, conforme demostrado na Figura 5B.

Adiposidade localizada e remodelamento corporal

A constante preocupação com a estética e o contorno corporal tem feito com que cada vez mais os pacientes busquem por procedimentos com mínimos riscos e máximo resultado para a redução de adiposidade localizada e melhora do contorno corporal. Moreno *et al.*[33] realizaram um estudo com 30 pacientes saudáveis submetidos a três tratamentos com ultrassom macrofocado, com intervalo de 1 mês entre eles, em: abdômen, interno e externo de coxa, flancos e interno de joelho. Os pacientes foram avaliados em dois momentos, inicial e 1 mês após o último tratamento. Os pesquisadores constataram que houve uma redução na espessura da adiposidade subcutânea e na circunferência da região tratada sem apresentar efeitos adversos.[33]

Para a utilização do ultrassom macrofocado com o objetivo de redução da adiposidade localizada e remodelamento corporal, recomenda-se que inicialmente seja feita a assepsia da região a ser tratada e na sequência a adipometria da região. Recomenda-se que esse recurso seja realizado apenas em pacientes que tenham prega cutânea > 15 mm. Na sequência, deve-se marcar a região em que o tratamento será realizado.

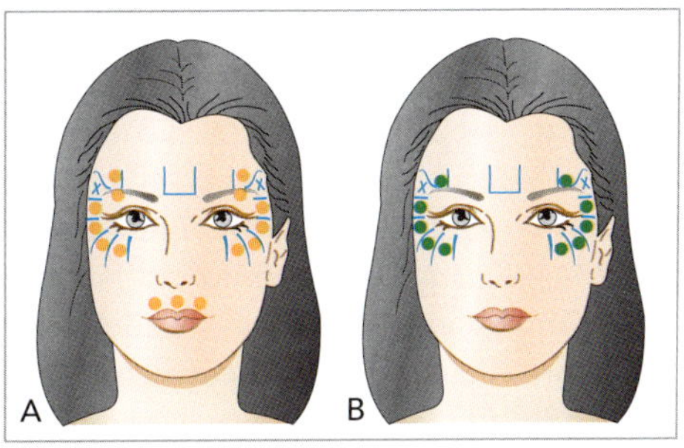

FIGURA 5 (A) Mapa das áreas sugeridas (laranja) para tratamento com cartucho de 1,5 mm de profundidade. Outras áreas também podem ser tratadas, de acordo com a necessidade clínica; (B) mapa das áreas permitidas (verde) para tratamento com cartucho de 3,0 mm para terço superior da face.

CONTRAINDICAÇÕES E REAÇÕES ADVERSAS

As contraindicações absolutas são relativamente poucas e incluem infecções ou lesões cutâneas abertas na área de tratamento proposta, acne grave ou cística ativa e implantes ativos (por exemplo, marca-passos, desfibriladores). Embora não sejam contraindicações absolutas, recomenda-se a abstenção do tratamento em pacientes grávidas ou lactantes, com cicatrizes queloides, sobre hérnias da parede abdominal ou diástase (se o abdome estiver sendo considerado para tratamento) ou que tenham uma doença ou infecção sistêmica ativa.[27]

Os pacientes também devem ser rastreados para uma história de herpes labial se a área perioral estiver na zona de tratamento; em caso de histórico, devem receber medicação antiviral profilática (aciclovir ou valaciclovir, por exemplo) para início no dia do procedimento. O tratamento deve ser adiado em áreas que passaram por procedimentos cirúrgicos, como abdominoplastia ou lipoaspiração recentes, para garantir a cicatrização adequada da lesão.[28,34]

No pós-procedimento, é comum observar alterações transitórias leves como eritema, leve edema e sensação de estiramento da pele. A dor à palpação pode perdurar por até 2 semanas. Erros operacionais e/ou equipamento descalibrado podem levar a complicações e reações adversas, como estriações, hiperpigmentação pós-inflamatória, equimoses e parestesia ou ainda complicações mais graves, como paralisia do nervo, bolhas, erosão/ulceração, edema e/ou necrose cutânea de tecido cutâneo e subcutâneo.[35,36] O manejo precoce das complicações inclui cuidados locais com a lesão, tranquilização do paciente, uso de corticosteroides tópicos e/ou *laser* de baixa potência para mitigar as sequelas inflamatórias. Outras terapias cosméticas cirúrgicas devem ser utilizadas quando as medidas conservadoras falharem.[36]

ASSOCIAÇÃO DO USO DO ULTRASSOM MICROFOCADO COM INJETÁVEIS E/OU OUTRAS MODALIDADES DE ENERGIA

A combinação de intervenções estéticas direcionadas a diferentes manifestações do envelhecimento geralmente leva a melhores resultados do que modalidades isoladas. Um consenso realizado em 2016 reuniu especialistas para desenvolver recomendações para a combinação e sequência ideal de aplicação de ultrassom microfocado com toxina botulínica, ácido hialurônico e hidroxiapatita de cálcio. Os especialistas concluíram que o tratamento estético ideal da face começa com uma avaliação completa do paciente e com um plano de tratamento individualizado e recomendam que o intervalo entre tratamentos consecutivos de 1 a 2 semanas permite a resolução dos efeitos colaterais e/ou a avaliação dos resultados. É recomendado que o tratamento com ultrassom microfocado sempre seja feito antes de agentes injetáveis.[37]

CONCLUSÃO

As aplicabilidades e o uso pretendido das terapias com ultrassom evoluíram de forma significativa nos últimos anos. O entendimento sobre como essas tecnologias são desenvolvidas, especialmente as mudanças estruturais que permitiram essas novas possibilidades de tratamentos estéticos tanto corporais quanto faciais, são essenciais para a conduta clínica. Conhecer os tipos e formas de transdutor (plano ou focalizado), configurações de frequência que permitem controle de profundidade e ainda a intensidade ideal para a obtenção dos efeitos terapêuticos desejados é o que nos permite ser mais assertivos tanto na hora da aquisição da tecnologia quanto no uso clínico mais seguro e efetivo.

Na maioria dos casos, os equipamentos de transdutor plano são aplicados de forma dinâmica (em movimento por área), e os equipamentos de transdutor curvo, que emitem a energia de forma focalizada, são aplicados de forma estacionária (estáticos em linha). Existem exceções, como os cavitadores de baixas frequências, que usados para os tratamentos estéticos são de transdutor plano e aplicados de forma estática, com prega de pele especialmente na região abdominal (as frequências mais baixas penetram mais profundamente, e por segurança a prega cutânea deve ser realizada).

É imprescindível ressaltar que os equipamentos com transdutor de emissão plana devem ser calibrados uma vez ao ano, enquanto nos equipamentos micro e macrofocado que usam transdutores cambiáveis os cartuchos têm número de disparos/linhas pré-programados e devem ser descartados após o uso (são considerados consumíveis).

CASOS CLÍNICOS

1. Mulher, 28 anos, celulite grau 2, tratada com terapia combinada na região de glúteos e posterior de coxas. Foram realizadas 10 sessões, 2 x/semana. O protocolo utilizado foi ultrassom contínuo (3 MHz; 2 W/cm^2) associado a corrente Aussie (4 kHz; modulada em 10 Hz; com intensidade de 40 a 60 mA; suficiente para produzir uma parestesia forte, mas confortável).

2. Mulher de 46 anos, com tratamento *full face* realizado com ultrassom microfocado. As áreas tratadas foram face e submento. As imagens comparativas são de antes e após 90 dias do tratamento. Esse resultado foi obtido com uma única sessão de tratamento usando 450 linhas e cartuchos de 1,5; 3 e 4,5 mm de profundidade (Figura 6).

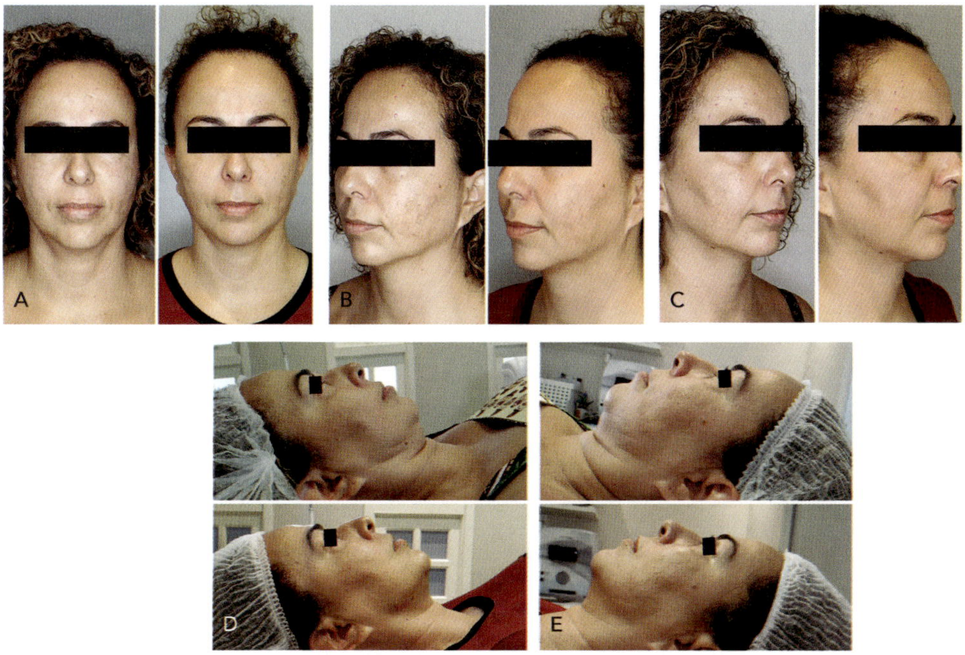

FIGURA 6 (A) Vistas frontais antes/depois; (B e C) vistas laterais antes/depois; (D e E) vistas laterais com a paciente recostada na maca antes e depois de 90 dias de uma única sessão de tratamento.

Fonte: imagens do próprio autor; tratamento realizado com o equipamento Herus® (Fismatek, São Paulo, Brasil).

REFERÊNCIAS BIBLIOGRÁFICAS

1. Sant'Ana EMC. Fundamentação teórica para terapia combinada Heccus® - Ultrassom e Corrente Aussie no tratamento da lipodistrofia ginoide e da gordura localizada. Rev Bras Ciência Estética. 2010;1:1-15.
2. Matthews MJ, Stretanski MF. Ultrasound Therapy. Treasure Island: StatPearls Publishing; 2022.
3. Shehata IA. Treatment with high intensity focused ultrasound: secrets revealed. Eur J Radiol. 2012;81(3):534-41.
4. Carvalho W, Biguetti Ribas AE. Cosmetologia aplicada à estética. Farmacêutica; 2019.
5. Kitchen S. Eletroterapia: prática baseada em evidências. Barueri: Manole; 2003.
6. Canela VC, Crivelaro CN, Ferla LZ, Pelozo GM, Azevedo J, Liebano RE. Synergistic effects of Combined Therapy: nonfocused ultrasound plus Aussie current for noninvasive body contouring. Clin Cosmet Investig Dermatol. 2018;11:203-12.
7. Robertson V, Ward A, Low J, Reed A. Eletroterapia explicada: princípios e prática. Elsevier Brasil; 2011.
8. Meidan V, Michniak-Kohn BB. CHAPTER 5 - Ultrasound-based Technology for Skin Barrier Permeabilization. In: Handbook of Non-Invasive Drug Delivery Systems. 2010. p. 119-33.
9. Vidurrizaga De Amézaga C, Esparza Fernández P, Deltell Canales J, Amselem Belilty M. Ultrasonido. In: Medicina estética: abordaje terapéutico. Cidade do México: Editorial Médica Panamericana; 2011. p. 181-6.
10. Huang C, Miyazaki K, Akaishi S, Watanabe A, Hyakusoku H, Ogawa R. Biological effects of cellular stretch on human dermal fibroblasts. J Plast Reconstr Aesthet Surg. 2013;66(12):e351-61.
11. Bansode SR, Rathod VK. An investigation of lipase catalysed sonochemical synthesis: A review. Ultrason Sonochem. 2017;38:503-29.
12. Dalecki D. Mechanical bioeffects of ultrasound. Annu Rev Biomed Eng. 2004;6:229-48.
13. Guirro E, Guirro R. Fisioterapia dermato-funcional. 3. ed. São Paulo: Manole; 2002.
14. da Silva Siqueira K, Maia JM. High-power therapeutic ultrasound for treatment of abdominal localized adiposity-double-blind randomized clinical trial. Lasers Med Sci. 2020;35(4):927-38.
15. Godoy FB, Fonseca BB, Levenhagen MA, Franco MA, Melo RT, Beletti ME. Structural changes of fat tissue after nonaspirative ultrasonic hydrolipoclasy. J Cutan Aesthet Surg. 2011;4(2):105-10.
16. Lynn JG, Zwemer RL, Chick AJ, Miller AE. A new method for the generation and use of focused ultrasound in experimental biology. J Gen Physiol. 1942;26(2):179-93.
17. Kennedy JE, Haar GT, Cranston D. High intensity focused ultrasound: surgery of the future? Br J Radiol. 2003;76(909):590-9.
18. MacGregor JL, Tanzi EL. Microfocused ultrasound for skin tightening. Semin Cutan Med Surg. 2013;32(1):18-25.
19. Fabi SG, Few JW, Moinuddin S. Practical Guidance for Optimizing Patient Comfort During Microfocused Ultrasound with Visualization and Improving Patient Satisfaction. Aesthet Surg J. 2020;40(2):208-16.
20. Minkis K, Alam M. Ultrasound skin tightening. Dermatol Clin. 2014;32(1):71-7.
21. Greene RM, Green JB. Skin tightening technologies. Facial Plast Surg. 2014;30(1):62-7.
22. Choi SY, No YA, Kim SY, Kim BJ, Kim MN. Tightening effects of high-intensity focused ultrasound on body skin and subdermal tissue: a pilot study. J Eur Acad Dermatol Venereol. 2016;30(9):1599-602.
23. Park J-Y, Lin F, Suwanchinda A, Wanitphakdeedecha R, Yu J, Lim TS, et al. Customized Treatment Using Microfocused Ultrasound with Visualization for Optimized Patient Outcomes: A Review of Skin-tightening Energy Technologies and a Pan-Asian Adaptation of the Expert Panel's Gold Standard Consensus. J Clin Aesthet Dermatol. 2021;14(5):E70-E79.
24. White WM, Makin IRS, Barthe PG, Slayton MH, Gliklich RE. Selective creation of thermal injury zones in the superficial musculoaponeurotic system using intense ultrasound therapy: A new target for noninvasive facial rejuvenation. Arch Facial Plast Surg. 2007;9(1):22-9.
25. Fatemi A. High-intensity focused ultrasound effectively reduces adipose tissue. Semin Cutan Med Surg. 2009;28(4):257-62.
26. Jewell ML, Solish NJ, Desilets CS. Noninvasive Body Sculpting Technologies with an Emphasis on High-Intensity Focused Ultrasound. Aesthetic Plast Surg. 2011;35(5):901-12.
27. Gadsden E, Aguilar MT, Smoller BR, Jewell ML. Evaluation of a novel high-intensity focused ultrasound device for ablating subcutaneous adipose tissue for noninvasive body contouring: Safety studies in human volunteers. Aesthet Surg J. 2011;31(4):401-10.
28. Day D. Microfocused ultrasound for facial rejuvenation: current perspectives. Res Reports Focus. 2014.
29. Pavicic T, Ballard JR, Bykovskaya T, Corduff N, Hirano C, Park J-Y. Microfocused ultrasound with visualization: Consensus on safety and review of energy-based devices. J Cosmet Dermatol. 2022;21(2):636-47.
30. Quan T, Fisher GJ. Role of Age-Associated Alterations of the Dermal Extracellular Matrix Microenvironment in Human Skin Aging: A Mini-Review. Gerontology. 2015;61(5):427-34.

31. Shin J-W, Kwon S-H, Choi J-Y, Na J-I, Huh C-H, Choi H-R, et al. Molecular mechanisms of dermal aging and antiaging approaches. Int J Mol Sci. 2019;20(9):2126.
32. Meyer PF, Meleck M, Borges FS, Fortuny E, Faria SLQ, Afonso FAC, et al. Effect of microfocused ultrasound on facial rejuvenation: clinical and histological evaluation. J Biosci Med. 2021;9:112-25.
33. Moreno-Moraga J, Valero-Altés T, Martínez Riquelme A, Isarria-Marcosy MI, Royo De La Torre J. Body contouring by non-invasive transdermal focused ultrasound. Lasers Surg Med. 2007;39(4):315-23.
34. Patel F, MacGregor J, Chang YC, Chapas A. Subcutaneous body skin tightening. Adv Cosmet Surg. 187;2:177-87.
35. Hitchcock T M, Dobke MK. Review of the safety profile for microfocused ultrasound with visualization. J Cosmet Dermatol. 2014;13(4):329-35.
36. Friedmann DP, Bourgeois GP, Chan HHL, Zedlitz AC, Butterwick KJ. Complications from microfocused transcutaneous ultrasound: Case series and review of the literature. Lasers Surg Med. 2018;50(1):13-9.
37. Carruthers J, Burgess C, Day D, Fabi SG, Goldie K, Kerscher M, et al. Consensus recommendations for combined aesthetic interventions in the face using botulinum toxin, fillers, and energy-based devices. Dermatol Surg. 2016;42(5):586-97.

11

Radiofrequência não ablativa aplicada à saúde estética

Cintia Cristina Santi Martignago

INTRODUÇÃO

A radiofrequência (RF) é uma energia eletromagnética que varia de 30 kHz a 3 GHz e é utilizada frequentemente em uma variedade de tecnologias, como telecomunicação, forno de micro-ondas, sistemas de radar e aparelhos, com finalidade terapêutica.[1] Na área da saúde, tem sido usada em uma faixa relativamente estreita desse espectro, de 200 kHz a 40 MHz, e sua aplicabilidade é dada em procedimentos de diferentes complexidades, como cirúrgica, reabilitação ortopédica e saúde estética.[2]

Na área da saúde estética, a RF tem ganhado cada vez mais adeptos, devido aos seus resultados promissores em diversas afecções. Inicialmente a RF era usada na estética para o tratamento de rugas periorbitais, rítides e flacidez, mas hoje também na melhora do contorno corporal e redução da celulite.[3-5]

Para o tratamento das afecções estéticas, podem ser utilizados dois tipos de RF: a ablativa e a não ablativa. A RF ablativa consiste na aplicação de uma alta energia, em curto intervalo de tempo e em áreas pontuais, levando a lesões térmicas pontuais. Já na RF não ablativa o aquecimento ocorre de maneira homogênea em toda a área de aplicação.

Neste capítulo, será abordada a utilização da RF não ablativa na saúde estética, com ênfase nos mecanismos de ação, indicações, contraindicações, parametrização e métodos de aplicação.

RADIOFREQUÊNCIA: DEFINIÇÃO E BREVE HISTÓRICO

A aplicação de energia eletromagnética com finalidade terapêutica data de 1892, quando um fisiologista relatou que um tecido biológico submetido a energias com frequências superiores a 10 kHz induziriam o aquecimento do tecido. No ano de 1908, Zeynek e Nagelschmidt utilizaram o termo "diatermia", que significa "aquecimento através de".[6]

Em 1920, começou-se a utilizar a RF para a produção de eletrocautério, ou seja, com finalidade ablativa, e em 1950 ela foi utilizada por neurocirurgiões com o intuito de provocar lesões controladas no sistema nervoso central. Em 1960, começou a utilização na área cardíaca.[7]

O primeiro dispositivo de RF monopolar (Thermage®, Hayward, CA) foi aprovado pela Food and Drug Administration (FDA) para uso em tecidos periorbitais em 2002. Por ter se mostrado ser uma técnica segura, em 2004 a RF também teve seu uso autorizado para a face e, em 2006, para o contorno corporal.[1] Os principais marcos históricos da utilização da RF estão resumidos na Figura 1.

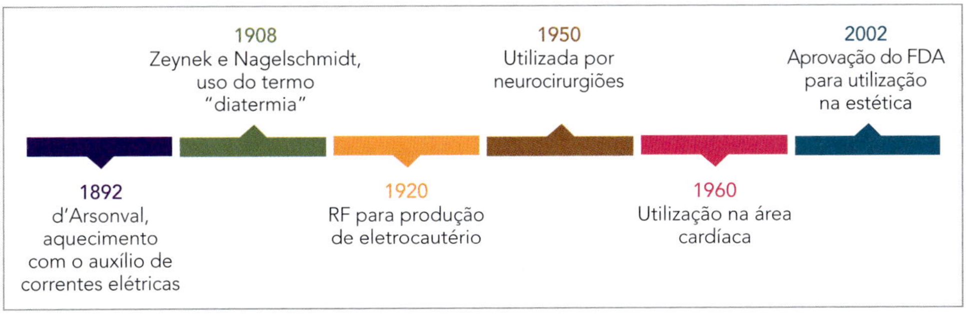

FIGURA 1 Linha do tempo da evolução da radiofrequência até o início do seu uso com finalidades estéticas.

MECANISMO DE AÇÃO

Os mecanismos de ação da RF nos tecidos biológicos podem ser explicados por três alterações que ocorrem em nosso organismo quando ele é submetido a esse tipo de terapia: vibração iônica, rotação dos dipolos e distorção molecular. Essas três reações são responsáveis por converter a energia elétrica em energia térmica, e o grau de aquecimento dessa área irá determinar se os efeitos fisiológicos são térmicos ou atérmicos. Esses três principais mecanismos responsáveis pela alteração da temperatura são descritos a seguir:[8]

- **Vibração iônica:** é a forma mais eficiente de conversão de energia elétrica em calor. Os íons, presentes em todos os tecidos do corpo, quando submetidos à RF vibram na mesma frequência submetida, gerando uma fricção e colisão entre eles, provocando aumento da temperatura tecidual, como pode ser visualizado na Figura 2.
- **Rotação dos dipolos:** nosso corpo é composto em grande parte por água. Apesar de a sua molécula ser eletricamente neutra em sua totalidade, na parte final atrai cargas opostas que se convertem em um dipolo, produzindo uma colisão entre os tecidos adjacentes. Esse mecanismo tem menor efetividade no aumento da temperatura que a vibração iônica.

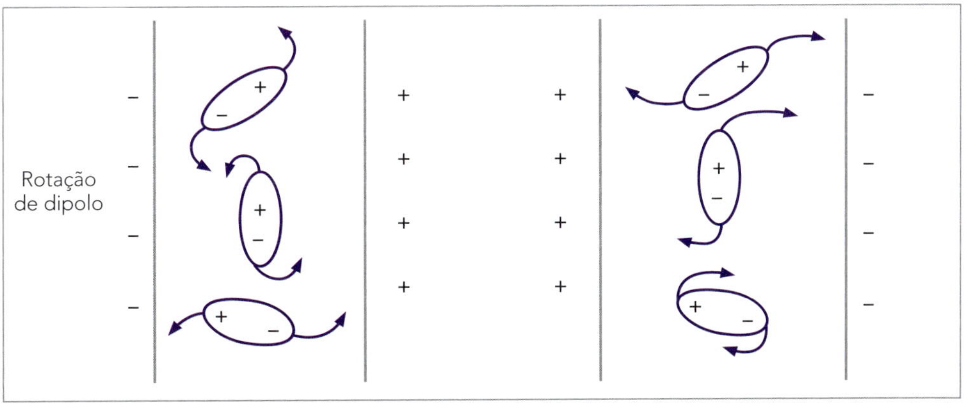

FIGURA 2 Representação gráfica da rotação dos dipolos, um dos mecanismos de aquecimento da RF.

- **Distorção molecular:** ocorre nas moléculas e átomos eletricamente neutros. Seus movimentos serão nulos, pois não possuem carga elétrica, ocasionando uma conversão mínima de energia elétrica em calor.

Dessa forma, os principais efeitos fisiológicos ocasionados pela aplicação da RF estão interligados ao aumento da temperatura tissular causada pelos mecanismos já descritos. Esse aumento da temperatura provoca:[8-10]

- Efeito vasodilatador: aumento da circulação arterial, melhorando assim a oxigenação dos tecidos.
- Aumento da permeabilidade da membrana celular: permite melhor transferência de metabólitos por meio da membrana.
- Contração das fibras colágenas e elastina.
- Ativação dos fibroblastos, levando a neocolagênese e neoelastogênese.
- Efeito lipolítico.

Tem sido estudado o papel de uma família de proteínas de choque térmico (HPS) nas alterações fisiológicas causadas pela aplicação da RF. Acredita-se que o calor gerado pela RF estimule a expressão de HSP 47 (chaperona molecular específica do pró-colágeno) nos fibroblastos que regula positivamente fatores de crescimento, como o TGF β1, ocasionando aumento da biossíntese de colágeno na pele.[11,12]

Estudos demonstram que leves elevações de temperatura ocasionam o aumento da extensibilidade e reduzem a densidade do colágeno, melhorando patologias como o fibroedema geloide e fibroses pós-cirurgia plástica. Maiores elevações de temperatura e sua manutenção em até 42 °C durante todo o período de aplicação aumentam a densidade do colágeno, ocasionando um efeito clinicamente chamado de *lifting*. Com isso há uma melhora na flacidez da pele, promovendo a diminuição da elasticidade no tecido.[13] Deve-se tomar muito cuidado com o excesso de aquecimento no tecido, pois esse fato leva à desnaturação completa de proteína e morte celular.[1]

PARÂMETROS DE APLICAÇÃO

Para se conseguir alcançar o objetivo terapêutico desejado, é necessário que, além de traçar um protocolo de tratamento individualizado, se utilize o recurso eletrofísico adequado e saiba escolher os parâmetros corretos para cada uma das afecções estéticas. Os principais parâmetros que interferem no resultado do tratamento com RF são frequência, material do eletrodo, tipo de eletrodo, potência aplicada e tempo de aplicação. Cada um desses tópicos será abordado a seguir.

- **Frequência:** é caracterizada pelo número de vezes em que a corrente elétrica muda sua direção por segundo, e sua grandeza é dada em hertz (Hz). Em equipamentos com frequências baixas, a energia de RF se propaga no tecido na forma de corrente elétrica, e entre os eletrodos aplicados e em frequência alta ela se propaga nos tecidos na forma de radiação.[2] É um dos parâmetros responsáveis pela profundidade de penetração da RF que é inversa à sua frequência, como pode ser visualizado na Figura 3.[9,14]
- **Material do eletrodo:** a função do eletrodo é transferir e conservar energia, promovendo o aumento da temperatura. Existem diferentes materiais em aplicadores de RF, o capacitivo (CAP) e o resistivo (RES). O eletrodo do CAP possui um revestimento dielétrico que isola seu corpo metálico da superfície da pele, formando um capacitor com os tecidos e promovendo um aquecimento mais superficial. Já o eletrodo RES não é revestido, portanto transfere energia de RF diretamente para o corpo do paciente, proporcionando um aquecimento nos tecidos mais profundos.[15] Nem todos os equipamentos possi-

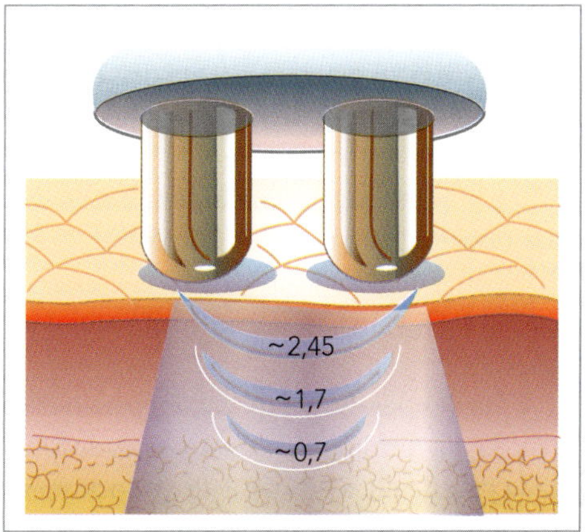

FIGURA 3 Imagem representativa da profundidade atingida pela radiofrequência, conforme a frequência (MHz).
Fonte: adaptada de Belenky I *et al.*, 2012.[9]

bilitam ao terapeuta escolher o material do aplicador a ser usado, e em alguns ele é uma característica do produto.

- **Tipos de eletrodos:** são classificados quanto à quantidade de eletrodos – unipolar, monopolar, bipolar, tripolar e multipolar. O **unipolar** emite a RF em campo unidirecional e ao redor de um único eletrodo. O **monopolar** tem efeito de penetração mais profundo que os demais[14] e usa um eletrodo ativo na área de tratamento e um eletrodo dispersivo a ser utilizado para fechar campo; precisa ter tamanho maior que o ativo.[16] O **bipolar** é caracterizado por dois eletrodos de igual tamanho, dispostos na área tratada, de modo que o calor é gerado em ambos e a profundidade de penetração está relacionada à distância entre esses eletrodos.[2] No **tripolar** há um eletrodo monopolar associado a um bipolar, que cria dois pares de eletrodos bipolares.[17] Os **multipolares** são caracterizados pela associação de vários eletrodos bipolares e recebem o nome de acordo com o número de eletrodos que apresentam; exemplo: decapolar contém dez eletrodos, sendo a associação de cinco bipolares.[2]
- **Potência:** uma das características mais importantes da energia da RF, diretamente relacionada ao efeito térmico produzido no tecido submetido à aplicação.[2] Em alguns aparelhos ela é ajustada em valores absolutos (W), e em outras, em porcentagem da potência total (%W). Vale ressaltar que, quanto maior for o valor ajustado no equipamento, maior será o efeito térmico produzido nos tecidos. Assim, é um parâmetro que muitas vezes precisa ser ajustado para se chegar e manter a temperatura-alvo.[18] Em equipamentos mais modernos, a potência da RF é ajustada automaticamente após a temperatura desejada ser alcançada.
- **Tempo de aplicação:** para que se consiga atingir o seu objetivo terapêutico, é necessário manter a temperatura-alvo por um tempo de 3 a 5 minutos em uma mesma região.[18]

CONTRAINDICAÇÕES E REAÇÕES ADVERSAS

Assim como os demais recursos eletrofísicos aplicados na estética, a RF possui suas contraindicações que devem ser respeitadas para se garantir ao paciente uma terapia segura, sendo elas pacientes grávidas; com aparelhos eletrônicos implantados; com implantes metálicos na área de tratamento; com distúrbios na síntese de colágeno ou vasculares; com doenças neoplásicas em atividade ou recentes; com doença estimulada pelo calor; em uso de isotretinoína e coagulopatias.[9] Alguns autores orientam a não aplicação da RF sobre tatuagens ou maquiagem definitiva, mas essa ainda é uma recomendação controversa.

Além de levar em consideração as contraindicações citadas, é importante que o terapeuta oriente seu paciente sobre as principais e mais comuns reações adversas que podem ocorrer após a aplicação da RF, sendo o eritema e o edemas as mais comuns e que desaparecem completamente após 48 horas. Alguns pacientes relatam ainda sensação de calor profundo que desaparece em até 2 horas após a aplicação da RF. Narins *et al.* relataram um caso raro de doses excessivas no tecido, levando a irregularidades do contorno por mais de 6 meses; esse efeito colateral pode ser prevenido com o *feedback* do paciente sobre a sensação de calor durante todo o tratamento.

INDICAÇÕES DA RADIOFREQUÊNCIA NOS TRATAMENTOS DAS FACÇÕES ESTÉTICAS

Alguns fatores, como envelhecimento e variações consideráveis de peso, podem causar alterações estéticas, como flacidez da pele, celulite e gordura localizada, sendo essas as reclamações mais comuns nos consultórios. Devido ao seu mecanismo de ação, a RF tem aplicabilidade de maneira segura e eficiente em várias afecções do sistema cutâneo, detalhadas a seguir.

Adiposidade localizada

A adiposidade localizada é uma das queixas mais frequentes nos consultórios da saúde estética, e a busca por alternativas de tratamento que possibilitem a diminuição dessa camada de tecido com o mínimo de desconforto em um curto período é um dos desafios dos profissionais da saúde estética.

Nessa perspectiva, a RF é um recurso terapêutico promissor, como apontado no estudo realizado por Suh *et al.*,[19] com o objetivo de avaliar a eficácia e a segurança da RF sem contato para a diminuição da gordura localizada. Na ocasião os autores concluíram que essa modalidade terapêutica é segura e eficiente para a redução da adiposidade localizada abdominal. Para chegar a essa conclusão, os autores realizaram a aplicação da RF em 12 pacientes saudáveis por 5 sessões de 45 minutos cada, com intervalo de 1 semana entre elas, sendo utilizado um equipamento de 27,12 MHz e mantendo uma distância de aproximadamente 1 cm entre o aplicador e o abdome e o flanco do paciente. A terapia foi realizada com uma potência de 180 a 200 W. Vale ressaltar que nesse estudo foi utilizado o equipamento Vanquish™, da BTL, uma nova geração de RF cuja aplicação é feita sem contato.

Uma das possíveis explicações para o efeito da RF na diminuição da adiposidade localizada está ligada à hipótese de que o aumento da temperatura tecidual resulta na ativação do sistema nervoso autônomo, levando a liberação de catecolaminas (adrenalina e noradrenalina) que, entre outras funções, também são responsáveis por iniciar o processo de lipólise.[9,10] Na Tabela 1 encontra-se descrita a sugestão de parâmetros para a aplicação da RF para a adiposidade abdominal.

Rejuvenescimento facial

O processo do envelhecimento cutâneo é tido como natural e inevitável. Ele ocorre devido à combinação de fatores intrínsecos e extrínsecos que levam a alterações histológicas, que fazem que a pele envelhecida se apresente seca, enrugada e flácida.[22] A RF é um recurso amplamente utilizado para o tratamento dessa afecção, uma vez que seus efeitos térmicos provocam a imediata e efetiva contração das fibras do colágeno, além de ativar fibroblastos e estimular a neocolagênese, a reorganização das fibras colágenas e o subsequente remodelamento do tecido.[1] Todavia, para que esse recurso terapêutico consiga estimular os efeitos citados, é imprescindível que a temperatura de tratamento fique entre 40 °C e 42 °C durante todo o período de aplicação.

Erkiert-Polguj e *et al.*[20] fizeram um estudo com 30 mulheres que apresentavam flacidez de pele na região da face. As voluntárias receberam quatro sessões de tratamento (com intervalo de 2 semanas entre elas) com RF com frequência de 1 MHz, temperatura superficial da pele entre 40 °C e 42 °C e intervalos entre as sessões de 2 semanas. Como resultado, foi observada melhora na elasticidade da pele 3 meses após a realização dos tratamentos.

Silva *et al.*[21] realizaram um estudo com 40 mulheres na faixa etária de 35 a 45 anos, divididas em dois grupos (grupo controle e tratamento com RF). No estudo foi utilizado um aplicador monopolar, com eletrodo passivo colocado entre as escápulas, com frequência de 0,5 MHz, a uma temperatura de 40 °C por 5 minutos em cada hemiface, realizando-se oito sessões com intervalo de 1 semana entre elas. Ao final do tratamento, observou-se melhora qualitativa na flacidez da pele facial.

Vale ressaltar que a irregularidade óssea da região dificulta o acoplamento dos eletrodos. Esse fator interfere na elevação da temperatura tecidual, obrigando muitas vezes o terapeuta a realizar a aplicação de forma mais lenta para chegar à temperatura-alvo. Na Tabela 1 encontra-se descrita a sugestão de parâmetros para a aplicação da RF para o rejuvenescimento facial.

Flacidez tissular

A flacidez tissular é uma das afecções estéticas que podem gerar grande impacto na qualidade de vida e autoestima das mulheres, causada por alterações nas fibras de colágeno e elastinas. O calor gerado pela RF induz uma termolesão controlada que irá estimular mudanças na conformação do colágeno existente, além de ativar os fibroblastos a sintetizar novas fibras de colágenos, melhorando a firmeza e a elasticidade na região tratada.[3,23] Em uma revisão sistemática publicada sobre o uso da RF para a flacidez tissular, os autores relatam que os estudos analisados sugerem que a RF é eficaz para o tratamento dessa afecção, no entanto não há um consenso na literatura sobre os parâmetros necessários para se atingir esse resultado, apontando assim a necessidade de novos estudos de boa qualidade.[3] Na Tabela 1, encontram-se disponíveis sugestões de parâmetros de tratamento para essa afecção, com base na prática clínica e no conhecimento científico.

Celulite

A celulite é uma alteração topográfica que ocorre no tecido subcutâneo, levando a irregularidades na superfície da pele. Essa afecção acomete com maior frequência mulheres e leva a alteração na qualidade de vida. Em um estudo[24] realizado com o intuito de avaliar a eficácia da RF na celulite, foram selecionadas 10 pacientes com celulite grau II que receberam seis tratamentos com RF unipolar na potência de 150 a 200 W, mantendo uma temperatura de 40 °C a 43 °C durante o tratamento. As aplicações foram realizadas com intervalos de 2 semanas entre elas. Todas as participantes responderam bem ao tratamento, sendo observada uma melhora visual nos aspectos topográficos da celulite. Os autores relatam que o mecanismo de ação para esse achado não é claro, mas acreditam que ela ocorra devido à lipólise e melhora da vascularização e oxigenação no local.

Harmonização íntima

O envelhecimento intrínseco é algo que ocorre nos mais diferentes órgãos e sistemas do corpo humano, e na região genital não seria diferente. Com a maior aceitação da mulher frente às alterações estruturais que ocorrem em sua genitália, cada vez mais tem aumentado a procura por harmonização dessa região. As técnicas que mais têm demonstrado eficácia para essa afecção são a RF e o microagulhamento, tratado detalhadamente em outro capítulo deste livro.

Em um estudo[25] para avaliar alterações morfológicas vulvares e a satisfação das mulheres tratadas com RF, as mulheres que receberam o tratamento relataram um alívio do desconforto e uma melhora estética da região mesmo antes do término. Para o tratamento dessas pacientes foi utilizada uma RF de frequência de 1 MHz, com aplicador tetrapolar, em 4 sessões de 10 minutos cada, respeitando um espaçamento entre elas de 14 a 16 dias. Na ocasião, a potência empregada foi de 8% a 14% da potência máxima do dispositivo (55 W), tentando manter a temperatura homogênea, durante o procedimento em 42 °C. Na Tabela 1 encontra-se descrita a sugestão de parâmetros para a aplicação da RF para a harmonização íntima.

SUGESTÕES DE PARÂMETROS PARA A APLICAÇÃO DA RADIOFREQUÊNCIA

É importante ressaltar que os protocolos de tratamento sugeridos nesta sessão são baseados na prática clínica e conhecimento científico. A avaliação minuciosa do paciente e um protocolo de tratamento individualizado são importantes para o sucesso do tratamento.

Para a técnica de harmonização íntima, é importante ressaltar que é imprescindível que o eletrodo seja de uso único ou autolavável e que o aplicador seja envolto por um filme plástico a ser descartado após o uso. Cuidado especial também deve ser feito em relação ao meio condutor que deve ser adequado e com indicação para uso na região genital.

PASSO A PASSO DE APLICAÇÃO E PRINCIPAIS FATORES QUE AFETAM A MANUTENÇÃO DA TEMPERATURA

Para a realização do tratamento, deve-se inicialmente programar o equipamento de acor-

TABELA 1 Sugestões de parâmetros de tratamento para as diferentes afecções estéticas

Afecção	Frequência (MHz)	Eletrodo	Potência (W)	Tempo (min)	Temperatura (°C)
Adiposidade localizada	0,5	Monopolar CAP	50 a 100	5*	40 °C a 42 °C
	0,5	Monopolar RES	50 a 80	5*	40 °C a 42 °C
	27,12	Monopolar CAP	40 a 80	5*	40 °C a 42 °C
Rejuvenescimento facial	1,2	Bi ou tetrapolar CAP	40 a 80	5*	40 °C a 42 °C
	27,12	Bipolar ou tetrapolar CAP	25 a 60	5*	40 °C a 42 °C
Harmonização íntima	1,2	Mono ou multipolar CAP	30 a 50	5*	40 °C a 42 °C
	2,4	Mono ou multipolar RES	20 a 40	5*	40 °C a 42 °C
Flacidez tissular	1,2	Multipolar CAP	40 a 80	5*	40 °C a 42 °C
	2,4	Multipolar RES	30 a 50	5*	40 °C a 42 °C
Celulite edematosa	1,2	Multipolar CAP	20 a 50	5*	37 °C a 39 °C
	2,4	Multipolar RES	20 a 40	5*	37 °C a 39 °C
Celulite flácida	1,2	Multipolar CAP	40 a 80	5*	40 °C a 42 °C
	2,4 ou 4	Multipolar RES	30 a 70	5*	40 °C a 42 °C

CAP: capacitivo; RES: resistivo. MHz: Megahertz; W: Watt; min: minuto; °C: Grau Celsius.
* Por área de tratamento após atingir a temperatura-alvo.
Recomenda-se dividir a área de aplicação em tamanhos de 2 a 3 vezes o do eletrodo ativo.

do com o objetivo. Após programar o equipamento, deve ser realizada a assepsia da região a ser tratada e, na sequência, aplicar o meio condutor, como demonstrado na Figura 4, em que é demonstrada a técnica de adiposidade abdominal. Essa sequência deve ser feita nas demais disfunções e nos locais de aplicação.

Ao iniciar a aplicação da RF, é preciso cuidado para manter o eletrodo inteiro em contato com a pele do paciente, em movimentação rítmica e constante para proporcionar um aquecimento homogêneo. Caso não seja alcançada a temperatura desejada, há quatro fatores que podem estar contribuindo:

- **Número de eletrodos do aplicador:** se o aplicador for monopolar, um fator que pode dificultar o aquecimento é a distância entre o eletrodo ativo e passivo. Aproxime-os a uma distância mínima de 15 cm. Se o aplicador em uso for bipolar ou multipolar, a falta do acoplamento do eletrodo pode contribuir para a dificuldade no aquecimento. Atenção especial deve ser dada ao acoplamento desses eletrodos, pois áreas irregulares, como a face, são de difícil acoplamento.
- **Tamanho da área de tratamento:** é consenso entre os autores que, para se conseguir uma temperatura homogênea durante todo o tratamento, a área de aplicação da terapia deve ser até três vezes o tamanho do eletrodo ativo.[17] Sendo assim, o tamanho do eletrodo deve ser compatível com a área da região a ser tratada. Áreas de tratamento muito grandes tendem a dificultar tanto o aquecimento quanto a manutenção da temperatura. Deve sempre ser respeitada a proporcionalidade do tamanho da área a ser tratada pelo tamanho do aplicador. Exemplo: para um aplicador de 50 cm^2 de área, o quadrante do tratamento não deve ser maior que 150 cm^2. Caso a área de tratamento seja maior, deve-se dividi-la em quadrantes respeitando essa proporcionalidade.
- **Potência empregada:** está diretamente ligada à energia entregue ao tecido. Quanto maior for a energia, mais rápido será o aquecimento. Muitas vezes, para se manter a temperatura-alvo, é necessário reduzir a potência para evitar o superaquecimento.
- **Velocidade de aplicação:** velocidades de aplicação muito rápidas dificultam o aquecimento, e o contrário também é verdadeiro: a velocidade de aplicação lenta pode causar um aquecimento exagerado, podendo causar queimadura no paciente.

Recomenda-se a aferição da temperatura durante todo o tempo de aplicação da RF para que não ocorra um superaquecimento da área. Caso seja aferida temperatura superior ao desejado para o tratamento, deve-se reduzir

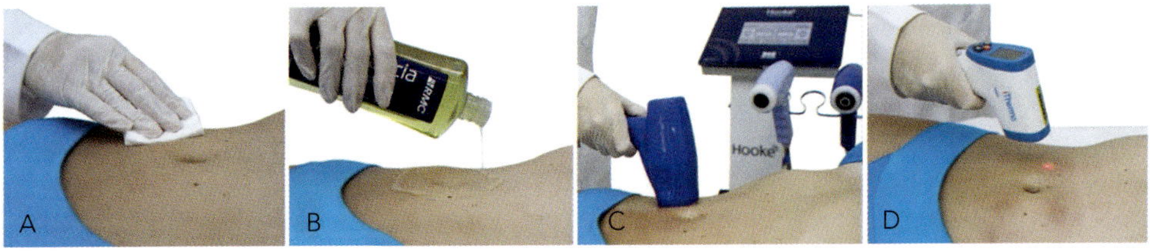

FIGURA 4 Demonstração da aplicação de radiofrequência para adiposidade localizada no abdome. (A) Assepsia da região a ser tratada; (B) aplicação da substância de deslizamento; (C) aplicação da radiofrequência com aplicador monopolar capacitivo; (D) aferição da temperatura a ser realizada periodicamente durante todo o tratamento, para garantir uma temperatura segura e homogênea.
Fonte: cortesia da Ibramed® (Amparo, São Paulo, Brasil).

a potência. Recomenda-se que para a aferição da temperatura o terapeuta retire o aplicador da área do tratamento, a fim de que a energia eletromagnética da RF não interfira na leitura da temperatura. Ao findar do tratamento, a área deve ser novamente higienizada, para a retirada da substância de contato.

CONCLUSÃO

A RF não ablativa é uma técnica eficaz para a adiposidade localizada, rejuvenescimento facial, celulite, flacidez tissular e harmonização íntima, com poucas reações adversas quando aplicada de acordo com os parâmetros indicados para cada objetivo e respeitadas as contraindicações.

CASOS CLÍNICOS

1. Paciente do sexo feminino, com 64 anos, comparece à clínica à procura de tratamento para rejuvenescimento facial. Durante a avaliação, é constatado que ela apresenta fototipo de pele III, segundo a classificação de Fitzpatrick; biotipo cutâneo seco, flacidez de pele e rugas estáticas nas regiões glabelar, frontal e de suco nasogeniano.

Para o tratamento dessa paciente, foi escolhida como recurso terapêutico a RF não ablativa, com o intuito de estimular os fibroblastos a sintetizarem mais colágeno e elastina, além de promover a reorganização das fibras colágenas já existentes. Devido a essas alterações, ocorre uma diminuição da flacidez tissular e das marcas de expressão.

Antes de iniciar a aplicação do recurso terapêutico, a paciente foi orientada a retirar todos os acessórios de metal próximo à região do tratamento, e então foi acomodada em uma maca, em decúbito dorsal. Deve-se realizar a assepsia da região que receberá o tratamento e aplicar o meio de deslizamento que auxiliará na movimentação do aplicador e na manutenção da temperatura adquirida. Antes de se iniciar o tratamento, deve ser aferida a temperatura da área a ser tratada e programado o equipamento. As sugestões de parâmetros iniciais incluem:

- Frequência: 27,12 MHz.
- Aplicador: bipolar capacitivo.
- Potência inicial de 40 W.
- Tempo de tratamento de 5 minutos por hemiface após atingir a temperatura de 42 °C.

Após 1 minuto de terapia, deve-se aferir a temperatura da região de tratamento, e caso não tenha ocorrido o aumento da temperatura local a potência deve ser aumentada para 50 W. Caso a temperatura tenha sido alcançada, deve-se prosseguir com a aplicação, com movimentos rápidos e rítmicos, de maneira homogênea por toda a área de tratamento e aferindo a temperatura a cada minuto, para garantir a manutenção dela. Durante o procedimento, o ajuste na potência pode ser necessário para a manutenção da temperatura.

Observação: para aferir a temperatura, deve-se paralisar o tratamento para que não ocorra a interferência dele no termômetro.

2. Paciente do sexo feminino, com 32 anos de idade, comparece à clínica à procura de tratamento de adiposidade localizada abdominal. Durante a avaliação, a paciente relata que passou por um processo de emagrecimento recentemente, perdeu 10 kg e não pratica atividade física. Na avaliação é constatado que a paciente tem 1,68 m de altura, pesa 65 kg, possui gordura flácida na região abdominal, flacidez tissular, adipometria de 1,5 cm e perimetria de 98 cm na região umbilical.

Para o tratamento foi escolhida como recurso terapêutico a RF não ablativa, com o intuito de estimular o processo de lipólise, a reorganização das fibras de colágeno existentes, a neocolagênese e a neoelastogênese, para que, além de reduzir medida, também auxiliasse na flacidez.

Antes de iniciar a aplicação do recurso terapêutico escolhido, a paciente deve ser acomodada de maneira confortável em uma maca, em decúbito dorsal. Deve-se realizar a assepsia da região que receberá o tratamento e aplicar o meio de deslizamento para auxiliar na movimentação do aplicador, favorecer a passagem da energia eletromagnética do aplicador para o paciente e auxiliar na manutenção da temperatura adquirida. Antes de se iniciar o tratamento, deve ser aferida a temperatura da área a ser tratada e programado o equipamento. As sugestões de parâmetros iniciais incluem:

- Frequência: 1,2 MHz.
- Aplicador: monopolar resistivo, com diâmetro maior que 50 cm^2 e eletrodo dispersivo colocado em posterior de queixa, tomando-se cuidado para que a placa esteja toda em contato com a área tratada.
- Potência inicial de 80 W.
- Tempo de tratamento de 5 minutos por quadrante após atingir a temperatura de 42 °C.

A região abdominal deve ser dividida em duas, para favorecer tanto o aquecimento como a sua manutenção.

Após 1 minuto de terapia, afere-se a temperatura da região de tratamento, e caso não tenha ocorrido o aumento da temperatura local aumenta-se a potência para 90 W. Se a temperatura tiver sido alcançada, continuar a aplicação com movimentos rápidos e rítmicos, de maneira homogênea por toda a área de tratamento, aferindo a temperatura a cada minuto para garantir a manutenção dela. Durante o procedimento, o ajuste na potência pode ser necessário para a manutenção da temperatura.

Observação: para a aferição da temperatura, deve-se paralisar o tratamento, para que não ocorra a interferência dele no termômetro.

REFERÊNCIAS BIBLIOGRÁFICAS

1. Levy AS, Grant RT, Rothaus KO. Radiofrequency Physics for Minimally Invasive Aesthetic Surgery. Clin Plast Surg. 2016;43(3):551-6.
2. Lapidoth M, Halachmi S, editores. Radiofrequency in Cosmetic Dermatology. Aesthet Dermatol. Basileia: Karger; 2015. p. 1-22.
3. Araujo AR, Soares VP, Silva FS, Moreira TS. Radiofrequency for the treatment of skin laxity: mith or truth. An Bras Dermatol. 2015;90(5):707-21.
4. Narins RS, Tope WD, Pope K, Ross EV. Overtreatment effects associated with a radiofrequency tissue-tightening device: rare, preventable, and correctable with subcision and autologous fat transfer. Dermatol Surg. 2006;32(1):115-24.
5. Weiss RA. Noninvasive radio frequency for skin tightening and body contouring. Semin Cutan Med Surg. 2013;32(1):9-17.
6. Agne JE. Eletrotermoterapia teoria e prática. Santa Maria: Orium; 2005.
7. Lutfi RE, Torquati A, Richards WO. The endoscopic radiofrequency approach to management of GERD. Curr Opin Otolaryngol Head Neck Surg. 2004;12(3):191-6.
8. Bock V, Noronha FA. Estimulação da neocolagênese através da radiofrequência. RESC. 2013;3(2):7-17.
9. Belenky I, Margulis A, Elman M, Bar-Yosef U, Paun SD. Exploring channeling optimized radiofrequency energy: a review of radiofrequency history and applications in esthetic fields. Adv Ther. 2012; 29(3):249-66.
10. Pumprla J, Howorka K, Kolackova Z, Sovova E. Non-contact radiofrequency- induced reduction of subcutaneous abdominal fat correlates with initial cardiovascular autonomic balance and fat tissue hormones: safety analysis. F1000Res. 2015;4:49.
11. Tokalov SV, Gutzeit HO. Weak electromagnetic fields (50 Hz) elicit a stress response in human cells. Environ Res. 2004;94(2):145-51.
12. Emilia del Pino M, Rosado RH, Azuela A, Guzmán MG, Argüelles D, Rodríguez C, et al. Effect of controlled volumetric tissue heating with radiofrequency on cellulite and the subcutaneous tissue of the buttocks and thighs. J Drugs Dermatol. 2006;5(8):714-22.
13. Del Pino E, Ramón HR, Azuela A, Guzmán G, Argüelles D, Rodríguez C, et al. Effect of controlled volumetric tissue heating with radiofrequency on cellulite and the subcutaneous tissue of the buttocks and thighs. J Drugs Dermatol. 2006;5(8): 714-22.
14. Beasley KL, Weiss RA. Radiofrequency in cosmetic dermatology. Dermatol Clin. 2014;32(1):79-90.

15. Kumaran B, Watson T. Thermal build-up, decay and retention responses to local therapeutic application of 448 kHz capacitive resistive monopolar radiofrequency: A prospective randomised crossover study in healthy adults. Int J Hyperthermia. 2015;31(8):883-95.
16. Lolis MS, Goldberg DJ. Radiofrequency in cosmetic dermatology: a review. Dermatol Surg. 2012;38(11):1765-76.
17. Bonjorno AR, Gomes TB, Pereira MC, de Carvalho CM, Gabardo MCL, Kaizer MR, et al. Radiofrequency therapy in esthetic dermatology: a review of clinical evidences. J Cosmet Dermatol. 2020;19(2):278-81.
18. Hiragami F, Motoda H, Takezawa T, Takabayashi C, Inoue S, Wakatake Y, et al. Heat shock-induced three-dimensional-like proliferation of normal human fibroblasts mediated by pressed silk. Int J Mol Sci. 2009;10(11):4963-76.
19. Suh DH, Kim CM, Lee SJ, Kim H, Yeom SK, Ryu HJ. Safety and efficacy of a non-contact radiofrequency device for body contouring in Asians. J Cosmet Laser Ther. 2017;19(2):89-92.
20. Erkiert-Polguj A, Algiert-Zielinska B, Zdunska K, Markiewicz A, Skubalski J, Rotsztejn H. The evaluation of elasticity after nonablative radiofrequency rejuvenation. J Cosmet Dermatol. 2019;18(2):511-6.
21. da Silva RMV, Ferreira GM, Alves GS, Lima LB, Vasconcellos LS, Oliveira HG, et al. Efeitos da radiofrequência no rejuvenescimento facial: estudo experimental. ConScientiae Saúde. 2017;16(2):194-200.
22. Alexis AF, Obioha JO. Ethnicity and aging skin. J Drugs Dermatol. 2017;16(6):s77-s80.
23. Tagliolatto S. Radio Frequency: a non-invasive method for treating cutaneous sagging and the body contour. Surg Cosmet Dermatol. 2015;7(4):332-8.
24. Alexiades-Armenakas M, Dover JS, Arndt KA. Unipolar radiofrequency treatment to improve the appearance of cellulite. J Cosmet Laser Ther. 2008;10(3):148-53.
25. Benincà G, Bosoni D, Vicariotto F, Raichi M. Efficacy and safety of Dynamic Quadripolar Radio-Frequency, a new high-tech, high-safety option for vulvar rejuvenation. Obstet Gynecol Rep. 2017;13(3).

12

Carboxiterapia aplicada à saúde estética

Maria Cecília da Costa Pinto
Rodrigo Fabrizzio Inacio

INTRODUÇÃO

A técnica da carboxiterapia surgiu na França em 1932. Originalmente o tratamento era realizado por via percutânea (através da pele), pelos chamados banhos de água gaseificada aquecida ou pela aplicação de CO_2 saturado em água diretamente na pele dos pacientes. Na época a técnica foi usada também para o tratamento de arteriopatias e úlceras.[1,2] Após anos de pesquisa e o desenvolvimento de novas tecnologias, a aplicação da carboxiterapia deixou de ser tópica e iniciou-se a infusão de CO_2 diretamente no tecido subcutâneo, com a garantia de maior rapidez e melhores resultados.[1,4-6]

Atualmente, a carboxiterapia é utilizada para o tratamento de uma série de condições patológicas encontradas frequentemente na prática clínica da dermatologia e estética, como adiposidades em regiões do abdômen e dos flancos, coxa, joelho, bem como a flacidez tissular, estrias e cicatrizes.[3-9] Dessa forma, frente ao grande interesse dos profissionais da área da saúde estética, que buscam a fundamentação que norteia o uso da carboxiterapia na prática clínica da estética e dermatologia, este capítulo objetiva discorrer sobre os principais aspectos fisiológicos e práticos da técnica, embasando a utilização dessa intervenção terapêutica no tratamento das disfunções estéticas.

CARBOXITERAPIA: DEFINIÇÃO E PROCEDIMENTOS TÉCNICOS

O dióxido de carbono é um gás incolor e inodoro, cuja densidade relativa ao ar é de 1,53. Não é inflamável, apresenta baixa toxicidade e na presença de umidade é corrosivo. A sua conservação é feita sob a forma de gás liquefeito, em recipientes cilindros.

O cilindro de dióxido de carbono (CO_2) medicinal é um dispositivo de aço que contém em seu interior o gás em alta pressão (seguindo a norma internacional EN 1089-3:2004). Nesse caso, o cilindro de CO_2 medicinal deve apresentar identificação de fornecedor: "caracterização do gás acondicionado, bem como a indicação dos riscos inerentes, medidas de prevenção e instruções no caso de eventuais acidentes".[10] Além disso, ao adquirir o cilindro de dióxido de carbono medicinal, é importante estar atento à validade e pureza do gás.[10]

No topo do cilindro, temos a válvula que se conecta a um mano-redutor para reduzir a pressão para 3 bar ou 4 bar. O cilindro é constituído também por um "relógio" para a verificação da pressão de gás existente. O sistema de válvula, por sua vez, tem uma importância primordial, visto que ele também regula a saída de gás do cilindro que vai de encontro com o equipamento.[1,10]

Dessa maneira, a carboxiterapia é caracterizada pelo uso terapêutico do dióxido de carbono medicinal, popularmente chamado de gás carbônico, que uma vez injetado no tecido subcutâneo promove uma série de modificações fisiológicas nos tecidos, como vasodilatação periférica, hiperemia e aumento de volume e temperatura locais.[1,10] Um exemplo do equipamento de carboxiterapia pode ser observado na Figura 1.

Na frente do equipamento existe uma saída onde é inserido um equipo, o qual irá levar o gás do equipamento para a área-alvo da aplicação. Na extremidade distal do equipo existe um conector em rosca, para que se possa colocar a agulha. Há algum tempo, a agulha hipodérmica usada para a técnica trabalhava com valores de 30 G × ½. Hoje, após a realização de vários estudos e metodologias de aplicação desenvolvida, utilizam-se as agulhas 27G × ½, 26G × ½ e 24G × ¾ (todas hipodérmicas). Alguns equipamentos possuem dispositivos que aquecem o gás durante a aplicação, promovendo mais conforto durante a aplicação e redução da dor. Outro ponto importante é o ângulo para a infusão do dióxido de carbono, que pode variar de 15° a 90° de acordo com as indicações (Figura 2).[1]

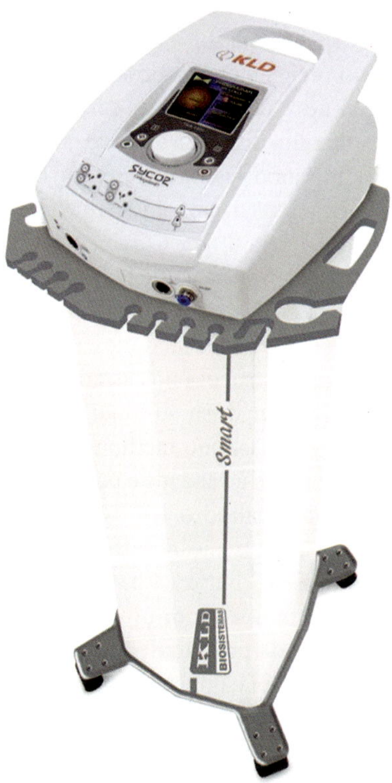

FIGURA 1 Equipamento Sycor de carboxiterapia. Fonte: cortesia KLD Biosistema.

MECANISMOS DE AÇÃO

A carboxiterapia tem seus efeitos fundamentados em algumas modificações fisiológicas que ocorrem com a introdução do CO_2. Para melhor entendimento dos efeitos é necessário dominar o conceito do efeito Bohr,[1] caracterizado pelo estímulo à dissociação entre o oxigênio e a hemoglobina (Hb), causando liberação de oxigênio para o sangue quando há aumento na concentração de gás carbônico ou diminuição do pH sanguíneo. O intuito é eliminar o gás carbônico pelos pulmões. O efeito Bohr, portanto, contribui para haver uma razão adequada entre as concentrações de CO_2 e O_2 disponíveis no sangue, devido ao acoplamento das reações entre a ligação do oxigênio e a hemoglobina e a formação de bicarbonato. Assim, o meio alcalino aumenta a afinidade da hemoglobina pelo oxigênio e o meio ácido diminui a afinidade.[1]

Na tentativa de eliminação do CO_2, quando ele é ministrado através da carboxiterapia no tecido subcutâneo, há uma vasodilatação e consequentemente aumento do fluxo sanguíneo local como forma de compensação e tentativa de normalização da oxigenação, além de aumento da drenagem veno-linfática.[1] Além disso, é atribuída à infusão de CO_2 pela carboxiterapia a liberação de fatores angiogênicos, de crescimento vascular e endotelial e de crescimento de fibroblastos desencadeados pela hipercapnia tecidual, culminando na neoangiogênese.

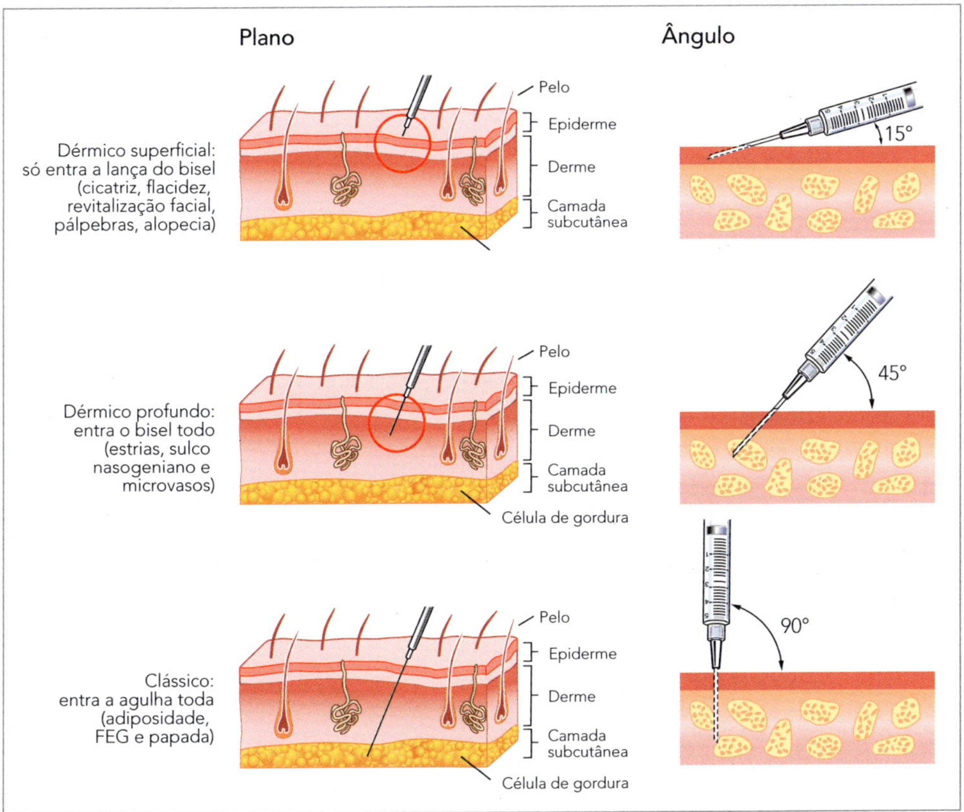

FIGURA 2 Ângulos de inclinação da agulha de acordo com o plano.
Fonte: próprio autor.

O trauma mecânico promovido pela introdução da agulha e pela introdução do gás determina, por sua vez, a instalação de um processo inflamatório. Com isso, há migração de fibroblastos para a região da agressão e sua posterior proliferação, estimulando a síntese de colágeno e fibronectina, contribuindo para a formação de um novo tecido conjuntivo e que, por sua vez, contribui para o aumento da firmeza e melhoria do aspecto da pele da região tratada.[2,11]

Em um estudo experimental com animais jovens e idosos, foi demonstrado que a carboxiterapia é capaz de estimular a reorganização das fibras de colágeno independentemente da idade. Além disso, observou-se que as fibras de colágeno encontradas proliferaram em maior quantidade na área de tratamento.[12]

CONTRAINDICAÇÕES E REAÇÕES ADVERSAS

A literatura atual aponta que a carboxiterapia não apresenta grande número de contraindicações e que também não há importantes reações adversas sistêmicas descritas.[12] Também é importante ressaltar que com a carboxiterapia não há toxicidade e quaisquer outros efeitos colaterais. O Quadro 1 apresenta as principais contraindicações da carboxiterapia.

INDICAÇÕES, PARÂMETROS E MÉTODOS DE APLICAÇÃO

A seguir, serão apresentados os parâmetros e métodos de aplicação da carboxiterapia de acordo com a indicação terapêutica. Todavia,

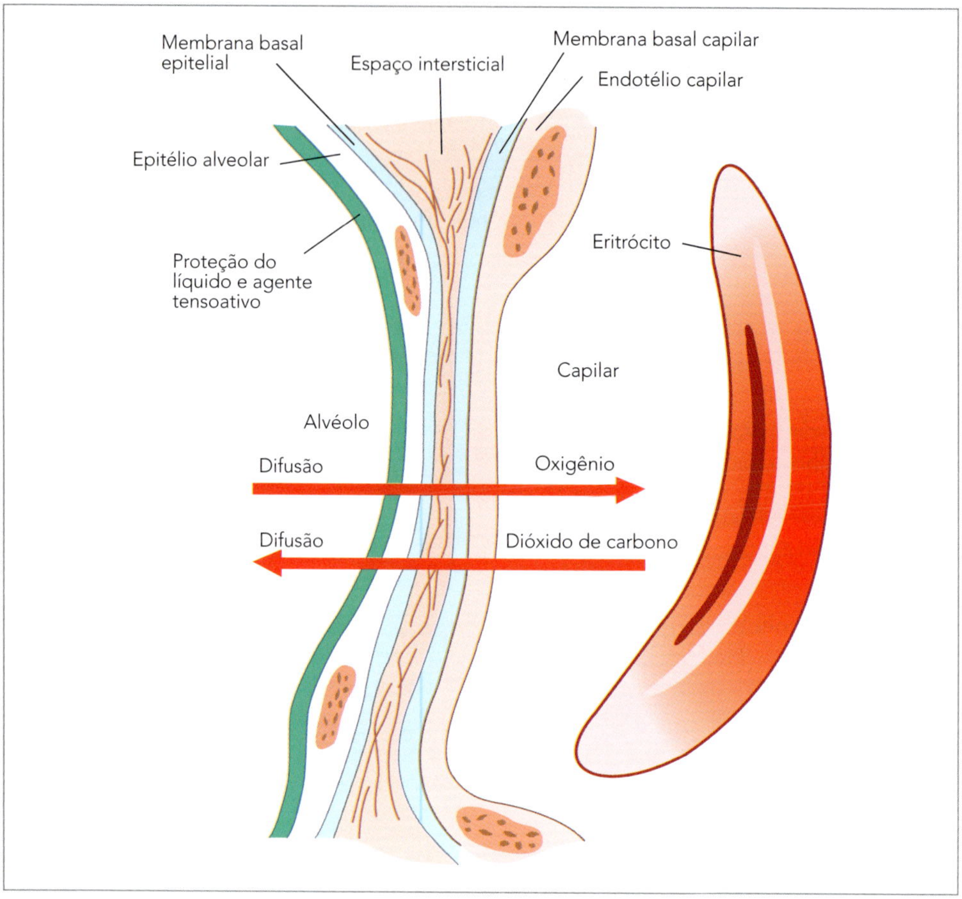

FIGURA 3 Efeito Bohr.
Fonte: adaptada de Guyton AC *et al.*, 2002.[13]

é importante observar o entumecimento e a distribuição do gás no local da aplicação durante o procedimento, especialmente em regiões onde possa ter mais de um local de aplicação.[1,2,6]

Rejuvenescimento facial

Para essa indicação, é necessário fazer a definição dos pontos de acordo com cada paciente. A Figura 4A exemplifica pontos de aplicação sugeridos (em vermelho), e as setas azuis indicam a direção para introdução da agulha. Cabe ressaltar que peles mais grossas exigem mais sessões que peles mais finas. Os melhores efeitos podem ser esperados na testa, na área dos olhos, nas mandíbulas, no pescoço e nas comissuras orais. Também deve ser visto o espalhamento do gás, que deve ser cuidadosamente observado pelo profissional durante o tratamento de toda a sessão. O fluxo do gás pode estar entre 60 e 100 mL/s, e o volume é livre, sendo necessário observar o entumecimento e a distribuição do gás, podendo aumentar. Para rejuvenescimento, o plano é superficial e o ângulo da agulha é de 15°, com intervalo de 15 dias.

Cicatrizes

Já existem várias evidências sobre os efeitos da carboxiterapia no tratamento de cicatrizes.

QUADRO 1 Contraindicações da carboxiterapia

Cardiovasculares	▪ Infarto agudo do miocárdio ▪ Angina instável ▪ Insuficiência cardíaca ▪ Doença cardiovascular aguda não tratada e episódios vasovagais ▪ Hipertensão arterial ▪ Tromboflebite aguda ▪ Síndromes hemorrágicas, acidente vascular cerebral ▪ Trombose aguda
Pulmonares	▪ Insuficiência respiratória ou problemas respiratórios agudos ▪ Doença pulmonar recente de embolia
Renais	▪ Insuficiência renal
Neurológicas	▪ Epilepsia ▪ Distúrbios psiquiátricos
Outras	▪ Gangrena ▪ Infecções localizadas ▪ Infecção da pele ▪ Gravidez

Fonte: Kim JE *et al.*, 2010;[14] Drogovoz SM *et al.*, 2021.[15]

Recomenda-se a utilização de um fluxo entre 80 e 120 mL/min e volume livre no plano superficial, e o ângulo da agulha é de 15°. Os intervalos entre as sessões são geralmente de 3 a 5 semanas, pois é necessário aguardar a reconstrução do colágeno. Para cicatrizes hipertróficas, a aplicação deve ser linear na cicatriz. Ao final do tratamento, cicatrizes tendem a empalidecer, e sua superfície diminui após o tratamento, entretanto raramente vemos a normalização total da superfície. Em cicatrizes de acne a aplicação deve ser intradérmica ao redor e abaixo da cicatriz, com um número de sessões entre 3 e 10. O plano é superficial, e o ângulo da agulha é de 15°. Ao fim do tratamento, espera-se que as cicatrizes vermelhas fiquem mais esbranquiçadas e que a superfície gradualmente melhore. Geralmente são recomendadas de três a seis sessões (depende do caso e do tipo de cicatriz).

Estrias

Para essa indicação, a carboxiterapia é aplicada diretamente na estria. A velocidade do gás deve ser de 80 a 120 mL/min, com o fluxo livre. A utilização do plano é superficial, com ângulo da agulha de 15° (Figura 5). As sessões devem ser feitas 1 vez por semana.

Alopecia

Para o tratamento da alopecia, o gás deve ser aplicado de tal maneira que se espalhe pelo couro cabeludo. A aplicação deve ser feita lentamente, com fluxo de 40 a 80 mL, e volume livre, com intervalos das sessões de 1 a 2 semanas (Figura 6). Nesse caso, o plano é superficial e o

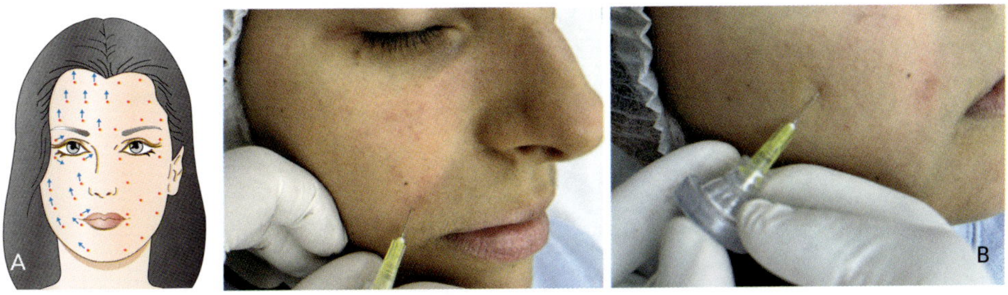

FIGURA 4 (A) Pontos de aplicação sugeridos (em vermelho). As setas azuis indicam a direção para introdução da agulha; (B) demonstração de aplicação na região do sulco nasogeniano e no pescoço.
Fonte: próprio autor.

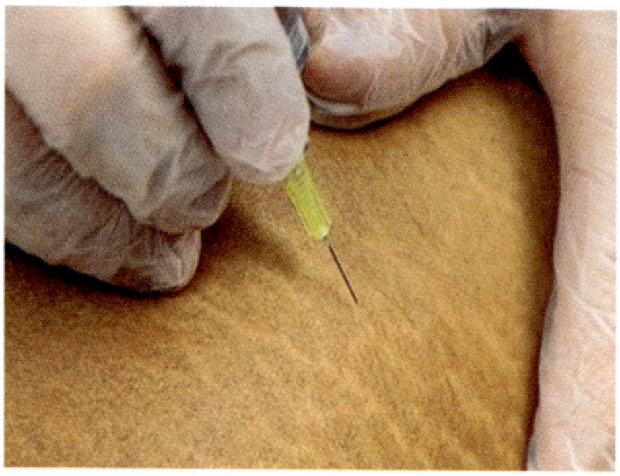

FIGURA 5 Aplicação em estria.
Fonte: próprio autor.

ângulo da agulha é de 15° (somente o bisel). Vermelhidão leve sinalizando vasodilatação temporária deve ser observada após as aplicações.

Celulite

O gás é aplicado na área da celulite em vários pontos, individualmente, dependendo do estado e da aceitação do paciente. Na celulite flácida, ajusta-se a velocidade mais baixa 50 a 100 mL/min, com duas sessões por semana. É indicada a técnica para romper travas fibróticas. Nesse caso, o plano é subdérmico e o ângulo da agulha, a depender da avaliação, pode ser de 45° (quando há flacidez) e 90°. Recomenda-se uma contenção com as mãos na região da aplicação, visando à concentração e pouca dispersão do gás (Figura 7).

Gordura localizada

Deve ser realizada a aplicação diretamente no local. A aplicação pode ser realizada duas vezes por semana, com um mínimo de 10 sessões. O fluxo utilizado deve ser de 80 a 150 mL/min. Nesse caso, o plano é subdérmico e o ângulo da agulha é de 90° (Figura 8). Recomenda-se realizar uma contenção com as mãos na região da aplicação, visando à concentração e pouca dispersão do gás.

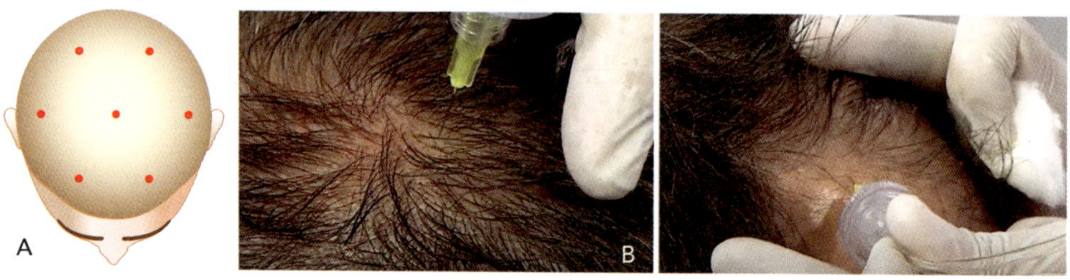

FIGURA 6 (A) Pontos de aplicação para alopecia (pontos vermelhos); (B) aplicação.
Fonte: próprio autor.

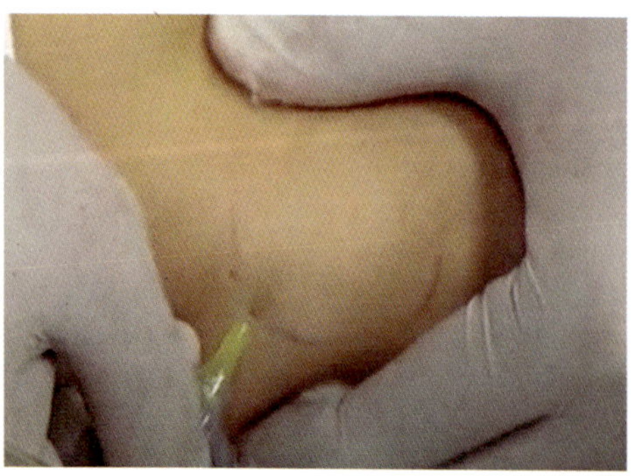

FIGURA 7 Aplicação em celulite.
Fonte: próprio autor.

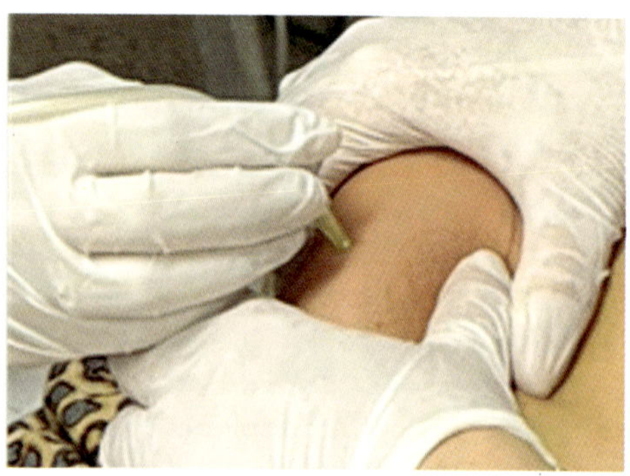

FIGURA 8 Aplicação em gordura localizada.
Fonte: próprio autor.

Olheiras

Deve ser aplicada na região lateral externa dos olhos (seta amarela), atentando-se à vascularização da região (Figura 9) para evitar hematomas. Deve ser aplicado o volume suficiente para que ocorra o espalhamento do gás. Para que não ocorra desvio do gás, faz-se necessária a compressão acima ou abaixo do local da inserção da agulha, fazendo que o gás continue seu trajeto, pálpebra inferior ou superior. O fluxo utilizado deve ser de 30 a 60 mL/min. A aplicação deve ser realizada de 15 em 15 dias, o plano é superficial, e o ângulo da agulha é de 15°, somente o bisel.

Flacidez tissular

A aplicação é feita em vários pontos, dependendo do caso. Também deve ser visto o espalhamento do gás, que deve ser cuidadosamente observado pelo profissional durante o tratamento de toda a sessão. O fluxo do gás pode estar entre 80 e 130 mL/s, com intervalo de 15 dias, sendo as três primeiras sessões, semanalmente. Recomenda-se um mínimo de 10 sessões. Nesse caso, o plano é subdérmico e o ângulo da agulha é de 45°.

Rejuvenescimento íntimo

A aplicação é feita em vários pontos, dependendo do caso. Também deve ser visto o espalhamento do gás, que deve ser cuidadosamente observado pelo profissional durante o

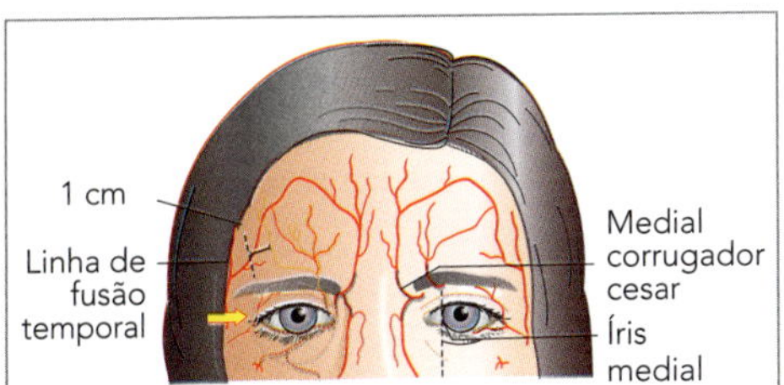

FIGURA 9 Aplicação.
Fonte: adaptada de Mckee D *et al.*, 2019.[16]

tratamento de toda a sessão. O fluxo do gás pode estar entre 80 e 130 mL/s, com sessões em intervalos de 15 dias, sendo as três primeiras sessões semanalmente, com um mínimo de 10 sessões. Nesse caso, o plano é superficial e o ângulo da agulha é de 15°.

É importante destacar que os parâmetros e métodos de aplicação da carboxiterapia de acordo com a indicação terapêutica descritas anteriormente servem como uma recomendação geral para os tratamentos e que os protocolos devem ser adequados de acordo com as características de cada paciente (individualidade biológica). Nesse sentido, é importante avaliar as características do tecido cutâneo em relação à espessura, hidratação, entre outras caraterísticas que afetam direta ou indiretamente as definições de volume, fluxo, tamanho da agulha, profundidade e ângulo da aplicação do gás. No Quadro 2 encontra-se descrito o protocolo de estudos clínicos em que utilizaram a carboxiterapia em diferentes afecções.

SEGURANÇA

Aplicando a carboxiterapia

Antes de iniciar o tratamento com a técnica de carboxiterapia, há necessidade de avaliação detalhada do paciente. Além disso, é importante usar somente a dose necessária e suficiente para tratar a afecção estética relatada e interromper o tratamento se o paciente apresentar qualquer distúrbio, dor ou mal-estar. O tratamento deve ser feito sempre com o uso de luvas, equipos e agulhas novos.

É necessário que, todas as vezes que o equipamento seja inicializado, se realize a drenagem do sistema, e toda vez que seja trocado o equipo, também deverá ser drenado, para evitar a infusão do oxigênio nos tecidos do paciente. Vale lembrar também que as agulhas e os equipos são de uso único e individual, devendo ser descartados adequadamente. A pele deve ser limpa e higienizada com álcool 70%, e deve haver cautela com relação à angulação e ao

QUADRO 2 Descrição de estudos científicos e sugestão de tratamentos com carboxiterapia

Autor	Protocolo	Ângulo e profundidade (plano)	Agulha	Volume e velocidade	Sessões	Intervalo
Nassar S *et al.* (2021)[3]	Rugas faciais	< 15°/ epidérmico superficial	30 G	5 mL por ponto/ não especificado	4	3-4 semanas
Eyraud Q *et al.* (2021)[9]	Hiperpigmentação periorbital	Não especificado/ epidérmico superficial	32 G	2 mL/não especificado	4	Semanal
Oliveira SMD *et al.* (2020)[5]	Flacidez tissular	Não especificado	–	0,6 mL/kg/100 mL/min (área de 25 cm²)	1	–
Nassar SO *et al.*, (2020)[4]	Cicatriz atrófica	< 15°/não especificado	30 G	2 mL por injeção/40-100 mL/min	4	4 semanas
Elmorsy EH *et al.* (2021)[7]	Estria	45°/mais superficial para estria rubra e profunda para alba	–	Não especificado/ 50-80 mL/min	6	2 semanas
Farag AGA *et al.* (2019)[6]	Gordura localizada	45°/profunda	30G	10 mL (200-1.000 mL no total); 50-100 (queixo e braço), 200-300 mL (coxa), 300-600 mL (abdome)/ 100 mL/min	8	semanal
Pianez LR *et al.* (2016)[8]	Celulite	45°/profunda	30G	80 ml por sessão/ 80 ml/min	8	semanal

posicionamento da agulha. É importante se atentar à perda de "corte" da agulha, caso em que ela deve ser trocada.

CONCLUSÃO

A carboxiterapia tem demonstrado ser eficaz nos tratamentos de disfunções estéticas por promover maior aporte de oxigênio aos tecidos, contribuindo para diferentes reações bioquímicas necessárias à homeostase tecidual, que por sua vez levará aos efeitos estéticos desejados.

CASOS CLÍNICOS

Carboxiterapia para olheiras

Paciente do sexo feminino, asiático, com 32 anos de idade e biotipo cutâneo seco, comparece à clínica com queixa principal de hiperpigmentação periorbital.

Resposta: entre os tratamentos estéticos para o tratamento dessa afecção, pode ser realizada a carboxiterapia, com fluxo de gás de 30 e 20 mL/min, agulha 30 G, plano superficial e ângulo da agulha de 15°. Obser-

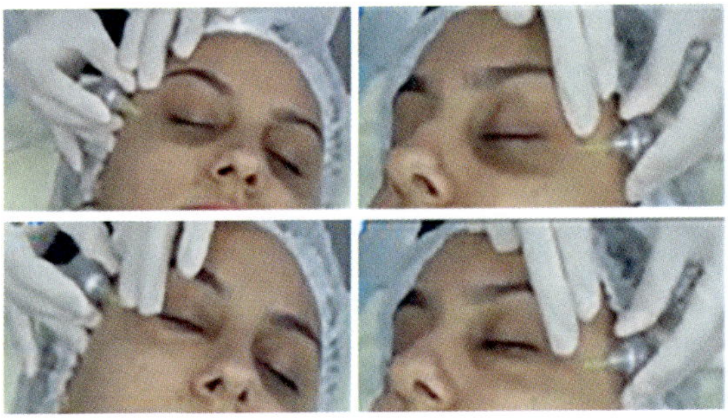

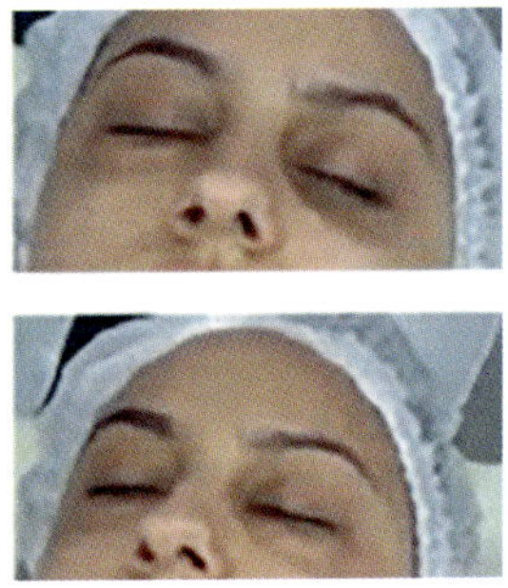

FIGURA 10 Aplicação em olheiras (esquerda) e antes e depois (direita).
Fonte: próprio autor.

vam-se na região da olheira o abaulamento do tecido e uma melhora imediata após a aplicação (Figura 10).

Os resultados obtidos podem ser visualizados na Figura 10 (direita), onde observamos uma discreta suavização da coloração das olheiras.

Aplicação em psoríase

Paciente diagnosticado com psoríase em placas, 39 anos, sexo feminino, ex-fumante. Uma opção de tratamento que tem mostrado excelentes resultados é a administração subcutânea de dióxido de carbono (CO_2 – 60 mL/min por quadrante 10 cm^2), diretamente nas lesões em toda a área afetada 1 x/semana, total quatro 4 sessões. Na Figura 11, é possível observar o antes e o depois do tratamento em diferentes áreas.[17]

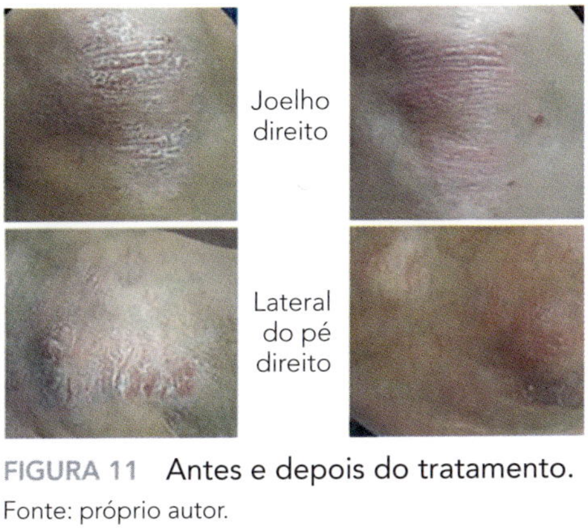

FIGURA 11 Antes e depois do tratamento.
Fonte: próprio autor.

REFERÊNCIAS BIBLIOGRÁFICAS

1. Ahramiyanpour N, Shafie'ei M, Sarvipour N, Amiri R, Akbari Z. Carboxytherapy in dermatology: A systematic review. J Cosmet Dermatol. 2022.
2. Scorza FA. Carboxiterapia: uma revisão. São Paulo; 2015.
3. Nassar S, Assem M, Mohamed D, Hassan G. The efficacy of radiofrequency, intense pulsed light and carboxytherapy in facial rejuvenation. J Cosmet Laser Ther. 2021;22(6-8):256-64.
4. Nassar SO, Eltatawy AR, Hassan GFR. Safety and efficacy of platelet-rich plasma vs carboxytherapy in the treatment of atrophic scars: A comparative clinical and histopathological study. Dermat Ther. 2020;33(6):e13942.
5. Oliveira SMD, Rocha LB, Cunha MTR, Cintra MMM, Pinheiro NM, Mendonça AC. Effects of carboxytherapy on skin laxity. J Cosmet Dermatol. 2020;19(11):3007-13.
6. Farag AGA, Maraee AH, Zytoon AA, Shehata WA, Essa SAER. Role of carboxytherapy in localized lipolysis: a clinical and radiological study. J Egypt Women's Dermatologic Soc. 2019;16(3):170-8.
7. Elmorsy EH, Elgarem YF, Sallam ES, Taha AAA. Fractional carbon dioxide laser versus carboxytherapy in treatment of striae distensae. Lasers Surg Med. 2021;53(9):1173-9.
8. Pianez LR, Custódio FS, Guidi RM, de Freitas JN, Sant'Ana E. Effectiveness of carboxytherapy in the treatment of cellulite in healthy women: a pilot study. Clin Cosmet Investig Dermatol. 2016;9:183-90.
9. Eyraud Q, La Padula S, Pizza C, Hersant B, Meningaud JP. Carboxytherapy, subcutaneous injections of carbon dioxide in the management of infraorbital dark circles: a reliable and effective procedure. J Craniomaxillofac Surg. 2021;49(8):670-4.
10. Dinis E, Capulas M, Neves M. Manual de gases medicinais. Ordem dos Farmacêuticos – Conselho

do Colégio de Especialidade de Farmácia Hospitalar; 2012.

11. Borges FS. Dermato-funcional: modalidades terapêuticas nas disfunções estéticas. São Paulo: Phorte; 2016.
12. Ferreira JCT, Haddad A, Tavares SAN. Increase in collagen turnover induced by intradermal injection of carbon dioxide in rats. J Drugs Dermatol. 2008;7(3):201-6.
13. Guyton AC, Hall JE. Tratado de Fisiologia Médica. 12. ed. Rio de Janeiro: Elsevier; 2011.
14. Kim JE, Gottschall JA, Bachman RP, Nemzer L, Puligandla B, Schauer G. Facial infiltrating lipomatosis: physical, radiological, and histopathological findings. Arch Otolaryngol Head Neck Surg. 2010;136(3):301-3.
15. Drogovoz SM, Kalko KO, Ivantsyk LB, Shtroblya AL, Stoletov YV, Drogovoz KV, et al. The antioxidant action of CO2-one of the universal mechanisms of carboxytherapy. Pharmacology OnLine. 2021;2(sn):158-66.
16. Mckee D, Remington K, Swift A, Lambros V, Comstock J, Lalonde D. Effective rejuvenation with hyaluronic acid fillers: current advanced concepts. Plast Reconstr Surg. 2019;143(6):1277e-1289e.
17. Pena L, Inacio RF, Romano LH. Carboxiterapia aplicada à psoríase associada ao ácido acetilsalicílico: estudo de caso. Saúde em Foco. 2018; 10(sn):690-701.

13

Criolipólise

Arainy Suély Antunes
Paola Karynne Pinheiro Monteiro

INTRODUÇÃO

Atualmente, tecnologias e métodos de tratamentos cada vez mais modernos têm sido desenvolvidos a fim de diminuir a gordura localizada e as medidas dos contornos corporais. Apesar de os procedimentos invasivos, como a lipoaspiração, serem considerados o padrão-ouro para diminuição e eliminação da gordura corporal, eles envolvem alguns riscos, principalmente por ser uma intervenção cirúrgica. Além disso, possuem altos custos e necessidade de um longo tempo de recuperação pós-cirurgia.[1]

Dessa forma, várias intervenções terapêuticas não invasivas têm surgido como alternativas às técnicas invasivas para diminuição da gordura localizada. Entre as que mais têm se destacado é possível citar as abordagens terapêuticas baseadas no frio, como a criolipólise.[2] Esta vem sendo considerada um dos procedimentos estéticos não invasivos mais efetivos para diminuição da gordura corporal. É estimado que aproximadamente 4 milhões de tratamentos no mundo utilizando a criolipólise ocorram anualmente, sendo esse o quarto procedimento cosmético não invasivo mais comum nos Estados Unidos.[3]

Assim, este capítulo tem como objetivo apresentar os mecanismos de ação, as indicações e formas de aplicação da criolipólise, bem como os dados disponíveis na literatura que permitem embasar a utilização dessa técnica pelo profissional da área da saúde estética.

CRIOLIPÓLISE: DEFINIÇÃO E HISTÓRICO

A criolipólise pode ser definida como um procedimento terapêutico que utiliza dispositivos que promovem a redução da temperatura tecidual (entre -5° e -15 °C). Essa redução determina uma série de modificações fisiológicas no local, como o aparecimento de uma paniculite fria localizada na região da aplicação, levando a morte adipocitária tanto por apoptose como por necrose, e diminuição da quantidade de tecido adiposo, sem danos a outros tecidos circunjacentes.[4] Essa técnica é realizada com aplicadores com ou sem vácuo, sem instrumentos que penetram na derme, consistindo dessa forma em um método totalmente não invasivo.[5]

Os primeiros relatos sobre o surgimento da criolipólise datam de 1902, e desde então uma série de estudos, tanto experimentais quanto clínicos, tem demonstrado a efetividade dessa técnica.[6] Baseada nas evidências da literatura, a Food and Drug Administration (FDA), em 2010, aprovou a criolipólise (CoolSculpting System, ZELTIC Aesthetics) como intervenção terapêutica para redução da gordura na região dos flancos, seguida da aprovação para utilização da área do abdome em 2012, coxa em 2014, região submentoniana em 2015 e braço, dorso, costas e nádegas em 2016.[4,5,7] Cabe ressaltar que o primeiro sistema de criolipólise aprovado para uso por órgãos nacionais e órgãos reguladores internacionais foi o CoolSculpting®, um equipamento a vácuo, seguro e eficaz para a aplicação em variadas áreas do corpo.[4]

MECANISMO DE AÇÃO DA CRIOLIPÓLISE

A tecnologia de aplicação e ação da criolipólise explora a premissa de que os adipócitos são mais suscetíveis ao resfriamento do que células constituintes da pele, como os fibroblastos.[8-10] Dessa forma, o resfriamento tecidual induzido pela criolipólise leva ao congelamento seletivo dos adipócitos, sem causar danos a células e tecidos adjacentes, induzindo a paniculite lobular e promovendo a morte do adipócito por apoptose e necrose.[11,12] Em seguida, há a instalação de uma resposta inflamatória (até 72 horas), atingindo o máximo após 14 dias de tratamento. Entre 14 e 30 dias, inicia-se a fagocitose das células adiposas por macrófagos.[13-17]

Além disso, algumas hipóteses têm sido levantadas com relação ao destino da gordura dos adipócitos eliminados após a aplicação da criolipólise.[18,19] Autores afirmam que a gordura eliminada migra para a corrente sanguínea, mas sem comprometimento do perfil lipídico, uma vez que a liberação é feita de maneira gradual. Outra hipótese é que a gordura permanece sequestrada dentro dos adipócitos até ser digerida pelos macrófagos.[9,20,21] No entanto, como já abordado, apesar dos benefícios clínicos já evidenciados após a aplicação da criolipólise na redução da gordura corporal localizada, os mecanismos de ação por meio dos quais essa técnica age necessitam ser mais bem esclarecidos. A Figura 1 representa os mecanismos de ação e modificações celulares que ocorrem após a aplicação da criolipólise.

INDICAÇÕES, CONTRAINDICAÇÕES E REAÇÕES ADVERSAS

A principal indicação para a técnica de criolipólise é a diminuição de adiposidade localizada em diferentes regiões corporais, como abdome, flancos, região submentoniana, interno de coxa, braços e costas,[4,5] como pode ser visto na Figura 2.

Muitos estudos têm sido realizados ao longo dos mais de 12 anos de existência dessa técnica. No estudo de Meyer (2020),[22] foram

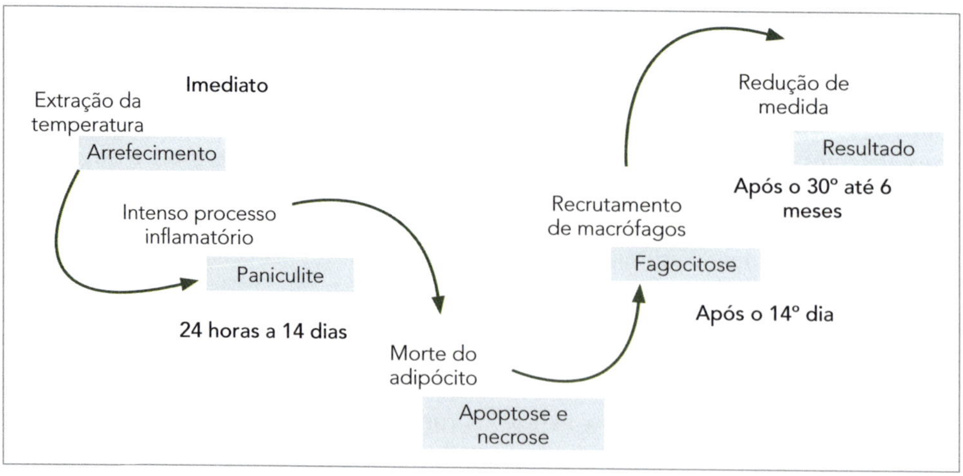

FIGURA 1 Modificações celulares após a aplicação de criolipólise.

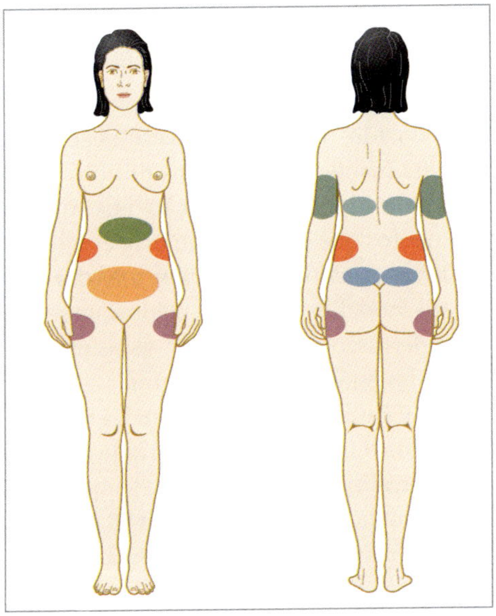

FIGURA 2 Locais elegíeis para a realização da criolipólise.

investigados os efeitos da criolipólise com o uso de aplicadores em forma de placa (CrioPlace™) para o tratamento de gordura localizada. A amostra foi composta por homens de 20 a 45 anos com adiposidade localizada na região abdominal e nos flancos. Foram posicionadas duas placas nas regiões de flanco e abdome, respectivamente. Os participantes receberam duas aplicações de 60 minutos na temperatura de −2 °C. Foi observada uma redução da adiposidade localizada, com satisfação clínica da redução das medidas, tanto na plicometria quanto nas análises ultrassonográficas, com destaque para os resultados da região do flanco.[22] De forma similar, Bellocco *et al.* (2021)[23] avaliaram os efeitos da criolipólise com o uso de aplicadores de placas no tratamento da gordura abdominal em mulheres. O estudo foi composto por 15 voluntárias, avaliadas antes e ao final da intervenção. Foram feitas três aplicações de criolipólise na porção infraumbilical da região abdominal. As voluntárias foram divididas em três grupos, com diferentes temperaturas, −2 °C, −3 °C e −4 °C. Os autores observaram que as temperaturas de −2 °C e −3 °C promoveram redução da perimetria.[23]

Devido à grande oferta de tratamentos e variabilidade de equipamentos, não existe consenso sobre a padronização dos atendimentos realizados, gerando dúvidas sobre a escolha da programação mais adequada para o alcance de resultados satisfatórios.[22] Vale ressaltar que essa terapia deve ser realizada apenas em pacientes que apresentem índice de massa corporal inferior (< 30 kg/m^2).

A criolipólise é contraindicada a pacientes com crioglobulinemia, hemoglobinúria paroxística fria, doença da aglutinina fria, pacientes com anemia e pacientes gestantes. Além disso, é importante ter cautela em pacientes com distúrbios sensíveis ao frio, incluindo fenômeno de Raynaud e urticária ao frio.[16]

É importante ressaltar que essa técnica pode levar ao aparecimento de reações adversas após a sua aplicação. Um estudo de revisão sistemática demonstrou que os eventos adversos mais comuns que ocorreram após a realização da técnica incluem eritema, parestesia, hematomas e edemas nos locais de aplicação. As complicações mais severas incluem dor, persistente ou tardia, disestesia, alteração da tonalidade da pele, neuropatia motora, irregularidade no contorno corporal e hiperplasia adiposa paradoxal. No entanto, na maior parte dos casos, os eventos adversos mais comuns resolvem-se espontaneamente em um período de aproximadamente uma semana.[24]

PARÂMETROS

Para aplicar a criolipólise de maneira segura e efetiva, é necessário que o profissional conheça profundamente os principais parâmetros da técnica, sendo os mais importantes o tempo de aplicação, temperatura de resfriamento, modalidade de aplicação (presente na maioria dos equipamentos), nível de sucção do vácuo (presente em equipamentos a vácuo) e número de aplicações. A seguir, encontra-se a descrição detalhada de cada um desses parâmetros.

- **Tempo de aplicação:** alguns estudos demostraram que ele pode variar entre 30 e 60 minutos, dependendo da temperatura utilizada no atendimento.[13,25]
- **Temperatura:** a maior parte dos artigos indica que ela deve variar entre -5 °C e -15 °C.[17] Na literatura, podem ser encontrados trabalhos que utilizaram o sistema desenvolvido pela ZELTIC Aesthetics (Pleasanton, CA), que elaborou um mecanismo exclusivo de temperatura, nomeado de fator de intensidade de resfriamento ou CIF (*cooling intensity factor*). O CIF pode nos dar uma direção em relação ao ajuste de temperatura durante a aplicação da criolipólise. Ele é selecionado antes do tratamento e pode ser definido como um valor que representa a taxa de extração de calor do tecido tratado de modo a controlar a redução da temperatura dos tecidos tratados. Quanto maior o valor do CIF, menor a temperatura durante a aplicação da criolipólise (maior a taxa de extração de calor). Cabe ressaltar que o CIF é controlado por sensores que monitoram o fluxo de calor para fora das áreas tratadas e, ao fim do tratamento, o sistema automaticamente desliga o aparelho. No entanto, é preciso ter em mente que a maior parte dos aparelhos disponíveis no mercado mensura a variação de temperatura em graus Celsius e que vários estudos apontam que os melhores resultados clínicos são obtidos com equipamentos entre -7 °C e -10 °C.
- **Vácuo:** é um parâmetro presente apenas nos equipamentos de criolipólise a sucção, responsável por realizar a sucção da pele e do tecido adiposo para dentro do aplicador. Não existe um consenso entre os fabricantes sobre a unidade de medida para esse parâmetro; alguns se apresentam em %, outros em mmHg e outros em kPa, mas sabe-se que quanto maior o valor programado maior a força de sucção. Recomenda-se que, no início do tratamento, para se garantir uma boa prega, seja programado um valor alto para esse parâmetro e, logo após, esse valor deverá ser reduzido, deixando apenas o necessário para manter a manopla na posição.
- **Modalidades de aplicação:** nos equipamentos que possibilitam essa escolha, o terapeuta deve escolher entre uma das quatro modalidades: convencional, preparo, reperfusão e contraste.[21,27] Essas modalidades estão descritas a seguir:
  - **Criolipólise convencional:** a extração de temperatura ou resfriamento será realizada durante todo o tempo da terapia, geralmente de 45 a 60 minutos.
  - **Criolipólise de preparo:** consiste na realização de um aquecimento inicial (5-10 minutos a 40 °C) seguido de resfriamento por 60 minutos a -8 °C. O objetivo dessa técnica é gerar uma vasodilatação inicial nos tecidos, seguida de uma vasoconstrição, reduzindo riscos de equimose e maleabilizando os tecidos mais compactos.
  - **Criolipólise de reperfusão:** nessa modalidade, ocorre o resfriamento por 60 minutos, seguido de aquecimento final (5 a 10 minutos a 40 °C). O objetivo é que, após longo período de vasoconstrição, ocorra uma vasodilatação, retornando à circulação local e intensificando as lesões nos adipócitos.
  - **Criolipólise de contraste:** essa técnica é iniciada com aquecimento por 5 a 10 minutos (40 °C), seguido de resfriamento por 45 a 60 minutos (-8 °C) e retornando a um aquecimento nos últimos 5 a 10 minutos (40 °C) pelo equipamento. O objetivo dessa aplicação é a soma de efeitos, favorecendo a cristalização de maior número de adipócitos com possibilidade de maior destruição celular.
- **Número de aplicações:** não há uma regra quanto à quantidade ideal para a obtenção dos melhores resultados. Em alguns

casos, resultados satisfatórios podem ser observados com somente uma aplicação. No entanto, a maioria dos protocolos de tratamento é constituída por mais de uma sessão. Clinicamente os resultados da criolipólise começam a ser percebidos 30 dias após a primeira aplicação. Recomenda-se um tempo mínimo de 60 dias entre as intervenções.

CRIOLIPÓLISE: ETAPAS DE APLICAÇÃO

Antes de se aplicar a criolipólise, é necessária a realização de uma avaliação detalhada, com a coleta de dados sobre o estado atual da saúde, histórico da pessoa e exame físico (são coletados dados antropométricos e registro fotográfico).

Após essa etapa e antes do início da aplicação, deve-se realizar a higienização da região a ser tratada, utilizando clorexidina alcóolica ou álcool 70% no local demarcado. Em seguida, e com o paciente em pé, a região a ser tratada deve ser demarcada. Após a demarcação, o cliente deve então ser posicionado confortavelmente, em decúbito dorsal, decúbito lateral ou decúbito ventral, de acordo com a área a ser tratada.

Um passo primordial para a segurança do cliente é a utilização da membrana anticongelante (em sua total extensão) sobre a pele. Esta é de uso obrigatório para a proteção da área a ser tratada, evitando queimaduras pelo frio no local da aplicação. A membrana é composta por um tecido de trama diferenciada, que não rompe durante a sucção inicial no tratamento e se mantém íntegro até o final da sessão.[10,20] Ainda, sua composição garante o isolamento da pele, impedindo a ocorrência de ferimentos, uma vez que mantém a umidade e a proteção por todo o tempo de aplicação.[10]

A abertura da embalagem deve ser feita na frente do paciente, para que ele possa verificar a integridade do produto. A membrana de proteção não deve ser cortada ao meio para aplicação em diferentes áreas, além de ser proibida sua reutilização, uma vez que, após o uso, ela perde suas propriedades elásticas e seus componentes hidratantes e anticongelantes.[20]

Após esses procedimentos, o equipamento deve ser programado com os parâmetros indicados e a inspeção da região a ser tratada deve ser mais uma vez realizada, com o intuito de garantir a sua integridade. Em seguida, é realizada a escolha do aplicador de acordo com a descrição a seguir:

- **Aplicação com a manopla de sucção:** a manopla é colocada sobre a região a ser tratada, e o comando para que o equipamento inicie a sucção deve ser dado. A sucção deve ser máxima nos primeiros minutos, durante a qual o terapeuta pode realizar uma leve pressão da manopla na área de tratamento para facilitar a formação da prega. Após o terapeuta perceber que o aplicador está bem posicionado, a pressão de sucção deve ser reduzida e utilizada o mínimo necessário para garantir a estabilidade da manopla na região de tratamento, como pode ser visualizado na Figura 3. A utilização de rolo de toalha, faixas ou posicionadores como suporte para sustentação do aplicador e maior conforto do paciente também é indicada. Após o tempo final do tratamento, deve-se desacoplar cuidadosamente a manopla da área de aplicação e iniciar a reperfusão da região que será realizada sem a utilização de cremes, apenas com o sérum da própria membrana anticongelante. A técnica de reperfusão pode ser uma massagem manual ou a utilização de algum recurso auxiliar por cerca de 5 minutos. Retira-se o excesso de produto da membrana de proteção e reforça-se os principais cuidados que o paciente deve ter após a realização da técnica, sendo eles: não fazer uso de drogas inflamatórias e evitar atividade física após 24 horas.

Demarcação da área de tratamento | Aplicação da membrana de proteção | Aplicação da manopla

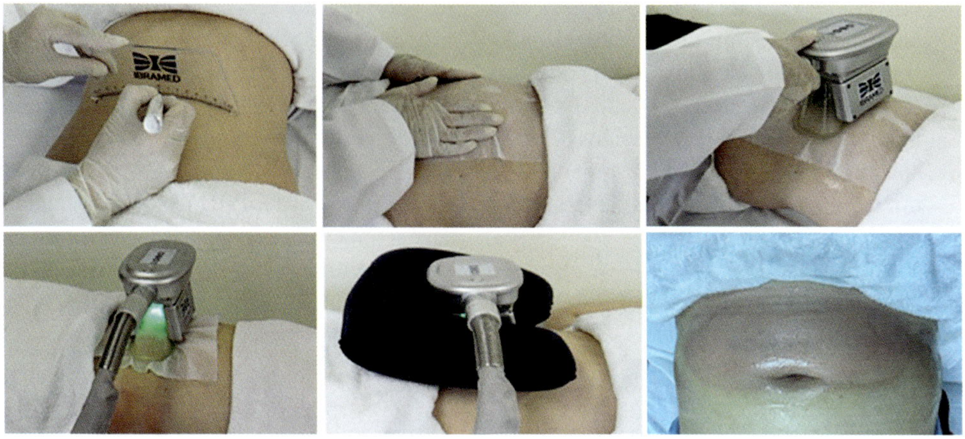

Sucção a vácuo iniciada | Sustentação do aplicador | Retirada da manopla

FIGURA 3 Demonstração do passo a passo da técnica da aplicação da criolipólise de sucção.
Fonte: cortesia da Ibramed® (Amparo, São Paulo, Brasil).

- **Técnica de aplicação com o aplicador plano:** após a colocação da membrana anticongelante, o aplicador deve ser posicionado sobre a região de tratamento e bem acoplado na área, para garantir que ele permaneça imóvel durante todo o tempo da aplicação. Para garantir essa estabilidade, é necessária a utilização de fitas adesivas, como pode ser visualizado na Figura 4. Finalizado o tempo de tratamento, deve-se retirar a placa, fazer a técnica de reperfusão, limpar a região para retirar o excesso de produto da membrana de proteção e orientar ao paciente sobre os cuidados pós-crioterapia, já citados.

CONCLUSÃO

A criolipólise é considerada um tratamento seguro e eficaz para a diminuição de medidas e melhora do contorno corporal, desde que aplicado de maneira adequada e respeitando suas contraindicações.

CASOS CLÍNICOS

1. Paciente de 30 anos, sexo feminino, negra, natural de São Paulo (SP), foi avaliada minunciosamente antes de iniciar o tratamento. Apresentava como queixa principal adiposidade localizada em região de abdome superior

Aplicação da membrana de proteção | Aplicação da placa | Retirada da placa

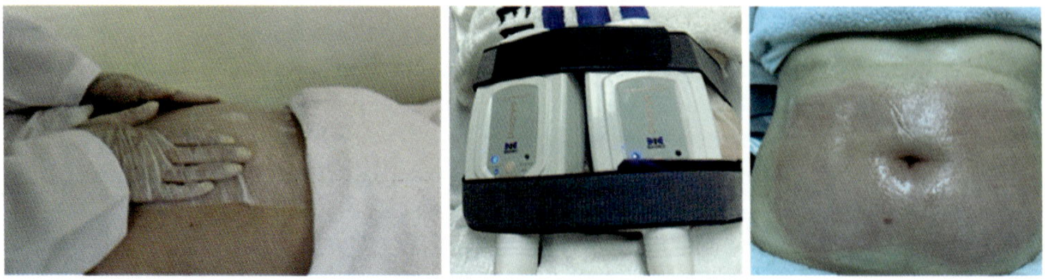

FIGURA 4 Demonstração do passo a passo da técnica de criolipólise com aplicador plano.
Fonte: cortesia da Ibramed® (Amparo, São Paulo, Brasil)

e inferior. Não estava realizando nenhum tratamento estético e nunca havia tratado sua queixa, nem estava fazendo uso de medicamentos. Após todas as avaliações, a paciente iniciou o tratamento em uma clínica em São Paulo (SP), no período de fevereiro a agosto de 2021.

O tratamento realizado com a paciente foi a criolipólise convencional, com uma temperatura de -5 °C a -8 °C, um vácuo de 100% nos primeiros 5 minutos; após esse tempo, o vácuo foi diminuído para 40%, estipulado pela profissional com uma temperatura utilizando aplicadores independentes de tamanho G. O equipamento utilizado no tratamento foi o Polarys, da empresa Ibramed.

Após as avaliações, a paciente foi posicionada na maca, em decúbito dorsal, com toda a área de tratamento livre de qualquer vestimenta, higienizada e preparada. Foram demarcadas as áreas de aplicação em abdome inferior e abdome superior, onde se utilizaram duas membranas anticongelantes para criolipólise, uma em cada demarcação feita. Logo em seguida, a profissional acoplou o primeiro aplicador na região de abdome superior e o segundo aplicador em região de abdome inferior. O tempo de aplicação foi de 60 minutos em ambas as regiões.

Foram avaliados os dados de peso, altura, índice de massa corpórea, perimetria (em cicatriz umbilical, 5 cm acima e abaixo da mesma região), fotodocumentação (coletada pelas vistas anterior e posterior) e ultrassom dermatológico, contidos nos prontuários. Todos os dados foram coletados na pré-aplicação, no mesmo dia do início do tratamento (1 dia) e na pós-aplicação tardia (240 dias), então os resultados dos dois momentos do tratamento foram comparados. Ao total, foram feitas duas aplicações na mesma região, com intervalo de 90 dias entre elas, e observou-se uma melhora significativa, com diminuição da adiposidade reavaliada após 30 dias da última sessão. Não houve nenhum tipo de intercorrência durante as aplicações da criolipólise.

2. Paciente de 37 anos, sexo feminino, amarela, natural de São Paulo (SP), foi avaliada minunciosamente antes de iniciar o tratamento, com queixa principal de adiposidade em região de abdome superior e inferior. Após todas as avaliações submetidas, a paciente iniciou o tratamento em uma clínica em São Paulo (SP), no período de março a maio de 2021. Não estava realizando nenhum outro tipo de tratamento estético, e seu último tratamento estético aconteceu há 1 ano e meio. Não estava fazendo uso de medicamentos por via oral e tópica.

A paciente fez a criolipólise de placa sem vácuo, e o equipamento utilizado no tratamento foi Polarys, da empresa Ibramed, programado a uma temperatura de −8 °C a −10 °C com o uso do aplicador plano. Após as avaliações, a paciente foi posicionada na maca em decúbito dorsal, com toda a área de tratamento livre de qualquer vestimenta, para higienização e preparação.

As demarcações foram feitas nas áreas de aplicação em abdome inferior e abdome superior, onde foi utilizada uma membrana anticongelante para criolipólise, uma na demarcação, e logo em seguida a profissional acoplou o aplicador na região de abdome inferior e superior. O tempo de aplicação foi de 70 minutos.

Foram avaliados os dados de peso, altura, índice de massa corpórea, perimetria (em cicatriz umbilical, 3 cm acima e abaixo da mesma região), fotodocumentação (coletada pelas vistas anterior e posterior) e ultrassom dermatológico, contidos nos prontuários. Todos os dados foram coletados na pré-aplicação, no mesmo dia de tratamento, e reavaliados completados 90 dias, tendo sido comparados os resultados dos dois momentos do tratamento. A paciente teve uma melhora significativa, com diminuição da adiposidade localizada, diminuindo 2 mm de adiposidade e 8 cm de circunferência. Não houve nenhum tipo de intercorrência durante as aplicações da criolipólise.

REFERÊNCIAS BIBLIOGRÁFICAS

1. Atiyeh BS, Fadul R Jr, Chahine F. Cryolipolysis (CLL) for Reduction of Localized Subcutaneous Fat: Review of the Literature and an Evidence-Based Analysis. Aesthetic Plast Surg. 2020;44(6): 2163-72.
2. Jalian HR, Avram MM. Cryolipolysis: a historical perspective and current clinical practice. Semin Cutan Med Surg. 2013;32(1):31-4.
3. Ingargiola MJ, Motakef S, Chung MT, Vasconez HC, Sasaki GH. Cryolipolysis for fat reduction and body contouring: safety and efficacy of current treatment paradigms. Plast Reconstr Surg. 2015;135(6):1581-90.
4. McKeown DJ, Payne J. Significant improvement in body contour with multiple cycles of CoolSculpting: Results of a prospective study. Dermatol Ther. 2021;34(2):e14850.
5. Nikolis A, Enright KM. A multicenter evaluation of paradoxical adipose hyperplasia following cryolipolysis for fat reduction and body contouring: a review of 8658 cycles in 2114 patients. Aesthet Surg J. 2021;41(8):932-41.
6. Putra IB, Jusuf NK, Dewi NK. Utilisation of Cryolipolysis among Asians: A Review on Efficacy and Safety. Open Access Maced J Med Sci. 2019;7(9): 1548-54.
7. American Society for Dermatologic Surgery. ASDS Consumer Survey on Cosmetic Dermatologic Procedures. 2018.
8. Ferreira RCSS, Medrado AP. Criolipólise: aplicabilidade clínica e perspectivas da terapêutica na adiposidade localizada - uma revisão sistemática. Pesquisa em Fisioterapia. 2017;7(1):94-102.
9. Jewell M, Solish N, Desilets C. Noninvasive body sculpting technologies with an emphasis on high-intensity focused ultrasound. Aesthetic Plast Surg. 2011;35(5):901-12.
10. Krueger N, Mai SV, Luebberding S, Sadick NS. Cryolipolysis for noninvasive body contouring: clinical efficacy and patient satisfaction. Clin Cosmet Investig Dermatol. 2014;7:201-5.
11. Zhang G, Sun Q, Liu C. Influencing factors of thermogenic adipose tissue activity. Front Physiol. 2016;7:29.
12. Silveira GMM, Carvalho HS, Cordeiro AS. Efeitos da criolipólise sobre a produção de irisina e surgimento de adipócitos beges. Revista Eletrônica Estácio Saúde. 2016;5(2).
13. Manstein D, Laubach H, Watanabe K, Farinelli W, Zurakowski D, Anderson RR. Selective cryolipolysis: a novel method of non-invasive fat removal. Lasers Surg Med. 2008;40(9):595-604.
14. Zelickson B, Preciado J, Allison J, Springer K, Rhoades RW, Masntein D. Cryolipolysis for noninvasive fat cell destruction: initial results from a pig model. Dermatol Surg. 2009;35(10):1462-70.
15. Ortiz AE, Avram MM. Noninvasive body contouring: cryolipolysis and ultrasound. Semin Cutan Med Surg. 2015;34(3):129-33.
16. Few J, Saltz R, Beaty M, Kelly M, Movassaghi K, Marcus KA, et al. Cryolipolysis: clinical best practices and other nonclinical considerations. Aesthet Surg J Open Forum. 2020;2(2):ojaa010.
17. Borges FB, Scorza FA. Fundamentos da criolipólise. Fisioterapia Ser. 2014;9(4):219-24.
18. Anazetti MC, Melo PS. Morte celular por apoptose: uma visão bioquímica e molecular. Metrocamp Pesquisa. 2007;1(1):37-58.
19. Grivicich I, Regner A, Rocha AB. Morte celular por apoptose. Rev Bras Cancerol. 2007;53(3):335-43.
20. Agne JE. Criolipólise e outras tecnologias no manejo do tecido adiposo. São Paulo: Andreoli; 2016.
21. Avram MM, Harry RS. Cryolipolysis™ for subcutaneous fat layer reduction. Lasers Surg Med. 2009;41(10):703-8.
22. Meyer PF, Valentim da Silva RM, Rodrigues de Souza F, Farias SLQ, Santos de Vasconcellos L, de Morais Carreiro E, et al. Effects of cryolipolysis with plates in localized adiposity with the CrioPlace concept. Cryo Letters. 2020;41(4):223-9.
23. Bellocco V, Rios D, Podesta D, Valentim da Silva RM, de Morais Carreiro E, Meyer PF. Cryolipolysis with Plate for Treatment of Localized Adiposity. Cryo Letters. 2021;42(3):154-8.
24. Hedayati B, Juhász M, Chu S, Mesinkovska NA. Adverse events associated with cryolipolysis: a systematic review of the literature. Dermatol Surg. 2020;46 Suppl 1:S8-S13.
25. Colleman SR, Sachdeva K, Egbert BM, Preciado J, Allison J. Clinical efficacy of noninvasive cryolipolysis and its effects on peripheral nerves. Aesthetic Plast Surg. 2009;33(4):482-8.
26. Garibyan L, Sipprell WH, Jalian HR, Sakamoto FH, Avram M, Anderson RR. Three-dimensional volumetric quantification of fat loss following cryolipolysis. Lasers Surg Med. 2014;46(2):75-80.
27. Savacini MB, Bueno DT, Molina ACS, Lopes ACA, Silva CN, Moreira RG, et al. Effectiveness and Safety of Contrast Cryolipolysis for Subcutaneous-Fat Reduction. Dermatol Res Pract. 2018; 2018: 5276528.

14

Ozonioterapia

Lívia Assis

INTRODUÇÃO

O ozônio (O_3) tem sido utilizado para vários fins terapêuticos desde que foi descoberto. É uma molécula gasosa instável, que consiste em três átomos de oxigênio que podem se decompor rapidamente em um único átomo de oxigênio, além de apresentar um grande potencial oxidante e antimicrobiano. Felizmente, durante a última década, grande progresso foi feito com relação ao uso da ozonioterapia para o tratamento de diversas doenças em todo o mundo, principalmente devido à elucidação dos mecanismos de ação através dos quais esse gás atua nos tecidos biológicos. Além disso, o desenvolvimento tecnológico tem permitido a manufatura de geradores de ozônio cada vez mais modernos e precisos e que, por sua vez, determinam a liberação e aplicação de concentrações exatas de O_3 em tempo real, o que garante a consistência e segurança da terapia.

Assim, a ozonioterapia desempenha papéis importantes no tratamento e na prevenção de vários distúrbios da pele e tem ganhado destaque na área da saúde estética e dermatologia por se tratar de um procedimento minimamente invasivo, bem tolerado, de baixo custo e efeitos colaterais mínimos. Considerando o grande interesse de muitos profissionais da área da saúde que buscam a fundamentação que norteia o uso da ozonioterapia no tratamento de diferentes distúrbios dermatológicos e estéticos, este capítulo visa elucidar os principais aspectos fisiológicos e práticos da técnica, além de trazer um raciocínio clínico do emprego da ozonioterapia no tratamento das disfunções estéticas.

DEFINIÇÃO E BREVE HISTÓRICO

Desde sua descoberta, em meados do século XIX, o potencial terapêutico do gás ozônio (O_3), ou seja, da ozonioterapia tem sido evidenciado na descontaminação e no reparo de feridas gravemente infectadas, por isso tem sido usado como agente terapêutico para tratar uma variedade de doenças, com efeitos adversos mínimos evidenciados.[1-3]

Em 1785, Martin Van Marum, físico holandês, foi o primeiro a identificar o odor característico do O_3, embora o gás real tivesse sido descoberto mais tarde, em 1840, pelo químico-físico alemão Christian Friedrich Schönbein, da Universidade de Basileia, na Suíça, ao trabalhar com uma pilha voltaica na presença de O_2. O pesquisador percebeu que as descargas elétricas, ao entrarem em contato com o O_2, originavam um gás de coloração azulada e odor singular, denominando-o de gás ozônio, palavra derivada de *ozein*, que significa "aquilo que cheira".[4]

Por definição, ozônio é uma molécula gasosa instável com propriedades alótropas, composta por três átomos de oxigênio que se decompõem rapidamente em oxigênio e um único átomo de oxigênio, atuando como um forte oxidante. É produzido a partir de moléculas de O_2 por meio de fontes básicas de energia, incluindo eletrólise, descargas elétricas (corona) e sistema ultravioleta.[2,4]

Em 1856, o O_3 foi usado como primeiro antisséptico de centros cirúrgicos, assim como para esterilizar instrumentos utilizados em cirurgias. Quatro anos depois, o ozônio começou a ser utilizado para o tratamento de água, em Mônaco. Em 1896, Nikola Tesla foi o responsável por registrar a primeira patente de um gerador portátil de O_3 (por método corona), seguido pela introdução de geradores de O_3 mais específicos, os quais misturam O_2 medicinal e O_3 (no mínimo, 95% O_2 e não mais que 5% O_3) com concentrações precisas, a fim de evitar a toxicidade induzida pelo estresse oxidativo excessivo relacionado à alta reatividade do O_3.[2]

Assim, a ozonioterapia usa a mistura gasosa de O_2 medicinal e O_3 (O_2/O_3) que, em quantidades apropriadas, tem potencial terapêutico em diferentes áreas da saúde, incluindo a dermatologia e a saúde estética.[5-8]

MECANISMOS DE AÇÃO

Nos dias atuais, estão crescendo, em número e abrangência, pesquisas que investigam os efeitos da ozonioterapia no funcionamento dos tecidos biológicos, com a finalidade de melhor compreender os mecanismos de ação através dos quais essa intervenção terapêutica atua no tratamento de uma variedade de condições.[6-8]

A função do O_3 no tecido biológico compartilha semelhanças com a de uma "pró-droga", pois, ao reagir com moléculas específicas, cria substratos mais ativos que irão estimular uma cascata endógena de respostas.[9] Sabe-se que, quando o O_3 é administrado, ele reage (oxida) com os ácidos graxos poli-insaturados (PUFA) da membrana celular, levando à formação de dois mensageiros fundamentais: as espécies reativas de oxigênio (ROS, do inglês *reactive oxygen species*, incluindo o peróxido de hidrogênio (H_2O_2), radical ânion superóxido (O-), radical hidroxila (OH-) e óxido nítrico (NO); e os subprodutos de peroxidação lipídica (LOP, do inglês *lipid oxidation products*), compostos principalmente por 4-HNE (de PUFA ômega-6) e 4-HHE (trans-4 hidróxi-2-hexenal de PUFA ômega-3).

Os subprodutos (ozonídeos) formados a partir de um estresse oxidativo moderado e transitório possuem fundamental importância clínica, pois serão os substratos ativos a atuar como mediadores fisiológicos intracelulares, responsáveis pelo potencial terapêutico da ozonioterapia (Figura 1).[9] Os ROS são os mensageiros precoces e de ação curta, enquanto os LOP são mensageiros tardios e duradouros. Nota-se que a quantidade de ROS e LOP formados deve ser baixa para atuarem como reguladores bioquímicos e fisiológicos, evitando efeitos potencialmente tóxicos para a célula.[2,10]

De acordo com a literatura atual, a ozonioterapia apresenta efeitos antioxidantes, modulador dos processos inflamatórios, analgésico e reparativo, modulador vascular e hematológico, imunomodulador, além de propriedades antimicrobianas (inativação de bactérias, vírus, fungos, leveduras e protozoários).[9,10]

- **Efeito antioxidante:** o estresse oxidativo é uma condição frequentemente encontrada em diversas afecções estéticas. Esse termo é caracterizado quando a produção de ROS e espécies reativas de nitrogênio (RNS, do inglês *reactive nitrogen species*), gerada por fatores de estresse fisiológicos ou exógenos (maus hábitos alimentares, baixa qualidade de sono, poluição, toxinas, radiação solar etc.), excede a produção de enzimas do sistema de defesa antioxidante celular, ocasionando um desequilíbrio metabólico. Esse desequilíbrio redox resulta em redução considerável

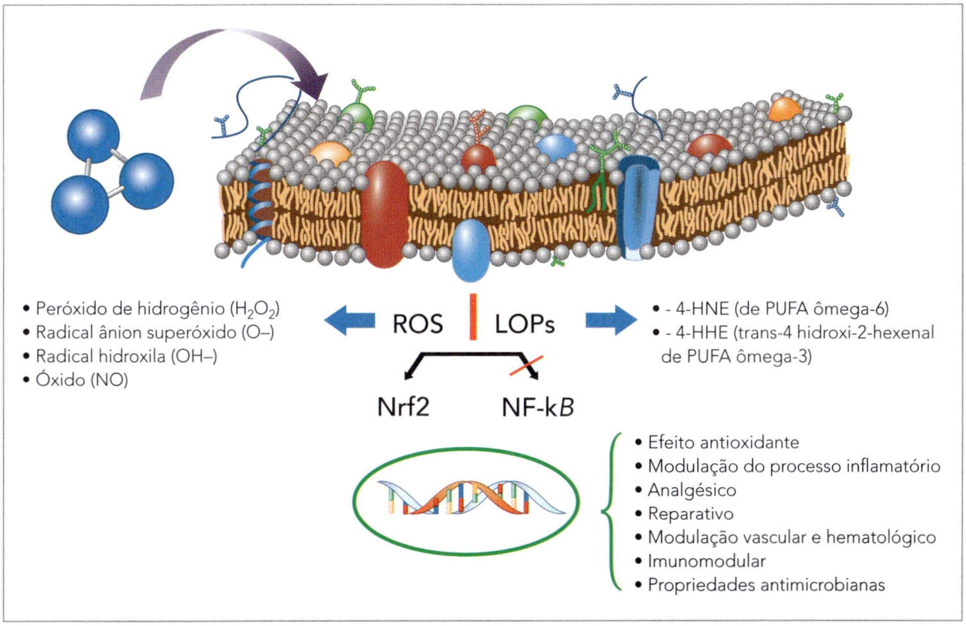

FIGURA 1 Esquema representativo referente ao mecanismo de ação da ozonioterapia. Destaca-se o ozônio oxidando os ácidos graxos poli-insaturados da membrana celular, levando à formação de ozonídeos, ROS e LOP e efeitos terapêuticos.

da atividade mitocondrial, danos estruturais de componentes celulares e, até mesmo, a morte da célula. Como citado anteriormente, ao realizar um tratamento de ozonioterapia, o O_3 forma os ozonídeos intracelulares, e o H_2O_2 e os aldeídos ativos (principalmente 4-HNE) serão os ozonídeos responsáveis por ativar um fator de transcrição nuclear capaz de atenuar o estresse oxidativo, o fator nuclear eritroide 2 (Nrf2).[11] O Nrf2 tem uma importância clínica significativa porque ativa a transcrição de elementos da resposta antioxidante (ERA), induzindo uma defesa antioxidante benéfica ao corpo. Após a ativação do Nrf2 pela ozonioterapia, observa-se o aumento de diversas enzimas antioxidantes, destacando a superóxido dismutase (SOD), GPx, glutationa-S-transferase (GSTr), catalase (CAT), heme oxigenase-1 (HO-1), NADPH-quinona-oxidorredutase (NQO-1) e proteínas de choque térmico (HSP). Essas enzimas atuam como sequestradores de radicais livres, reduzindo o estresse oxidativo. A capacidade do ozônio em reduzir o estresse oxidativo influencia positivamente diversas afecções estéticas, como atenuar sinais do envelhecimento, favorecer os tratamentos voltados à redução da adiposidade localizada, otimizar o reparo de um tecido etc. Assim, a ozonioterapia promove uma condição denominada de pré-condicionamento oxidativo, devido à capacidade de estimular enzimas do sistema antioxidante endógeno. O aumento transitório de H_2O_2 e LOP (ozonídeos) ativa o fator Nrf2, responsável por potencializar a ativação do sistema antioxidante, restabelecendo o equilíbrio do sistema redox do corpo. Cabe destacar que essas enzimas antioxidantes não apenas geram efeitos locais, mas também ocasionam significativos efeitos sistêmicos.[12]

- **Modulação do processo inflamatório:** várias situações clínicas, dentro da área de saúde estética e dermatologia, são caracterizadas fisiopatologicamente por apresentar inflamação que pode evoluir para uma condição inestética, como por exemplo a acne, feridas cutâneas, rosáceas, psoríase, dermatites, celulite etc. Dessa forma, intervenções terapêuticas que visam modular eventos moleculares e celulares envolvidos nesse processo são de essencial importância clínica. Sabe-se que o estresse oxidativo moderado e transitório gerado pelo O_3 inibe o fator de transcrição nuclear κB (NF-κB), responsável pela amplificação e cronicidade da inflamação da pele. É mostrado que a ozonioterapia reduz a expressão de citocinas pró-inflamatórias, como o fator de necrose tumoral alfa (TNF-α) e interleucina do tipo 1β (IL-1β), tipo 2 (IL-2), tipo 4 (IL-4), interferon-gama (IFN-γ), cicloxigenase-2 (COX-2) e prostaglandinas, substâncias biologicamente ativas que intensificam o quadro inflamatório. Com a redução de todos esses mediadores pró-inflamatórios, a ozonioterapia se mostra um recurso promissor no controle das condições estéticas que requerem a modulação do processo inflamatório, evitando complicações.
- **Analgésico:** a ozonioterapia pode desempenhar um papel fundamental na redução da dor, visto que o gás participa ativamente do controle da inflamação, reduz substâncias algogênicas, como as prostaglandinas, atenua a percepção nociceptiva e estimula a produção endógena de neurotransmissores opioides.[13]
- **Reparativo:** a otimização do reparo/cicatrização da pele decorrentes da ozonioterapia é um dos principais efeitos observados na prática clínica e na literatura científica atual. Diversas ações fisiológicas justificam o potencial do gás em cada fase do processo de reparo da pele (assunto que será discutido no item "Feridas cutâneas"). De modo geral, o ozônio favorece o recrutamento de células imunológicas, epiteliais e dérmicas, além de aumentar a expressão de fatores de crescimento responsáveis pela síntese de componentes da matriz extracelular. Esses fatores contribuem para a formação do tecido semelhante à derme e/ou tecido de granulação e fechamento da ferida. Destaca-se que o estímulo da mitose e atividade de células dérmicas, como os fibroblastos e macrófagos (com características anti-inflamatórias), além da liberação de diversos fatores de crescimento, favorecerá o "preenchimento" da derme, situação de suma importância quando se busca um tratamento para atenuar o envelhecimento cutâneo, estrias, flacidez dérmica etc. Essa terapia também pode ser empregada em combinação aos estímulos químicos (*peelings* químicos), mecânicos (*peelings* mecânicos) e térmicos (radiofrequência).[7]
- **Modulação vascular e hematológica**: a ozonioterapia também aumenta a perfusão sanguínea e o fornecimento de oxigênio aos tecidos. Uma das justificativas para esses efeitos é a capacidade do gás de estimular vias moleculares envolvidas na neoangiogênese. Especial atenção deve ser dada a um fator transicional nuclear, o fator induzível por hipóxia-1α (HIF-1α), que, ao ser estimulado pelo ozônio, desempenha papel importante em ativar o fator de crescimento do endotélio vascular (VEGF), responsável pela mitose de células endoteliais e formação de novos vasos sanguíneos (neoangiogêse). Ainda, é conhecido que o O_3 estimula a síntese de NO, mediador da vasodilatação, e, logo, o aumento da perfusão tecidual.[14] Ademais, nas hemácias, o O_3 estimula a atividade da fosfofrutoquinase e aumenta a taxa de glicólise, o que resulta em um incremento da produção de ATP e 2,3-difosfoglicerato (2,3-DPG) na célula. Devido ao efeito Bohr, há um deslocamento

para a direita na curva de dissociação da oxi-hemoglobina, permitindo que o oxigênio ligado à hemoglobina seja entregue mais facilmente para os tecidos isquêmicos.[9] Assim, a ozonioterapia se mostra um recurso capaz de prevenir isquemias e necroses teciduais decorrentes de cirurgias plásticas estéticas e reparadoras, favorece o reparo de feridas e auxilia o tratamento da celulite, das alopecias, entre outras complicações estéticas decorrentes da redução da vascularização.

- **Imunomodulação:** a redução das defesas imunológicas é um fenômeno frequentemente observado em diversas afecções da pele. A ozonioterapia atua como regulador positivo na transdução de sinais que ativam as respostas imunes, visto que o ozonídeo H_2O_2 parece ser o responsável por estimular células imunocompetentes. Especificamente, são observados aumento do recrutamento de monócitos/macrófagos, facilitação da capacidade fagocitária dos granulócitos e ativação de células T. Simultaneamente, há um aumento da atividade de interferons e da interleucina do tipo 2 (IL-2), responsáveis por iniciarem os mecanismos fisiológicos de ativação do sistema imunológico.[9,15] Dessa forma, a ozonioterapia apresenta-se como grande aliada em melhorar a defesa imunológica do organismo, potencializar as respostas de defesa e atenuar doenças que acometem a pele, como herpes-zóster, neuralgia pós-herpética, rosácea, psoríase, vitiligo, dermatite atópica, entre outras.[6]
- **Propriedades antimicrobianas:** condições como feridas abertas, infecções em suturas cirúrgicas, deiscências cirúrgicas, acne etc. podem ser beneficiadas com a ozonioterapia por sua ação antimicrobiana bem fundamentada. Vários mecanismos justificam o uso do gás na inativação de patógenos. Com relação às bactérias e aos fungos, sabe-se que o O_3 oxida os fosfolipídios e as lipoproteínas presentes na parede dos microrganismos. À medida que isso ocorre, a estabilidade do envelope celular é rompida, e o O_3 infiltra-se nos microrganismos e oxida estruturas intracelulares, bloqueando diversas funções enzimáticas que inibem o crescimento e/ou ocasionam a morte dos mesmos.[16] Já nos vírus, o O_3 demonstrou interferir no contato vírus-célula, via oxidação de lipoproteínas, proteínas e glicoproteínas do capsídeo viral, interferindo em seu ciclo reprodutivo.[9] Pode-se observar também a eficácia da ozonioterapia no tratamento de doenças infecciosas da pele, como herpes-zóster, abscesso e pé de atleta; doenças alérgicas, como dermatite atópica, eczema, urticária e prurigo; eritema escamoso; e doenças como psoríase e pustulose palmoplantar.[8]

PARÂMETROS E MÉTODOS DE APLICAÇÃO

A ozonioterapia é uma técnica que combina sempre uma mistura de O_2/O_3, no intervalo de concentração de 0,5 a 5% de ozônio. O O_2 utilizado deve ser sempre o O_2 medicinal. Ressalta-se a importância de um gerador adequado, no qual todos os materiais em contato com o ozônio sejam resistentes ao gás e que permitam medições precisas e reprodutíveis das concentrações da mistura O_2/O_3. Assim, um gerador de ozônio de qualidade e a escolha de insumos adequados são essenciais para o sucesso do tratamento.[8]

Notavelmente, os efeitos terapêuticos da ozonioterapia estão diretamente relacionados com a dose de gás administrada.[6] A dose da ozonioterapia é expressa em μg/mL e consiste na concentração (μg) multiplicada pelo volume de ozônio (mL). A concentração da terapia é variável, com janela terapêutica diversificada que abrange valores de 1 a 60 μg/mL. A escolha é baseada nos objetivos do tratamento traçados após uma anamnese detalhada. Destaca-se que a seleção do volume da terapia é dependente da via de administração selecionada para a terapêutica. Sugestões de doses encontram-se descritas nas tabelas a seguir.

Além disso, é importante lembrar que o gás é altamente instável e se decompõe rapidamente em O_2. A velocidade de dissociação de O_3 para O_2 depende da temperatura e da concentração de ozônio; assim, quanto maior a temperatura, maior a dissociação do gás e vice-versa. Por esse motivo, é recomendado produzi-lo em ambiente climatizado (aproximadamente 21 °C) e no momento exato do uso, não sendo possível armazenar o ozônio, exceto em óleo. As principais vias de administração na prática clínica da estética e dermatologia são: local, por meio do uso tópico por gaseificação de saco plástico (*bag*), de água, óleo e infiltrações intradérmica e subcutânea; e sistêmica, através da insuflação retal e auto-hemoterapia maior ou menor.

Tópica

- **Gasificação em saco plástico (*bag*):** consiste em um método transcutâneo de exposição da mistura O_3/O_2 ao local de tratamento, através de uma bolsa plástica (hermética) de materiais resistentes ao ozônio, chamada de *bag* ou *bagging*, associada a tubos (mangueiras siliconadas) para entrada e saída do gás (Figura 2). Para a realização da técnica, é necessário umedecer a área, podendo ser com água ozonizada ou soro fisiológico. A vedação completa da *bag* (fita adesiva ou garrote) é extremamente importante, para que não ocorra escape do gás durante o tratamento. Recomenda-se retirar todo o ar da bolsa por vácuo antes de insuflar o gás na bolsa. Os ajustes das concentrações estão baseados no objetivo do tratamento. Sugere-se a utilização de doses mais altas (50 a 60 µg/mL) por um tempo de 10 minutos para tratar regiões infectadas e de doses mais baixas (5 a 20 µg/mL) por um tempo de 30 minutos para estimular o reparo tecidual. Ao final do procedimento, o gás restante deve ser, preferencialmente, aspirado por um vácuo antes de retirar a bolsa. Podem-se utilizar filtros específicos no bocal do vácuo com a finalidade de evitar contaminação e entupimento do sistema. Caso o gerador de ozônio não tenha sistema a vácuo, a bolsa deve ser aberta em local aberto. A gaseificação em saco plástico é uma técnica frequentemente utilizada para tratamento de feridas cutâneas de diversas etiologias.
- **Água ozonizada:** consiste em aplicar a água ozonizada no local de tratamento. A preparação de ozônio em água é realizada usando um cilindro de vidro e água bidestilada (sugere-se um volume de 500 mL ou o volume preconizado pela fabricante do recipiente apropriado (torre). Tubos de entrada e de saída de O_3 devem ser conectados ao recipiente. Observa-se que o tubo de entrada de O_3 deve estar conectado na saída do gerador (borbulhará o gás) e o de saída de O_3 deve estar conectado no catalisador do equipamento. Recomenda-se que o gás deva ser borbulhado, continuamente, por um tempo de 10 minutos (em um volume de 500 mL). As concentrações de ozônio (para um volume de 500 mL) variam de 5, 20 ou 40 µg/mL para obtenção de 2, 5 ou 8 ppm, respectivamente. Caso seja utilizada uma torre de ozonização, o tempo de borbulhamen-

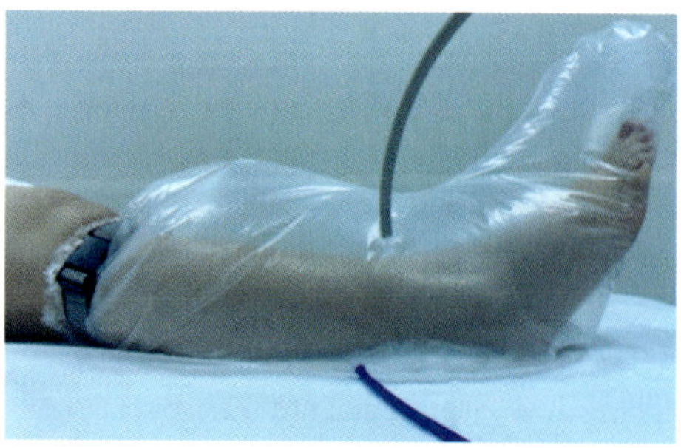

FIGURA 2 Aplicação tópica através da técnica de gasificação em saco plástico (*bag*). Fonte: cortesia da Ibramed® (Amparo, São Paulo, Brasil).

to e as concentrações devem obedecer às recomendações do fabricante. Ressalte-se que os parâmetros são variáveis, dependendo do fluxo de O_3 e do tipo de dispositivo utilizado. O uso do catalisador é de extrema importância, pois todo o excesso de ozônio que não for absorvido pela água será catalisado em oxigênio, evitando inalação excessiva do gás. A água ozonizada deve ser mantida em uma garrafa de vidro bem fechada com tampa de silicone ou Teflon®, preferencialmente em geladeira. Se for mantida a 5 °C, a concentração de ozônio será reduzida pela metade, em cerca de 110 horas. Em temperatura de 20 °C, a meia-vida de ozônio é de apenas 9 horas. A água ozonizada é altamente eficaz para tratamento tópico e clinicamente usada para muitos distúrbios relacionados à pele, destacando o manejo de dermatite aguda e infecções bacterianas, virais e fúngicas.[6]

- **Óleos ozonizados:** consiste em aplicar o óleo vegetal ozonizado no local de tratamento. O conhecimento das propriedades físico-químicas do óleo vegetal ozonizado é de grande importância para um tratamento seguro e efetivo. Recomendam-se óleos com altas concentrações de ácidos graxos insaturados, como o de girassol e o de oliva.[3] Notavelmente, a ozonização direta de óleos vegetais ocasionará a oxidação de ácidos graxos insaturados levando à formação da fração 1,2,4-trioxolano, que representa a forma ativa do ozônio nesses materiais. O anel trioxolano dentro do veículo de óleo vegetal ozonizado produz rapidamente compostos que aceleram o processo de uma ferida cutânea. Esses compostos também são os responsáveis pela eficácia nos tratamentos antimicrobianos e antimicóticos. É importante ressaltar que, para determinar a qualidade dos produtos ozonizados, devem sempre ser realizados métodos analíticos de peróxido, acidez, valores de iodo, densidade relativa e viscosidade. Por esse motivo, não é aconselhada a ozonização caseira dos óleos. O valor de peróxido (IP) representa a quantidade de peróxido expressa em mL equivalentes de oxigênio ativo contido em uma amostra de 1.000 g ($mEqO_2/kg$). Esse índice será usado para critério de dosagens e deve estar descrito na embalagem do produto ozonizado adquirido. Recomenda-se a utilização de óleos que tenham valores aproximados de 400 IP ($mEqO_2/kg$) para a formação de tecido de granulação e reparo tecidual e de aproximadamente 600 IP ($mEqO_2/kg$) quando o objetivo é a ação antimicrobiana. Além disso, o próprio óleo pode atuar como material hidratante e protetor, particularmente em pacientes com barreira da pele prejudicada. É importante destacar que o óleo ozonizado tem uma vida útil mais longa e é de fácil acesso na vida diária para atender às necessidades dos pacientes.[6,8] Os óleos devem ser mantidos em vidro escuro, preferencialmente sob refrigeração de 4 °C (vida útil de cerca de 2 anos). Atualmente é possível observar formulações comerciais que incluem agentes de penetração da pele e atuam como hidratante, restabelecendo a função de barreira prejudicada na pele.

Infiltração

- **Subcutânea e intradérmica:** consiste na aplicação da mistura O_3/O_2 na região subcutânea e/ou intradérmica da pele. Recomendam-se agulhas e seringas estéreis, livres de látex e que tenham êmbolo siliconado, com a finalidade de evitar que o ozônio oxide os materiais do êmbolo e solte micropartículas que possam ser introduzidas no paciente durante a aplicação. Frequentemente, utiliza-se a seringa de volume de 20 ou 60 mL e agulha de calibre de 30 G. Após a assepsia local, a agulha deve ser inserida na angulação de 90° ou 45° para a técnica subcutânea (Figura 3A) e de 10° a 15° para a técnica intradérmica (Figura 3B). Ambas as vias são comumente utilizadas na prática dermatológica e estética, principalmente em disfunções da derme (flacidez, linhas de expressão, olheiras, alopecias etc.) e/ou tecido subcutâneo (gordura localizada, celulite), em concentrações que abrangem de 1 a 60 μg/mL e volume de 1 a 5 mL, segundo o objetivo terapêutico.

Sistêmica

- **Insuflação retal:** consiste na aplicação do ozônio no reto intestinal. A técnica é feita com a introdução de uma sonda retal ou uretral (previamente lubrificada), e a mistura O_3/O_2 é insuflada com o auxílio de uma seringa (frequentemente usa-se a seringa de volume de 60 mL). A dose depende do objetivo terapêutico preconizado e encontra-se na faixa de 10 a 40 μg/mL; entretanto, não são recomendadas concentrações acima desses valores, para evitar danos graves e irreversíveis à mucosa intestinal. O volume de gás é variável, dependendo da fisiopatologia da doença. Em média, é utilizado um volume de 100 a 300 mL por sessão. A aplicação deve ser feita preferencialmente com o intestino limpo (após defecção, clister ou enemas) para que o gás possa fluir e seja absorvido no lúmen intestinal. Recomenda-se que o paciente esteja deitado em decúbito lateral e que o gás seja insuflado lentamente, para que não haja estímulo excessivo do peristaltismo intestinal, assim o ozônio pode ser absorvido de maneira adequada.

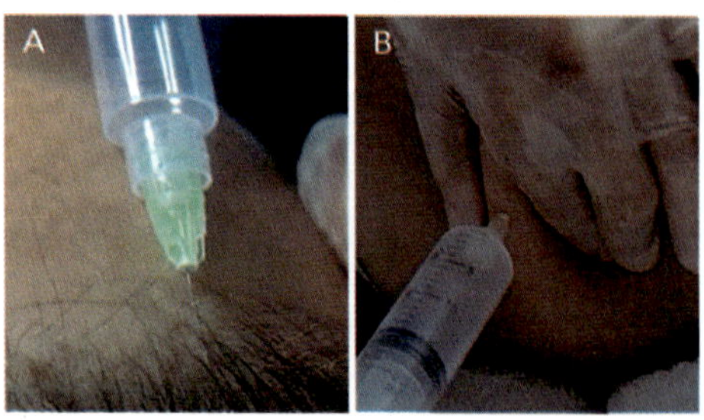

FIGURA 3 Aplicação por infiltração através da técnica (A) intradérmica e (B) subcutânea.
Fonte: própria autora.

- **Auto-hemoterapia maior (O_3-AHT maior):** consiste em uma técnica que envolve a mistura do sangue do paciente com O_3/O_2, seguido de reinfusão imediata por via intravenosa. Para a realização da técnica o sangue venoso é puncionado, com um sistema de transfusão de sangue (com filtro e anticoagulante), e colocado em um frasco de vidro sob vácuo ou bolsa plástica de transfusão resistente à ação do ozônio e com anticoagulante (recomenda-se citrato ou ácido cítrico dextrose). O volume de 50 e 100 mL pode ser usado na técnica. Volumes maiores que 200 mL devem ser evitados para prevenir qualquer distúrbio hemodinâmico. Após a extração no volume desejado, o ozônio deve ser injetado na concentração escolhida, com base no objetivo terapêutico. As concentrações de ozônio para uso sistêmico variam de 10 a 40 μg/mL; não se recomendam doses acima de 70 μg/mL, a fim de evitar complicações adversas. Antes que o sangue seja reinfundido (de maneira lenta) no paciente, é necessário homogeneizar a mistura com movimentos circulares lentos, para evitar hemólise.
- **Auto-hemoterapia menor (O_3-AHT menor):** consiste em uma técnica que envolve a mistura do sangue do paciente com O_3/O_2, seguida de reinfusão imediata por injeção intramuscular. Para a realização da técnica, um volume de 3 a 5 mL de sangue é removido, por via intravenosa, e coletado em uma seringa descartável de 20 mL (sem anticoagulante) pré-preenchida com a mesma quantidade de mistura de O_3/O_2 (3 a 5 mL), em concentrações que variam de 10 a 40 μg/mL. A mistura de sangue e ozônio deve ser

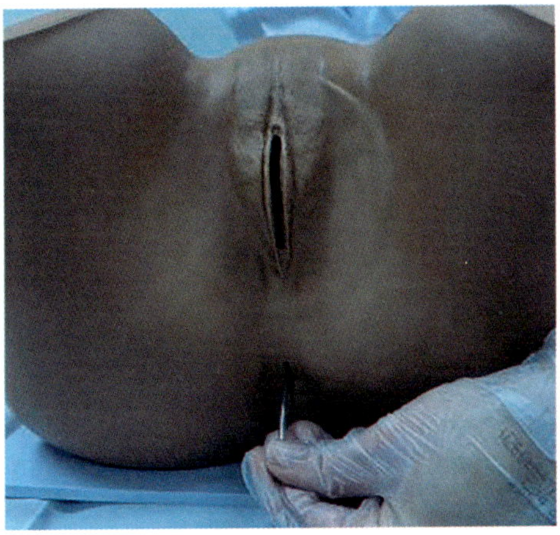

FIGURA 4 Aplicação sistêmica através da técnica de insuflação retal.
Fonte: cortesia da Ibramed® (Amparo, São Paulo, Brasil).

homogeneizada e injetada lentamente por via intramuscular, preferencialmente na região glútea.

PRECAUÇÕES E CONTRAINDICAÇÕES

A segurança da ozonioterapia tem sido uma preocupação consistente para o uso. Altas doses desencadeiam reações inflamatórias e podem prejudicar o funcionamento de órgãos, como pulmões e olhos, quando em contato direto. Portanto, a eficácia da terapia com ozônio depende da concentração não tóxica (janela terapêutica adequada) precisa e bem controlada. Para evitar a toxicidade e garantir o efeito terapêutico, a dose ideal (concentração de ozônio e volume) deve ser rigorosamente controlada. Ainda, é importante que o profissional esteja atento aos critérios de biossegurança, realize sempre a assepsia local, use insumos individuais, estéreis e descartáveis (seringas, agulhas, sondas e *bags*) e descarte os materiais em locais apropriados.

Ressalta-se a importância de buscar e compreender as regulamentações das práticas da ozonioterapia pelos conselhos das classes de cada profissional para a realização da ozonioterapia com segurança. Para uma terapia ainda mais segura, o profissional pode optar por solicitar exames laboratoriais mais detalhados referentes ao estado redox do paciente, garantindo um tratamento individual e a escolha de dosagem precisas de O_3 no tratamento.[7] É proposta a mensuração de diferentes marcadores biológicos no sangue, como glutationa oxidase (GSH), glutationa peroxidase (GPx), GSTr, superóxido dismutase (SOD), catalase (CAT), dienos conjugados, hidroperóxidos totais e ácidos tiobarbitúricos (TBARS). As contraindicações da ozonioterapia podem ser divididas em:

1. **Absolutas:** pacientes com deficiência de glicose 6-fosfato desidrogenase (G6PD, favismo), gravidez recente ou suspeita, tumores sanguíneos, tumores ativos, lesões sem diagnósticos.
2. **Relativas:** hipertireoidismo descontrolado, hipertensão arterial descompensada, anemia grave, diabetes descontrolado e resposta negativa ao tratamento.

INDICAÇÕES DA OZONIOTERAPIA

A ozonioterapia apresenta significativo potencial terapêutico e resultados promissores na atenuação e/ou resolução de diversas afecções estéticas e dermatológicas. A seguir, serão descritas as implicações da técnica no tratamento de algumas dessas condições, com sugestão de protocolos terapêuticos que podem ser usados de maneira isolada e/ou em associação.

Feridas cutâneas

A ozonioterapia mostra-se uma ferramenta efetiva e segura na otimização do reparo de feridas cutâneas agudas e crônicas, feridas cirúrgicas, queimaduras, úlceras venosas, úlceras por insuficiência arterial, úlceras por pressão, úlceras diabéticas, entre outras. Sabe-se que a ferida se forma no momento da quebra da barreira cutânea e que o reparo se caracteriza por processos multifásicos e sobrepostos, didaticamente conhecidos por três fases: inflamação, proliferação e remodelação. Na fase inflamatória, o coágulo sanguíneo formado imediatamente após a lesão é o responsável pela hemostasia e recrutamento de células inflamatórias. Nessa fase, a ozonioterapia (local e/ou sistêmica) auxilia na agregação plaquetária, no recrutamento de neutrófilos, macrófagos e outras células imunes, o que favorece a fagocitose. Além disso, a ozonioterapia reduz o estresse oxidativo local e modula o processo inflamatório. Na fase de proliferação, que começa de 2 a 10 dias após a lesão, o ozônio otimiza a migração de macrófagos (fenótipo anti-inflamatório) e fibroblastos, aumentando a expressão de diversos fatores de crescimento, como o TGF-β, fatores de crescimento de fibroblastos (FGF), fatores de crescimento derivados de plaquetas (PDGF) e VEGF, que em conjunto desempenham papéis importantes no formação de um tecido semelhante à derme e/ou tecido de granulação, angiogênese, reepitelização e contração da ferida. Após 2 a 3 semanas da lesão, a ozonioterapia auxilia o remodelamento da matriz extracelular, pois estimula a síntese das fibras de colágeno (tipo I) pelos fibroblastos, que juntamente com a ação sinérgica de metaloproteinases (MMPs), reorganiza os componentes fibrilares e não fibrilares da matiz e melhora a força tênsil da pele reparada.[8] É possível fazer a ozonioterapia com diferentes vias e técnicas de administração, as quais podem ser empregadas de maneira isolada ou em combinação, visando potencializar o tratamento. Na Tabela 1 há sugestões de parâmetros de tratamento.

Pré- e pós-operatório de cirurgias plásticas

A ozonioterapia tem proporcionado suporte terapêutico significativo tanto no pré- como no pós-operatório de cirurgias estéticas e reparadoras. No pré-operatório, o "pré-condicionamento oxidativo" que o ozônio proporciona facilita a adaptação do organismo ao estresse oxidativo intenso decorrente de um procedimento cirúrgico. É de fundamental importância um pré-condicionamento, através de vias de administração locais (a exemplo, óleos ozonizados em toda a região em que será realizado o procedimento cirúrgico), em combinação com as vias sistêmicas, com a finalidade de preparar e aumentar a resiliência do tecido contra os agentes estressores que o corpo sofrerá durante o procedimento cirúrgico. A ozonioterapia terá influência na ativação do sistema imunológico, liberação aprimorada de diversos fatores de crescimento que auxiliarão o reparo posterior do tecido e otimização de vias metabólicas que ajudam a manter o equilíbrio redox (aumento da atividade de SOD, GSH, diminuição da peroxidação).[7] Recomenda-se que o tratamento seja feito no período de 10 a 14 dias antes do procedimento cirúrgico (sugestões de parâmetros na Tabela 2), a fim de prevenir eventuais complicações do pós-operatório.

TABELA 1 Sugestões de parâmetros para tratamento de feridas cutâneas

Via de administração	Técnica	Concentração (µg/mL ou IP)	Volume (mL)	Tempo (min)/ período
Local/tópica	Água ozonizada	20 (5 ppm)	-	Diariamente
Loca/tópica	*Bag*	60 (se contaminada)	Contínuo	10
Local/tópica	*Bag*	20 (granulação)	Contínuo	30
Local/tópica	Óleo ozonizado	600 (se contaminada)	-	Diariamente
Local/tópica	Óleo ozonizado	400 (granulação)	-	Diariamente
Sistêmica	Insuflação retal	20 a 30	200 a 300	2 x/semana

TABELA 2 Sugestões de parâmetros para o tratamento de pré-operatório

Via de administração	Técnica	Concentração (µg/mL ou IP)	Volume (mL)	Tempo (min)/período
Local/tópica	Óleo ozonizado	400	-	Diariamente
Sistêmica	Insuflação retal	10 a 20	200 a 300	2 x/semana

No pós-operatório, o ozônio administrado através de vias locais e/ou sistêmicas auxilia na assepsia da ferida cirúrgica, modula o processo inflamatório e favorece o reparo tecidual (como discutido no item "Feridas cutâneas"). Destaca-se a influência da ozonioterapia na ativação de fatores de hipóxia (HIF), incrementando a liberação de outras proteínas tróficas (VEGF e PDGF) importantes para a neoangiogênese tecidual e estimulação da eritropoiese (maturação das hemácias). A manutenção de um equilíbrio redox celular adequado no pós-operatório previne complicações frequentes do pós-operatório, como deiscências, fibroses pós-operatórias e cicatrizes inestéticas. Destaca-se a administração do ozônio (sugestões de parâmetros na Tabela 3), que pode amenizar eventuais fibroses pós-operatórias.

Rejuvenescimento da pele

A expectativa de vida quase dobrou no último século, consequentemente a busca por terapêuticas que atenuem os sinais do envelhecimento da pele têm se tornado mais prevalente. Recentemente, a literatura científica mostra uma forte correlação entre envelhecimento e redução do funcionamento de Nrf2, fator responsável por modular genes citoprotetores relacionados os mecanismos de defesa celular. Assim, buscam-se estratégias terapêuticas que visem prevenir o envelhecimento da pele através da regulação positiva do Nrf2. É conhecido que a ozonioterapia estimula Nrf2 e vias correlacionadas; dessa forma, ela pode ser considerada opção terapêutica promissora em retardar os sinais de envelhecimento da pele.[10,12] Ainda, o ozônio estimula vias antioxidantes, atenua vias melanogênicas e glicação proteica e protege contra a apoptose de queratinócitos e fibroblastos. Ademais, a ozonioterapia é capaz de aumentar a expressão de fatores de crescimento como PDGF, TGF-β e VEGF, promovendo a bioestimulação de colágeno, elastina, ácido hialurônico e outros componentes da matriz extracelular, restabelecendo a firmeza, sustentação, estabilidade e hidratação da pele. Em conjunto, a ozonioterapia é uma ótima opção de tratamento para o rejuvenescimento da pele, por ser capaz de exercer efeito citoprotetor, potencializar a bioestimulação de componentes da matriz extracelular que melhoram o turgor dérmico e favorecer a restauração tecidual, amenizando assim as rugas, flacidez e elastose. Sugestões de parâmetros de tratamento encontram-se na Tabela 4.

TABELA 3 Sugestões de parâmetros para o tratamento de pós-operatório

Via de administração	Técnica	Concentração (µg/mL ou IP)	Volume (mL)	Tempo (min)/período
Local/tópica	Água ozonizada	20 (5 ppm)	-	Diariamente
Loca/tópica	Óleo ozonizado	400	-	Diariamente
Local/tópica	*Bag*	20 (granulação)	Contínuo	30
Local/tópica	Intradérmica	5 a 10	1 a 2	2 x/semana
Sistêmica	Insuflação retal	20 a 30	200 a 300	2 x/semana

TABELA 4 Sugestões de parâmetros para o tratamento do rejuvenescimento

Via de administração	Técnica	Concentração (µg/mL ou IP)	Volume (mL)	Tempo (min)/período
Local/infiltração	Intradérmica	5 a 10	1 a 2	Quinzenal
Sistêmica	Insuflação retal	20 a 30	200 a 300	2 x/semana

Adiposidade localizada

O tecido adiposo, coloquialmente conhecido como gordura, é um órgão extraordinariamente flexível e heterogêneo. Embora historicamente visto como local passivo para armazenamento de energia, ele regula aspectos importantes da fisiologia do corpo, incluindo manutenção dos níveis de energia, sensibilidade à insulina, temperatura corporal e respostas imunes. Atualmente é observado na prática clínica que a ozonioterapia (local e sistêmica) favorece a redução da gordura localizada e de medidas corporais. Entretanto, até o momento, são escassas as evidências científicas que esclarecem os mecanismos de ação envolvidos nesse processo. Algumas teorias fundamentam o uso da técnica no tratamento da adiposidade localizada.

A primeira teoria está relacionada à alta capacidade de oxidação que o ozônio proporciona nos ácidos graxos poli-insaturados da membrana celular dos adipócitos. Cogita-se que a aplicação subcutânea de ozônio cause oxidação de fosfolipídios e as lipoproteínas da membrana adipocitária, com consequente liberação de ácidos graxos e glicerol para o espaço intersticial (necrose adipocitária). A segunda teoria sugere que o ozônio cause lipólise. Sabe-se que a lipólise é o processo de hidrólise do triacilgliceróis em glicerol e ácidos graxos livres e que as catecolaminas, derivadas do nervo simpático, estimulam esse fenômeno. Acredita-se que o ozônio influencie a liberação de catecolaminas (epinefrina e norepinefrina), por meio da via quinase A do receptor beta-adrenérgico dos adipócitos e estimule a lipólise. Por último, cogita-se que a ozonioterapia sistêmica seja capaz de promover uma plasticidade adipocitária, ou seja, uma mudança metabólica dos adipócitos brancos em adipócitos bege. Adipócitos bege são células caracterizadas por gotículas lipídicas multiloculares e de alta densidade mitocondrial, que podem exercer impacto metabólico considerável devido à sua capacidade termogênica. A plasticidade metabólica dos adipócitos é controlada por sinais hormonais e neuronais que atuam através de proteínas efetoras e reguladores transcricionais, como a proteína coativadora PPARg coativador-1a (PGC-1α), regulador mestre da biogênese mitocondrial. Demonstrou-se que o ozônio influencia a atividade de PGC-1α, e acredita-se que esse estímulo induza uma possível plasticidade adipocitária e, consequentemente, favoreça a redução do peso corporal, com melhora do contorno corporal. Sugestões de parâmetros encontram-se na Tabela 5.

Lipodistrofia ginoide (celulite)

A lipodistrofia ginoide, ou celulite feminina, é uma desordem crônica multifatorial carac-

TABELA 5 Sugestões de parâmetros para o tratamento da adiposidade localizada

Via de administração	Técnica	Concentração (µg/mL ou IP)	Volume (mL)	Tempo (min)/período
Local/infiltração	Subcutânea	20 a 30	5 a 10	1 x/semana
Sistêmica	Insuflação retal	10 a 30	200 a 300	1 x/semana

terizada por uma alteração morfológica do sistema tegumentar, que ocasiona aspecto irregular da superfície da pele, com destaque para regiões de coxas e glúteos, interferindo diretamente na autoestima do indivíduo acometido. Como explicado em capítulos anteriores, a etiopatologia da celulite é multifatorial, entretanto destacam-se as alterações anatômicas, influência hormonal (estrogênio), alterações vasculares, fatores inflamatórios, entre outros. Tem sido relatado que a progressão da afecção está diretamente relacionada com o aumento do estresse oxidativo tecidual. A celulite pode causar redução do fluxo sanguíneo em até 40%, resultando em uma região normalmente mais fria acompanhada de edema e fibroses. A literatura mostra que a ozonioterapia local e sistêmica é capaz de reduzir o estresse oxidativo (via Nrf2), promover modulação do processo inflamatório (via Nrf2), aumentar o fluxo sanguíneo local (via liberação de NO), além de sua possível ação no tecido adiposo (como discutido no item "Adiposidade localizada"). Todos os efeitos citados, ocasionados pela ozonioterapia, certamente são promissores em amenizar os aspectos da celulite. Sugestões de parâmetros encontram-se na Tabela 6.

Alopecias

A alopecia, ou perda de cabelo resultante de diversos fatores (deficiência congênita ou genética, uso de medicamentos, doenças sistêmicas e alteração hormonal), afeta uma proporção substancial da população mundial e pode gerar um grave impacto psicológico e social. A alopecia androgenética (AAG), a forma mais comum, afeta 50% da população masculina adulta aos 50 anos e até 80% dos homens e 50% das mulheres no decorrer da vida. A região em que há queda de cabelo está correlacionada com o gênero, sendo que em homens a queda é mais comum na região frontotemporal e no vértice craniano, e em mulheres a queda é mais comum na região centroparietal e, menos frequente, na região frontal. A ozonioterapia (local e sistêmica – sugestões de parâmetros encontram-se na Tabela 7) pode ser indicada para o tratamento da alopecia, visto que o gás estimula fatores de crescimentos que melhoram a viabilidade de células germinativas dos folículos pilosos, amenizando o processo de miniaturização do folículo piloso, favorece a promoção do crescimento capilar, reduz o estresse oxidativo e otimiza a vascularização local.

TABELA 6 Sugestões de parâmetros para o tratamento da lipodistrofia ginoide (celulite)

Via de administração	Técnica	Concentração (μg/mL ou IP)	Volume (mL)	Tempo (min)/período
Local/infiltração	Subcutânea	20 a 30	5 a 10	1 x/semana
Local/tópica	Óleo ozonizado	400	-	diariamente
Sistêmica	Insuflação retal	20 a 30	200 a 300	2 x/semana

TABELA 7 Sugestões de parâmetros para o tratamento da alopecia

Via de administração	Técnica	Concentração (μg/mL ou IP)	Volume (mL)	Tempo (min)/período
Local/infiltração	Intradérmica	10 a 20	1 a 2	1 x/semana
Local/tópica	*Bag*	10 a 20	Contínuo	1 x/semana
Sistêmica	Insuflação retal	20 a 30	200 a 300	2 x/semana

Terapia combinada

A ozonioterapia pode ser utilizada em associação a outros procedimentos terapêuticos frequentemente utilizados na prática clínica da estética e dermatologia, como os peelings mecânicos ou químicos, microagulhamento, radiofrequência, dentre outros. A justificativa para o uso é que a ozonioterapia (local e sistêmica) restabelece a homeostasia e a resposta fisiológica de um tecido frente a um estímulo lesivo, normaliza o potencial redox (via ativação de ERA e consequente aumento de antioxidantes endógenos), melhora o metabolismo celular, estimula a liberação de fatores de crescimento, assim como aumenta a circulação (vasodilatação local e angiogênese), elementos cruciais para favorecer a tonicidade, sustentação e elasticidade da pele. Sugestões de parâmetros de tratamento encontram-se na Tabela 8.

CONCLUSÃO

O presente capítulo relata princípios fisiológicos e práticos substanciais e necessários para construir um raciocínio clínico referente ao uso da ozonioterapia no tratamento de feridas cutâneas, pré- e pós-operatório de cirurgias plásticas, rejuvenescimento, adiposidade localizada, lipodistrofia ginoide, alopecias, entre outras disfunções estéticas e dermatológicas. A terapia ocasiona efeitos antioxidantes, modulador dos processos inflamatórios, analgésico e reparativo, modulador vascular e hematológico, imunomodulador, além de propriedades antimicrobianas. Pode ser administrada por vias local e/ou sistêmica e permite se somatizar aos procedimentos estéticos, visto que é um método minimamente invasivo, de custo relativamente baixo e efeitos adversos mínimos. Assim, pode-se concluir que a ozonioterapia é uma ferramenta promissora e que deve ser apoiada como terapia adjunta aos tratamentos estéticos e dermatológicos.

CASOS CLÍNICOS

1. Paciente do sexo feminino, 43 anos, com peso médio de 79 kg, altura de 1,59 metro e IMC de 30,47 kg/m^2, será submetida a uma cirurgia plástica de abdominoplastia com o objetivo de retirar o excesso de gordura e de pele do abdome. Considerando a ozonioterapia um recurso terapêutico promissor para ser utilizado no pré- e pós-operatório, é importante traçar um protocolo assertivo com a finalidade de prevenir complicações decorrentes do procedimento cirúrgico.

Conduta terapêutica

No pré-operatório, o objetivo da ozonioterapia é melhorar o sistema imunológico, manter o equilíbrio redox com a ativação do sistema antioxidante endógeno e estimular a liberação de fatores de crescimento que possam favorecer o processo de reparo tecidual. Protocolo:

- Aplicação de óleo ozonizado com um índice de peróxido baixo (400 IP) no abdome. O óleo pode ser aplicado associado aos procedimentos de endermologia (ventosas).

TABELA 8 Sugestões de parâmetros para o tratamento na terapia combinada

Via de administração	Técnica	Concentração (µg/mL ou IP)	Volume (mL)	Tempo (min)/período
Local/infiltração	Intradérmica	5 a 20	1 a 2	Quinzenal
Local/tópica	Óleo ozonizado	400	-	Diariamente
Sistêmica	Insuflação retal	20 a 30	200 a 300	2 x/semana

- Aplicação de ozonioterapia sistêmica via insuflação retal em concentrações de 20 a 30 µg/mL em um volume de 200 a 300 mL.

No pós-operatório, o objetivo da ozonioterapia é favorecer o reparo tecidual, modular o processo inflamatório, estimular fatores de crescimento, prevenir isquemia tecidual, aumentar a vascularização e amenizar eventuais fibroses. Protocolo:

- Aplicação de água ozonizada (5 ppm) na ferida cirúrgica.
- Aplicação de óleo ozonizado com um índice de peróxido baixo (400 IP) nas regiões perilesional e em todo o abdome. Destaca-se que o óleo pode ser utilizado após a drenagem linfática.
- Aplicação de ozonioterapia na ferida cirúrgica por meio de *bag* em concentrações de 20 µg/mL em volume de 1 a 2 mL.
- Aplicação de ozonioterapia sistêmica via insuflação retal em concentrações de 20 a 30 µg/mL em um volume de 200 a 300 mL.

2. Paciente do sexo feminino, 32 anos de idade, com peso médio de 77 kg, altura de 1,62 metro e IMC de 29,32 kg/m^2, duas gestações, com queixa relacionada a flacidez de pele e gordura localizada na região do abdome. A região foi avaliada, e a proposta é a utilização da ozonioterapia, que em dosagens específicas é promissora para o tratamento dessas disfunções estéticas.

Conduta terapêutica

Para a flacidez, o objetivo da ozonioterapia é aumentar a expressão de fatores de crescimento, promovendo a bioestimulação de colágeno, elastina, ácido hialurônico e outros componentes da matriz extracelular, restabelecendo a firmeza, sustentação e estabilidade da pele. Protocolo:

- Demarcar em pontos a região flácida do abdome (aproximadamente a cada 5 cm) e fazer a ozonioterapia através da via de aplicação intradérmica em concentrações de 5 a 20 µg/mL, em volume de 1 a 2 mL por ponto.
- Aplicação de óleo ozonizado com um índice de peróxido baixo (400 IP) no abdome. O óleo pode ser aplicado associado aos procedimentos de endermologia (ventosas).

Para a adiposidade localizada, a proposta é reduzir o número de adipócitos (necrose e/ou lipólise e/ou plasticidade adipocitária), promovendo a redução de medidas corporais. Ainda, é possível melhorar o metabolismo (ativação mitocondrial), aumentar antioxidantes e modular o processo inflamatório, reduzindo adipocinas locais. Protocolo:

- Demarcar em pontos a região da gordura localizada (aproximadamente a cada 5 cm) e fazer a ozonioterapia através da via de aplicação subcutânea em concentrações de 20 a 30 µg/mL, em volume de 5 a 10 mL por ponto.
- Aplicação de ozonioterapia sistêmica via insuflação retal em concentrações de 20 a 30 µg/mL em um volume de 200 a 300 mL.

REFERÊNCIAS BIBLIOGRÁFICAS

1. Di Paolo N, Bocci V, Gaggiotti E. Ozone therapy. Int J Artif Organs. 2004;27(3):168-75.
2. Elvis AM, Ekta JS. Ozone therapy: a clinical review. J Nat Sci Biol Med. 2011;2(1):66-70.
3. Bocci VA. Scientific and medical aspects of ozone therapy. State of the art. Arch Med Res. 2006;37(4):425-35.
4. Bocci V, Valacchi G. Free radicals and antioxidants: how to reestablish redox homeostasis in chronic diseases? Curr Med Chem. 2013;20(27):3397-415.
5. Wen Q, Liu D, Wang X, Zhang Y, Fang S, Qiu X, et al. Effects of ozone for treating chronically refractory wounds and ulcers: A protocol for systematic review and meta-analysis of randomized clinical trials. Medicine (Baltimore). 2020;99(22): e20457.
6. Wang X. Emerging roles of ozone in skin diseases. Zhong Nan Da Xue Xue Bao Yi Xue Ban. 2018; 43(2):114-23.

7. Scassellati C, Galoforo AC, Bonvicini C, Esposito C, Ricevuti G. Ozone: a natural bioactive molecule with antioxidant property as potential new strategy in aging and in neurodegenerative disorders. Ageing Res Rev. 2020;63:101138.
8. Zeng J, Lu J. Mechanisms of action involved in ozone-therapy in skin diseases. Int Immunopharmacol. 2018;56:235-41.
9. Smith NL, Wilson AL, Gandhi J, Vatsia S, Khan SA. Ozone therapy: an overview of pharmacodynamics, current research, and clinical utility. Med Gas Res. 2017;7(3):212-9.
10. Galiè M, Costanzo M, Nodari A, Boschi F, Calderan L, Mannucci S, et al. Mild ozonisation activates antioxidant cell response by the Keap1/Nrf2 dependent pathway. Free Radic Biol Med. 2018;124:114-21.
11. Sagai M, Bocci V. Mechanisms of Action Involved in Ozone Therapy: Is healing induced via a mild oxidative stress? Med Gas Res. 2011;1:29.
12. Valacchi G, Bocci V. Studies on the biological effects of ozone: 11. Release of factors from human endothelial cells. Mediators Inflamm. 2000;9(6):271-6.
13. Barragán-Mejía MG, Castilla-Serna L, Calderón-Guzmán D, Hernández-Islas JL, Labra-Ruiz NA, Rodríguez-Pérez RA, et al. Effect of nutritional status and ozone exposure on rat brain serotonin. Arch Med Res. 2002;33(1):15-9.
14. Koçyiğit A, Gülmen Ş, Kurtoğlu T, Kumbul Doğuç D, Meteoğlu İ, Okutan H, et al. The effect of ozone treatment on remote organ myocardial injury in an aortic ischemia-reperfusion model. Turk Gogus Kalp Damar Cerrahisi Derg. 2018;26(2):207-13.
15. Kucuksezer UC, Zekiroglu E, Kasapoglu P, Adin-Cinar S, Aktas-Cetin E, Deniz G. A stimulatory role of ozone exposure on human natural killer cells. Immunol Invest. 2014;43(1):1-12.
16. Zanardi I, Borrelli E, Valacchi G, Travagli V, Bocci V. Ozone: a multifaceted molecule with unexpected therapeutic activity. Curr Med Chem. 2016;23(4):304-14.

Ondas de choque extracorpóreas

Débora Aparecida Oliveira Modena

INTRODUÇÃO

A primeira descoberta da influência das ondas de choque no corpo humano ocorreu durante a Segunda Guerra Mundial. Desde então, tem sido realizada uma série de pesquisas científicas com o intuito de evidenciar cada vez mais os efeitos terapêuticos benéficos das ondas de choque sobre o tecido biológico de animais e humanos.[1-5]

Um dos primeiros relatos sobre os efeitos da referida terapia em humanos data de 1966, quando pesquisadores, em um experimento com projéteis em alta velocidade, descobriram que quando o projétil atinge determinada placa, gera-se uma onda de choque, e esta, por sua vez, interage com o tecido do indivíduo que a estava segurando, dissipando-se para a mão e o corpo do indivíduo.[2-5]

Já em 1968, o Departamento de Defesa da Alemanha financiou um programa de pesquisa para analisar o efeito das ondas de choque no tecido biológico de animais. A investigação mostrou que ondas de choque de alta energia causavam efeitos no organismo biológico a longas distâncias e baixos efeitos colaterais nos tecidos por onde a onda mecânica percorria, como músculos, gordura e tecido conjuntivo, deixando intacto o tecido ósseo.[2,3]

Desde então, a terapia de ondas de choque (TOC) foi incorporada à prática clínica dos profissionais de saúde em diversas áreas. Mais recentemente, sua utilização nas áreas relacionadas à saúde estética tem se destacado, e a TOC demonstra efeitos positivos no manejo do quadro inflamatório, melhoria do aspecto da pele e contorno corporal e diminuição da circunferência corporal de áreas tratadas em mulheres.[2,3,5] Neste capítulo, será abordada a utilização dessa tecnologia na saúde estética.

DEFINIÇÃO, HISTÓRICO E CARACTERÍSTICAS DAS ONDAS DE CHOQUE

A onda de choque possui um pulso de alta pressão em um intervalo de tempo extremamente curto (da ordem de nanosegundos), ou seja, são pulsos sônicos caracterizados por pressão alta de pico, de 80 a 100 MPa, com aumento rápido da pressão (< 10 ns), curta duração (< 10 ms) e uma ampla faixa de frequência (Figura 1).[1-5]

Após a descoberta e validação científica de seu efeito mecânico e seu estímulo fisiológico, a tecnologia foi indicada e permanece como padrão-ouro para o tratamento dos cálculos biliares e urinários.

Mais pesquisas foram realizadas, e alguns médicos observaram que, ao realizar o procedimento de ondas de choque para a destruição dos cálculos uretrais inferiores, alguns

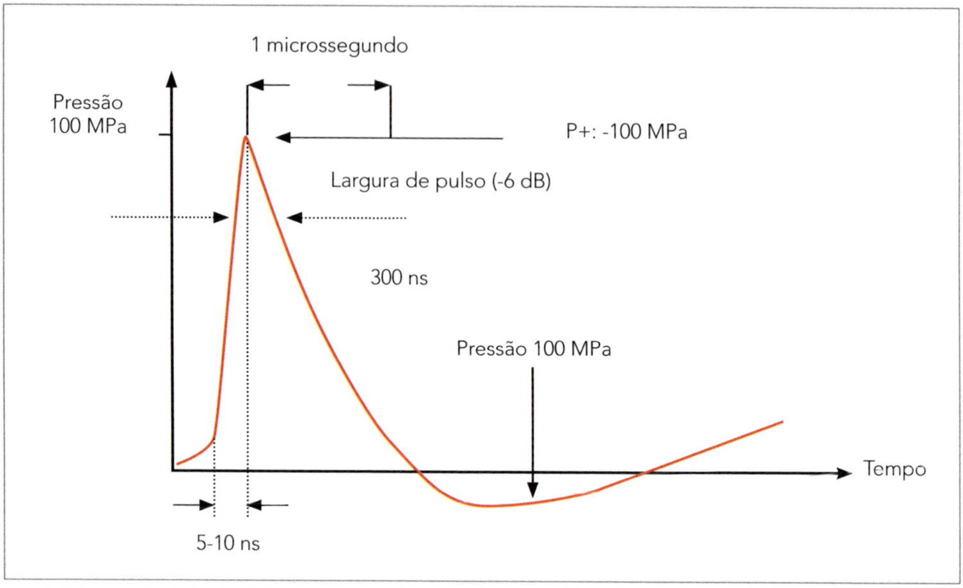

FIGURA 1 Forma "bifásica" típica das ondas de choque extracorpóreas terapêuticas.
Fonte: adaptada de d'Agostino MC *et al.*, 2015.[5]

pacientes apresentavam aumento da densidade óssea na pelve. A partir dessas análises, começaram a utilizar os equipamentos de litotripsia adaptados para o tratamento das disfunções ortopédicas, o que deu origem a uma nova tecnologia, a TOC, que permitiu graduar a profundidade e intensidade com que as ondas de choque penetram nos tecidos biológicos.[6-9]

Considerando os efeitos promissores da técnica, foram desenvolvidas versões de equipamentos cada vez mais sofisticados, seguros e utilizados na prática clínica da saúde estética, dermatologia e fisioterapia.[9,10] Assim, hoje os geradores de onda de choque são baseados em sistemas eletro-hidráulicos, piezoelétricos, eletromagnéticos ou pneumáticos, diferindo entre eles somente o modo de geração da onda de choque.

O gerador pneumático e o eletromagnético são os mais utilizados na atualidade. O eletromagnético possui no interior do aplicador duas bobinas que, quando percorridas por corrente elétrica, geram um campo magnético. A ação do campo faz que o projétil, situado dentro do aplicador, se mova rapidamente, chocando-se com a ponteira do aplicador. No choque da bala com a ponteira do aplicador, ocorre a transferência de energia do projétil para a ponteira, que transfere a energia recebida em formas de ondas mecânicas ao local de tratamento. No gerador pneumático, o projétil é deslocado em direção à ponteira pela pressão exercida pelo ar comprimido. Na Figura 2, pode-se ver a diferença entre o sistema de geração de onda de choque eletromagnético e o pneumático.[8-12]

Esses geradores possibilitam, ainda, uma diferença da dissipação da onda de choque no tecido, relacionada ao tipo de onda ofertada, que pode ser focada ou radial. O gerador de onda de choque focalizado é mais intenso e profundo, atingindo cerca de 12 cm abaixo da epiderme, como na litotripsia extracorpórea por ondas de choque, de cálculos uretrais, direcionada ao tecido-alvo com o efeito mecânico cavitacional maior. Já o gerador de onda radial é menos intenso e superficial; atinge até 3 cm abaixo da epiderme, e sua energia diverge sobre a área de tratamento.

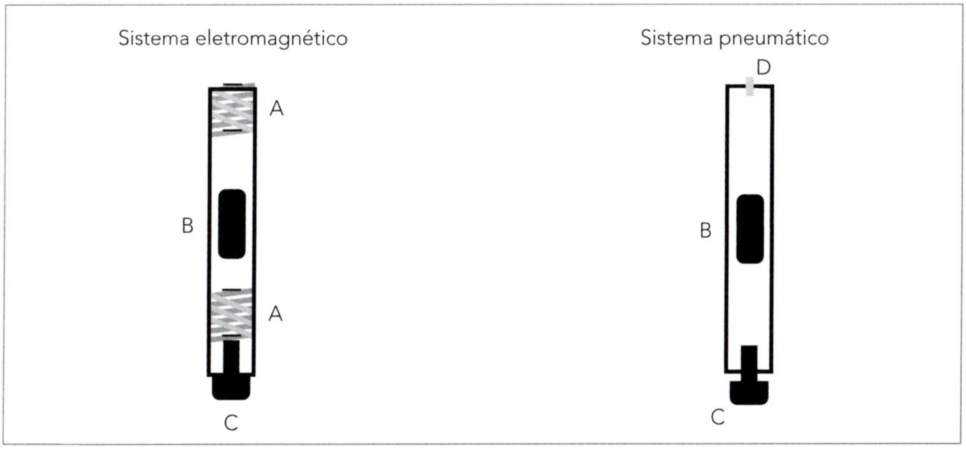

FIGURA 2 Sistema eletromagnético: (A) bobinas, (B) projétil e (C) ponta do aplicador. Sistema pneumático: (B) projétil, (C) ponta do aplicador e (D) entrada de ar comprimido.
Fonte: adaptada de Modena D *et al.*, 2017.[8]

Os equipamentos de TOC podem ser construídos de modo a emitir dois tipos de ondas, ofertando maior recurso terapêutico, visto que cada tipo de onda é indicado a diferentes aplicabilidades terapêuticas. Na Figura 3 há a diferença entre o radial e o focalizado.[8,13,14]

A diferença da dissipação da onda de choque no tecido pode ser ainda mais selecionável por meio das escolhas das ponteiras, utilizadas nos geradores de ondas de choque. Ou seja, pode-se ter um equipamento focalizado com ponteiras focalizadas, onde a energia é ofertada em um alvo específico, e um equipamento radial com ponteira radial ou focalizada, onde o terapeuta pode direcionar a energia de tratamento. Além disso, as ponteiras podem conter materiais e tamanhos diferentes, de acordo com seu fabricante, podendo ser de aço inox, com uma ação mais profunda, e de plástico, com ação superficial. Além disso, quanto menor sua dimensão, maior a concentração de energia a ser ofertada para a área de tratamento.[4,11-14]

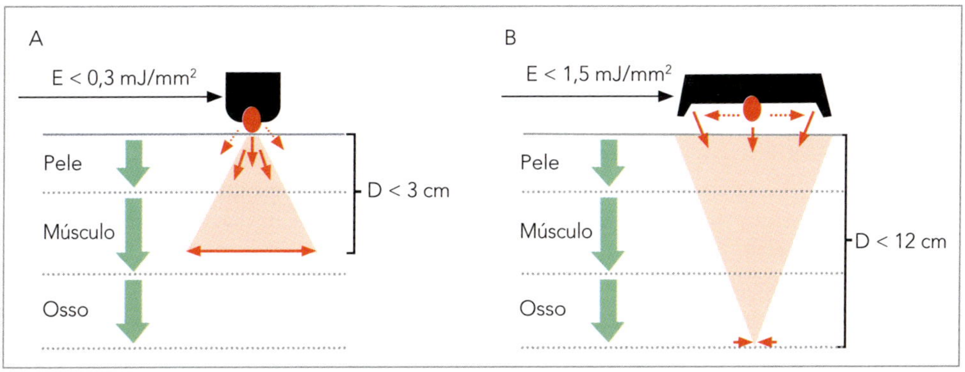

FIGURA 3 Ilustração esquemática da propagação de ondas de choque com características físicas da terapia extracorpórea: (A) radial e (B) focalizada.
Fonte: adaptada de Ogden JA *et al.*, 2001.[4]

A escolha do equipamento e seus acessórios modula a forma e entrega de energia no seu tecido, o que possibilita seu efeito fisiológico em diferentes estruturas, como tecido cutâneo, músculo, tendão e ossos.[4,11-15]

Mecanismo de ação e efeitos terapêuticos

As ações biológicas da TOC sobre o tecido estão relacionadas ao efeito chamado "mecanotransdução do sinal", que pode ser definido como a habilidade de algumas células perceberem os estímulos mecânicos da TOC e adaptar seu comportamento de acordo com esses sinais.[5-10]

A descoberta desse fenômeno só foi possível por meio do avanço tecnológico, em que pesquisadores começaram a analisar em detalhes os efeitos do estímulo físico e mecânico da TOC e correlacioná-los com as interações a vários tecidos e elementos celulares.[11,16] Um dos fatores que contribuem para o efeito da TOC é a dose da energia aplicada ao tecido, ou seja, quanto maior sua energia, maior a resposta da mecanotransdução do sinal no tecido. No tecido a energia mecânica é dissipada em meio líquido extra ou intracelular, causando um fenômeno denominado cavitação, que consiste na formação de microbolhas gasosas em meio líquido.[11,14-19]

Existem dois tipos de cavitação gerados pela onda mecânica: a estável e a instável; porém, não se sabe ao certo qual dessas cavitações a TOC poderia estimular. A primeira é a cavitação estável, em que há a formação de microbolhas gasosas que se atritam e reproduzem um aquecimento tecidual e estímulo ao aumento do metabolismo celular. A segunda cavitação é a instável, que também forma as microbolhas gasosas, promove o aquecimento, porém a energia depositada é tão alta que ocorre uma implosão da microbolha, o que causa um dano celular extenso.[8,13,14]

Em 2020, Modena e colaboradores realizaram estudos histológicos e imuno-histoquímicos sobre os efeitos das ondas de choque no tecido tegumentar. Os resultados demostraram que a TOC foi capaz de promover a cavitação instável e estável no tecido adiposo subcutâneo, estimulando a apoptose por meio da cavitação instável em uma área concentrada e, por consequência, da dissipação da onda mecânica em menor intensidade ao redor da área que recebeu o tratamento. Obteve-se o estímulo da cavitação estável que gera o processo de lipólise. Tal efeito é denominado lipólise do tipo autofágica.[8,13,20]

Associados a isso, alguns estudos demostram que a TOC pode induzir também tensões de cisalhamento celular e alterar as proteínas citoesqueléticas, causando alterações na forma celular. No entanto, essa alteração é transitória, uma vez que as células se reorganizam dentro de 3 horas, retornando ao seu padrão. Com isso, acredita-se que a TOC desempenhe um papel importante, influenciando positivamente algumas funções das células, causando homeostase local e condicionando a reparação do tecido.[11,16-19]

Sabe-se que cada tipo de célula parece responder à TOC com diferentes padrões de respostas biológicas, porém se entende que todos os estímulos biológicos da onda de choque sobre o tecido tegumentar, principalmente na derme, implicam a capacidade de ativar o processo de reparo e regeneração tecidual.[11,14]

A TOC tem papel fundamental na reestruturação da derme e da junção dermoepidérmica, ocasionando reflexos na epiderme. Há dezoito proteínas na família de fator de crescimento de fibroblasto (FGF) em humanos que são estimuladas e sinalizadas naturalmente pelas células, interagem diretamente com a matriz extracelular e se ligam a receptores FGFR, como a proteína tirosina quinase, a fim de regular os processos celulares, mediando as funções metabólicas de diferenciação, maturação celular, reparo e regeneração tecidual. Esse processo, que ocorre desde o estímulo intrínseco até a sintetização dos produtos, é chamado de transdução do sinal.[21-23]

Estudos recentes evidenciaram a expressão aumentada de FGF1 e FGF2 na epiderme e derme do lado tratado pela TOC, antígenos marcadores potentes de reparação dérmica, pois possuem efeito mitogênico para as células de fibroblastos e queratinócitos. Esses resultados se correlacionaram com achados anteriores e reafirmaram a ação da mecanotransdução do sinal e a capacidade dos receptores dérmicos em promover a estimulação e proliferação celular de queratinócitos e fibroblastos, com consequente neocolagênese no tecido tegumentar. Tais efeitos contribuem para recuperação tecidual, em casos de feridas crônicas, queimaduras, úlceras diabéticas e no tratamento de prevenção da flacidez de pele.[8,13,14,24]

Os benefícios de sua atuação no tecido tegumentar são possíveis, também, pelo seu efeito da inflamação subclínica sem sintomatologia causada pelas ondas de choque. Segundo Modena *et al.*,[24] a TOC induz a ativação de células inflamatórias e dérmicas incentivando o aumento na expressão de cicloxigenase-2, uma enzima pró-inflamatória, e um fator de crescimento estimulante de angiogênese.[8,13,14,25]

Ao mesmo tempo, a inflamação subclínica da TOC promove aumento da circulação sanguínea local, pois o efeito mecânico da terapia causa uma tensão de cisalhamento endotelial, gerando força de atrito na superfície do epitélio vascular. Isso gera um aumento do fluxo sanguíneo, pois se torna um estímulo poderoso à produção de aumento da expressão de óxido nítrico endotelial (eNOS) e indução da expressão do fator de crescimento endotelial vascular (VEGF), os quais atuam na facilitação da neovascularização e estimulam a neoangiogênese.[25,26-28]

Estudos corroboram com esses achados, pois foi evidenciada a expressão dos marcadores CD105 que indica a formação de novos vasos sanguíneos na derme e a expressão VEGF em fibroblasto e células inflamatórias de tecidos que receberam o tratamento com TOC. Tais resultados indicaram um processo de revascularização tecidual e o estímulo ao FGF, que irá favorecer a produção de neocolágeno e neoelastina no processo de reparo e regeneração tecidual.[25,28,29]

Além de atuar no reparo e na regeneração, a TOC possui um efeito analgésico que advém de duas teorias. A primeira seria a teoria das comportas, pela qual se estipula que, estimulando mecanorreceptores sensitivos, aferentes, não nociceptivos, os neurônios pré-sinápticos espinais do corno posterior são inibidos, de tal maneira que a transmissão do impulso doloroso para o cérebro não é possível. Uma segunda teoria do efeito analgésico das ondas de choque é a de analgesia por hiperestimulação, em que um estímulo forte, duradouro (de segundos a vários minutos), aplicado no ponto doloroso, pode reduzir a dor em definitivo.[11,14,19]

Considerando-se todos os achados científicos sobre os efeitos fisiológicos da TOC, evidencia-se que se trata de um recurso relativamente recente na área terapêutica, tanto ortopédica quanto para terapias usadas na saúde estética. Na área da saúde estética, acredita-se que a TOC seja capaz de modular muitos eventos fisiológicos por meio de seu estímulo mecânico e promover melhora de alguns tipos de disfunções do tecido tegumentar, como flacidez cutânea, gordura localizada, celulite, feridas, úlceras abertas e cicatrizes de queimaduras.[8,13,20,24,25]

Na atualidade, a TOC possui várias indicações com evidências científicas, demonstrando segurança e eficácia para o tratamento de diversas afecções estéticas. A possibilidade do uso da TOC em tratamentos estéticos surgiu quando mais uma vez os médicos começaram a observar os relatos de mulheres que receberam o tratamento da terapia para desordens musculares na região do quadril. Segundo suas pacientes, além da melhora da mobilidade e dor havia uma melhora no aspecto da pele e no contorno corporal. Mais tarde, essas mesmas pacientes necessitaram de procedimento cirúrgico para a colocação de prótese de quadril, e seus médicos coletaram amostras de tecidos para análises simples de tecido tegumentar, em que foram observados resultados indicativos de melhora nas estruturas do tecido tegumentar.[8,10-13]

Em 2017, Modena e colaboradores publicaram o primeiro estudo de revisão descritiva sobre as evidências científicas da TOC e seu possível uso na medicina estética. Na pesquisa foram encontrados 15 estudos de qualidade científica moderada sobre seus possíveis efeitos no tecido tegumentar, descritos resumidamente no Quadro 1.

Desde então, novos estudos para a validação da terapia na saúde estética têm sido realizados para o tratamento da melhora no aspecto da pele, redução da gordura localizada, rejuvenescimento facial e flacidez de pele, e novas aplicabilidades terapêuticas da TOC têm sido propostas, como seu uso em disfunções uroginecológicas masculinas, linfedema, melhora no aspecto da pele

QUADRO 1 Artigos publicados sobre a atuação da terapia de ondas de choque na estética

Autor	Ano	Protocolo	Área de tratamento	Conclusão
Siems *et al.*	2005	TOC + terapia descongestiva	Coxa	Diminuição do estresse oxidativo e melhora das propriedades da pele
Angehrn *et al.*	2007	TOC	Lateral da coxa	Remodelamento do colágeno e melhora do aspecto da pele
Kuhn *et al.*	2008	TOC	Coxa e glúteos	Melhora histológica da epiderme e matriz extracelular da derme
Christ *et al.*	2008	TOC	Coxa e glúteos	Melhora da elasticidade e firmeza da pele
Adatto *et al.*	2010 2011	TOC	Lateral da coxa	Melhora na textura e elasticidade da pele, número de depressões e diminuição da espessura do tecido subcutâneo
Ferraro *et al.*	2012	TOC + criolipólise	Abdome, braços, glúteos e coxa	Diminuição da espessura do tecido adiposo, circunferência da área tratada e melhora do aspecto da pele
Knobloch *et al.*	2013	TOC + fortalecimento muscular	Coxa e glúteos	Melhora do aspecto da celulite
Russe-Wilflingseder *et al.*	2013	TOC	Coxa	Melhora temporária do aspecto e aparência da pele e redução na circunferência de coxas
Schlaudraff *et al.*	2014	TOC	Coxa e glúteos	Diminuição nos graus de celulite
Nassar *et al.*	2015	TOC	Coxa	Redução da circunferência da área tratada, espessura da camada de gordura e melhora da aparência da celulite
Hexsel *et al.*	2016	TOC	Coxa e glúteos	Diminuição da circunferência da área tratada e severidade dos graus de celulite

Fonte: Modena D *et al.*, 2017.[8]

pós-queimaduras teciduais e quadros de fibrose após cirurgias plásticas.[12-14]

CONTRAINDICAÇÕES E REAÇÕES ADVERSAS

Contraindicações

- Indivíduos com fragilidade capilar.
- Quadros de infecções sistêmicas.
- Presença de dispositivo eletrônico implantado.
- Diretamente sobre os seios carotídeos, gânglio estrelado ou nervo vago, localizados no triângulo anterior do pescoço.
- Sobre a região de pulmões e área cardíaca.

Reações adversas transitórias

- Eritema.
- Petéquias.
- Edema na região tratada.

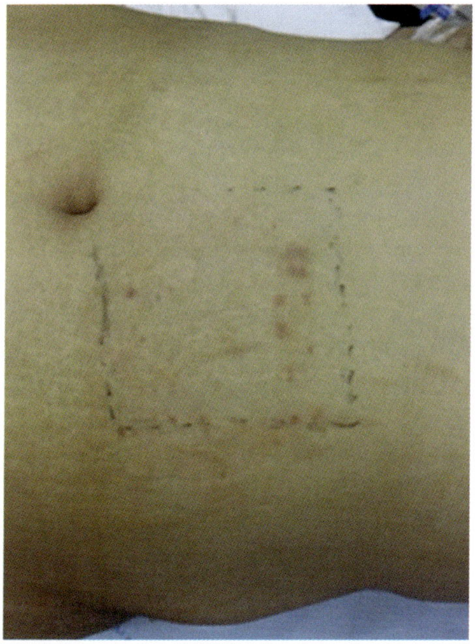

FIGURA 4 Reação adversa causada pela terapia de ondas de choque.
Fonte: próprio autora.

INDICAÇÕES, PARÂMETROS E MÉTODOS DE APLICAÇÃO

Indicações

Para utilização na saúde estética, as indicações da TOC são baseadas em seus mecanismos de ação:

- Melhora da flacidez de pele corporal e facial.
- Redução do tecido adiposo subcutâneo superficial e consequente melhora no aspecto da celulite.
- Auxílio na cicatrização de feridas e lesões pós-queimaduras.
- Auxílio na manutenção de quadros de linfedema.

Tais indicações são baseadas em estudos clínicos não aleatorizados, no entanto, assim como em vários recursos na dermatofuncional, há um déficit de estudos controlados e aleatorizados sobre cada uma dessas indicações, o que dificulta a prática com o recurso da TOC baseada em evidência, o que se constitui em desafio e uma oportunidade ao desenvolvimento de novas pesquisas de alta qualidade metodológica.

Parâmetros e métodos de aplicação

A TOC apresenta como vantagens seu fácil manuseio e aplicação terapêutica, e em sua programação é necessário ajustar os parâmetros:

- **Energia ou densidade de energia:** diz o quanto de energia será entregue ao tecido na aplicação e pode ser apresentada em unidades de medidas distintas, de acordo com a forma de construção do equipamento: mJ (milijoule); mJ/cm^2 (milijoule por centímetro quadrado) ou Bar (unidade de pressão).
- **Frequência:** quantidade de disparos que será executada em determinado tempo, medida por hertz (Hz). Nos equipamen-

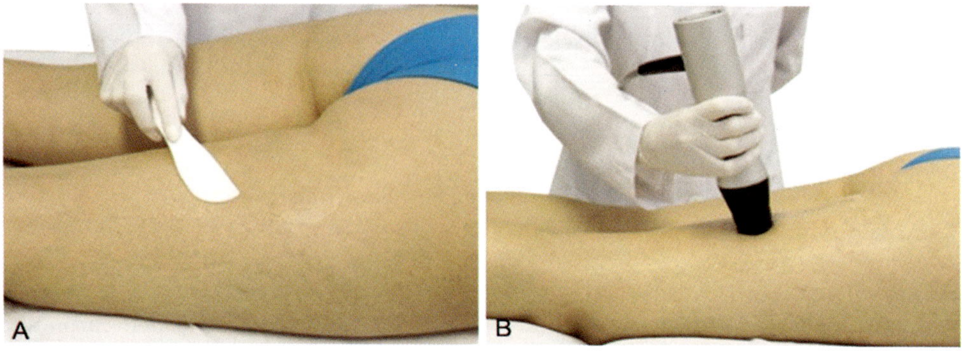

FIGURA 5 Aplicação da terapia de ondas de choque: (A) demonstração da demarcação da área de aplicação com a substância de deslizamento aplicada; (B) demonstração da angulação correta da aplicação.
Fonte: cortesia da Ibramed® (Amparo, São Paulo, Brasil).

tos de ondas de choque não há ajuste no parâmetro de tempo, pois é a frequência que determina quanto tempo será necessário para a aplicação dos disparos.

- **Números de disparos ou forma de disparos (*shots*):** quantidade de disparos que será aplicada em determinada área. Estes podem se apresentar de forma crescente ou decrescente, automática ou manual ou em rampa de oscilação de energia. Tais configurações são dependentes de cada fabricante do equipamento.
- **Ponteiras:** a escolha do tamanho e formato (côncavo ou convexo) das ponteiras deve ser realizada de acordo com o objetivo terapêutico. Lembrando que quanto menor o tamanho da ponteira maior a deposição de energia no local de tratamento. Já a ponteira côncava (focal) é utilizada para estruturas mais profundas, e a ponteira convexa (radial), para estruturas mais superficiais. O material de plástico das ponteiras é utilizado para tratamentos superficiais, como da derme, e as ponteiras de metal, que apresentam menor deformação, atingem estruturas mais profundas, como o tecido adiposo. Tais configurações são dependentes de cada fabricante do equipamento.

Passo a passo de aplicação

1. Limpeza do local de tratamento.
2. Aplicação da substância de deslizamento.
3. Posicionamento do aplicador a 90° com a área de aplicação.
4. Aplicação estática ou dinâmica (depende da área e do objetivo terapêutico). A aplicação dinâmica deve ser realizada em movimentos lentos e rítmicos, não sobre a cicatriz umbilical.

Sugestão de aplicação

É sugerido que se faça a divisão da área de tratamento em 300 cm^2 para cada aplicação de TOC em procedimentos na área da saúde estética corporal.. Em caso de procedimentos faciais, não se deve fazer a aplicação na região frontal, orbicular dos olhos e malar. Em casos de cicatrização e linfedema, a TOC deve ser aplicada ao redor da ferida e em todo o membro acometido pelo linfedema. O número de sessões para a obtenção de resultados é de caráter individual e de acordo com o objetivo e a indicação terapêutica, embora haja estudos que relatem que com apenas seis sessões já há melhora da qualidade da pele em relação à sua tonicidade, aspecto de celulite e remodelagem corporal. Nos casos de linfedema, a melhora é notável na primeira sessão, no entanto, como tal patologia não tem cura, o tratamento deve ser feito associado ao tratamento conservador 1 vez na semana.

Parâmetros

QUADRO 2 Parâmetros de tratamento com base em evidências científicas

Indicações	Energia (mJ)	Frequência (Hz)	Ponteira	Nº de disparos
Flacidez de pele	100	18-20	Plástico	4 a 6 mil, em uma área de 300 cm^2
Gordura localizada e celulite	180-200	12-15	Aço inox	2 a 4 mil, em uma área de 300 cm^2
Cicatrização de feridas	60 a 80	10-12	Plástico	1.000, ao redor da ferida
Linfedema	75	5-10	Plástico	1.000, em todo o membro acometido

CONCLUSÃO

O uso da TOC tem crescido na área da saúde estética por ser uma técnica promissora, com indicações para afecções corporais e faciais, de fácil manuseio e poucas reações adversas. É considerada uma terapia segura e eficaz quando são respeitadas suas contraindicações e se escolhe a parametrização adequada à afecção estética.

CASOS CLÍNICOS

Caso 1

O linfedema é consequência da insuficiência do sistema linfático, em que a carga linfática excede a capacidade de transporte da linfa, manifestando-se como edema persistente nos tecidos. A complicação afeta drasticamente a qualidade de vida, interferindo em aspectos físicos de mobilidade, e sintomas como dormência, dor, dificuldade em usar joias, e mudanças psicossociais, como transtornos psicológicos de ansiedade, depressão e baixa autoestima.

É sabido que, quando o fluxo linfático não está circulando corretamente no paciente com linfedema secundário à cirurgia oncológica, há acúmulo de proteínas extravasculares e extracelulares. Esse acúmulo de líquido linfático no espaço intersticial causa inchaço, dor, limitação dos movimentos e alterações de sensibilidade local, aumentando as chances de infecções.

Paciente do sexo feminino, 54 anos, chegou até a clínica de fisioterapia com diagnóstico de linfedema unilateral de membro superior esquerdo, secundário a cirurgia oncológica de câncer de mama, com aumento do membro esquerdo de 30% quando comparado ao membro contralateral. A paciente alega não ter doença cardíaca descompensada ou distúrbios metabólicos, lesões cutâneas como dermatite e dermatose, histórico de trombose venosa profunda, não é fumante e não possui implantes eletrônicos, como marca-passo cardíaco. Queixa-se de sensação de desconforto, dor, peso e alteração de sensibilidade no membro esquerdo e dificuldade na realização de atividades diárias.

O tratamento para o linfedema é de difícil manejo, por ser uma doença crônica, progressiva e incurável. Com base em evidências científicas seguras, o tratamento padrão-ouro para o linfedema é a terapia física complexa, composta por duas fases:

- Fase de tratamento: orientação, cuidados com a pele, drenagem linfática manual, enfaixamento compressivo e cinesioterapia.
- Fase de manutenção: malhas elásticas compressivas.

Evidências recentes têm demonstrado que as associações terapêuticas podem contribuir para melhora do quadro clínico do linfedema, sendo a TOC um desses recursos que tem apresentado efeitos benéficos em pacientes com linfedema, pela promoção de angiogênese e linfangiogênese.

Conduta terapêutica

Nesse sentido, em que o objetivo é contribuir para a melhora, redução e manutenção do quadro clínico de linfedema, para diminuição dos sintomas e melhora da qualidade de vida, a conduta terapêutica estabelecida foi a associação da TOC + terapia física complexa.

Parâmetros da terapia de ondas de choque

- Energia de 75 mJ.
- Frequência de 5 a 10 Hz.
- Ponteira de 34 mm de plástico.
- Para energia média de 0,08 mJ/cm^2.
- Nº de disparos: 1.000 (membro todo).
- Para melhor deslizamento, foi utilizado gel neutro.
- A sessão será realizada 1 vez na semana.

Em seguida, foi realizada uma terapia física complexa, com orientações de cuidados com a pele, drenagem linfática manual no trajeto das anastomoses axiloaxilares (região anterior e posterior do tronco), sem trajeto das anastomoses axiloinguinais e em todo o membro superior. O enfaixamento compressivo foi feito com ataduras de curta extensibilidade e bandagem de algodão multicamadas. A paciente foi orientada a permanecer com o enfaixamento pelo maior tempo possível.

Caso 2

Lipodistrofia ginoide, paniculopatia fibrosclerótica edematosa ou celulite são sinônimos de uma condição estética crônica que afeta principalmente glúteos e coxas e decorre de alterações metabólicas e anatômicas do tecido subcutâneo, que causam alterações na aparência da epiderme, causadas pela lesão do septo fibrótico, gerando deformidades como depressão e elevação do relevo cutâneo, comumente referidas como "casca de laranja" ou "queijo *cottage*".

Paciente do sexo feminino, 33 anos, com peso médio de 65 kg, altura de 1,64 metro e índice de massa corpórea de 24 kg/m^2, queixa-se de celulite e edema em glúteos e posterior de coxa. Relata dor ao manter-se por longos períodos sentada, dificuldade de se relacionar com outras pessoas e frequentar lugares de lazer como praias e piscinas, com consequente baixa autoestima. Durante avaliação, é classificada como biótipo ginoide; relação cintura e quadril de 0,73; e diagnóstico ecográfico com espessura de tecido subcutâneo de 4,5 cm na região posterior de coxa; foliculite e flacidez de pele e muscular em interno de coxa; considerando celulite mista em glúteos, pontuação de 12; celulite edematosa na região de interior e posterior de coxas com pontuação 11 na escala de severidade da celulite (CSS), ambas consideradas como celulites de grau severo.

O grau severo de celulite está relacionado a um conjunto de disfunções que acometem todas as estruturas do tecido tegumentar (epiderme, derme, tecido subcutâneo), o tecido muscular, além de outros sistemas do corpo humano, como linfático, circulatório e em alguns casos até o metabólico. A abordagem do paciente deve obter característica multidisciplinar, com endocrinologista, nutricionista, educador físico e fisioterapeuta dermatofuncional.

Conduta terapêutica

Nesse sentido, em que o objetivo é favorecer a redução do tecido adiposo, melhorar o quadro de flacidez de pele, contribuir para o ganho de tonicidade muscular e promover a estimulação da circulação sanguínea e linfática, reduzindo o quadro de edema e fibroses, a conduta terapêutica estabelecida foi a associação da TOC com outros tipos de recursos e/ou agentes eletrofísicos, terapias manuais, como a drenagem linfática, a própria terapia de mobilização de fáscias, até mesmo o uso de bandagens linfáticas.

Parâmetros da terapia de ondas de choque

Redução do tecido adiposo

- Energia de 200 mJ.
- Frequência de 15 Hz.
- Ponteira de 15 mm de aço.
- Nº de disparos: 2 mil disparos em cada glúteo e 4 mil em cada posterior de coxa.

Flacidez de pele

- Energia de 100 mJ.
- Frequência de 15 Hz.
- Ponteira de 15 mm de aço.
- Nº de disparos: 1.000 disparos em cada glúteo e 2 mil em cada posterior de coxa.
- Para melhor deslizamento, foi utilizado gel neutro.
- A sessão será realizada 2 vezes na semana, com a associação de outras terapias.

É valido ressaltar que é necessário avaliar o limiar doloroso da paciente, para melhor ajuste de doses no início do tratamento.

REFERÊNCIAS BIBLIOGRÁFICAS

1. Thiel M. Application of shock waves in medicine. Clin Orthop Relat Res. 2001;(387):18-21.
2. Shrivastava SK, Kailash. Shock wave treatment in medicine. J Biosci. 2005;30(2):269-75.
3. Notarnicola A, Moretti B. The biological effects of extracorporeal shock wave therapy (ESWT) on tendon tissue. Muscles Ligam Tendons J. 2012;2(1):33-7.
4. Ogden JA, Tóth-Kischkat A, Schultheiss R. Principles of shock wave therapy. Clin Orthop Relat Rel. 2001;387:8-17.
5. d'Agostino MC, Craig K, Tibalt E, Respizzi S. Shock wave as biological therapeutic tool: From mechanical stimulation to recovery and healing, through mechanotransduction. Int J Surg. 2015;24: 147-53.
6. Kertzman P, Lenza M, Pedrinelli A, Ejnisman B. Tratamento por ondas de choque nas doenças musculoesqueléticas e consolidação óssea – Análise qualitativa da literatura. Rev Bras Ortop. 2010;50(1):3-8.
7. Wang C. Extracorporeal shockwave therapy in musculoskeletal disorders. J Orthop Surg Res. 2012;7:11.
8. Modena D, da Silva CN, Grecco C, Guidi RM, Moreira R, Coelho AA, de Souza JR. 2017. Extracorporeal shockwave: mechanisms of action and physiological aspects for cellulite, body shaping, and localized fat Systematic review. J Cosmet Laser Ther. 2017;19(6):314-9.
9. Hussein A, Donatelli R. The efficacy of radial extracorporeal shockwave therapy in shoulder adhesive capsulitis: a prospective, randomised, double-blind, placebo-controlled, clinical study. Eur J Physiother. 2015;18(1):63-76.
10. Schmitz C, Császár NB, Milz S, Schieker M, Maffulli N, Rompe JD, et al. Efficacy and safety of extracorporeal shock wave therapy for orthopedic conditions: a systematic review on studies listed in the PEDro database. Br Med Bull. 2015;116(1):115-38.
11. Knobloch K, Kraemer R. Extracorporeal shock wave Therapy (ESWT) for the treatment of cellulite – A current metaanalysis. Int J Surg. 2015;24(Pt B):210-7.
12. Angehrn F, Kuhn C, Voss A. Can cellulite be treated with lowenergy extracorporeal shock wave therapy? Clin Interv Aging. 2007;2(4):623-30.
13. Modena DAO, Silva CN, Delinocente TCP, Araújo BT, de Carvalho MT, Grecco C, et al. Shock wave therapy associated with radio frequency in the treatment of abdominal skin flaccidity. J Dermat Cosmetol. 2019;3(3):69-73.
14. Modena DAO, Nogueira da Silva C, Delinocente TCP, Bianca de Araújo T, de Carvalho TM, Grecco C, et al. Effectiveness of the electromagnetic shock wave therapy in the treatment of cellulite. Dermatol Res Pract. 2019;1-6.
15. Goldmann WH. Mechanosensation: a basic cellular process. Prog Mol Biol Transl Sci. 2014;126:75-102.
16. Jansen KA, Donato DM, Balcioglu HE, Schmidt T, Danen EH, Koenderick GH. A guide to mechanobiology: where biology and physics meet. Biochim Biophys Acta. 2015;18:167-89.
17. Ingber DE. Tensegrity: the architectural basis of cellular mechanotransduction. Annu Rev Physiol. 1997;59:575-99.
18. Moosavi-Nejad SF, Hosseini SH, Satoh M, Takayama K. Shock wave induced cytoskeletal and morphological deformations in a human renal carcinoma cell line. Cancer Sci. 2006;97(4):296-304.
19. Speed C. A systematic review of shockwave therapies in soft tissue conditions: focusing on the evidence. Br J Sports Med. 2014;48(21):1538-42.
20. Modena DAO, Soares CD, Candido EC, Chaim FDM, Cazzo E, Chaim EA. Ondas de choque eletromagnéticas na Dermatologia: análise microscópica de sua interação com a possível redução do tecido adiposo em indivíduos obesos. Surg Cosmet Dermatol. 2020;12(4):352-8.

21. de Araújo R, Lôbo M, Trindade K, Silva DF, Pereira N. Fibroblast growth factors: a controlling mechanism of skin aging. Skin Pharmacol Physiol. 2019;32(5):275-82.
22. Goetz R, Mohammadi M. DNA damage response in adult stem cells: pathways and consequences. Nat Rev Mol Cell Biol. 2013;14(3):166-80.
23. Dantas Filho AM, Aguiar JLA, Rocha LRM, Azevedo IM, Ramalho E, Medeiros AC. Efeitos do fator básico de crescimento de fibroblastos e seu antifator na cicatrização e maturação de colágeno da ferida cutânea infectada. Acta Cir Bras. 2007; 22(1):64-71.
24. Modena DAO, Soares CD, Candido EC, Chaim FDM, Cazzo E, Chaim EA. Effect of extracorporeal shock waves on inflammation and angiogenesis of integumentary tissue in obese individuals: stimulating repair and regeneration. Lasers Med Sci. 2022;37(2):1289-97.
25. Im CN, Kim EH, Park AK, Park WY. Classification of biological effect of 1,763 MHz radiofrequency radiation based on gene expression profiles. Genomics Inform. 2010;8(1):34-40.
26. Miller I, Min M, Yang C, Tian C, Gookin S, Carter D, et al. Ki67 is a Graded Rather than a Binary Marker of Proliferation versus Quiescence. Cell Rep. 2018; 24(5):1105-12.
27. Sun X, Kaufman PD. Ki-67: more than a proliferation marker. Chromosoma. 2018;127(2):175-86.
28. Huang T-H, Sun C-K, Chen Y-L, Wang C-J, Yin T-C, Lee MS, et al. Shock wave therapy enhances angiogenesis through VEGFR2 activation and recycling. Mol Med. 2016;22:850-62.
29. Wang C-J, Huang C-H. Shock wave-enhanced neovascularization at the tendon-bone junction: an experiment in dogs. J Foot Ankle Surg. 2002;41(1):16-22.

16

Eletrocautério e Jato de plasma

Michele Nishioka

INTRODUÇÃO

Atualmente, existem diversos recursos eletrotermofotofísicos com o intuito de melhorar a flacidez da pele e promover o rejuvenescimento facial, porém são poucos os tratamentos que podem ser utilizados para reduzir a flacidez da pele palpebral. A crescente demanda por procedimentos não invasivos e eficazes, com tecnologia segura para tratamentos estéticos nessa região, implicou o emprego de novas estratégias de tratamento marcadas por uma boa eficácia e, sobretudo, com menos efeitos colaterais quando comparados aos procedimentos cirúrgicos.

Os procedimentos não cirúrgicos têm maior aceitação pelos pacientes devido à sua natureza não invasiva, menor risco de complicações e dor pós-operatória, além de uma recuperação mais rápida e, principalmente, com boa relação custo-efetividade. Por contemplar todas essas vantagens, a utilização do eletrocautério e do Jato de plasma se difundiu de maneira rápida, como uma solução promissora, segura e com resultados clínicos satisfatórios, por melhorar a aparência da parte superior e inferior das pálpebras, realçando e rejuvenescendo a expressão dos olhos.

Além dessas indicações, alguns estudos começaram a utilizar tais recursos em outras disfunções estéticas. Neste capítulo, serão apresentadas as definições de eletrocautério e Jato de plasma, seu mecanismo de ação, parâmetros, indicações e contraindicações.

DEFINIÇÃO E HISTÓRICO

A definição do termo "plasma" vem do grego antigo (*plásma*), que significa matéria ou material moldável. Estruturalmente é considerado um gás ionizado que contém elétrons livres em seu interior, podendo ser considerado o quarto e mais abundante estado da matéria. No entanto, é pouco abordado na teoria, pois normalmente há referências apenas aos três estados físicos da matéria: sólido, líquido e gasoso.[1]

O plasma é similar ao gás, porém certa porção das partículas é ionizada (ganhando ou perdendo elétrons). O aquecimento de um gás provoca a dissociação das suas ligações moleculares, o que leva à ionização dessas moléculas e dos átomos do gás, transformando-o em plasma com partículas carregadas.[2]

Os primeiros fatos históricos com relação ao plasma se iniciaram em 1858, quando Heinrich Geissler e Julius Plücker desenvolveram o tubo de Geissler. Trata-se de um tubo de vidro de baixa pressão interna e eletrodos nas extremidades. Na sequência, William Crookes aprimorou esse tubo e investigou que os raios catódicos causavam uma luminescência quando atingiam algumas substâncias, promovendo um grande aumento da temperatura. Apesar de vários experimentos, Crookes não conseguiu chegar a uma definição precisa na época, e somente em 1928 Irving Langmuir definiu o plasma como o quarto estado da matéria.[3,4]

Dessa maneira, sabemos que a formação de plasma pode acontecer em alguns fenômenos da natureza, como visto no fenômeno da aurora boreal, que produz uma luminescência de plasma presente na atmosfera devido à aceleração das partículas. Além disso, o ar no interior dos relâmpagos está no estado de plasma. Atualmente, diversos equipamentos produzem plasma artificialmente, como os televisores, luzes de néon, lâmpadas fluorescentes, disparadores elétricos dos fogões a gás e soldas de plasma.[5]

Para o plasma ser produzido é necessário aplicar energia suficiente em um gás, podendo ser o ar atmosférico ou um gás específico dentro do equipamento, por um gerador de radiofrequência ou uma descarga de barreira dielétrica, para que ocorra a sua ionização. O plasma contém diferentes concentrações com baixo peso molecular de átomos reativos, íons e moléculas, e esses portadores de carga fazem que ele seja eletricamente condutor, podendo responder fortemente a campos eletromagnéticos.[6,7]

Existem diversas formas de produzir a ionização de um gás, bem como diferentes gases a serem ionizados, por isso há diferentes tipos de plasma, podendo ser classificados pela forma como são produzidos ou pela energia associada a eles (grau de ionização); quanto à forma, podem ser térmica ou eletricamente obtidos. A produção térmica se dá ao aquecer um gás até que os átomos ou moléculas que o compõem tenham energia suficiente para um elétron ser removido, e para que isso ocorra devem-se atingir temperaturas elevadas, da ordem de dezenas de milhares de graus Celsius. A produção do plasma ocorre de várias maneiras, sendo a mais comum a descarga de barreira dielétrica – dois eletrodos com uma corrente contínua, submetidos a uma diferença de potencial elétrico que produz o plasma; como consequência, forma-se um brilho luminescente, também chamado de descarga de plasma ou arco voltaico.[8]

Outra classificação é a de plasmas térmicos e não térmicos, sendo o plasma térmico um fenômeno que ocorre na natureza, ao passo que o não térmico é aquele cujas composição e temperatura são ajustáveis em uma ampla gama de parâmetros, como tipo de entrada de energia, potência de entrada, tipo de gás, pressão, composição do gás e outros. Na maioria dos casos, os plasmas não térmicos são gerados por aplicação de um campo elétrico a um gás neutro ou mistura de gases, ou seja, consistem na ionização de um gás, podendo ser gás hélio (He), argônio (Ar), nitrogênio (N_2), oxigênio (O_2), heliox (mistura dos gases He e O_2) e, na área de saúde estética, o ar atmosférico.[9]

Os equipamentos utilizados na área de saúde estética possuem um arco voltaico, e essa luminescência é produzida porque os elétrons têm energia suficiente para gerar luz visível por excitação após colisões com o gás formador do plasma, tendo cerca de 2 a 3 mm de distância do eletrodo. Assim, para manter o equilíbrio de sua energia, o átomo emite energia excedente em forma de fóton, ou seja, luz. Para a luz visível, a energia do fóton determina a cor da luz emitida – quanto mais energia ele tiver, mais próxima do violeta a luz será, e quanto menos energia o fóton emitido tiver, mais próxima do vermelho será a cor da luz emitida. Essa cor da luminescência é uma característica macroscópica que diferencia os principais equipamentos utilizados: Jato de plasma e eletrocautério. O primeiro possui uma luminescência na cor violeta, e o último forma um arco na cor vermelha, como pode ser visto na Figura 1.[10]

CARACTERÍSTICAS E MECANISMOS DE AÇÃO

Atualmente existem diferentes dispositivos com características diferentes:

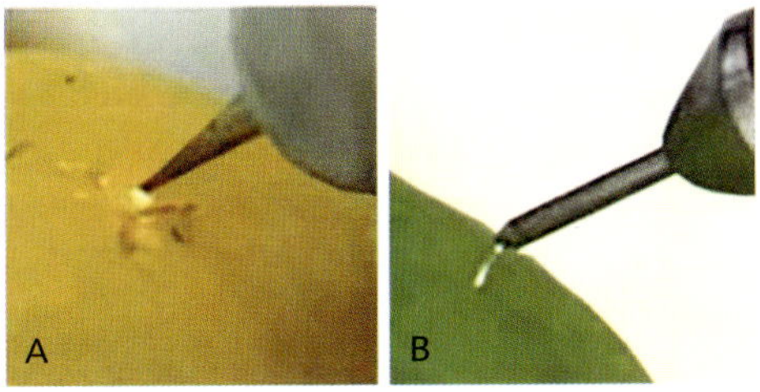

FIGURA 1 Arco voltaico: (A) demonstração do arco voltaico do eletrocautério; (B) demonstração do arco voltaico do Jato de plasma.
Fonte: própria autora.

- **Plasma frio (*cold plasma*):** o equipamento contém um gás específico dentro dele, podendo ser argônio ou hélio. Esse gás é ionizado para a formação de um plasma, sendo que este é utilizado para atuar na regeneração cutânea, ou seja, não faz lesões no tecido. Dados experimentais mostraram que o contato da pele com o plasma promove o processo de cicatrização dessas feridas, pois o plasma age diretamente e de forma eficaz nas bactérias,[11] removendo o tecido com necrose e matando os organismos responsáveis pelo processo infeccioso.[12]
- **Jato de plasma por ar atmosférico:** consiste em um equipamento de corrente contínua que possui dois eletrodos, um eletrodo positivo posicionado no paciente (eletrodo dispersivo) e um eletrodo negativo, considerado a ponteira do equipamento. Entre a ponteira e a pele do paciente existe um espaço, ou seja, uma quantidade de ar atmosférico, que não é um gás condutor, mas, quando submetido a uma corrente elétrica de alta tensão, sofre ionização e conduz a corrente elétrica através de uma descarga de plasma (luminescência). Essa descarga faz sublimação, uma transferência direta do tecido de forma sólida para um estado gasoso, com lesões térmicas controladas nas camadas superficiais da pele.[13]
- **Eletrocautério:** consiste em um equipamento de corrente alternada, não sendo necessária a utilização de eletrodo dispersivo, ou seja, ocorre a concentração de corrente elétrica em uma pequena área (ponteira) que fornece uma densidade de corrente suficientemente alta para induzir um aumento súbito de temperatura do tecido, causando a vaporização do conteúdo de água no tecido, que leva a lesões térmicas superficiais e profundas com a possibilidade de fragmentação do tecido.[1]

Os dispositivos mais utilizados e que possuem similaridades em relação ao mecanismo de ação e indicações é o eletrocautério e o Jato de plasma – ambos geram aquecimento no tecido e promovem uma lesão térmica no local. Em cada um desses pontos de lesão irá ocorrer a regeneração do tecido, com consequentes contração e espessamento da pele. Assim, são capazes de gerar tensão na pele, reduzindo a flacidez dela e as rugas,[14] como pode ser visto na Figura 2.

Apesar de ambos causarem lesões térmicas no tecido, existem algumas diferenças em

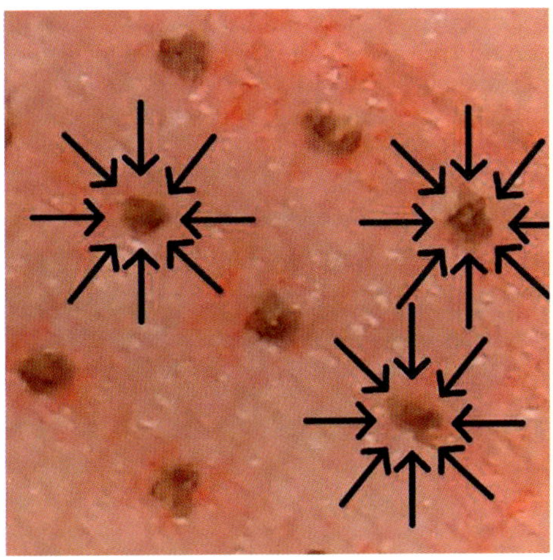

FIGURA 2 Fotografia microscópica dos pontos de lesão térmica da pele com as setas indicando a contração do processo de regeneração do tecido.
Fonte: própria autora.

relação a essas lesões, visto no estudo de modelo experimental de Scarano *et al.* (2016),[15] que fizeram a exérese com Jato de plasma e demostraram que assim houve uma limitação do dano dentro do parênquima conjuntivo, permitindo uma cicatrização mais rápida, tanto nos processos reparadores imediatos quanto no pós-operatório, em comparação à eletrocirurgia. Alguns relatos de casos publicados confirmam histologicamente o remodelamento das fibras de colágeno tipo III após a utilização do Jato de plasma.[16,17]

Dados de microscopia confocal de refletância também sugerem que os resultados clínicos positivos obtidos da utilização do Jato de plasma estão relacionados à reorganização e remodelação do colágeno. Como não é criada uma zona de passagem elétrica, a eventual resistência elétrica do tecido não influencia a sublimação, ou seja, o calor é absorvido pelo tecido a ser tratado e não é transferido para o tecido circundante ou subcutâneo.[18] O Quadro 1 mostra as diferenças com pontos positivos e negativos do Jato de plasma e do eletrocautério.

PARÂMETROS DOS RECURSOS E TÉCNICAS DE APLICAÇÃO

Os parâmetros utilizados no Jato de plasma e no eletrocautério são muito semelhantes, e para ambos é necessária a realização de um

QUADRO 1 Diferenças entre o Jato de plasma e o eletrocautério

Jato de plasma	Eletrocautério
Possui corrente contínua e é necessário utilizar com eletrodo dispersivo no paciente **Pontos positivos:** gera uma lesão mais superficial e a controla, ideal para flacidez de pele e rugas **Pontos negativos:** leva mais tempo para gerar uma lesão profunda, utilizada para a retirada de nevos	Possui corrente alternada e não precisa de eletrodo dispersivo **Pontos positivos:** gera uma lesão mais profunda e mais rápida, ideal para a retirada de nevos **Pontos negativos:** é mais difícil de fazer lesões superficiais, o que requer cuidado e experiência clínica maiores
Formação do plasma na cor azul com uma distância da pele de 2 a 3 mm **Pontos positivos:** as lesões térmicas ocorrem de maneira mais lenta, o que facilita para o terapeuta inexperiente **Pontos negativos:** devido à distância da pele, a aplicação pode ser influenciada por tremores nas mãos	Arco elétrico na cor laranja com distância da pele de 0,5 mm **Pontos positivos:** a aplicação não é influenciada por tremores nas mãos devido à distância pequena da pele **Pontos negativos:** as lesões térmicas ocorrem mais rápido, o que depende da experiência do terapeuta
Maior retração ao redor das lesões térmicas logo após o procedimento devido ao aquecimento gradual **Pontos positivos:** é possível ver os resultados parciais logo após o procedimento, com pontos de lesões de diâmetro pequeno **Pontos negativos:** como o aquecimento é gradual, se for utilizado em exérese, irá demorar um pouco mais	Menor retração ao redor das lesões térmicas logo após o procedimento devido ao aquecimento muito rápido **Pontos positivos:** como promove uma lesão mais rápida, é ideal para lesões profundas e exérese **Pontos negativos:** para lesões mais superficiais, é necessário usar uma intensidade menor e realizar movimentos mais rápidos em cada ponto, para não ser muito profundo, e os pontos possuem um diâmetro maior
Processo inflamatório menor **Pontos positivos:** com processo inflamatório menos exacerbado, há menor probabilidade de uma hipercromia pós-inflamatória e edema	Processo inflamatório maior **Pontos negativos:** com processo inflamatório mais exacerbado, há maior probabilidade de hipercromia pós-inflamatória

(continua)

QUADRO 1 Diferenças entre o Jato de plasma e o eletrocautério *(continuação)*

Jato de plasma	Eletrocautério
É possível fazer sublimação e carbonização **Pontos positivos:** pode ser utilizado em qualquer fototipo de pele **Pontos negativos:** demora mais para realizar uma exérese	É possível fazer carbonização **Pontos positivos:** os pontos são realizados de maneira mais rápida **Pontos negativos:** as lesões são mais profundas, com maiores efeitos adversos
Lesão mais lenta **Pontos positivos:** pode ser usado em qualquer fototipo de pele **Pontos negativos:** tempo maior do procedimento	Lesão mais rápida **Pontos positivos:** tempo menor de procedimento **Pontos negativos:** o aquecimento rápido dificulta a contração do tecido ao redor da lesão
Menor probabilidade de hipercromias e cicatrizes.	Maior probabilidade de hipercromias e cicatrizes

pré-teste individualizado para verificar se os parâmetros e o nível da lesão estão compatíveis com o objetivo terapêutico. Além do nível de hidratação do paciente, há parâmetros que também influenciam a profundidade da lesão e encontram-se descritos a seguir:

- **Intensidade (energia):** quanto maior a energia entregue no tecido, mais rápida e mais profunda será a lesão.[19]
- **Tempo de exposição (segundos):** é o tempo de entrega da energia por ponto de aplicação; quanto maior for o tempo no mesmo ponto, mais profunda será a lesão.
- **Tamanho da ponteira:** quanto maior a área da ponteira, maior a distribuição da densidade de corrente; portanto, quanto maior a ponteira, mais superficial será a lesão.[20,21]

Para uma lesão adequada, é necessário ter equilíbrio entre os parâmetros escolhidos. A lesão pode ser de dois tipos:

- **Sublimação:** lesão mais superficial, que macroscopicamente tem coloração clara (esbranquiçada), como pode ser visto na Figura 3A. Para esse tipo de lesão, o ideal é utilizar intensidades baixas e tempo de exposição maior, mais comum em pacientes com fototipos altos.
- **Carbonização:** lesão mais profunda, que macroscopicamente tem coloração escura (amarronzada), como pode ser visto na Figura 3B. Para esse tipo de lesão, o ideal é utilizar intensidades altas e tempo de exposição menor, mais comum em pacientes com fototipos baixos.

Com relação a esses tipos de lesões, vale ressaltar que, se forem feitos somente pontos de sublimação, haverá lesões superficiais e talvez seja necessário aumentar o número total de sessões. Porém, se forem realizados pontos de carbonização, as lesões serão mais profundas e com maior retração e profundidade, melhorando mais rápido a flacidez da pele, com menor quantidade de sessões. Porém, vale ressaltar que, quanto mais profunda

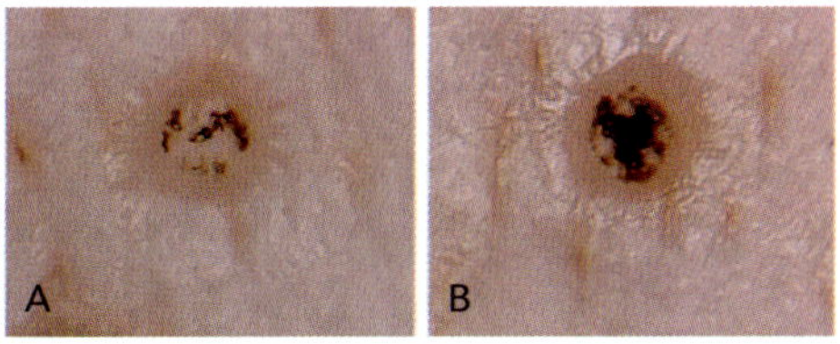

FIGURA 3 Representação da diferença entre sublimação e carbonização: (A) fotografia microscópica de uma lesão por sublimação; (B) fotomicrografia de uma lesão por carbonização.
Fonte: própria autora.

for a lesão, maior será o processo inflamatório e maior a probabilidade de discromia, e caso a lesão ultrapasse a derme, será possível a formação de um processo de cicatrização e não de regeneração tecidual, o que pode levar à formação de cicatrizes como efeito adverso. Sendo assim, a aplicação com intensidade baixa e um tempo de exposição no tecido mais longo é mais seguro e pode produzir o mesmo resultado que escolher uma intensidade mais alta e um tempo de permanência mais curto. Quando a lesão é realizada de maneira mais lenta, é possível perceber a termocontração ao redor da lesão, o que proporciona melhora da flacidez da pele de maneira imediata e regeneração mais rápida, já que existe uma contração ao redor de cada uma das lesões – essa é uma das diferenças encontradas nas lesões realizadas com eletrocautério e Jato de plasma, como pode ser visualizado na Figura 4.

Técnicas de aplicação

O eletrocautério e o Jato de plasma podem ser empregados com técnicas de aplicação diferentes, e cada técnica é indicada para determinada disfunção estética. É possível fazer uma divisão entre as técnicas que utilizam a descarga de plasma ou arco elétrico para fazer uma lesão, sendo elas a técnica de fulguração pontual e a de contato, demonstradas na Figura 5.

A - Fulguração pontual

A técnica de fulguração pontual é feita com as ponteiras mais finas, utilizadas para gerar lesões pontuais no tecido, deixando margens intactas ao redor de cada ponto, como demonstrado na Figura 6.

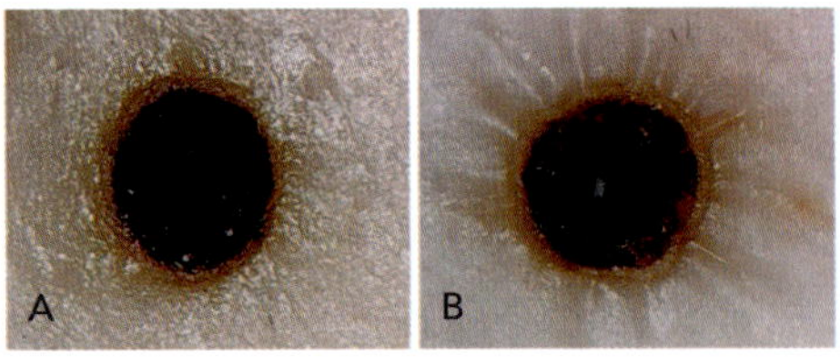

FIGURA 4 Diferença da lesão de eletrocautério e Jato de plasma: (A) fotografia microscópica da lesão com eletrocautério; (B) fotomicrografia da lesão com jato de plasma.
Fonte: própria autora.

Assim, cada uma das lesões irá reepitelizar, com isso haverá melhora da tensão desse tecido e de flacidez de pele. Para se ter um resultado positivo, é necessária a compreensão do local onde esses pontos serão realizados – no caso das linhas de expressão, por exemplo, devem ser realizados os pontos ao redor da linha e não sobre ela, como pode ser visto na Figura 7.

Outro ponto importante é saber em qual ou quais eixos está a flacidez de pele. Se na pele as linhas de flacidez estiverem somente no eixo x (horizontal), isso quer dizer que a flacidez de pele é no sentido vertical e os pontos devem ser realizados na vertical; se as linhas de flacidez de pele forem somente no eixo y (vertical), os pontos devem ser realizados na horizontal, como pode ser visto na Figura 8.

Essa técnica de aplicação deve ser feita com uma intensidade e tempo de aplicação por ponto, de acordo com o tipo de lesão, que pode ser uma lesão pontual por sublimação no tecido, com pequenos pontos com coloração branca (desnaturação do tecido), indicando uma lesão mais superficial e/ou uma lesão pontual por carbonização com pontos na cor marrom, indicando uma lesão mais profunda. Essa técnica é indicada para linhas de expressão e sulcos, flacidez de pele e flacidez palpebral.

- **Realização da técnica:** após a higienização da pele, utilize um anestésico tópico, deixe agir por alguns minutos e retire-o. Com a pele seca e higienizada, posicione a ponteira a 90° em relação ao tecido, com uma distância de até 2 mm para o Jato de plasma e de 0,5 mm para o eletrocautério, mantendo no mesmo ponto até o tempo necessário para obter o efeito desejado de sublimação ou carbonização. A intensidade estará relacionada à profundidade

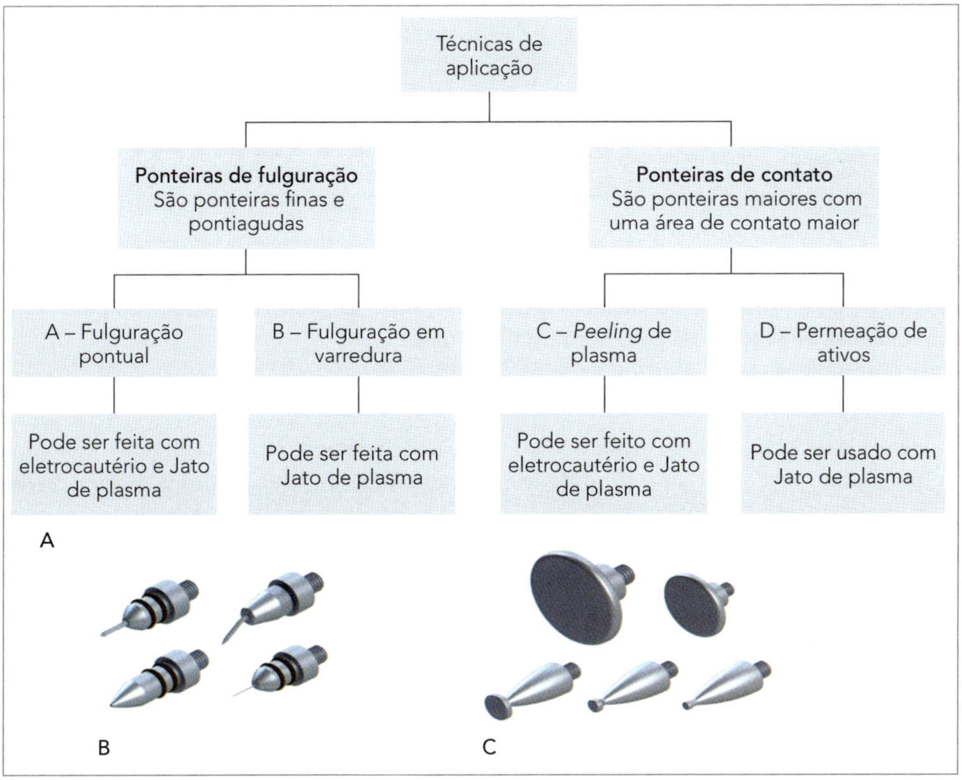

FIGURA 5 Diferentes técnicas de aplicação e as ponteiras mais indicadas: (A) organograma referente a diferentes técnicas de aplicação; (B) imagem das ponteiras de fulguração; (C) imagem das ponteiras de contato.
Fonte: cortesia da Ibramed® (Amparo, São Paulo, Brasil).

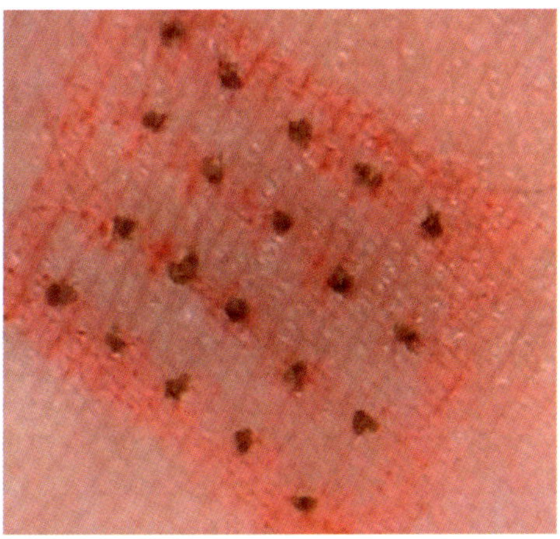

FIGURA 6 Fotografia microscópica da técnica de aplicação de fulguração pontual.
Fonte: própria autora.

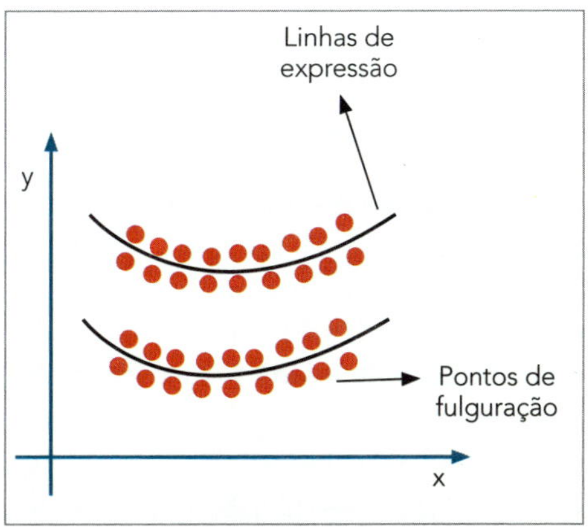

FIGURA 7 Imagem gráfica exemplificando a técnica de aplicação de fulguração pontual para linhas de expressão.
Fonte: própria autora.

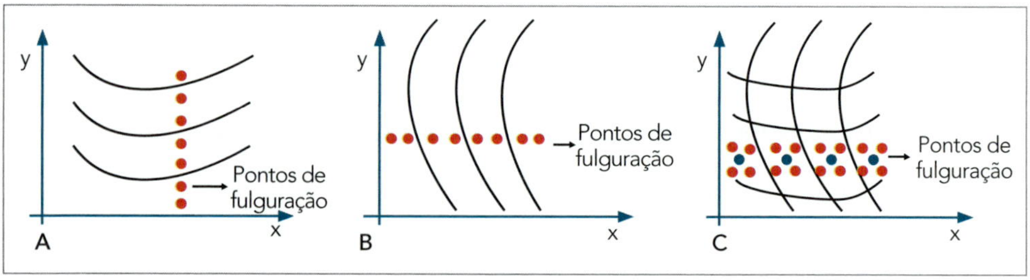

FIGURA 8 Imagem gráfica exemplificando a técnica de aplicação de fulguração pontual em flacidez de pele: (A) linhas de flacidez de pele horizontal; (B) linhas de flacidez de pele vertical; (C) linhas de flacidez de pele horizontal e vertical.
Fonte: própria autora.

desejada da lesão. Quanto maior o fototipo, menor devem ser a profundidade e consequentemente a intensidade.

- **Intervalo entre as sessões:** a partir de 21 dias.
- **Pré-teste para a escolha da intensidade:** para a escolha da intensidade adequada a cada paciente na técnica de fulguração pontual, é indicado um pré-teste. Com a pele na área de tratamento limpa e seca, realize um ponto com intensidade baixa, e, caso não seja a lesão desejada, realize outro ponto com uma intensidade maior, até verificar qual intensidade ficará melhor para aquele paciente e para aquele tipo de lesão desejado (sublimação ou carbonização). Quanto maior o fototipo do paciente, mais superficial deverá ser a lesão, ou seja, utilize menor intensidade.

B - Fulguração em varredura

Essa técnica é empregada com as ponteiras pontiagudas mais grossas, utilizadas para gerar lesões em uma área e não em um ponto específico. Sendo assim, toda a área ficará lesionada, devendo ser utilizada a intensidade e o tempo de aplicação de acordo com o tipo de lesão desejada, que pode ser uma lesão em varredura por sublimação no tecido, com coloração esbranquiçada do tecido ou carbonização, utilizada para remoção de pequenas verrugas. Essa técnica é indicada para remoção de verrugas (é indicado fazer lesão por carbonização); remoção de micropigmentação (é indicado fazer lesão por sublimação); melanoses solares (é indicado fazer lesão por sublimação).

- **Realização da técnica:** após a higienização da pele, utilize um anestésico tópico, deixe agir por alguns minutos e retire-o. Com a pele seca e higienizada, posicione a ponteira a 90° em relação ao tecido com uma distância de até 2 mm para o Jato de plasma e de 0,5 mm para o eletrocautério, mantendo movimentos em varredura ou circular, rápidos e constantes em toda a área de tratamento, como pode ser visto na Figura 9.

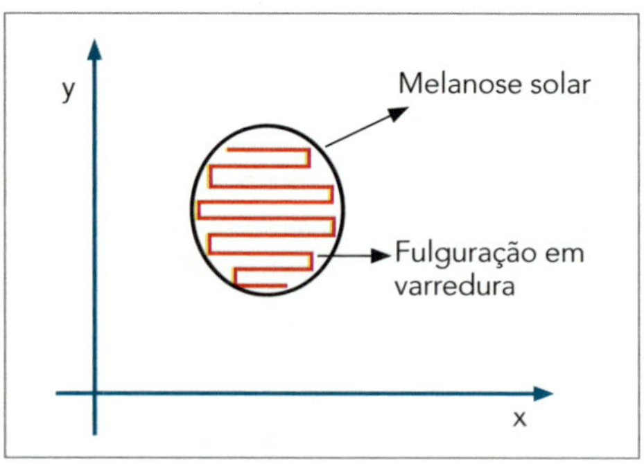

FIGURA 9 Imagem gráfica exemplificando a técnica de aplicação de fulguração em varredura em melanose solar.
Fonte: própria autora.

- **Intervalo entre as sessões:** a partir de 21 dias.

C - Peeling de plasma, peeling elétrico ou aplicação dinâmica por contato

A técnica de aplicação dinâmica por contato é feita com as ponteiras de contato para promover aumento da circulação sanguínea local; portanto, na área de aplicação deverá apresentar uma leve hiperemia homogênea. Essa técnica é indicada para aumento da microcirculação; rejuvenescimento; flacidez da pele; flacidez palpebral; tratamento para estrias e cicatrizes atróficas; linhas de expressão e sulcos.

- **Realização da técnica:** a ponteira deve ser acoplada a 90° em relação ao tecido e, durante todo o tratamento, deverá estar em contato com a pele seca e higienizada, com movimentos constantes, sem pausar sobre um único local. Mantenha os movimentos no mesmo quadrante até a hiperemia homogênea; caso o paciente tenha incômodo com a corrente, pode-se utilizar gel condutor. Geralmente a intensidade para essa técnica é menor e pode ser de acordo com o máximo que o paciente consegue aderir. Uma sugestão de uso é utilizar essa técnica em toda a região de face, pescoço e colo antes da técnica de fulguração, e é possível fazer uma nova sessão a partir de 7 dias, como pode ser visto na Figura 10.
- **Intervalo entre as sessões:** a partir de 7 dias.

D - Permeação de ativos

Para a permeação de ativos, são utilizadas as ponteiras de contato somente com equipamento de Jato de plasma (corrente contínua), sendo necessária a utilização de cosméticos à base de água, com polaridade definida. Essa técnica é indicada para permeação de ativos para rejuvenescimento ou manchas e melasma.

- **Realização da técnica:** após a higienização da área, é necessário aplicar o cosmético sobre toda a área e acoplar a ponteira a 90° em relação ao tecido, mantendo movimentos constantes, sem pausar sobre um único local. Mantenha os movimentos até a hiperemia homogênea. Geralmente a intensidade utilizada é menor e pode ser de acordo com o máximo que o paciente consegue aderir.
- **Intervalo entre as sessões:** a partir de 7 dias.

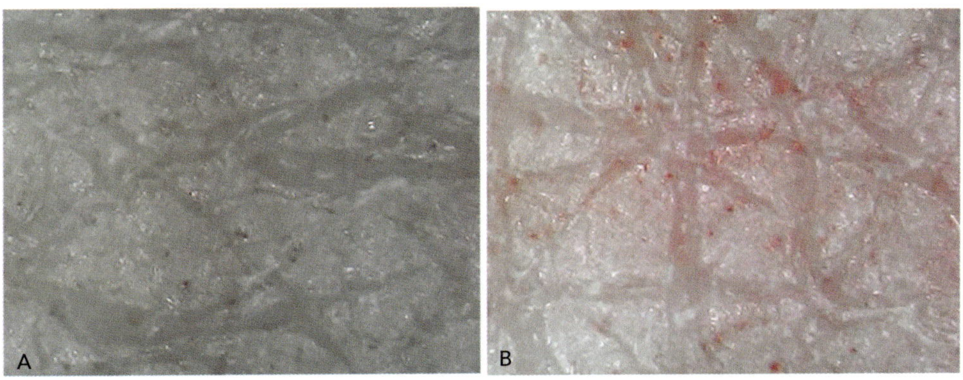

FIGURA 10 Fotografia microscópica do aumento da vascularização da pele após *peeling* de plasma: (A) antes da aplicação; (B) após 5 minutos de aplicação.

Fonte: própria autora.

INDICAÇÕES

Remoção de verrugas

As verrugas são proliferações benignas da pele causadas pelo papilomavírus humano (HPV), que ocorre nas camadas mais superficiais da pele ou mucosa, ativando o crescimento anormal das células da epiderme e podendo se manifestar com diversos tipos de verrugas. Os tratamentos têm como objetivo diminuir o desconforto físico e psicológico do paciente e impedir a propagação da infecção. Os tratamentos cirúrgicos podem ser a eletrodissecção, curetagem ou crioterapia, devendo ser realizados por profissionais da saúde específicos de acordo com a regulamentação de cada Conselho de Classe.[22]

Simmons, Langlet & Thin (1981)[2] realizaram um estudo com 42 pacientes do gênero feminino com verrugas genitais, aleatoriamente alocados em um estudo cego único de crioterapia *versus* eletrocautério. Os pacientes foram acompanhados durante 3 meses após o procedimento, e demonstrou-se que não houve diferença significativa nas taxas de sucesso dessas duas formas de tratamento nos pacientes. Assim como no estudo de Stone *et al.* (1990),[23] que fizeram um ensaio clínico randomizado para avaliar a eficácia da podofilina, crioterapia e eletrodissecção no tratamento de verrugas genitais externas em 450 pacientes, sem ser obtida diferença em relação à modalidade de tratamento, embora a eletrodissecção e a crioterapia tivessem sido mais eficazes que a podofilina no tratamento de verrugas de órgãos genitais externos.

Flacidez palpebral

A região periorbital é uma das primeiras áreas a mostrar sinais de envelhecimento, por isso são locais que os pacientes priorizam para iniciar um tratamento ou cirurgia. Além da cirurgia, existem tratamentos não cirúrgicos, um dos quais a exérese de plasma para a blefaroplastia não cirúrgica.[24]

Rossi *et al.* (2018)[25] avaliaram a melhora clínica e a remodelagem do colágeno da pálpebra superior de 10 indivíduos com flacidez moderada ou grave, submetidos a três sessões de blefaroplastia não cirúrgica com Jato de plasma. A pálpebra superior foi dividida em três regiões (lateral, central e medial), sendo que a cada mês foi feita uma sessão em apenas uma das regiões, com passada única de 2 segundos de emissão. A avaliação foi feita com registro fotográfico e microscopia confocal de refletância, que demonstraram resultados positivos relacionados à reorganização e remodelação do colágeno.

Giroux *et al.* (2019)[26] utilizaram o eletrocautério em 25 pacientes adultos com flacidez palpebral superior. Foram feitas duas sessões com intervalo de 1 mês. A flacidez palpebral foi avaliada no pré-procedimento pela manobra de Sheen por um avaliador, e o pós-procedimento foi avaliado por 15 cirurgiões plásticos cegos através de fotos baseadas em três critérios: tamanho das dermatocalazes, textura da pele e rejuvenescimento global da pálpebra superior. A avaliação de satisfação dos pacientes foi baseada em cinco critérios. Como resultado, 80% dos pacientes e 78% dos avaliadores ficaram globalmente satisfeitos em um acompanhamento de 12 meses, e não houve nenhuma sequela.

Rejuvenescimento facial

Para atingir um rejuvenescimento facial satisfatório, existem diversos tratamentos que podem ser realizados, assim o Jato de plasma foi recentemente adicionado à estética para obter resultados semelhantes aos *lasers* de alta potência, causando sublimação no tecido, onde o calor é absorvido pelo tecido que está sendo direcionado e não é transferido para os tecidos adjacentes, o que leva a uma contração imediata da pele e transferência direta do tecido da forma sólida para o estado gasoso. O plasma induz uma desnaturação do colágeno e de outras proteínas na pele, e o que se segue é uma cascata de neocolagenização: os efeitos térmicos estimulam a interrupção da elastose solar dérmica, a ativação de fibroblastos e a migração da derme mais profunda, além da liberação de citocinas e, consequentemente, da regeneração do tecido.[27]

Flacidez da pele

A flacidez da pele está relacionada, principalmente, à queda na produção de colágeno, que promove firmeza, sustentação e elasticidade à pele, e de ácido hialurônico, molécula responsável por deixar a pele hidratada. A perda de tônus muscular que ocorre com o envelhecimento também colabora para o surgimento da flacidez na face. Para corrigir aspectos como a flacidez de pele, eram utilizadas somente cirurgias; porém, hoje, diversas tecnologias podem ser usadas para obter retração dos tecidos de maneira não cirúrgica.[28]

Paganelli *et al.* (2019)[29] realizaram um estudo com duas técnicas para a melhora da flacidez de pele no pescoço. Foram utilizados o Jato de plasma e a injeção de ácido hialurônico em 10 pacientes, em duas sessões, uma a cada 30 dias. Após 30 dias da segunda sessão, os pacientes foram reavaliados e demonstraram melhora no escore de Glogau. Os autores concluíram que o tratamento combinado com exérese plasmática e injeção de ácido hialurônico demonstrou efeitos promissores na remodelação e na flacidez do pescoço.

Estrias

As estrias são placas lineares e atróficas associadas a um estiramento contínuo e progressivo da pele, com lesão na arquitetura da rede de fibras elásticas subjacente à junção dermoepidérmica, enquanto na pele normal há um complexo e contínuo sistema elástico desde a derme papilar até a derme profunda. Apesar de serem lesões de pele muito comuns, sua aparência inestética pode trazer importantes consequências psicológicas e piora da qualidade de vida de homens e mulheres. Por isso, existe uma grande procura por tratamentos conservadores que amenizem esses aspectos inestéticos, embora sejam poucas as tecnologias capazes de diminuir a largura das estrias.[30]

Nesse sentido, Mishra *et al.* (2015)[22] realizaram um estudo com 18 pacientes para avaliar a eficácia e o aumento da penetração do plasma rico em plaquetas após radiofrequência de plasma fracionado em estria alba. Foram quatro sessões, uma a cada duas semanas, e os indivíduos foram avaliados com fotografias antes e após 2 meses do procedimento final, tendo sido retiradas biópsias de pele abdominal de três indivíduos. Após os 2 meses do último tratamento, a largura média das estrias mais largas diminuiu de 0,75 para 0,27 mm. Na avaliação objetiva, 71,9% dos participantes relataram melhora geral "boa" ou "muito boa". Na avaliação subjetiva, 72,2% dos participantes relataram "muito satisfeito" ou "extremamente satisfeito" com a melhora geral, demonstrando que a radiofrequência de plasma fracionado e a entrega transepidérmica de plasma rico em plaquetas é eficaz no tratamento de estrias albas.

Permeação de ativos e peeling de plasma ou peeling elétrico

A microcirculação é uma unidade funcional do sistema circulatório, composta por uma série de estruturas com funções específicas, como vasos de vários tipos e calibres incluindo os capilares, onde ocorre entrega de nutrientes e oxigênio (O_2) e absorção do dióxido de carbono (CO_2) e dos resíduos metabólicos. A regulação do fluxo na microcirculação depende da plasticidade do capilar e dos elementos do sangue, principalmente hemácias, e da viscosidade plasmática, importantes tanto para a cicatrização de feridas como para a regeneração do tecido, além de auxiliar na permeação de ativos pelo aumento da microcirculação. Caso seja utilizado o Jato de plasma, os cosméticos com polaridade negativa são os mais indicados para se obter a permeação de ativos pela eletrorrepulsão de cargas.[26]

Nesse sentido, Kisch *et al.* (2016)[31] realizaram um estudo para avaliar os efeitos do plasma na microcirculação cutânea. Os dados microcirculatórios foram avaliados em uma área definida da pele do antebraço, na região radial de 20 voluntários saudáveis através de um sistema combinado de *laser Doppler* e fotometria. Foi aplicado um dispositivo de plasma por 90 segundos, e a microcirculação cutânea foi avaliada por 10 minutos; posteriormente, foi feita uma segunda sessão de aplicação, e a microcirculação foi realizada por mais 10 minutos. Em seguida, foi feita a terceira aplicação e avaliados outros 20 minutos de parâmetros microcirculatórios. A saturação de oxigênio no tecido e a pressão de enchimento venoso pós-capilar aumentaram significativamente após a primeira aplicação e retornaram aos valores basais em 10 minutos após o tratamento. Após a segunda e terceira aplicação, ambos os parâmetros aumentaram significativamente em relação à linha de base até o final do período de medição de 40 minutos, demonstrando que o uso repetitivo de plasma atmosférico aumenta e prolonga a microcirculação cutânea.

Hiperpigmentação da pele

A hiperpigmentação é uma disfunção cutânea caracterizada pelo escurecimento da pele, podendo se apresentar de várias maneiras, como cloasma, lentigo, melasma e hiperpigmentação pós-inflamatória. A estimulação dos melanócitos, por fatores intrínsecos ou extrínsecos, pode aumentar a produção de melanina, desenvolvendo as hipercromias ou hiperpigmentações.[32]

Wang *et al.* (2015)[33] avaliaram a eficácia e as complicações do tratamento por radiofrequência microplasmática na hiperpigmentação facial pós-queimadura de 35 pacientes com pele fototipo III ou IV. Foram feitos de três a cinco tratamentos com intervalo de 8 semanas, e a hiperpigmentação foi constatada pela autoavaliação do paciente e pelos cirurgiões plásticos, que compararam as fotografias digitais tiradas antes do tratamento e 2 meses após o último. Os resultados mostraram que a hiperpigmentação pós-queimadura obteve melhora de 51% em 32 dos 35 pacientes e três pacientes alcançaram melhora razoável. As autoavaliações dos pacientes indicaram boa satisfação com os resultados estéticos. Assim, a tecnologia de radiofrequência microplasmática é apropriada, eficaz e segura para o tratamento da hiperpigmentação facial pós-queimadura e fornece um tratamento não invasivo promissor para lesões faciais superficiais.

Di Brizzi *et al.* (2019)[34] avaliaram o uso da ablação por radiofrequência plasmática em 6 pacientes com lesões cutâneas benignas por meio de resultados clínicos e de microscopia confocal de refletância. A análise por microscopia confocal de refletância foi feita no início e após 1 mês, demonstrando o desaparecimento completo das lesões e nenhum sinal significativo de inflamação, vermelhidão, hipo ou hiperpigmentação ou cicatrizes no local das áreas tratadas, podendo-se considerar a ablação por radiofrequência plasmática um procedimento bem tolerado, indolor, seguro, eficaz e de baixo custo para tratamentos de pele.

Garcia *et al.* (2010),[35] em um estudo randomizado e controlado, compararam a eficácia e as complicações do tratamento de dermatose papulosa *nigra* com *laser*, curetagem e eletrodissecção em 10 pacientes, com pelo menos quatro lesões diagnosticadas clinicamente. A depuração média da lesão foi de 96% para curetagem, 92,5% para eletrodissecção e 88% para *laser*, porém não houve diferença significativa entre os três tratamentos. Os pacientes acharam o *laser* o procedimento mais doloroso, e cinco pacientes preferiram a eletrodissecção, demonstrando que as três tecnologias obtiveram resultados satisfatórios para o tratamento de dermatose papulosa *nigra*.

SUGESTÕES DE USO

- **Remoção de verrugas:** indica-se a técnica de fulguração em varredura, já descrita. Quando utilizado o Jato de plasma com eletrodo dispersivo, deve-se posicioná-lo a 20 cm de distância da área de tratamento. Com a pele seca, utilize intensidades altas do equipamento para fazer a carbonização completa do tecido, como mostra a Figura 11. Após a finalização, realize um curativo com pomada cicatrizante e oriente o paciente a evitar ficar exposto ao sol, não retirar a crosta e hidratar sempre a região. Após mais ou menos 7 a 10 dias, a crosta irá sair, e oriente o paciente a continuar hidratando, até o final do processo de regeneração tecidual.
- **Flacidez palpebral:** indica-se a técnica de fulguração pontual, já descrita. Quando utilizado o Jato de plasma com eletrodo dispersivo, posicioná-lo a 20 cm de distância da área de tratamento. Após realizar o pré-teste para a escolha adequada da dose, inicie a aplicação, respeitando um distanciamento entre os pontos equidistantes, sempre deixando uma área de pele intacta ao redor de cada um dos pontos, e não realize na pálpebra móvel, como demonstra a Figura 12. Inicie os pontos da lateral da pálpebra para o centro, para ser mais confortável ao paciente. Durante todo o tratamento, mantenha um apoio com uma das mãos na pálpebra, para que ela fique sempre fechada e estirada. Logo após a aplicação, aplicar água termal ou alguma pomada cicatrizante. Oriente o paciente a utilizar protetor solar após 24 horas, não retirar as crostas e hidratar, até o final do processo de regeneração tecidual.
- **Rugas:** indica-se a técnica de *peeling* de plasma, descrita anteriormente neste capítulo. Deve-se utilizar a ponteira maior em toda a face e, sobre as linhas de expressão, rugas e sulcos, a mesma técnica, mas com a ponteira menor, fazendo movimentos de zigue-zague dentro da ruga até atingir a hiperemia, com a intensidade máxima a que o paciente consegue aderir. Com a pele seca realize um pré-teste, como descrito anteriormente neste capítulo. Faça pontos equidistantes, sempre deixando uma área de pele intacta ao redor de cada um dos pontos. Em rugas, linhas de expressão e sulcos, os pontos devem ser realizados ao redor da linha, sempre bilateralmente, para que os pontos ao redor da linha fiquem paralelos e equidistantes,

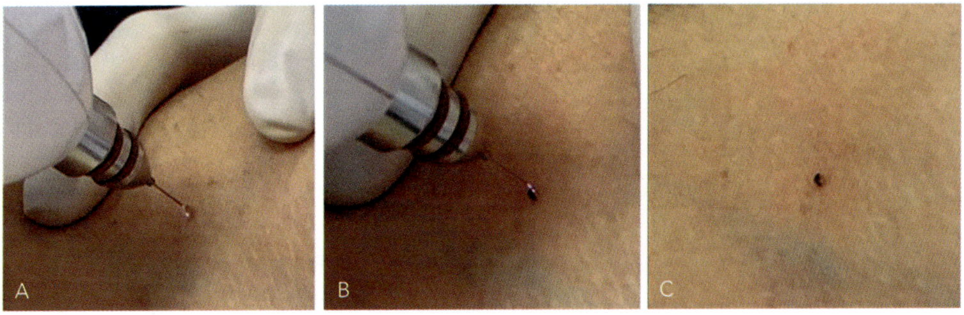

FIGURA 11 Fotografia da técnica de aplicação para verrugas: (A) início da aplicação; (B) durante a aplicação; (C) logo após a aplicação.
Fonte: própria autora.

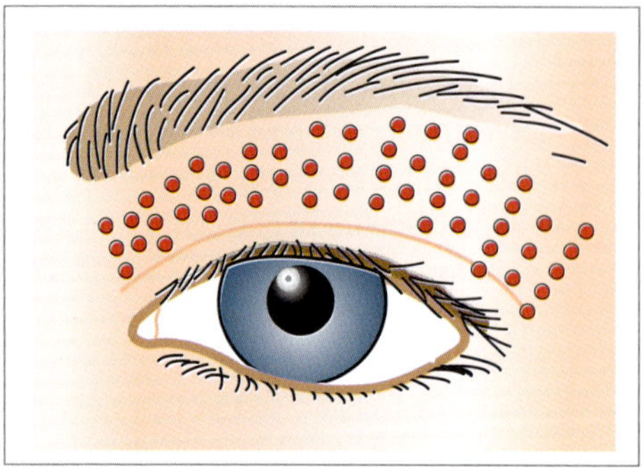

FIGURA 12 Imagem gráfica da aplicação em pálpebras superiores.
Fonte: própria autora.

como na Figura 13. Após a aplicação, aplicar água termal ou alguma pomada cicatrizante. Oriente o paciente a utilizar protetor solar após 24 horas, não retirar as crostas e hidratar até o final do processo de regeneração tecidual.

- **Flacidez de pele:** indica-se a técnica de *peeling* de plasma, já descrita neste capítulo. Deve-se utilizar a ponteira maior em todo o local de tratamento, com movimentos por quadrante até atingir uma hiperemia homogênea e a intensidade máxima a que o paciente consegue aderir (os equipamentos de Jato de plasma precisam utilizar um eletrodo dispersivo posicionado a 20 cm de distância da área de tratamento). Com a pele seca, realize um pré-teste, como descrito anteriormente neste capítulo. Faça pontos equidistantes, sempre deixando uma área de pele intacta ao redor de cada um dos pontos em toda a área de flacidez, e logo após finalize a aplicação com água termal ou alguma pomada cicatrizante.
- **Estrias:** indica-se a técnica de *peeling* de plasma com a ponteira maior até atingir a hiperemia homogênea, com a intensidade máxima tolerada pelo paciente; em áreas muito grandes, recomenda-se a divisão em quadrantes. Dentro das estrias, utilize a técnica de *peeling* de plasma com uma ponteira menor (da largura da estria), fazendo movimentos de zigue-zague dentro dela até atingir a hiperemia, com intensidade máxima que o paciente consegue tolerar. Logo após a aplicação, aplicar água termal ou alguma pomada.
- **Permeação de ativos:** comece higienizando a pele do paciente e na sequência faça a técnica de *peeling* de plasma. Após a aplicação do Jato de plasma ou eletrocautério, aplique em toda a área de tratamento o cosmético à base de água. Se for um cosmético com polaridade negativa à base de água, com o Jato de plasma é possível permear o ativo, já que na ponteira a polaridade é negativa. Para isso, aplique o cosmético sobre a área e faça movimentos de zigue-zague em cada quadrante, com a intensidade máxima que o paciente consegue aderir. Logo após a aplicação, é possível aplicar um cosmético específico para a indicação desejada e protetor solar, caso não tenha sido realizada a técnica de fulguração. Caso seja necessária uma nova sessão, aguarde o período mínimo de 7 dias.
- **Hiperpigmentação da pele:** após a higienização da pele, realize a técnica de *peeling* de plasma, como descrito anteriormente. Logo após a aplicação, é possível aplicar um cosmético específico para a in-

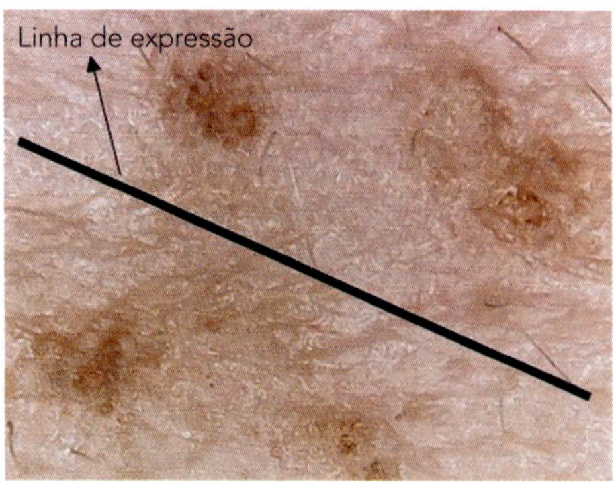

FIGURA 13 Fotografia microscópica da aplicação em rugas e linhas de expressão.
Fonte: própria autora.

dicação desejada e protetor solar, caso não tenha sido feita a técnica de fulguração. Caso seja necessária uma nova sessão, aguarde o período mínimo de 7 dias.

ORIENTAÇÕES PARA OS PACIENTES APÓS A REALIZAÇÃO DA TÉCNICA

Os pacientes que receberam o tratamento para as indicações de rejuvenescimento facial, flacidez de pele e palpebral e rugas periorais devem ser orientados a não lavar o local por 24 horas, utilizar sabão líquido neutro e não esfregar o tecido, evitar exposição solar, não retirar a crosta, hidratar a região tratada de 3 a 4 vezes ao dia e utilizar protetor solar. Pode-se sentir um pouco de ardência, e é comum apresentar edema e eritema nos 3 primeiros dias.

Os pacientes que receberam o tratamento para as indicações de hiperpigmentação da pele devem fazer um curativo com pomada cicatrizante e ser orientados a evitar a exposição ao sol, não retirar a crosta e hidratar sempre a região. Quando o tratamento realizado for para estrias, os pacientes devem ser orientados a evitar exposição solar e, nos primeiros 3 dias, evitar vestimentas justas, para impedir atritos na área. Devem ser alertados também de que, quando ocorrer a formação da crosta, ela irá se soltar após 7 dias, e, caso seja necessária uma nova sessão, aguardem o período mínimo de 21 dias.

CONTRAINDICAÇÕES

Esses recursos são contraindicados a pacientes com/em:

- Disfunções dermatológicas: vitiligo, doenças infecciosas de pele, eczema e herpes-simples ativo na área de tratamento.
- Epilepsia.
- Câncer de pele ou qualquer outro tipo de câncer, imunodeprimidos.
- Diabetes *mellitus*, pois são realizadas lesões e muitas vezes o paciente tem dificuldade no processo de cicatrização do tecido.
- Gestantes e lactantes.
- Queloides ou propensão a queloides; não devem ser realizadas as técnicas que causam lesão térmica.
- Implantes de metal na área de tratamento.
- Uso de isotretinoína oral nos últimos 6 meses.
- Uso de anti-inflamatórios ou corticoides sistêmicos, o que pode interferir no resultado do tratamento.
- Uso de medicamentos com substâncias que estimulam a melanina, pois podem levar a hiperpigmentações indesejadas.
- Uso de marca-passo cardíaco ou qualquer outro dispositivo eletrônico implantado.

E ainda:

- Sobre a área cardíaca.
- Sobre as áreas infectadas, inflamadas ou sobre erupções da pele, como flebite ou tromboflebite.
- Sobre doenças vasculares oclusivas e insuficiência circulatória, como em casos de trombose venosa profunda, flebite, varizes e arteriosclerose obliterante.
- Sobre os nervos do seio carotídeo, particularmente em pacientes com sensibilidade alterada ao reflexo do seio carotídeo.
- Não utilizar como coadjuvantes produtos inflamáveis ou de natureza alcoólica.

PRECAUÇÕES

- Retirar do paciente todos os acessórios metálicos.
- Avaliar o paciente em relação a elasticidade, qualidade da pele, fototipo da área a ser tratada e histórico de discromias.
- Em pacientes com fototipo alto ou bronzeadas, deve-se empregar energias menores e somente lesões por sublimação.

- Antes de realizar o tratamento, realizar um pré-teste em área discreta para verificar o nível de intensidade para o objetivo terapêutico desejado.
- Certificar-se de fazer a higienização e/ou a esterilização adequada dos acessórios.
- Logo após a aplicação, poderão ocorrer leve eritema e/ou edema transitório.
- Evitar exposição solar das áreas tratadas por pelo menos 5 dias após a aplicação e a utilização diária de um protetor solar FPS 60.

REAÇÕES ADVERSAS

- Possíveis queimaduras mais profundas, devido ao uso de uma intensidade elevada indesejada e/ou tempo de exposição por ponto de aplicação na técnica de fulguração.
- Discromias e/ou cicatrizes no local de aplicação, caso a profundidade da lesão seja maior do que o objetivo terapêutico proposto.

CONCLUSÃO

O Jato de plasma e o eletrocautério têm demonstrado resultados positivos na área da estética em diversas disfunções estéticas, sendo que, as técnicas de aplicação podem estar relacionadas ao efeito de lesão térmica ou de aumento de vascularização sanguínea. Porém, são recursos que não são isentos de efeitos colaterais, como já foram expostos anteriormente e, por isso é de extrema importância realizar uma avaliação clínica criteriosa. Além da avaliação é importante a compreensão de todos os parâmetros e o que cada parâmetro influencia em cada técnica, desta forma é possível utilizar todo o potencial destes recursos para diversos tratamentos estéticos. E, em conjunto com o Jato de plasma e eletrocautério é possível utilizar algumas associações com a terapia a laser e led de baixa intensidade para auxiliar na regeneração tecidual e modulação do processo inflamatório.

CASOS CLÍNICOS

1. Paciente de 72 anos de idade, fototipo IV, com queixa relacionada a manchas escuras na pele das mãos, porém faz atividade física com exposição solar e uso de protetor solar. As manchas foram avaliadas e diagnosticadas como melanoses solares (no nível da pele), e o tratamento instituído foi o Jato de plasma, com a técnica de fulguração por varredura, com lesões por sublimação. Quando as lesões são no nível da pele, o ideal é fazer lesões somente por sublimação, pois, se são realizadas lesões de carbonização, é possível ter efeito rebote ou a formação de cicatriz. A seguir é indicado o passo a passo da aplicação na paciente:

- Higienização da pele com demaquilante e, em seguida, com clorexidina aquosa.

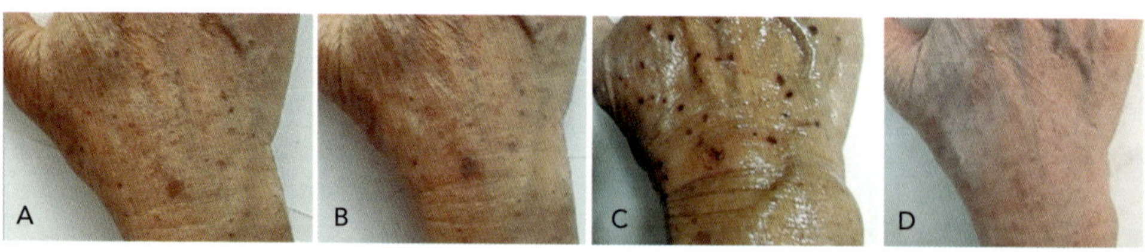

FIGURA 14 Fotografias das fases evolutivas do Caso Clínico 1: (A) antes da aplicação; (B) logo após a aplicação; (C) 2 dias após a aplicação; (D) resultado final após a aplicação.
Fonte: própria autora.

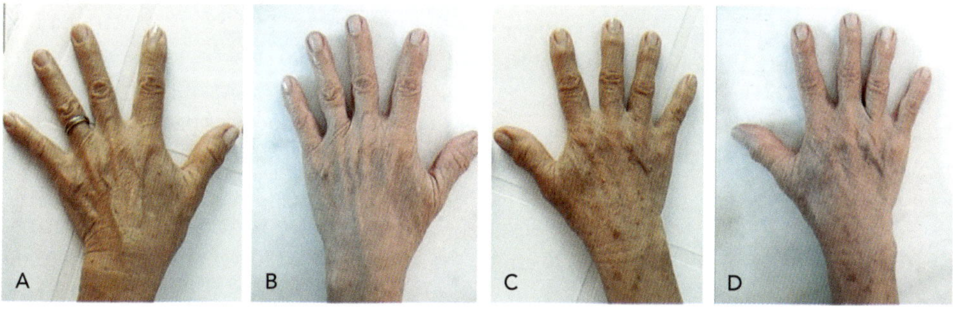

FIGURA 15 Fotografias do resultado final do Caso Clínico 1: (A e C) antes da aplicação; (B e D) resultado final após a aplicação.
Fonte: própria autora.

- Aplicação do anestésico tópico sobre a área com filme PVC sobre o local por 10 a 20 minutos.
- Em seguida, foi retirado o anestésico e a pele foi higienizada com clorexidina aquosa.
- Como foi utilizado o Jato de plasma, o eletrodo dispersivo foi posicionado a 20 cm da área de tratamento.
- Em todas as melanoses foi realizada a técnica de fulguração por varredura com um equipamento de Jato de plasma (movimentos circulares dentro das manchas), na intensidade 6, com lesões por sublimação, e o tempo de exposição foi de acordo com o local, ou seja, até que a mancha ficasse com a coloração acinzentada (mais clara do que estava anteriormente).
- Logo após a aplicação foi administrada pomada cicatrizante à base de dexpantenol.
- Orientações ao paciente: evitar exposição solar, não retirar as crostas, lavar com sabão neutro líquido e usar protetor solar após 24 horas da aplicação.

2. Paciente com 66 anos de idade, fototipo II, com queixa relacionada a flacidez palpebral, sem histórico de tratamentos anteriores. A flacidez palpebral foi avaliada e foi demarcada a área de flacidez de pele. O tratamento instituído foi com Jato de plasma, técnica de fulguração pontual e lesões por carbonização devido ao nível de flacidez. A seguir é indicado o passo a passo da aplicação na paciente:

- Higienização da pele com demaquilante e, em seguida, com clorexidina aquosa.

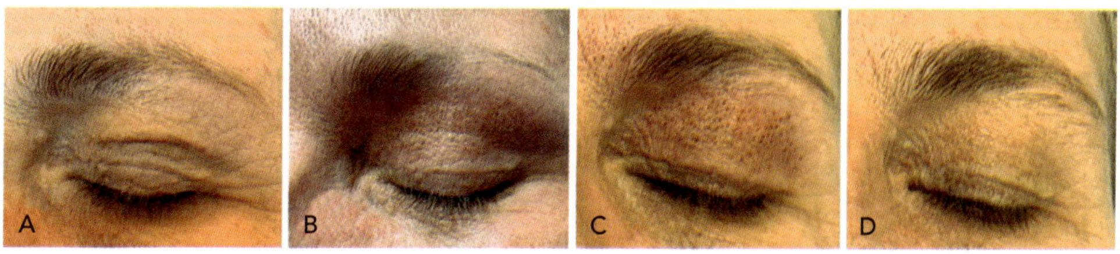

FIGURA 16 Fotografias das fases evolutivas do Caso Clínico 2: (A) antes da aplicação; (B) logo após a aplicação; (C) 2 dias após a aplicação; (D) resultado final após a aplicação.
Fonte: própria autora.

- Aplicação do anestésico tópico sobre a área com filme PVC sobre o local por 10 a 20 minutos.
- Em seguida, foi retirado o anestésico, e a pele foi higienizada com clorexidina aquosa.
- Como foi usado o Jato de plasma, o eletrodo dispersivo foi posicionado a 20 cm da área de tratamento.
- Foi realizada a técnica de fulguração pontual com equipamento de Jato de plasma, na intensidade moderada/alta, com lesões por carbonização, e o tempo de exposição foi de acordo com o local, ou seja, até que os pontos ficassem com coloração marrom.
- Os pontos de carbonização foram iniciados da lateral para o centro, de baixo para cima, pois é a região menos sensível para acomodar a sensação de desconforto.
- Logo após a aplicação, foi aplicada pomada cicatrizante à base de dexpantenol.
- Orientações ao paciente: evitar exposição solar, não retirar as crostas, lavar com sabão neutro líquido e usar protetor solar após 24 horas da aplicação.

REFERÊNCIAS BIBLIOGRÁFICAS

1. Fitzpatrick R. Plasma physics: an introduction. Boca Raton: CRC Press; 2014. 297 p.
2. Sturrock PA. Plasma physics: an introduction to the theory of astrophysical, geophysical & laboratory plasmas. Cambridge: Cambridge University; 1994.
3. Menashi WP. Treatment of surfaces. U.S. Patent. 3383163. 1968.
4. Gutboucher RM. Seeded gas plasma sterilization method. U.S. Patent. 4207286. 1980.
5. Jacobs PT, Lin SM. Hydogen peroxide plasma sterilization system. U.S. Patent. 4643876. 1987.
6. Foster KW, Moy RL, Fincher EF. Advances in plasma skin regeneration. J Cosmet Dermatol. 2008;7(3):169-79.
7. Arora V, Nikhil V, Suri NK, Arora P. Cold Atmospheric Plasma (CAP) in Dentistry. Dentistry. 2014;4(1):189-93.
8. Tanaka H, Hori M. Biomedical application of non-thermal atmospheric pressure plasma and its usefulness. J Clin Biochem Nutr. 2017;60:29-32.
9. Cha S, Park YS. Plasma in dentistry. Clin Plasma Med. 2014;2(1):4-10.
10. Von Woedtke T, Reuter S, Masur K, Weltmann K-D. Plasmas for medicine. Physics Reports. 2013;530(4): 291-320.
11. Nasir NM, Lee BK, Yap SS, Thong KL, Yap SL. Cold plasma inactivation of chronic wound bacteria. Arch Biochem Biophys. 2016;605:76-85.
12. Fridman G, Friedman G, Gutsol A, Shekhter AB, Vasilets VN, Fridman A. Applied Plasma Medicine. Plasma Process Polym. 2008;5(6):503-33, 2008.
13. Christie RV, Binger CA. An experimental study of diathermy: IV. Evidence for the penetration of high frequency currents through the living body. J Exp Med. 1927;46(5):715-34.
14. Tsioumas GS, Georgiadou I, Ntountas I. Upper blepharoplasty in relation to surgical blepharoplasty. Pinnacle Med Med Sci. 2014;1:436-40.
15. Scarano A, Mortellaro C, Mavriqi L, Di Cerbo A. Evaluation effectiveness of the voltaic arc dermabrasion in perioral rhytides eradication. J Craniofac Surg. 2016;27(5):1205-8.
16. Tsioumas GS, Vlachodimitropoulos D, Goutas N. Clinical and histological presentation after plexr application, needle shaping (vibrance) and O.F.F. Pinnacle Med Sci. 2014;2:522-30.
17. Gloustianou G, Sifaki M, Tsioumas GS, Vlachodimitropoulos D. Presentation of old and new histological results after plasma exercises (plexr) application (regeneration of the skin tissue with collagen III). Pinnacle Med Med Sci. 2016:983-90.
18. Rossi E, Farnetani F, Pellacani G. Applicazioni della plasma exeresi in dermatologia. Hi-Tech Dermo. 2016;2:17-22.
19. Kalkwarf KL, Krejci RF, Edison AR. A method to measure operating variables in electrosurgery. J Prosthet Dent. 1979;42(5):566-70.
20. Strock MS. The rationale for electrosurgery. Oral Surg Oral Med Oral Pathol. 1952;5(11):1166-72.
21. Palanker D, Vankov A, Jayaraman P. On mechanisms of interaction in electrosurgery. New J Phys 2008;10:123022.
22. Mishra V, Miller L, Alsaad SM, Ross EV. The Use of a Fractional Ablative Micro-Plasma Radiofrequency Device in Treatment of Striae. J Drugs Dermatol. 2015;14(11):1205-08.
23. Stone KM, Becker TM, Hadgu A, Kraus SJ. Treatment of external genital warts: a randomised clinical trial comparing podophyllin, cryotherapy, and electrodesiccation. Genitourin Med. 1990; 66(1):16-9.
24. Bucay VW, Day D. Adjunctive skin care of the brow and periorbital region. Clin Plast Surg. 2013;40:225-36.
25. Rossi E, Farnetani F, Trakatelli M, Ciardo S, Pellacani G. Clinical and Confocal Microscopy Study of Plasma Exeresis for Nonsurgical Blepharoplasty of the Upper Eyelid: A Pilot Study. Dermatol Surg. 2018;44(2):283-90.

26. Giroux PA, Hersant B, SidAhmed-Mezi M, Pizza C, La Padula S, Meningaud JP. The Outcomes Assessment of the Plasma Blade Technology in Upper Blepharoplasties: A Prospective Study on a Series of 25 Patients. Aesthetic Plast Surg. 2019;43(4):948-55.
27. Weltmann KD, von Woedtke T. Plasma medicine – current state of research and medical application 2016. Plasma Phys Control Fusion. 2017;59(1): 014031.
28. Dierickx CC. The role of deep heating for noninvasive skin rejuvenation. Lasers Surg Med. 2006; 38(9):799-807.
29. Paganelli A, Mandel VD, Pellacani G, Rossi E. Synergic effect of plasma exeresis and non-cross-linked low and high molecular weight hyaluronic acid to improve neck skin laxities. J Cosmet Dermatol. 2020 Jan;19(1):55-60. doi: 10.1111/jocd.12976. Epub 2019 Apr 29. PMID: 31034761.
30. Viennet C, Bride J, Armbruster V, Aubin F, Gabiot AC, Gharbi T, et al. Contractile forces generated by striae distensae fibroblasts embedded in collagen lattices. Arch Dermatol Res. 2005;297(1):10-7.
31. Kisch T, Schleusser S, Helmke A, Mauss KL, Wenzel ET, Hasemann B, et al. The repetitive use of non-thermal dielectric barrier discharge plasma boosts cutaneous microcirculatory effects. Microvasc Res. 2016;106:8-13.
32. Souza DM, Ludtke C, Souza ERM, Scandura KMP, Weber MB. Periorbital hyperpigmentation. Surg Cosmet Dermatol. 2011;3(3):233-9.
33. Wang LZ, Ding JP, Yang MY, Chen B. Treatment of facial post-burn hyperpigmentation using micro-plasma radiofrequency technology. Lasers Med Science. 2015;30(1):241-5.
34. Di Brizzi EV, Russo T, Agozzino M, Argenziano G, Giorgio CM, Calabrese G, et al. Plasma radiofrequency ablation for treatment of benign skin lesions: Clinical and reflectance confocal microscopy outcomes. Skin Res Technol. 2019;25(6):773-6.
35. Garcia MS, Azari R, Eisen DB. Treatment of dermatosis papulosa nigra in 10 patients: a comparison trial of electrodesiccation, pulsed dye laser, and curettage. Dermatol Surg. 2010;36(12):1968-72.

PARTE IV

Cosmetologia: princípios e técnicas

17

Princípios para introdução à cosmetologia e veículos empregados em cosmetologia

Gislaine Ricci Leonardi
Cristina Wöhlke Vendruscolo
Daniele Cristina Zulim Botega

INTRODUÇÃO

A cosmetologia, ciência que estuda os produtos cosméticos, teve uma grande evolução nos últimos tempos. No passado um produto cosmético era usado para realçar beleza ou esconder imperfeições. Com o passar do tempo, os produtos cosméticos foram adquirindo outras funções, como perfumar e proteger ou manter em bom estado a pele e seus anexos. Hoje já se sabe que os cosméticos podem contribuir também para a melhora da autoestima e consequentemente da qualidade de vida dos indivíduos que os utilizam.

A Agência Nacional de Vigilância Sanitária (Anvisa) define que cosméticos, produtos de higiene e perfumes são preparações constituídas por substâncias naturais ou sintéticas, de uso externo nas diversas partes do corpo humano, pele, sistema capilar, unhas, lábios, órgãos genitais externos, dentes e membranas mucosas da cavidade oral, com o objetivo exclusivo ou principal de limpá-los, perfumá-los, alterar sua aparência e/ou corrigir odores corporais e/ou protegê-los ou mantê-los em bom estado.

Os diferentes grupos desses produtos estão classificados tanto pelo grau de risco que oferecem, dada a sua finalidade de uso, para análise técnica, quanto pelo seu pedido de registro, sendo de grau 1 os produtos com risco mínimo e de grau 2 aqueles com risco potencial. Os critérios para essa classificação foram definidos em função da finalidade de uso do produto, áreas do corpo abrangidas, modo de usar e cuidados a serem observados, quando de sua utilização.

Como exemplo, um sabonete facial e/ou corporal é definido como produto de grau de risco 1, enquanto um sabonete antisséptico é classificado como produto de grau de risco 2. A legislação também determina o que deve figurar nos rótulos dos produtos de higiene pessoal, cosméticos e perfumes, para que contenham as instruções indispensáveis concernentes à sua utilização, assim como toda a indicação ou informação adequada.

Por meio dos rótulos dos produtos, pode-se perceber que são vários os ingredientes presentes em uma formulação cosmética. Alguns ingredientes são importantes para a estabilidade da formulação, enquanto outros visam a ação sobre a pele.

DEFINIÇÕES IMPORTANTES

Formulação

A formulação é constituída de ativos mais adjuvantes. Os ativos (também chamados de substâncias ativas ou de princípios ativos) exercem algum efeito na pele ou em seus anexos, enquanto os adjuvantes atuam melhorando a estabilidade da formulação e contribuindo com a obtenção de um produto com melhor sensorial (melhor odor, melhor espalhabilidade, sensação de bem-estar ocasionada pelo uso do produto). A denominação "fórmula" é usada quando se descrevem todos os componentes presentes em determinada composição (formulação). Quando se consideram apenas os adjuvantes de uma fórmula, ela é denominada de base ou veículo.

Logo, as bases são usadas para carrear as substâncias ativas. O termo "substância ativa" é mais empregado em formulações cosméticas, enquanto o termo "fármaco" é empregado em medicamentos. Como exemplos de adjuvantes, têm-se conservantes, agentes emulsionantes, antioxidantes, tensoativos etc.

EVOLUÇÃO DAS BASES (VEÍCULOS) COSMÉTICAS

Até a década de 1930, o número de matérias-primas disponíveis para a fabricação de bases cosméticas era muito restrito. Após a Segunda Guerra Mundial, ocorreu um desenvolvimento notável das indústrias de matérias-primas, que ocasionou o aparecimento de excelentes tensoativos – moléculas importantes para a fabricação de vários produtos cosméticos.

Essa evolução proporcionou a pesquisa e o desenvolvimento de substâncias mais compatíveis com a pele. Surgiram os polímeros, que deram origem aos géis e aos géis-cremes, bem como tensoativos menos agressivos para a pele que deram origem às emulsões mais suaves. Essa evolução permitiu aos médicos a prescrição de diversas formulações de uso tópico, contribuindo para a evolução da dermatologia.

Hoje em dia muitas pessoas procuram os médicos dermatologistas para resolver problemas estéticos; no passado, essa procura só ocorria, praticamente, para curar doenças de pele. A procura por dermatologistas e outros profissionais da área da saúde, como fisioterapeutas da área dermatofuncional, hoje ocorre para fazer tratamentos preventivos dos sinais da idade ou para recuperar a pele envelhecida. Sem dúvida, tudo isso contribui muito com a evolução da ciência e tecnologia da área cosmética.

Assim, inúmeras matérias-primas estão disponíveis para a preparação de diversas bases cosméticas. Entre as bases mais comuns utilizadas nos produtos cosméticos, têm-se as emulsões (conhecidas popularmente como cremes), os géis e os géis-creme.

Emulsão

Os ingredientes mais amplamente utilizados em formulações cosméticas são, em proporção, água e óleo, sendo estes meios de solubilização de inúmeras outras substâncias hidrofílicas e lipofílicas. No entanto, a necessidade em preparar formulações estáveis com ingredientes imiscíveis é de grande importância no desenvolvimento de formulações cosméticas e requer cuidados específicos.

A emulsão é uma dispersão cuja fase dispersa é composta por gotículas de um líquido, distribuídas em outro líquido, no qual são imiscíveis. Na terminologia das emulsões, a fase dispersa é conhecida como fase interna, e o meio dispersante, como fase externa ou contínua. As emulsões que têm fase interna oleosa e fase externa aquosa são conhecidas, geralmente, como emulsões óleo em água, que podem ser designadas "O/A". As emulsões que têm fase interna aquosa e fase externa oleosa são conhecidas como emulsões água em óleo, que podem ser designadas "A/O" (Figura 1).

Uma emulsão, para ser do tipo O/A ou A/O, depende de inúmeros fatores, como tipo e HLB (balanço hidrofílico/lipofílico da molécula) do sistema emulsionante, proporção das fases aquosa e oleosa, condições de processo como temperatura e agitação etc.[1,2]

Em resumo, emulsões são sistemas heterogêneos, instáveis, constituídos de um lado por substâncias hidrofílicas (água, glicerina,

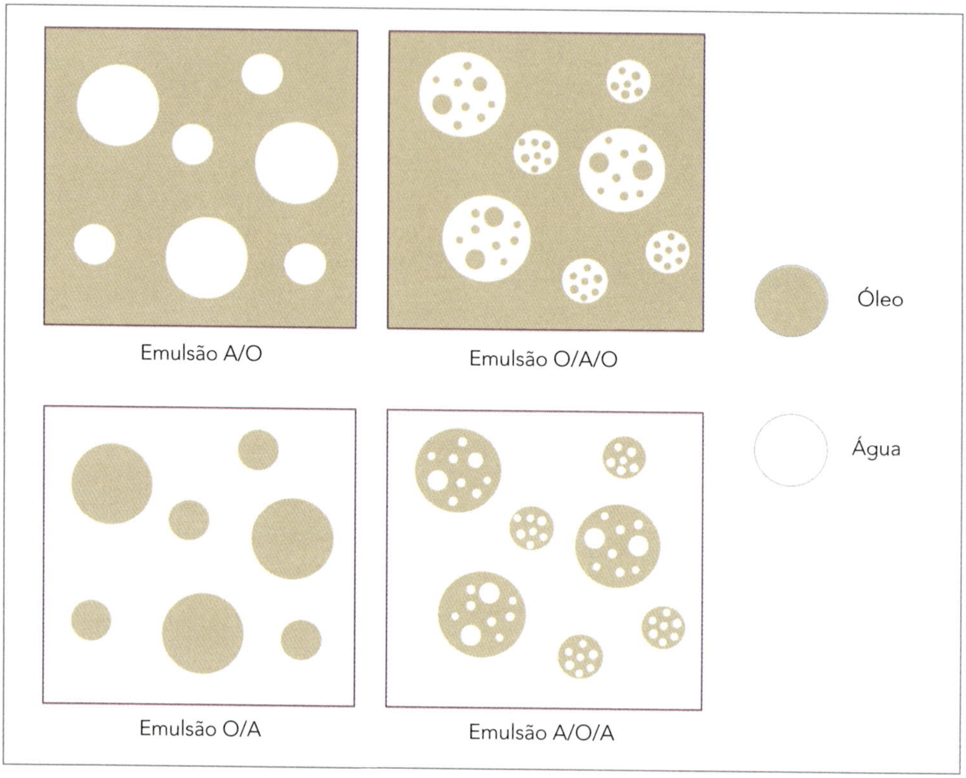

FIGURA 1 Representação esquemática dos diferentes tipos de emulsões a partir das combinações de fase dispersa e contínua.

propilenoglicol etc.) e por outro por substâncias lipofílicas (óleos, ésteres, silicones etc.). Para que a emulsão seja formada, necessitamos de um terceiro componente, o agente emulsificante (também chamado de tensoativo), capaz de reduzir a tensão superficial entre os líquidos, tornando possível transformar uma mistura heterogênea instável em uma mistura de estabilidade prolongada.[3]

Com relação ao tamanho do glóbulo disperso, é possível classificar as emulsões em macro e microemulsões. Macroemulsões são sistemas em que a fase dispersa apresenta glóbulo de tamanho médio ou superior a 1. São mais convencionalmente usadas como bases cosméticas e se apresentam na forma cosmética emulsionada, opaca de baixa (loção) ou alta (creme) viscosidade. As microemulsões são sistemas transparentes, de baixa viscosidade, com tamanhos de glóbulos dispersos em escala nanométrica, podendo variar de 5 a 200 nm, utilizadas no segmento cosmético principalmente por potencializar a entrega de ativos facilitada pelo pequeno tamanho de partícula da fase dispersa da emulsão.[2,4] A imagem de microscopia óptica representa a dispersão de uma macroemulsão O/A, com glóbulos de tamanho médio de 5 μm, de um creme hidratante corporal comercial (Figura 2).

Os grandes avanços nos segmentos de emulsões evidenciaram formas ainda mais complexas de dispersão de sistemas imiscíveis. Entre eles, podemos citar as emulsões múltiplas convencionais do tipo A/O/A, em que microemulsões de A/O estão macroscopicamente dispersas em água, emulsões O/A/O, em que microemulsões do tipo O/A estão dispersas em óleo (Figura 1),[2,5] e mais recentemente as emulsões múltiplas do tipo A/A/A, formadas por pelo menos duas fases aquosas não miscíveis.[6]

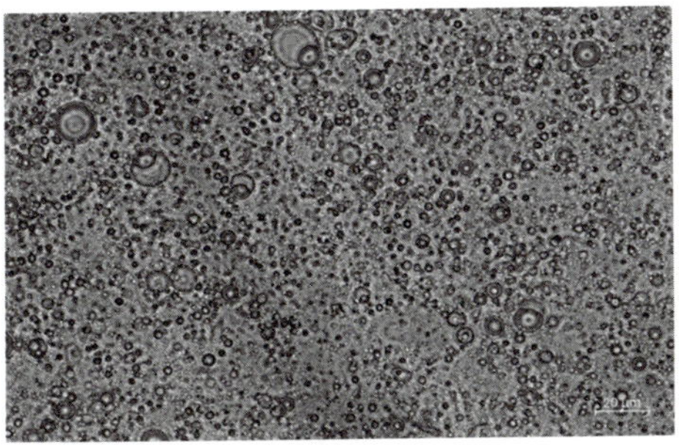

FIGURA 2 Microscopia óptica de um hidratante corporal de mercado; macroemulsão do tipo O/A e escala de 20 μm.

Fonte: Aiello, Botega e Leonardi (arquivo do CeCD-Centro de Especialidades em Ciência Cosmética e Dermatológica).

De maneira simplificada, as emulsões são constituídas pelo menos por três componentes fundamentais: uma fase aquosa, uma fase oleosa e um tensoativo capaz de misturar e estabilizar a água e o óleo. Claro que outros ingredientes precisam ser adicionados à formulação para melhorar a estabilidade e sensorial do produto. Por exemplo, é necessária a adição de conservantes, os cosméticos são suscetíveis ao crescimento microbiano por causa da natureza de seus componentes, portanto devem ser protegidos, para evitar o crescimento de bactérias e fungos patogênicos, com a adição de conservantes antimicrobianos. Antioxidantes, são uma outra classe de ingredientes, necessários para evitar a rancificação dos óleos vegetais). Agentes reguladores de viscosidade são usados para ajustes de viscosidade, além de garantir auxílio à estabilidade física da emulsão. Os umectantes são adicionados para evitar a evaporação da água presente na formulação, principalmente no caso de emulsões do tipo O/A. Já os emolientes são adicionados para melhorar o sensorial da formulação, principalmente a espalhabilidade, além de outros modificadores de sensorial, os quais constituem uma ampla quantidade de matérias-primas que auxiliam o formulador a proporcionar benefícios sensoriais, como toque seco e aveludado, minimizando a pegajosidade de alguns produtos. Por fim os ativos, com funções específicas como melhorar a hidratação, promover ação antioxidante, oferecer proteção solar, minimizar ou disfarçar rugas, controlar o processo de hiperpigmentação e controlar a oleosidade excessiva da pele.

Assim como proporção de fase aquosa e oleosa, tipo e HLB dos sistemas tensoativos, os diferentes tipos e concentrações de conservantes, agentes doadores de viscosidade, umectante e emolientes podem interferir na estabilidade da emulsão formada. Os Quadros 1 e 2 apresentam formulações cosméticas típicas na forma de emulsão O/A e A/O. No Quadro 1, temos ainda o exemplo de duas bases de emulsão O/A, sendo uma viscosa (creme) e uma fluida (loção), em que se verifica a presença de óleo, água e tensoativo e a viscosidade é impactada pela concentração de sistema espessante. A formulação conta ainda com antioxidante (para evitar a oxidação do óleo de amêndoas), conservante (para evitar o

QUADRO 1 Fórmula de base de emulsão (creme)

Componentes	Função	Creme (%)	Loção (%)
Álcool cetoestearílico e ésteres de sorbitano etoxilado	Agente espessante e emulsificante	12	7
Óleo de amêndoas	Emoliente	2,0	2,0
Fenoxietanol e caprilil glicol	Conservantes	0,5	0,5
Acetato de tocoferol	antioxidante	0,05	0,05
Essência	Perfume	qs	qs
Glicerina	Umectante	5	5
Água destilada	Veículo	qsp 100	qsp 100

qs: quantidade suficiente; qsp: quantidade suficiente para.

QUADRO 2 Fórmula de base de emulsão A/O

Componentes	Função	%
Água	Fase dispersa	40
Glicerina	Umectante	2,0
Fenoxietanol e caprilil glicol	Conservantes	0,5
Dipoli-hidroxiestearato de poliglicerol-2	Emulsionante A/O	3
Cera de carnaúba	Espessante	1
Éster do ácido cáprico/caprílico	Emoliente	10
Óleo mineral	Fase contínua	qsp 100

qs: quantidade suficiente; qsp: quantidade suficiente para.

crescimento de bactérias e fungos patogênicos) e umectante (para evitar o ressecamento do produto). As formulações apresentam aspecto opaco, sensorial ceroso e de baixa oleosidade e secagem rápida, podendo apresentar aspecto esbranquiçado quando aplicadas à pele.

No Quadro 2, tem-se o exemplo de uma base de emulsão A/O. A formulação conta com uma proporção maior de óleo (óleo mineral + éster) em relação à concentração de água, um sistema emulsionante de baixo HLB e uma cera para aumentar a viscosidade final da formulação. A emulsão, portanto, possui característica viscosa, alta oleosidade e resistência ao espalhamento na pele.

Gel

A forma cosmética gel é um sistema semissólido, de característica coloidal e aspecto gelatinoso, e é formada por uma dispersão de partículas pequenas em um líquido, sendo que essas partículas coloidais não se sedimentam (ficam dispersas). Geralmente as substâncias formadoras de géis são polímeros que, quando dispersos em meio líquido, doam viscosidade à preparação. Dependendo da característica do meio líquido, os géis podem ser classificados em aquosos, também conhecidos por hidrogéis, ou oleosos, também conhecidos por oleogéis.

Gel aquoso

Os géis aquosos são constituídos principalmente por muita água e polímero, substância que permite o espessamento (aumento da viscosidade) da água. Claro que outros ingredientes precisam ser adicionados à formulação para melhorar a estabilidade do produto – por exemplo, é necessária a adição de conservantes (para evitar o crescimento de bactérias e fungos patogênicos), umectante (para evitar a evaporação da água presente na formulação) etc. De acordo com as características desse polímero, esses géis terão natureza aniônica ou não iônica. Os géis de natureza não iônica possuem estabilidade em ampla faixa de pH, tornando possível a veiculação de substâncias de caráter ácido, como os alfa-hidroxiácidos. Os géis são mais empregados em peles oleosas e mistas. No Quadro 3 tem-se o exemplo de uma base de gel.

Os géis hidrofílicos são preparações de fácil espalhamento, não gordurosas, sensorial aquoso e refrescante, indicadas para veicular ativos hidrossolúveis e lipossomas. Lipossomas são vesículas globulares microscópicas, capazes de veicular (carregar) substâncias hidrofílicas, anfifílicas ou lipofílicas, e possuem a capacidade de proporcionar interações com os lipídios da pele humana quando aplicados topicamente, liberando as substâncias que carregam. Os próprios lipossomas tendem, em formulações cosméticas, a propiciar suprimento dos lipídios perdidos da pele, ocasionando redução da perda transepidermal de água. Essas vesículas, além de serem usadas para veicular substâncias ativas, podem ser usadas sozinhas, como hidratantes ou con-

QUADRO 3 Fórmula de base de gel aquoso

Componentes	Função	%
Polímero hidrofílico	Agente espessante	2
Caprilil glicol e fenoxietanol	Conservante	0,5
Essência	Perfume	qs
Glicerina	Umectante	5
Água destilada	Veículo	qsp 100

qs: quantidade suficiente; qsp: quantidade suficiente para.

dutoras de ondas de ultrassom. Relatos encontrados em literatura apontam para o fato de o gel ser a base cosmética mais eficiente como meio de acoplamento para a transmissão de ondas ultrassônicas, o que leva à sua ampla utilização nas técnicas de ultrassonografia. Sabe-se, porém, que o tipo e a concentração de polímero usado na preparação do gel, bem como a frequência e a intensidade do aparelho, interferem na transmissibilidade dessas ondas.

Géis oleosos

Os géis oleosos, também conhecidos como oleogéis ou organogéis, são formas mais recentes de bases cosméticas. Apesar dos avanços e do promissor emprego na permeação de ativos, é um sistema ainda de pouca utilização, principalmente pelo seu sensorial oleoso e instabilidade oxidativa.[7-9]

Oleogéis são bases semissólidas com aspecto e consistência, em geral, de géis firmes. São formadas pela presença de óleos, bem como outras substâncias lipossolúveis, e um agente estruturante capaz de gelificar uma grande concentração de meio líquido.[10,11]

Inúmeros sistemas são conhecidos pelas suas propriedades de gelificação de óleos. Entre eles encontram-se compostos poliméricos, como polietileno e polialquilenoglicol, policarbonatos, poliéster etc. Mais recentemente, ácidos e álcoois graxos, ceras, mono e diglicerídeos, fosfolipídios e fitosteróis têm sido utilizados em associação a óleos vegetais com propriedades benéficas à pele, em formulações de tratamento de problemas de barreira cutânea. Estes, além da ampla capacidade de gelificação, carregam propriedades fisiológicas que facilitam permeação e entrega de ativos, além de promoverem redução na perda de água transepidermal.

Oleogéis têm sido amplamente explorados na área cosmética e farmacêutica, principalmente pela sua capacidade de liberação controlada de ativos, sendo um grande aliado no tratamento de disfunções crônicas.[10,12,13] Sua aplicabilidade se assemelha à de formulações do tipo A/O; no entanto, pela ausência de água na formulação, dispensam sistemas conservantes microbiológicos, sistemas tensoativos e ajustadores de pH, mas tornam necessária a utilização de outros meios que favoreçam a estabilidade oxidativa dos óleos (sistemas conservantes como BHT e tocoferóis, além de embalagens apropriadas para reduzir luminosidade e presença de oxigênio). São de muito mais fácil preparação, com boa estabilidade física quando comparados aos sistemas emulsionados. Apesar da ausência de água na sua composição, as caraterísticas lipofílicas e hidrofílicas desses sistemas estruturantes permitem a incorporação também de ativos hidrofílicos no oleogel.[7,13] O Quadro 4 apresenta um exemplo de formulação de gel oleoso contendo uma mistura de óleos vegetais, uma cera

QUADRO 4 Fórmula de base de gel oleoso

Componentes	Função	%
Cera de candelila	Agente gelificante	3
Tocoferóis	Antioxidante	1
Óleo de girassol	Veículo	10
Óleo de canola	Veículo	qsp 100

qs: quantidade suficiente; qsp: quantidade suficiente para.

como sistema estruturante e tocoferóis para aumentar a estabilidade oxidativa.

As fragrâncias e óleos essenciais podem ser adicionados, no entanto costumam ter efeito contrário à capacidade de gelificação de alguns sistemas, desestabilizando a formulação, por isso precisam ser utilizados com cautela. A formulação apresenta aspecto oleoso, boa espalhabilidade, sensorial seco quando comparada ao óleo líquido, e de difícil remoção, devido à ausência de sistemas emulsionantes na formulação.

Organogéis de lecitina são exemplos promissores no segmento de cosméticos, principalmente pelas propriedades de solubilidade e entrega de ativos causada pela presença dos fosfolipídios na composição. Nesse caso específico, uma pequena concentração de água é necessária, além da alta pureza dos fosfolipídios para atingir a gelificação, considerados por alguns autores como organogéis à base de microemulsões – em outras palavras, emulgéis, cujas características serão apresentadas a seguir.[8,14]

Emulgéis

Emulgéis são sistemas que combinam as propriedades de emulsões e géis em uma mesma formulação. São emulsões parcialmente gelificadas, ou seja, com a gelificação de uma das fases (dispersa ou contínua). Em outras palavras, são formados pela combinação de géis oleosos ou aquosos com uma emulsão do tipo O/A ou A/O.[8,15] Por combinarem um sistema emulsionado com um gelificado, essa forma cosmética é conhecida também por concentrar as propriedades dos dois sistemas. Quando se combina, por exemplo, um oleogel em uma emulsão do tipo O/A, é possível trazer para essa formulação as caraterísticas de controle de entrega de ativos e proteção de barreira cutânea dos oleogéis. Ao mesmo tempo, essa formulação mantém as propriedades importantes de sistemas emulsionados, como menor oleosidade, tixotropia, boa espalhabilidade, sensorial agradável, fácil remoção, além do alto potencial de hidratação causado pela presença de água e ativos hidrofílicos.[8,9]

No Quadro 5, tem-se o exemplo de um emulgel cuja fase aquosa está gelificada pela presença de um polímero acrílico, combinada à fase oleosa líquida na forma de emulsão óleo/hidrogel. Por incorporar-se o sistema emulsionado na formulação, seus controles e cuidados são novamente necessários, como a presença de um sistema conservante para evitar crescimento microbiano devido à alta concentração de água, um agente emulsionante para melhorar a estabilidade física da formulação, e um umectante para evitar o ressecamento da fórmula. A formulação apresenta aspecto viscoso, boa aparência com brilho, sensorial inicial aquoso e de efeito refrescante, sensorial residual ligeiramente oleoso, rápida absorção e boa espalhabilidade.

QUADRO 5 Fórmula de base de emulgel

Componentes	Função	%
Carbopol	Agente espessante	1,0
Hidróxido de sódio	Alcalinizante	qs
Álcool cetoestearílico	Agente emulsionante	2,00
Óleo de amêndoas	Emoliente	5,00
Caprilil glicol e fenoxietanol	Conservante	0,5
Essência	Perfume	qs
Glicerina	Umectante	5
Água destilada	Veículo	qsp 100

qs: quantidade suficiente; qsp: quantidade suficiente para.

Emulgéis à base de hidrogéis são sistemas, em geral, de fácil preparação que permitem o desenvolvimento de emulsões minimalistas, com menores concentrações de sistemas emulsionantes, e por processos a frio, sem a necessidade de aquecimento e resfriamento de fórmula. Isso porque os polímeros de espessamento de fase aquosa, em sua grande maioria, dispensam aquecimento para atingir máxima gelificação e conferem estabilidade física à emulsão pela simples imobilização dos glóbulos dispersos.

Emulgéis à base de oleogéis podem ser bem mais complexos de serem formulados. Como mencionado anteriormente, muitos dos sistemas gelificantes de fase oleosa são moléculas de propriedades anfifílicas, ou seja, capazes de interagir com óleo e água; dessa forma, quando incorporados em um sistema emulsionado, podem dispersar tanto em fase aquosa quanto oleosa, não garantindo a gelificação do óleo.[16] Atualmente são encontradas outras formas de apresentação de formulações derivadas de emulsões e géis. Dentro de uma classificação farmacotécnica, seriam derivações dos sistemas já existentes.

Sérum

O termo "sérum" se origina da palavra "soro", que remete a leveza, transparência, fluidez. Também tem sido associado à ideia de altas concentrações de ativos. Hoje é possível encontrar diversas apresentações que utilizam o termo. Segundo definição de Palefsky (2016)[17] "séruns geralmente são líquidos que podem ser claros, translúcidos ou opacos e costumam ser liberados por bombas à vácuo ou conta-gotas cosmeticamente elegantes". Segundo esse mesmo autor, não existiria uma definição para o termo, porém os séruns disponíveis no mercado atualmente são basicamente emulgéis ou emulsões poliméricas de baixíssima viscosidade. Outro termo que poderia ser trazido nessa categoria é o "gel-creme". Diversas formulações comercializadas trazem tal descrição no rótulo da embalagem. A descrição da formulação "gel-creme" sugere uma textura, que devido à sua composição estaria na categoria dos emulgéis.

Bigéis

Ainda no segmento de combinação de sistemas emulsionados e géis, os bigéis se destacam por associarem hidrogéis e oleogéis em uma mesma formulação. Bigéis, como o próprio nome sugere, compõem um sistema formado a partir da combinação de uma fase aquosa e uma oleosa, ambas na sua forma gelificada. São sistemas que dispensam o uso de tensoativos, pois garantem boa estabilidade a partir da imobilização causada pela dupla gelificação.[8,18]

Sua obtenção é dada pela simples combinação dos dois sistemas utilizando alto cisalhamento. No entanto, assim como mencionado nos emulgéis à base de oleogéis, agentes gelificantes com propriedades anfifílicas podem não atuar na gelificação da fase oleosa quando na presença de compostos hidrofílicos. A constatação da formação de um sistema bigel a partir da combinação de um hidrogel e um oleogel requer técnicas de comprovação como microscopia óptica, polarizada, fluorescência, eletrônica, entre outras que possam ser necessárias para garantir que ambos os sistemas se mantenham gelificados após a combinação de todos os ingredientes, principalmente se a temperatura for utilizada no processo produtivo.[19,20]

Inúmeros são os benefícios da associação da dupla gelificação. Além da possibilidade em estabilizar formulações na ausência de tensoativos, essa combinação permite o controle de entrega e permeação de ativos, característico dos sistemas gelificados, para as fases oleosa e aquosa. Dessa forma, é conferida à base cosmética a capacidade de potencializar as caraterísticas de *drug delivery* para ativos hidrofílicos e lipofílicos em uma mesma formulação. O sensorial da fórmula também é favorecido pela dupla gelificação, pois traz o efeito aquoso, leve e refrescante do hidrogel e a redução da oleosidade e maior espalhabilidade do oleogel.[18,21]

Os bigéis, no entanto, são sistemas ainda pouco explorados no segmento cosmético, possivelmente devido à falta de conhecimento sobre essa dupla gelificação e às dificuldades na obtenção de sistemas estáveis principalmente quando adicionados de outros sistemas ativos. Inúmeros avanços têm sido obtidos no ramo da ciência, evidenciando a potencialidade desse sistema.[21] A formulação a seguir representa um exemplo de uma formulação de bigel. A base apresenta aspecto viscoso, sensorial aquoso, sensorial residual não oleoso e boa espalhabilidade (Quadro 6).

QUADRO 6 Fórmula de base de bigel

Componentes	Função	%
Poliacrilato de sódio	Gelificante fase aquosa	1,0
Oléo de canola	Emoliente	5,00
Cera de candelila	Gelificante fase oleosa	0,25
Caprilil glicol e fenoxietanol	Conservante	0,5
Essência	Perfume	qs
Glicerina	Umectante	5
Água destilada	Veículo	qsp 100

qs: quantidade suficiente; qsp: quantidade suficiente para.

Ingredientes ativos

As bases cosméticas, também conhecidas como veículos cosméticos, podem ser usadas sozinhas na pele, ou em seus anexos, ou ser utilizadas para veicular (carrear) substâncias ativas, que visarão obter algum efeito específico sobre a pele e anexos de quem for utilizar a formulação. Por exemplo, se forem adicionadas as matérias-primas cloridróxido de alumínio e triclosana em uma emulsão, formar-se-á um creme desodorante antiperspirante; se forem adicionados alfa-hidroxiácidos em um gel, formar-se-á um gel antienvelhecimento. Por outro lado, uma mesma matéria-prima, dependendo da concentração usada, pode funcionar como adjuvante ou como ativo, um bom exemplo é a vitamina C.

A vitamina C pode ser utilizada em uma formulação cosmética com propósito antioxidante da fórmula, ou seja, para evitar a oxidação de outro ativo incorporado. A utilização do limão é um exemplo disso. Quando se adicionam gotas de limão sobre uma maçã cortada, evita-se que a maçã se torne escura, portanto evita-se a oxidação dela, o que indica que o limão, devido à presença de vitamina C (ácido ascórbico), tem propriedades antioxidantes. Assim, a vitamina C em uma formulação com hidroquinona (ativo despigmentante) pode evitar que o creme fique escuro, ou seja, pode evitar que a hidroquinona se oxide, promovendo um maior prazo de validade para a formulação (ação *in vitro*). Lembrando que a vitamina C, quando utilizada em meios aquosos, também se oxida, levando as formulações ao escurecimento. Apesar de tudo isso, ela também pode ser usada com o objetivo de promover clareamento da pele, estímulo da síntese de colágeno, estabilização das fibras e diminuição de sua degradação, com uma consequente melhora da aparência, ou seja, pode ter uma ação antienvelhecimento *in vivo*.[22]

Entre os diversos exemplos de substâncias ativas amplamente estudadas, têm-se os derivados da vitamina A (retinol), com suas propriedades preventivas dos sinais da idade.[23] O ácido hialurônico, com suas propriedades de hidratação, prevenção do envelhecimento e preenchimento de rugas,[24] o ácido glicólico ativo, indicado como hidratante, antirrugas, despigmentante, agente de *peeling* e para o cuidado da acne,[25] o thiamidol, com ação despigmentante atuando sobre a tirosinase humana,[26] e a própria vitamina C, com ações de estímulo à síntese de colágeno, antioxidante e auxílio na proteção contra os fotodanos induzidos por ultravioleta (em concentrações adequadas, para ocasionar efeito *in vivo*).[27]

CONCLUSÃO

Cada vez mais a pesquisa no campo da cosmetologia tem evoluído e contribuído significativamente para desvendar e entender melhor o efeito das substâncias ativas incorporadas em produtos de uso tópico. Substâncias ativas são componentes incorporados em um veículo (pode ser gel, creme etc.) para produzir efeitos benéficos na melhoria das condições da pele e seus anexos. Embora o veículo seja, na maioria das vezes, usado para carrear substâncias ativas, pode ocasionar alguns efeitos benéficos, como hidratação do estrato córneo, proporcionando suavidade e maciez à pele. O emprego progressivamente maior de substâncias ativas, na indústria cosmética, para prevenir e tratar alterações cutâneas, carece não só de estudos biológicos que avaliem a segurança e os seus possíveis efeitos benéficos na pele, mas também de estudos que avaliem a estabilidade química dessas substâncias ativas e a estabilidade física e microbiológica do produto final.

REFERÊNCIAS BIBLIOGRÁFICAS

1. McClements DJ. Food emulsions: principles, practices and techniques. 2. ed. Boca Raton: CRC Press; 2005.
2. Binks BP. Emulsion-Recent Andances in Understanding. In: Binks BP. Modern aspects of emulsion science. Royal Society of Chemistry; 2007. 442 p.
3. Walstra P. Principles of emulsion formation. Chem Eng Sci. 1993;48(2):333-49.
4. Lu GW, Ping G. Emulsions and microemulsions for topical and transdermal drug delivery. In: Kulkarni VS, editor. Handbook of non-invasive drug delivery systems. William Andrew Publishing; 2010. p. 59-94.
5. Jiao J, Burgess DJ. Multiple emulsion stability: pressure balance and interfacial film strength. In: Aserin A, editor. Multiple emulsions technology and applications. Hoboken: John Wiley & Sons, Inc.; 2008. p. 307.
6. Song Y, Shum HC. Monodisperse w/w/w double emulsion induced by phase separation. Langmuir. 2012;28(33):12054-9.
7. Lautenschläger H. Oleogels-what non-aqueous products can accomplish. Kosmetische Praxis. 2004;4:6-7.
8. Rehman K, Zulfakar MH. Recent advances in gel technologies for topical and transdermal drug delivery. Drug Dev Ind Pharm. 2014;40(4):433-40.
9. Botega DCZ, Nogueira C, Moura NM, Martinez RM, Rodrigues C, Barrera-Arellano D. Influence of Aqueous Matrices into Candelilla Wax Organogels Emulsions for Topical Applications. J Am Oil Chem Soc. 2020;98(3):317-28.
10. Pernetti M, van Malssen KF, Floter E, Bot A. Structuring edible oils by alternatives to crystalline fat. Curr Opin Colloid Interface Sci. 2007;84:989-1000.
11. Hughes NE, Marangoni AG, Wright AJ, Rogers MA, Rush JW. Potential food applications of edible oil organogels. Trends Food Sci Technol. 2009;20(10):470-80.
12. Sahoo S, Kumar N, Bhattacharya C, Sagiri SS, Jain K, Pal K, et al. Organogels: properties and applications in drug delivery. Des Monomers Polym. 2011;14:95-108.
13. Mujawar NK, Ghatage SL, Yeligar C. Organogel: factors and its importance. Int J Pharm. 2014.
14. Kumar R, Katare OP. Lecithin organogels as a potential phospholipid-structured system for topical drug delivery: a review. AAPS PharmSciTech. 2005;6(2):E298-310.
15. Tanaji DN. Emulgel: a comprehensive review for topical delivery of hydrophobic drugs. Asian J Pharm. 2018.
16. Zulim Botega DC. Desenvolvimento de organogéis para aplicação em emulsões a frio para produtos cosméticos. 206 f. Tese [Doutorado] – Faculdade de Engenharia de Alimentos, Universidade Estadual de Campinas; 2018.
17. Palefsky I. Considerações sobre a formulação dos cosmecêuticos. In: Draelos Z, editor. Cosmecêuticos. 3. ed. Rio de Janeiro: Elsevier; 2016.
18. Shakeel A, Lupi FR, Gabriele D, Baldino N, De Cindio B. Bigels: a unique class of materials for drug delivery applications. Soft Materials. 2018;16(2):77-93.
19. Wakhet S, Singh VK, Sahoo S, Sagiri SS, Kulanthaivel S, Bhattacharya MK, et al. Characterization of gelatina-agar based phase separated hydrogel, emulgel and bigel: A comparative study. J Mater Sci Mater Med. 2015;26(2):118.
20. Samui T, Goldenisky D, Rosen-Kligvasser J, Davidovich-Pinhas M. The development and characterization of novel in-situ bigel formulation. Food Hydrocolloids. 2021;113:106416.
21. Martín-Illana A, Notario-Pérez F, Cazorla-Luna R, Ruiz-Caro R, Bonferoni MC, Tamayo A, et al. Bigels as drug delivery systems: from their components to their applications. Drug Discov Today. 2022;27(4):1008-26.
22. Al-Niaimi F, Chiang NYZ. Topical Vitamin C and the Skin: Mechanisms of Action and Clinical Applications. J Clin Aesthet Dermatol. 2017;10(7):14-7.
23. Shao Y, He T, Fisher GJ, Voorhees JJ, Quan T. Molecular basis of retinol anti-ageing properties in naturally aged human skin in vivo. Int J Cosmet Sci. 2017;39(1):56-65.
24. Juncan AM, Moisă DG, Santini A, et al. Advantages of Hyaluronic Acid and Its Combination with Other Bioactive Ingredients in Cosmeceuticals. Molecules. 2021;26(15):4429.

25. Green BA, Yu RJ, Van Scott EJ. Clinical and cosmeceutical uses of hydroxyacids. Clin Dermatol. 2009;27(5):495-501.
26. Roggenkamp D, Sammain A, Fürstenau M, Kausch M, Passeron T, Kolbe L. Thiamidol® in moderate-to-severe melasma: 24-week, randomized, double-blind, vehicle-controlled clinical study with subsequent regression phase. J Dermatol. 2021;48(12):1871-6.
27. Pullar JM, Carr AC, Vissers MCM. The Roles of Vitamin C in Skin Health. Nutrients. 2017;9(8):866.
28. Baran R, Maibach H. Textbook of cosmetic dermatology. Nova Iorque: Martin Dunitz; 1998. p. 245-63.

REFERÊNCIAS COMPLEMENTARES

Brasil. Ministério da Saúde. Resolução nº 79, de 28 de agosto de 2000. Brasília, DF: Diário Oficial da União; 2000.

Leonardi GR. Avaliação da estabilidade e efeito no conteúdo aquoso do estrato córneo de formulações cosméticas contendo, ou não, vitaminas A ou E, ou ceramida III. 98 f. Tese [Doutorado] – Faculdade de Ciências Farmacêuticas de Ribeirão Preto, Universidade de São Paulo; 2000.

Leonardi GR, Chorilli M. Formulações dermocosméticas. São Paulo: RX; 2008.

Leonardi GR. Cosmetologia aplicada. São Paulo: Santa Isabel; 2008.

Leonardi GR, Gaspar LR, Maia Campos PMBG. Study of the moisturizing effect of the formulations containing or not vitamins A, E or ceramides on the human skin, by a non-invasive method. In: Anais do International Cosmetic Expo. 2000. p. 38-41.

Leonardi GR. Influência do ácido glicólico na penetração cutânea da vitamina A palmitato e na estabilidade física de formulações dermocosméticas. 114 f. Dissertação [Mestrado] – Faculdade de Ciências Farmacêuticas de Ribeirão Preto, Universidade de São Paulo; 1997.

Maia Campos PMBG. Bases dermocosméticas. Rev Cosmiatr Med Est. 1994;2(2):32-5.

Manela-Azulay M, Mandarim-de-Lacerda CA, Perez MA. Vitamina C. Anais Bras Dermatol. 2003;78(3):265-74.

Torras H, López X. Situación de la cosmetologia y de la estética dentro de la dermatologia. Evolución de La dermocosmética em los últimos 30 años. Med Cutan Iber Lat Am. 2005;33(1):1-5.

Traikovich SS. Use of topical ascorbic acid and its effects on photodamaged skin topography. Arch Otolaryngol Head Neck Surg. 1999;125(10):1091-8.

18

Abordagem estética e cosmética no tratamento facial: limpeza de pele

Lidiane Pereira da Rocha

INTRODUÇÃO

O procedimento de limpeza de pele é um dos serviços estéticos faciais mais procurados nas clínicas, centros e consultórios no mundo. Ele tem como principal objetivo a extração de comedões e outras lesões cutâneas, como pápulas e pústulas, além de promover a remoção da sujidade da pele e redução da oleosidade. A eficácia da limpeza depende da avaliação minuciosa do profissional, para que escolhas cosméticas e tecnológicas sejam empregadas conforme a necessidade de cada tipo de pele. Neste capítulo, serão abordadas as etapas necessárias para a realização de uma limpeza de pele segura e eficaz em seu paciente.

BIOTIPOS E ESTADOS CUTÂNEOS

Segundo Gerson e colaboradores,[1] o termo "biotipo cutâneo" é utilizado na classificação do tipo de pele de cada indivíduo (Figura 1). São eles:

- **Biotipo eudérmico/pele normal:** apresenta óstios finos e coloração mate, sem brilho intenso e espessura normal. Resistente a fatores climáticos e agentes de limpeza. Devido ao clima e à miscigenação da população brasileira, é uma pele difícil de encontrar em território nacional.
- **Biotipo alípico/pele seca:** apresenta óstios (poros) muito finos, espessura fina, opacidade e pouca resistência a fatores climáticos. Devido à falta de gorduras naturais, a glândula sebácea produz pouco sebo nesse tipo de pele, com tendência à desidratação e descamação.
- **Biotipo lipídico/pele oleosa:** apresenta óstios profundos e visíveis em toda a face. É espessa, com brilho intenso, muito resistente a fatores climáticos. A glândula sebácea nesse tipo de pele produz muito sebo. É mais comum na adolescência e juventude, mas pode estender-se na maturidade.

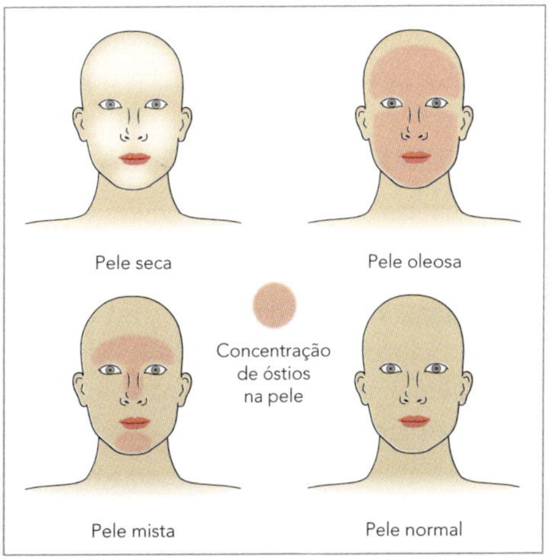

FIGURA 1 Tipos de pele.

- **Biotipo misto/pele mista:** apresenta óstios profundos e visíveis na zona T (testa/nariz/queixo), é espessa e com brilho intenso nessa região. No restante da face a pele se apresenta normal ou seca. É o biotipo de pele mais comum em mulheres brasileiras.

É muito importante não confundir biotipo cutâneo com estado cutâneo; o biotipo é a característica orgânica da pele de cada pessoa, já o estado pode variar de acordo com o clima, o estilo de vida e alterações hormonais. Por exemplo, ninguém nasce com a pele acneica; o aparecimento da acne é algo que acontece durante a vida do indivíduo. Algumas pessoas têm biotipo oleoso, mas a pele não é acometida pela acne durante toda a vida.[1]

Souza e Junior[2] relatam que, após a avaliação facial e determinação do tipo e estado de pele, cabe ao profissional escolher os produtos cosméticos corretos na realização do procedimento, de acordo com o biotipo e estado cutâneo do paciente, sempre levando em consideração suas contraindicações.

Existe outra variante importante na etapa de avaliação facial, que não podemos esquecer: se o paciente tem algum tipo de doença cutânea, como rosácea, psoríase, vitiligo, dermatites etc. Os produtos e as tecnologias devem ser escolhidos de acordo com as contraindicações de cada uma dessas doenças.[2]

PROCEDIMENTO – LIMPEZA DE PELE

Neste tópico será abordado o passo a passo da técnica, o objetivo de cada uma das suas etapas de forma geral e as escolhas específicas e cosmetologia eficiente. O protocolo de limpeza de pele deve seguir um padrão; cada etapa a seguir é necessária para a promoção de resultados efetivos e eficientes.

A primeira etapa do procedimento chama-se higienização facial e compreende:

- **Limpeza inicial:** aplicação de demaquilante ou água micelar, para a retirada da maquiagem, seguida da aplicação de um produto higienizante específico que objetiva a redução da sujidade superficial da pele.
- **Esfoliação:** uso de um produto ou técnica esfoliante, responsável por reduzir a espessura do extrato córneo, preparando a pele para as etapas seguintes.
- **Tonificação:** o uso do tônico tem como objetivo regular o pH da pele, reequilibrar após a esfoliação e aumentar a hidratação cutânea, salvo exceções. Alguns tônicos adstringentes, por exemplo, agem mais como agentes de limpeza do que como agentes equilibrantes. O uso do tônico nessa etapa também é bastante discutido por profissionais da área, visto que as etapas seguintes da limpeza tendem a desequilibrar o pH da pele, tornando o uso do tônico nessa etapa sem sentido. O profissional tem toda a autonomia para escolher tonificar nessa etapa, ou apenas na etapa de finalização do procedimento.

A segunda etapa da limpeza de pele é chamada de emoliência e extração e compreende o uso de procedimentos que vão amolecer os comedões e outras lesões, preparando-os para extração pelo profissional:

- **Emoliência:** uso de produtos que amolecem a queratina da pele e aquecem a superfície cutânea. Mais à frente serão abordados todos os recursos disponíveis no mercado que podem ser utilizados nessa etapa.
- **Extração:** etapa em que o profissional retira da pele, após a emoliência, os comedões e outras lesões.

A terceira etapa é a desinfecção. Após a extração, o profissional utiliza recursos que visam promover atividade bactericida e fungicida, com foco na potencialização da limpeza: utilizam-se tecnologias como alta frequência, LED azul ou cosméticos/fármacos como melaleuca e probióticos tópicos.

A quarta e última etapa da limpeza é a finalização, quando o profissional utiliza recursos cosméticos para reequilibrar e tratar a pele de acordo com suas necessidades:

- **Aplicação de máscara cosmética:** deve ser escolhida de acordo com as necessidades apresentadas pela pele durante a avaliação e o procedimento.
- **Aplicação do tônico:** com foco no equilíbrio do pH da pele.
- **Aplicação de produto finalizador e terapia manual:** é de extrema importância, nessa etapa, que o profissional faça uso de produtos específicos, sempre pensando nas necessidades da pele. Para melhor espalhabilidade e penetração do produto, pode-se fazer uma terapia manual (drenagem linfática, massagem *lifting*, massagem relaxante facial), sempre obedecendo às recomendações de cada terapia, tipo e estado de pele.
- **Aplicação do filtro solar:** também deve ser escolhido segundo as necessidades de cada paciente.[3]

Nos próximos tópicos, serão abordados de forma mais detalhada cada um dos procedimentos realizados em cada etapa.

QUADRO 1 Etapas do procedimento de limpeza de pele

Etapa	Procedimentos realizados
Higienização	▪ Limpeza inicial ▪ Esfoliação ▪ Tonificação
Emoliência e extração	▪ Amolecimento da epiderme ▪ Extração de comedões e outras lesões

(continua)

QUADRO 1 Etapas do procedimento de limpeza de pele *(continuação)*

Etapa	Procedimentos realizados
Desinfecção pós-extração (deve-se escolher um dos recursos citados)	▪ Alta frequência ▪ LED azul ▪ Melaleuca ▪ Probióticos tópicos
Finalização	▪ Máscara cosmética ▪ Tonificação ▪ Produto específico ▪ Terapia manual ▪ Filtro solar

Fonte: própria autora.

LIMPEZA INICIAL

Segundo Souza e Junior,[4] a primeira e mais importante etapa no procedimento é a limpeza inicial da superfície cutânea, pois ela determina o grau de dificuldade das próximas etapas. É composta pela higienização específica da pele, esfoliação e tonificação (caso julgue necessário).

- **Demaquilantes:** são produtos destinados apenas para retirar a maquiagem do paciente. Na limpeza de pele profissional, evitam-se demaquilantes alcoólicos ou com grande capacidade adstringente, visto que esses produtos causam a desidratação da epiderme, desequilibrando-a. Recomenda-se água micelar nessa etapa do procedimento. A água micelar é composta por micelas de limpeza que retiram a sujidade e a maquiagem sem causar desidratação. Algumas são enriquecidas com princípios ativos hidratantes e rejuvenescedores.
- **Higienizantes:** o segundo passo é a higienização da pele. Existe uma gama enorme de opções na atualidade, mas para a escolha correta o profissional deve considerar o tipo e o estado da pele do paciente. As bases higienizantes mais utilizadas hoje são sabonete líquido, gel de limpeza, leite de limpeza, creme de limpeza, espuma

QUADRO 2 Cosmetologia de limpeza

Cosméticos de limpeza	Base e pH	Ingredientes
Sabonete de limpeza	Aquosa; pH 5,5-6,0	Tensoativos aniônicos: detergentes (lauril sulfato de sódio e variações)
Gel de limpeza	Aquosa; pH 5,5-6,0	
Leite e creme de limpeza	Oleosa; pH 5,5-6,0	Tensoativos catiônicos (cloreto de cetrimônio e variações), não iônicos (lauril poliglicosídeo e variações) e/ou anfóteros (coco betaína e variações)
Espuma de limpeza	Aquosa; pH 5,0-6,0	
Sabonete ácido	Aquosa; pH 3,5-4,5	Substâncias queratolíticas: ácido mandélico, glicólico, salicílico, láctico, entre outros + tensoativos

Fonte: Daltin D, 2011.[5]

de limpeza e sabonete ácido. Cada um desses produtos tem uma indicação:

- **Sabonete líquido:** indicado para peles oleosas e mistas, graças à sua função detergente é um produto que retira com eficiência o excesso de oleosidade da pele.
- **Gel de limpeza:** também indicado para peles oleosas e mistas.
- **Leite de limpeza e creme de limpeza:** mais indicados para peles normais a secas e envelhecidas.
- **Espuma de limpeza:** indicada para todos os tipos de pele, inclusive para peles sensíveis ou que sejam acometidas por alguma patologia cutânea (doenças de pele). Por exemplo: rosácea.
- **Sabonete ácido:** indicado para todos os tipos de pele (não deve ser utilizado em peles sensíveis), como o nome já diz ele é feito com pH mais baixo que o da pele, por isso consegue promover, além da higienização, a remoção dos queratinócitos de superfície (camada córnea), afinando a pele e preparando-a para as próximas etapas do procedimento. Esse afinamento permitirá uma extração mais fácil dos comedões.

Além das bases já descritas neste capítulo, os produtos higienizantes podem ser desenvolvidos com princípios ativos focados nos tratamentos de pele, abordados nos próximos tópicos.

- **Esfoliantes:** são utilizados para promover o afinamento da camada córnea, comumente chamado de remoção de células mortas. O esfoliante consegue, por intermédio de mecanismos distintos, retirar as células epidérmicas mais superficiais. Assim como a higienização, existem formas diferentes de esfoliação:
  - **Esfoliação mecânica ou física:** utilizam-se recursos que atritam a superfície cutânea, promovendo a esfoliação de forma mecânica. São exemplos de esfoliantes físicos: produtos que contêm grânulos em sua composição (grânulos sintéticos, sementes, óxidos), *peeling* de cristal, *peeling* de diamante e *dermaplaning*. Não são indicados para uso em pele lipídica e sensível.
  - **Esfoliação enzimática:** realizada com cosméticos desenvolvidos com enzimas que interagem com a superfície da pele e promovem a aceleração do processo de renovação da epiderme de forma suave. São produtos indicados para todos os tipos de pele, em especial para peles sensíveis.
  - **Esfoliação química:** utilizam-se produtos desenvolvidos à base de ácidos que podem ser aplicados na pele.

QUADRO 3 Cosmetologia da esfoliação

Tipo de esfoliante	Ação	Recursos (ativos) esfoliativos mais utilizados
Físicos	Atrito na epiderme	▪ Grânulos: sementes (damasco, nozes, arroz, aveia) ▪ Óxidos: derivados de minerais (silício, alumínio) ▪ Argilas
Enzimáticos	Enzimas queratolíticas	▪ Papaína ▪ Bromelina ▪ *Pumpkin enzyme* ▪ Romã ▪ *Lactobacillus*
Químicos	Ácidos queratolíticos	▪ Ácido glicólico ▪ Ácido mandélico ▪ Ácido láctico ▪ Ácido salicílico

Fonte: própria autora.

Promovem ação queratolítica e remoção da camada córnea superficial devido à alteração no pH. Como esses cosméticos costumam ser mais irritativos (salvo algumas exceções), são indicados para peles lipídicas e resistentes.[3]

- **Tônico:** a função é regular o pH da pele e promover a hidratação dela (com exceção dos tônicos alcoólicos, que têm função de limpeza, mas não são indicados para uso na limpeza de pele profissional). É recomendável que a tonificação seja feita no final da limpeza de pele. Além das funções já descritas, os tônicos geralmente são enriquecidos com ativos cosméticos que podem promover outras alterações na pele. Um exemplo é o tônico clareador, desenvolvido com ativos clareadores. As águas termais são excelentes opções para utilizar nessa etapa de tonificação, já que, além de reequilibrar o pH, elas conseguem repor na pele minerais importantes para manter seu equilíbrio.[6]

EMOLIÊNCIA E EXTRAÇÃO

Gerson[1] descreve que é nessa etapa que acontece efetivamente a remoção dos comedões. Para isso, faz-se necessário o amolecimento prévio das lesões, para que sejam retiradas com maior facilidade e menor desconforto para o paciente.

- **Emoliente:** nessa etapa, aplicam-se sobre a pele produtos ou terapias com a finalidade de amolecer a superfície da pele e, logo, permitir que as lesões sejam retiradas na etapa de extração. Há vários tipos de emolientes no mercado. O ativo mais comum para promover emoliência chama-se trietanolamina, eficaz no amolecimento cutâneo, porém com grande incidência de reações alérgicas, não sendo indicado para peles reativas e sensibilizadas. Outra opção de emoliente eficaz e com menor efeito sensibilizante é o óleo vegetal ou produtos à base desse óleo. Os óleos mais empregados para esse fim são jojoba, abacate e coco. O desincruste, técnica que usa a corrente galvânica para transformar a gordura da pele em sabão, também já foi muito utilizada, mas caiu em desuso, já que pode causar intensa desidratação da pele.
- **Extração:** etapa em que o profissional efetivamente retira as lesões da acne. Pode ser feita manualmente ou com recursos próprios para esse fim, extratores de comedões e agulhas 30 G½. O extrator é indicado para áreas pequenas onde os dedos

não conseguem alcançar (asa do nariz, orelhas e mento), já a agulha é utilizada para a extração de miliuns e comedões fechados. Faz-se uma pequena abertura com a ponta da agulha nessas lesões, abrindo caminho para a retirada manual.

DESINFECÇÃO PÓS-EXTRAÇÃO

Após a extração, empregam-se recursos bactericidas e oxigenantes para amplificar os resultados da limpeza da pele. Os recursos mais utilizados para esse fim são:

- **Alta frequência:** equipamento elétrico com frequência de 1.000 Hz (mais comum). Possui eletrodos de vidro preenchidos por gás em seu interior, que, quando ligados e em contato com o ar, geram ozônio, que tem propriedade bactericida e oxigenante.
- **LED azul:** é absorvida na superfície cutânea e gera espécies reativas de oxigênio que rompem a cápsula de alguns tipos de bactérias. É muito eficiente para promover a diminuição da *Cutibacterium acnes* (bactéria causadora da acne inflamada) e *Staphylococus*.[7]
- **Melaleuca:** o óleo essencial de melaleuca ou produtos que contenham esse óleo na composição são muito utilizados nessa etapa. A melaleuca é conhecida por seu efeito bactericida e fungicida.
- **Probióticos tópicos:** a cosmética atual conta com produtos à base de probióticos tópicos, eficientes na reposição da microbiota fisiológica da pele, aumentando os microrganismos residentes na região, o que diminui a quantidade de microrganismos ruins (flora saprófita). Esse recurso pode ser utilizado nessa etapa da limpeza. Os princípios ativos probióticos mais utilizados na cosmética atualmente são Ecoskin® (*Lactobacillus* e sacarídeos), Koapyest (levedura) e os SkinBiotics (fragmentos ativos de microrganismos).[8]

FINALIZAÇÃO

A finalização do procedimento é composta pela aplicação de cosméticos que promovem a homeostase (equilíbrio da pele) após a manipulação da pele.

- **Máscaras cosméticas:** são recursos cosméticos com finalidade oclusiva e repositora, que visam acalmar a região manipulada durante o procedimento e/ou repor minerais, vitaminas e outras substâncias retiradas da pele. Existe no mercado uma infinidade de máscaras com funções diferentes para finalização da limpeza. As mais utilizadas são calmantes, hidratantes, secativas e seborreguladoras (peles oleosas).
- **Tônico:** a tonificação pode ser feita nessa etapa para a promoção do equilíbrio cutâneo após o procedimento. O tônico deve ser aplicado sobre a pele e não deve ser retirado.
- **Produto específico:** aplica-se um produto à base de gel, sérum ou creme com princípios ativos escolhidos a partir da necessidade de cada pele (avaliação cutânea). Por exemplo: pele desidratada – produto hidratante; pele oxidada – produto antioxidante; pele oleosa ou acneica – produto secativo/seborregulador.
- **Terapia manual:** o profissional escolhe um procedimento manual a ser aplicado de acordo com a indicação para cada tipo de pele. A terapia manual facilita a penetração do produto específico e promove a oxigenação tecidual. A drenagem linfática manual é indicada para peles oleosas e acneicas, já a massagem *lifting* é indicada para peles mais maduras.
- **Filtro solar:** aplica-se um produto que ofereça proteção contra radiação UVA/UVB. O filtro solar deve ser escolhido de acordo com o biotipo e estado cutâneo. As bases mais aquosas são utilizadas em peles oleosas e mistas (gel, sérum),

enquanto as bases mais oleosas devem ser utilizadas em peles secas (alípicas), desidratadas e/ou sensibilizadas.

COSMÉTICA NA LIMPEZA DE PELE

Neste tópico, encontram-se descritos os princípios ativos comumente utilizados na elaboração de produtos focados na limpeza de pele. Esses ativos são incorporados às formulações (desde o sabonete até os finalizadores), focando na potencialização do procedimento. Em resumo, são ativos antiacne, antioleosidade, calmantes e reparadores.

- **Ácido salicílico:** agente queratolítico eficiente (reduz a espessura da camada córnea da epiderme), seborregulador (diminui a quantidade de sebo na pele) e bactericida (eficiente contra *Cutibacterium acnes*, bactéria causadora da acne inflamatória).
- **Ácido mandélico:** seu poder queratolítico é menor que o do ácido salicílico, também seborregulador e bactericida. Por ser menos agressivo e ter uma penetração mais lenta que a do salicílico, pode ser utilizado em todos os tipos de pele. É considerado um coringa da cosmética quando o assunto é redução da espessura da camada córnea.
- ***Aqua licorice*:** inibe a enzima 5-alfarredutase, responsável pela síntese da diidrotestosterona, hormônio responsável pela hipertrofia da glândula sebácea.
- **Niacinamida:** conhecida como vitamina B3, previne e trata todos os tipos de acne e melhora a textura da pele. É considerada uma substância seborreguladora e hidrante. Contribui ainda para a inibição da formação de manchas da acne e hipercromias pós-inflamatórias (HPI).
- ***Camellia sinensis*:** trata-se do chá-verde, que é incorporado às formulações dermocosméticas devido à sua comprovada ação desintoxicante e purificante.
- **Alfa-bisabolol:** anti-inflamatório, descongestionante, calmante, cicatrizante e antiacne.
- **Zinco:** oligoelemento indispensável na síntese de ácidos nucleicos e proteínas. Eleva a atividade de cicatrização da pele e diminui consideravelmente o edema (inchaço pós extração), além de ser excelente seborregulador.
- **Enxofre:** secativo, adstringente, bactericida, antisséptico e desengordurante. Em altas concentrações, pode desencadear a desidratação cutânea, por isso é recomendada cautela na sua utilização.
- **Sálvia:** antisséptico, bactericida, fungicida, adstringente, emoliente, dermopurificante e tônico.
- **Hamamélis:** adstringente e refrescante.
- **Alcaçuz e tília:** são substâncias calmantes e equilibrantes, comumente utilizadas na formulação de máscaras pós-extração.
- **Argila verde:** rica em magnésio de zinco, tem função seborreguladora e antiedematosa.
- **Argila branca:** rica em minerais, sua principal função é reequilibrar a quantidade de água na pele, indicada para peles sensibilizadas e desidratadas.
- **Óleo vegetal de jojoba:** emoliente eficaz e seborregulador.
- **Gluconolactona:** considerado um esfoliante inteligente, estimula a renovação epidérmica sem agressão e devolve água para as camadas mais superficiais.
- **Óleo essencial de melaleuca:** bactericida, ideal para uso em peles com acne inflamada. Pode ser utilizado em pequena quantidade (uma gota) na emoliência, para efeito anestésico.
- **Óleo essencial de copaíba:** poderoso anti-inflamatório, ideal em peles acneicas inflamadas.
- **Aloe vera:** reequilibrante, hidratante e calmante.
- **Normaseb:** seborregulador.

- **Phytosphingosine®:** fermentado de leveduras que diminui a quantidade de *Cutibacterium acnes*. Reduz a oleosidade e a irritação da pele.
- **Sebonormine®:** inibe a 5-alfarredutase, moderando a oleosidade da pele.
- **Ecoskin®:** pré-probiótico que estimula os mecanismos de defesa naturais da pele e reconstitui a microbiota cutânea.
- **Koapyest:** extraído de levedura (probiótico), reequilibra a microbiota da pele, com ação antioxidante e hidratante.
- **SkinBiotics:** ativos desenvolvidos pelo laboratório Lemma, compostos por frações de microrganismos (probióticos) eficientes na recuperação da flora cutânea.[9,10]

CONTRAINDICAÇÃO

Assim como as demais técnicas aplicadas na estética, é necessário que o profissional leve sempre em consideração as contraindicações, para garantir segurança ao paciente. Algumas delas são listadas a seguir:[8]

- **Acnes grau 3 a 5:** devido ao quadro inflamatório e infeccioso, podem levar a complicações severas.
- **Infecção grave na área tratada:** pode levar a proliferação do agente infeccioso pela manipulação.
- **Rosácea nodular ou papular:** esse quadro requer atenção, pois, na maioria das vezes, a pele está muito sensível a manipulações.
- **Hipersensibilidade ou alergia:** aos produtos utilizados no procedimento de limpeza de pele.
- **Lesões desconhecidas e não diagnosticadas:** risco de reações adversas e até agravamento.

CONCLUSÃO

A limpeza de pele é um procedimento coringa oferecido nos consultórios e espaços estéticos. Tem como objetivo manter a pele limpa e equilibrada. Quando o profissional da saúde estética alia conhecimento fisiológico da pele a conhecimento em tecnologia e cosmetologia, consegue oferecer uma limpeza de pele com resultados efetivos e seguros, destacando-se no mercado.

CASOS CLÍNICOS

- **Caso 1:** H.D.R., 20 anos, apresentava acne grau III na região malar, pele oleosa (lipídica) e desidratada.
- **Caso 2:** V.R.C., 19 anos, apresentava acne grau III em toda a face, pele extremamente oleosa (lipídica) e desidratada.

Conduta terapêutica

Após avaliação prévia das peles e verificação do histórico clínico dos pacientes, foi proposto um plano de tratamento para ambos, composto por três fases:

- **Tratamento pré/pós-limpeza de pele:** com finalidade de hidratação e diminuição das lesões inflamatórias – total de sete sessões semanais intercaladas com a limpeza de pele:

Protocolo pré- e pós-limpeza de pele	Sete intervenções semanais – intercaladas
Etapas do procedimento	**Terapia utilizada**
Higienização	A higienização foi feita com sabonete Glyco Fruits, à base de ácido glicólico a 10% da marca DNA Dermocosméticos. Aplicação na pele seca e suja, aguardando-se 3 minutos para retirada com algodão e gaze embebidos em água filtrada. A secagem da pele foi feita com o auxílio de uma gaze

(continua)

(continuação)

Protocolo pré- e pós-limpeza de pele	Sete intervenções semanais – intercaladas
Etapas do procedimento	**Terapia utilizada**
Esfoliação	Aplicação do esfoliante enzimático/químico (manipulado) à base de gluconolactona 10%, papaína 10% e Renew Zyme 10% (pH 4,0) na pele seca, deixando agir durante 10 minutos na pele. Retirado com algodão e gaze úmidos. A secagem da pele foi feita com o auxílio de uma gaze
Fotobiomodulação – LED azul (paciente e profissional usaram óculos de proteção)	Com a pele seca, foi feita a aplicação do LED azul (430 nm) da marca Ponce. Parâmetros dosimétricos utilizados: 1 minuto e 30 segundos por ponto, com foco nas regiões que apresentavam lesões cutâneas (comedões abertos e fechados, pápulas, pústulas e cistos)
Peeling fotoativado	Com a pele seca, foi feita a aplicação do Peeling Citrino Fotoativado da marca Adélia Mendonça em toda a face
Fotobiomodulação – LED vermelho (paciente e profissional usaram óculos de proteção)	Com o *peeling* fotoativado sob a pele do paciente, foi feita a irradiação do LED vermelho (630 nm) da marca Ponce. Parâmetros dosimétricos utilizados: 1 minuto e 30 segundos por ponto, distribuídos por toda a face do paciente

(continua)

(continuação)

Protocolo pré- e pós-limpeza de pele	Sete intervenções semanais – intercaladas
Etapas do procedimento	**Terapia utilizada**
Retirada do *peeling* e tonificação	Após finalização do procedimento de fotobiomodulação, foi feita a retirada do *peeling* com gaze embebida em água filtrada e a secagem da pele. Em seguida, aplicação da Loção Tônica Probiotic da marca DNA Dermocosméticos, feita com a ajuda de uma gaze, realizando movimentos de pinçamentos e tamborilamentos até total absorção do tônico
Máscara cosmética	Com a pele seca, foi feita aplicação da máscara cosmética Balance DNA Biotics da marca DNA Dermocosméticos, deixando agir por 10 minutos
Finalização	Após a retirada da máscara e secagem da pele, aplicação do sérum DNA Actibiotics da marca DNA Dermocosméticos, em movimentos circulares até a total absorção em toda a face
Filtro solar	Aplicação do filtro solar Velvet Incolor da marca Adélia Mendonça

- **Limpeza de pele:** retirada dos comedões e outras lesões cutâneas – total de três sessões intercaladas com tratamento pré-/pós-procedimento:

Limpeza de pele	**Três intervenções intercaladas**
Etapas do procedimento	**Terapia utilizada**
Higienização	Higienização com sabonete líquido Glyco Fruits, à base de ácido glicólico a 10% da marca DNA Dermocosméticos. Aplicação na pele seca e suja, aguardando 3 minutos para a retirada com algodão e gaze embebidos em água filtrada. A secagem da pele foi feita com o auxílio de uma gaze
Esfoliação	Aplicação do esfoliante físico Exfoliance, da marca Dermare. Aplicação em toda a face com movimentos circulares até a absorção do gel. A retirada dos grânulos residuais foi feita com algodão e gaze úmidos. A secagem da pele foi feita com o auxílio de uma gaze
Emoliência	Com a pele seca, foi feita a aplicação de óleo vegetal de jojoba da marca Amantikir em toda a face do paciente. Em seguida, foi colocada a máscara desidratada de TNT úmida (água) e feita a aplicação do vapor de ozônio durante 10 minutos
Extração	Extração de lesões realizada manualmente; profissional, com as mãos enluvadas e algodão úmido nas pontas dos dedos, extraiu os comedões e as pústulas. A extração de pápulas e cistos foi feita com a ajuda de uma agulha 30 G½. Após a extração de todas as lesões, a pele foi seca com gaze
Fotobiomodulação – LED azul (paciente e profissional usaram óculos de proteção)	Com a pele seca, foi feita a aplicação do LED azul (430 nm) da marca Ponce. Parâmetros dosimétricos utilizados: 1 minuto e 30 segundos por ponto focado nas regiões que apresentavam lesões cutâneas (comedões abertos e fechados, pápulas, pústulas e cistos)
Máscara cosmética	Com a pele seca, aplicação da máscara cosmética Balance DNA Biotics da marca DNA Dermocosméticos, deixando agir por 10 minutos
Tonificação	Foi feita a aplicação da Loção Tônica Probiotic da marca DNA Dermocosméticos, com a ajuda de uma gaze, realizando movimentos de pinçamentos e tamborilamentos até a total absorção do tônico
Finalização	Após retirada da máscara e secagem da pele, aplicação do sérum DNA Actibiotics da marca DNA Dermocosméticos em movimentos circulares até a total absorção em toda a face
Filtro solar	Aplicação do filtro solar da marca Adélia Mendonça Velvet

(continua)

(continuação)

- **Acompanhamento *home care* (uso diário – *skin care*):** utilização de dermocosméticos específicos para a potencialização de resultados – durante todo o tratamento – 10 semanas.

Dermocosméticos utilizados	Modo de utilização
Sabonete Mousse Probiotic – DNA Dermocosméticos	Utilização 2 x/dia (manhã e noite), aplicação na face seca e retirada com água fria e corrente
Loção tônica Probiotic – DNA Dermocosméticos	Aplicação 2 x/dia após retirada da mousse. Aspergir em toda a face e realizar movimentos de pinçamento até a total absorção. Não retirar
Sérum DNA Nano Biotics – DNA Dermocosméticos	Aplicação 2 x/dia, após tônico
Filtro Solar Anasol Viso (Oil Control) – ANASOL	Aplicação 4 x/dia, reposição feita a cada 4 horas, não aplicar à noite

Resultados dos casos clínicos

- **Caso clínico 1:** após a finalização do tratamento, houve redução das lesões inflamadas da acne, redução da oleosidade e melhora da qualidade da pele.

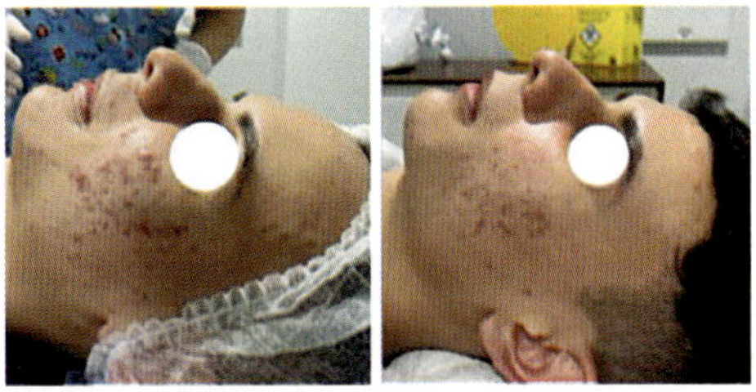

FIGURA 2 Resultados clínicos do paciente 1.
Fonte: própria autora.

- **Caso clínico 2:** após a finalização do tratamento, houve redução das lesões inflamadas da acne, redução da oleosidade e melhora da qualidade da pele.

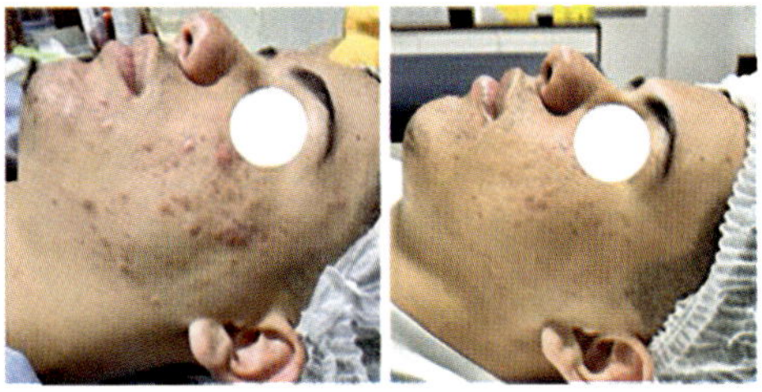

FIGURA 3 Resultados clínicos do paciente 2.
Fonte: própria autora.

REFERÊNCIAS BIBLIOGRÁFICAS

1. Gerson J. Fundamentos de estética 2. Ciências Gerais. Cengage Learning; 2011.
2. Souza VM, Junior DA. Ativos dermatológicos: dermocosméticos e nutracêuticos. Volume 9. Caieiras: RBE Editora; 2016.
3. Corrêa MA. Cosmetologia: ciência e técnica. 1. ed. Medfarma; 2012.
4. Souza VM, Junior DA. Ativos dermatológicos: dermocosméticos e nutracêuticos. Volume 10. Caieiras: RBE Editora; 2019.
5. Daltin D. Tensoativos: química, propriedades e aplicações. Blucher; 2011.
6. Farn RJ. Chemistry and technology of surfactants. Blackwell Publishing; 2008.
7. Borges F, Scorza F. Terapêutica em estética: conceitos e técnicas. São Paulo: Phorte; 2016.
8. Rhein LD. Surfactants in personal care products and decorative cosmetics. 3. ed. Boca Raton: CRC Press; 1997.
9. Haraya N. Amino acid based surfactant for natural cosmetics & sulfate-free personal care products. In: Cosmetics. 2015.
10. Guertechin LO, Paye M. Surfactants: Classification. In: Paye M, Barel AO, Maibach HI. Handbook of cosmetic science and technology. 3. ed. Nova Iorque: CRC Press; 2009. p. 769-86.

19

Cosmetologia cutânea facial

Audrey Alesandra Stinghen Garcia Lonni

INTRODUÇÃO

"Quando se cria harmonia em si próprio, o ser humano provoca harmonia nas coisas à sua volta. A questão é perceber que estamos em rede, que tudo está conectado e que uma atitude benéfica transforma o entorno." (Monja Coen)

Em um aprendizado simples e sútil, visto pelo prisma da beleza, verifica-se que o melhor tratamento que uma pessoa pode proporcionar é o autocuidado, uma vez que a beleza começa quando alguém decide se cuidar, afinal a saúde e o bem-estar estão intrinsicamente conectados. Por meio da estética, pode-se melhorar a autoimagem e, portanto, a autoestima e a autoconfiança.

O Brasil é o quarto maior mercado de beleza do mundo, cultuando a beleza como um sinal de expressão e de autoafirmação.[1] Essa valorização da beleza pelos brasileiros é reforçada pela diversidade étnica, cultural e biodiversidade, o que torna o país um grande "laboratório" para a indústria na área de cosméticos.

A pele é um órgão complexo e dinâmico que reveste a superfície corporal, protegendo o organismo da desidratação e da ação de agentes exógenos que possam agredi-lo, além das funções de termorregulação e sensibilidade. É dividida em três camadas: epiderme, derme e hipoderme. Por ser um órgão externo, a pele está constantemente exposta às agressões ambientais, como radiação, poluição e patógenos que ocasionam alterações em sua morfologia e fisiologia, acelerando o processo de envelhecimento.[2-4]

O envelhecimento cutâneo é um processo biológico natural causado por fatores intrínsecos e extrínsecos e pode ser acelerado, sobretudo, pela contínua exposição à radiação solar. Esse processo afeta todas as camadas da pele e seus anexos, alterando sua composição, estrutura e funcionalidade, fazendo que ela passe de um aspecto macio e uniforme para uma aparência áspera, flácida, ressecada, com rugas e manchas.[2,3,5]

Os avanços cosméticos sempre acompanharam os avanços da humanidade, e cada vez mais a tecnologia cosmética e a inovação estão intimamente ligadas. Nesse novo cenário, observa-se que diversas marcas cosméticas estão substituindo o termo *anti-aging* em seus produtos, uma vez que defendem que o envelhecimento não é uma patologia a combater. Desse modo, em relação a esses conceitos sobre produtos para envelhecimento, as marcas estão assumindo os termos "longevidade" e "*pro-aging*" para remeter ao envelhecer bem, de maneira saudável, sem estigmas sobre esse processo natural da vida.[2,5]

Aprenderemos, a seguir, a realizar os cuidados com a pele, os tipos de peles e a direcionar a melhor escolha dos ingredientes cosméticos para a prevenção e o tratamento em busca do *pro-aging*.

CUIDADOS COM A PELE

Atualmente deparamos diuturnamente com os termos em inglês *skin care* e *skincare*, que significa "cuidados com a pele". Afinal, qual é a forma ortográfica correta: *skin care* ou *skincare*? De acordo com o dicionário inglês Cambridge, *skincare* escreve-se junto. Por outro lado, o dicionário americano Collins cita *skin care* separado. A maioria dos autores argumenta que *skin care* é a grafia original e adequada, enquanto *skincare* é uma invenção lexical mais recente.[3,4] Outrossim, independentemente da grafia, o importante é o cuidado correto, ou seja, uma rotina bem estabelecida com os passos e os produtos usados no tratamento diário com a pele pela manhã e à noite para se obter os resultados almejados. O *skin care* deve ser iniciado de forma gradual e progressiva até que se torne um hábito, afinal uma pele bonita é um compromisso, ou seja, o resultado de bons hábitos diários aplicados consistentemente.[3,4]

Cuidados básicos

A rotina de *skin care* inclui cuidados básicos e complementares. Nos cuidados básicos, é fundamental pela manhã seguir os quatro passos,[3,4] que incluem: 1) limpeza, 2) tonificação, 3) hidratação e 4) proteção. À noite, é importante aplicar os três primeiros passos.

Limpeza

A limpeza de pele é o primeiro passo a ser aplicado em qualquer tratamento, independentemente do tipo de pele. Esse procedimento tem a finalidade de remover a "sujeira" da pele e desobstruir os folículos pilossebáceos. Entende-se por "sujeira" as secreções das glândulas sebáceas e sudoríparas (apócrinas e écrinas), corneócitos em processo de eliminação, resíduos de produtos cosméticos (maquiagem), bem como poeira e poluentes do meio ambiente que estão presentes na superfície da pele.[3,4,6]

Além disso, a pele abriga uma variedade de microrganismos (microbioma cutâneo) que não causam danos e fornecem uma defesa adicional contra o crescimento excessivo por patógenos, embora esses organismos possam agir em componentes do filme superficial (manto hidrolipídico) e criar subprodutos indesejáveis, como os resultantes do metabolismo de compostos encontrados no suor apócrino responsáveis pelo mau odor corporal.[3,4] Assim, enquanto o filme hidrolipídico superficial é um importante tegumento da pele, a limpeza periódica para remover a sujeira, detritos e odor é essencial para manter a saúde da pele e, em muitas culturas, a aceitação.[2,3]

Os produtos de limpeza, apesar de sua ampla variedade e formas, têm a mesma função básica, ou seja, limpar a pele sem agredir sua fisiologia. Uma boa higiene facial é o equilíbrio entre a limpeza da superfície da pele e a integridade da barreira cutânea, deixando os lipídios intercelulares intactos. Isso se torna um desafio à luz do fato de que os produtos de limpeza não podem diferenciar com precisão entre o sebo e os lipídios intercelulares. Ainda mais desafiadores são a constante mudança de produção de sebo das glândulas faciais, que varia conforme a idade e o clima, e os diferentes micro-organismos com que a pele entra em contato.[3,4,7]

A capacidade do produto de limpeza depende de vários fatores, como composição, concentração, bom poder de arraste, fácil eliminação, além do tempo de aplicação e das características da superfície da pele a ser limpa. O pH também desempenha papel essencial na determinação das interações surfactante-pele.[3,4,6,7]

Os surfactantes ou tensoativos compõem a maior parte dos produtos de limpeza, devido à sua propriedade anfifílica, ou seja, diminuem a tensão interfacial do meio em que estão dissolvidos, pois combinam porções hidrofílicas e hidrofóbicas em extremidades opostas da molécula do surfactante. Esse ingrediente compõe em grande parte os sabonetes, as emulsões de limpeza e a água micelar.[3,4,7,8]

Os sabonetes tradicionais em barra proporcionam uma limpeza eficaz, entretanto podem induzir ou predispor a pele facial às reações adversas, sobretudo em pacientes com acne. O motivo é a maior concentração de surfactantes e o elevado pH, logo o sabonete líquido e o *syndet* seriam os mais apropriados.[6]

Um estudo observacional quantitativo conduzido por Mendesa e colaboradores (2016)[6] avaliou o valor do pH de 90 amostras de sabonetes antibacterianos infantis usados em banhos infantis. Como resultados, os níveis de pH variaram consideravelmente entre apresentações líquidas e em barra, com menores níveis (4,4 a 7,9) encontrados para os líquidos. Sabonetes do tipo *syndet* apresentaram níveis de pH próximos ao ideal (levemente ácido), e os sabonetes antibacterianos apresentaram os maiores níveis de pH (até 11,34). Os autores concluíram que o conhecimento do pH do sabonete infantil por médicos e usuários é importante, considerando a grande variabilidade do pH encontrada nesse estudo. Além disso, sabonetes líquidos e *syndets* são os mais recomendados para a pele sensível de recém-nascidos e lactentes, a fim de garantir a eficácia da barreira cutânea.[6]

Outros produtos indicados são os lipofílicos, como loções oleosas (monofásica, bifásica ou trifásica) e os óleos demaquilantes, cuja teoria é o semelhante atraindo o semelhante. Independente da forma cosmética, são produtos que devem ser removidos da pele com água corrente abundante.[3]

O hábito de lavar as mãos com sabonete antibacteriano tornou-se popular, e as propagandas de marketing o mostram como um produto extremamente eficiente, embora ele possa aumentar o risco de desenvolvimento de afecções cutâneas, como dermatites. Como os produtos bactericidas não discriminam os tipos de bactérias que serão eliminadas, eles exterminam todos os tipos de bactérias da pele, as nocivas e as benéficas, ou seja, destroem o microbioma cutâneo, alterando a barreira. O importante é sempre ponderar o uso e fazer escolhas certas.[5-7]

Tonificação

Loções tônicas, adstringentes, águas termais, entre outros termos, são usados para produtos desta categoria. A escolha da nomenclatura pode variar de acordo com o fabricante, proposta do produto e até mesmo dentro das linhas de produtos.[3,4] A tonificação constitui o segundo passo da rotina de *skin care*.

Os tônicos são apontados como reguladores do pH, complementam a limpeza da pele, removendo os resíduos alcalinos e irritantes dos produtos de limpeza, possuem ação refrescante e preparam a pele para a aplicação do hidratante. Além disso, proporcionam uma experiência sensorial agradável, podendo ser formulados adequadamente para cada tipo de pele.[3,4]

Os adstringentes, por sua vez, são produtos conceitualmente indicados para peles oleosas e acneicas, pois promovem constrição dos poros, em virtude de seu efeito coagulante sobre a proteína epidérmica e remoção do excesso das secreções sebáceas. Essa propriedade é alcançada com o uso de ingredientes adstringentes como ácidos (glicólico, málico, mandélico, salicílico etc.) e extratos vegetais ricos em taninos, por exemplo, hamamélis (*Hamamelis virginiana*), barbatimão (*Stryphnodendron adstringens*), sálvia (*Salvia officinalis*), chá-verde (*Camellia sinensis*), entre outros. Além disso, é muito utilizado o acetato ou sulfato de alumínio.[3,4,7,9]

Após a limpeza, a loção tônica ou adstringente é normalmente aplicada com o auxílio de um algodão por toda a superfície do rosto, deixando-a na pele. Os homens podem usá-la como um *spray* após o barbear, o que é interessante para reduzir a irritação na pele causada pelo procedimento. Também é utilizada na maquiagem, pulverizada nas esponjas para espalhar melhor a base na face.[3,4]

Os tônicos são soluções aquosas geralmente transparentes, e a escolha dos ingredientes e suas alegações determinam a qualidade e a proposta do produto. A água é o veículo utilizado em maior quantidade, já o etanol deve ser evitado, uma vez que promove desidratação da pele.[7]

Os umectantes são adicionados para atrair a umidade para a epiderme, sobretudo no estrato córneo, o que melhora as propriedades físicas de flexibilidade e elasticidade.[2,3] Assim, princípios ativos como glicerina (animal ou vegetal) e sorbitol são utilizados como excelentes umectantes, mas podem dar uma sensação pegajosa se usados a partir de 3,0% (p/p). Quando a sensação não pegajosa é desejável, sugere-se a adição de propilenoglicol, butilenoglicol e a glicerina etoxilada, como o éter metílico etoxilado da glicose. Propanediol (derivado da glucose de milho) tem sido muito utilizado para substituir o propilenoglicol, o butilenoglicol e a glicerina em produtos naturais.[9]

Os ácidos orgânicos são essenciais para a pele quando se busca a renovação celular e a redução do pH, sendo aplicados os alfa-hidroxiácidos (AHA), beta-hidroxiácidos (BHA) e os poli-hidroxiácidos (PHA), que são ácidos atóxicos, geralmente fracos e obtidos de fontes naturais. Os AHA mais comuns são: ácido cítrico (das frutas cítricas), ácido málico (da maçã), ácido láctico (dos derivados fermentados do leite), ácido mandélico (das amêndoas amargas), ácido tartárico (das uvas) e ácido glicólico (da cana-de-açúcar).[4,9] Já os BHA são representados pelo salicílico, que entre diversas propriedades regula a secreção sebácea.[4,9] Os PHA têm mecanismo similar ao dos AHA, porém são moléculas bem maiores, como a gluconolactona e o ácido lactobiônico, com propriedades antioxidantes e hidratantes.[9] Dessa forma, tornam-se ativos interessantes para serem adicionados nas loções tônicas.

Outro ingrediente benéfico usado em tônicos é a alantoína, em concentrações que variam de 0,1% a 0,5% (p/p), com reconhecidas propriedades dermatológicas, como renovação celular, redução da irritação cutânea e aumento da umectação da pele.[7,9]

Hidratação

A hidratação da pele constitui o terceiro passo, considerada um processo essencial para manter a saúde geral da pele, uma vez que é responsável em manter a integridade da barreira epidérmica. Tem como principal objetivo promover a homeostase cutânea, considerando que a água é a molécula mais importante da nossa pele. Essa molécula, composta por um átomo de oxigênio e dois de hidrogênio (H_2O), é o componente-chave para o adequado funcionamento e manutenção da fisiologia cutânea, necessária para o bom funcionamento das enzimas e para a síntese de lipídios, proteínas epidérmicas e restauração da barreira, minimizando a perda de água transepidermal (TEWL).[2-4,10]

As propriedades, como controle hemodinâmico, excreção de metabólitos, regulação da temperatura corporal, proteção contra a radiação ultravioleta (UV), resposta imunológica e função de barreira, só são desempenhadas com excelência se o tecido tegumentar estiver em condições normais de funcionamento.[2,3]

A hidratação cutânea é importante para manter o conteúdo de água na epiderme e manter a barreira epidérmica em perfeito estado, que por sua vez deve ser bem estruturada para evitar a perda de água transepidermal e a entrada de micro-organismos patogênicos e agentes inflamatórios. Uma barreira epidérmica intacta permite que haja um equilíbrio cutâneo de água, o que é essencial para o bom funcionamento e a aparência normal da pele.[2,3,5]

Por isso, quando se fala em hidratar a pele, não se deve pensar apenas em repor a água perdida, mas também em estratégias que contribuam para a manutenção da integridade do estrato córneo, que desempenha a função de barreira cutânea.[2-5,10,11]

A barreira epidérmica pode ser dividida em duas partes: 1) matriz proteica celular, composta por uma trama de queratinócitos entrelaçados, disposta em camadas e limitadas superficialmente pelos corneócitos, e 2) matriz intercelular, composta por uma dupla camada lipídica. O equilíbrio entre esses compartimentos se deve ao teor de água no estrato córneo.[2-5,10,11]

Os lipídios intercelulares formados por ceramidas, colesterol e ácidos graxos livres têm origem dos queratinócitos e estão dispostos na camada córnea. São estruturas bipolares que controlam a permeabilidade e o movimento intercelular da água, por isso são importantes para a hidratação da pele e manutenção da função da barreira cutânea.[2-5,10,11]

O fator de hidratação natural (FHN), muito conhecido pelo termo em inglês *natural moisturizing factor* (NMF), é considerado um dos principais mecanismos envolvidos na hidratação cutânea. Trata-se de um conjunto de substâncias hidrofílicas e higroscópicas que interagem entre si, retendo água e impedindo a evaporação para o ambiente. Análises de seu conteúdo indicaram a presença de aminoácidos (40%), ácido pirrolidona carboxílico (PCA) (12%), lactato (12%), ureia (7%), amônia, ácido úrico, glucosamina, creatinina (1,5%), citrato (0,5%), sódio, cálcio, fosfato, potássio, magnésio e cloreto (18,5%) e açúcares, ácidos orgânicos, peptídeos e outros componentes (8,5%).[11]

Assim, pode-se dizer que os lipídios intercelulares e o FHN são fundamentais para a manutenção da hidratação da pele e atuam em conjunto, visto que esses lipídios selam o FHN nos corneócitos, mantendo o conteúdo hídrico intercelular.[11]

Uma pele hidratada previne diversas afecções dermatológicas, como dermatites, e reduz os sinais do envelhecimento cutâneo, como linhas finas, rugas e flacidez. A adição de princípios ativos hidratantes aos produtos auxilia na eficácia, favorece a permeação e melhora as propriedades mecânicas da pele, alterando não só sua aparência, mas também a arquitetura cutânea. Estudos mostram que a quantidade de água na camada córnea pode influenciar a função da barreira da pele, ou seja, quanto maior a hidratação, maior a permeação cutânea.[2,3]

Hialuronato de sódio é o sal sódico do ácido hialurônico e foi desenvolvido como excelente opção para aplicação em cosméticos com ação hidratante, afinal, conforme se envelhece, a pele produz cada vez menos ácido hialurônico, e esse estímulo proporcionado pelo hialuronato de sódio é fundamental para manter a pele saudável. Assim, os produtos que contêm "ácido hialurônico", na verdade, contêm o hialuronato de sódio. As funções na pele dependem do peso molecular (PM) das diversas formas de hialuronato de sódio. As moléculas com alto PM servem para hidratar a pele, pois não conseguem permear em função do seu tamanho e, portanto, são muito utilizadas em fórmulas cosméticas hidratantes. Já as formas com menor PM permeiam e podem chegam até a derme, o que as torna fundamentais para uso em produtos anti-idade.[7,9]

A vegetalização dos cosméticos é uma tendência conhecida e abrange um mercado que cresce exponencialmente, com os conceitos de produtos naturais, orgânicos e veganos. Consiste na adição de derivados vegetais, como extratos, óleos fixos e essenciais nas formulações tópicas. Por possuírem metabólitos secundários, desempenham várias propriedades biológicas, como atividade antioxidante, adstringência, ação anti-inflamatória, antimicrobiana, calmante, vasodilatadora, entre outras. A concentração a ser utilizada depende de muitos fatores, incluindo a técnica de extração, porcentagem da droga vegetal e solvente extrator.[3,8]

Especialmente populares e benéficos são os polifenóis encontrados nas folhas do chá-verde (*Camellia sinensis*), partes aéreas do alecrim (*Rosmarinus officinalis*), casca de pinheiro (*Araucaria angustifolia*), semente e casca da uva (*Vitis vinifera*), catuaba (*Trichilia catigua*), entre outras drogas vegetais, pois propiciam potencial ação antioxidante e anti-inflamatória. Os benefícios anti-inflamatórios equivalem a reduzir o ardor na pele, prurido e eritema, como os extratos de camomila (*Matricaria chamomilla*), sálvia (*Salvia officinalis*) e calêndula (*Calendula officinalis*). Isoflavonas contidas no extrato de soja (*Glycine max*) são conhecidas pelo seu alto teor de fitoestrogênios, sendo benéficas para peles maduras e secas.[2,8]

Óleos vegetais fixos (OV) são componentes lipofílicos, de composição complexa, amplamente usados em cosméticos devido a suas propriedades emolientes, de hidratação por oclusão, formação de filme, lubrificação e brilho. Podem ser incorporados em diversas formas cosméticas. Cerca de 95% dos OV são compostos principalmente por triglicerídeos, como óleo de coco (*Cocos nucifera*) e palma (*Opuntia ficus-indica*), que contêm alto teor de ácidos graxos saturados, enquanto a maioria dos demais óleos contêm ácidos graxos insaturados (ácidos oleico, linoleico e linolênico). Os outros 5% da composição dos OV contêm fosfolipídeos, glicolipídeos, sulfolipídeos, ceras, hidrocarbonetos, esqualeno, carotenoides, clorofila, vitamina E, fitosteróis e álcoois triterpênicos.[3,9,10]

Destaca-se o óleo de oliva (*Olea europaea*), que apresenta em sua composição, principalmente, ácido oleico, com menor concentração de outros ácidos graxos e diversos compostos diferentes, como esteróis, carotenoides e álcoois triterpênicos.[3,9,10] Outra tendência na cosmetologia é a incorporação de vitaminas por terem ação regenerante e antioxidante, ou seja, a capacidade de combater os radicais livres, moléculas desequilibradas e potencialmente danosas para todas as células do organismo.[2-5,9]

A vitamina A e suas formas derivadas são amplamente conhecidas pelos seus benefícios nos produtos cosméticos. Pertence à classe dos retinóides e pode ser apresentada de várias formas, incluindo a vitamina A alcoólica (retinol), ésteres de vitamina A (palmitato de retinila e acetato de retinila), vitamina A aldeído (retinal) e ácido retinoico (tretinoína). São capazes de inibir a expressão das metaloproteinases (MMP), estimular a síntese de colágeno e normalizar o processo de queratinização. Além disso, os retinóides possuem uma ação específica em determinados receptores da pele, o que resulta em processos como a redução da aspereza da pele, diminuição das rugas e controle da acne.[2-5,9]

A tretinoína é considerada o retinol mais biologicamente ativo de sua classe. Estudos comprovaram seus benefícios para a pele com acne e fotoenvelhecida, que incluem a redução das rugas, renovação celular e redução do melasma e lentigo. Em nível histológico, a utilização tópica da tretinoína pode diminuir a adesão dos corneócitos e a hiperplasia epidermal, aumentar as células de Langerhans e aumentar a síntese de colágeno, elastina e da angiogênese.[2-5,9]

O palmitato de retinila apresenta alto PM e é bastante estável quando incorporado às formulações. Entretanto, é considerado o menos eficaz da família dos retinóides, sendo necessária a sua conversão enzimática na pele à forma de retinol, devido à clivagem das ligações de éster. Posteriormente o retinol deve ser convertido à tretinoína por um processo oxidativo de dois passos, para que seja obtido o seu efeito ativo. Contudo, há limitações em relação a ambos os processos na pele, o que faz com que ambas as formas de retinol e palmitato de retinila sejam consideradas menos eficientes do que a tretinoína.[2-5,9]

A Câmara Técnica de Cosméticos da Anvisa, em seu Parecer Técnico nº 04/2010, recomenda que a vitamina A, nas suas formas retinol e ésteres de retinila, seja empregada em preparações cosméticas na concentração máxima de 10.000 UI de vitamina A/g de produto acabado, e, na sua forma retinaldeído, seja utilizada em produtos cosméticos na concentração máxima de 0,05% (p/p).

Produtos contendo retinoides na sua formulação, em concentração acima de 1.000 UI, devem apresentar testes de compatibilidade (irritação primária e acumulada, sensibilização dérmica e fotoirritação). Para fins de registro, os produtos contendo retinóides na formulação são classificados como grau de risco 2. Não deve ser aplicado sobre a pele irritada ou lesada e não deve ser usado durante a gravidez e lactação.[9]

A vitamina C, ou ácido ascórbico, é uma molécula ácida naturalmente presente nas frutas cítricas e outros vegetais. Possui propriedade hidrossolúvel e termolábil, além de forte atividade redutora. A sua utilização em cosméticos consiste principalmente no seu excelente potencial antioxidante, pois atua quelando os radicais livres induzidos pela exposição à radiação UV, além de atuar na síntese de colágeno e regenerar a vitamina E, gerando uma ação sinérgica com ela. Apresenta ainda atividade anti-inflamatória, o que gera benefícios para a pele, como a rápida recuperação de eritemas.[9]

O maior desafio da vitamina C está na propensão à oxidação, que é acelerada na presença de calor, oxigênio, luz e, especialmente água, o que acaba por inativá-la. Por esse motivo, é recomendada a utilização dessa vitamina com maior estabilidade química e permeação cutânea em níveis eficazes, sem que suas funções farmacodinâmicas sejam comprometidas. Dessa forma, aliado à tecnologia foram desenvolvidos diversos derivados, disponíveis no mercado nas formas de 1) derivados estabilizados: LumineCense®, Nikkol VC-IP® e Éster-C®; 2) derivados micro ou nanoencapsulados: Nano Lightening® C, Nanovit® C, Talaspheras® de VC-PMg, DermaSpheres® C, Activespheres® Vit C PMg; 3) derivados associados ao silício orgânico: Ascorbosilane® C.[9]

A vitamina E é um composto lipossolúvel utilizado em cosméticos devido a seus inúmeros benefícios, como alto potencial antioxidante e o fato de evitar a peroxidação lipídica e promove a redução do eritema induzido pela radiação UV. Há duas formas principais: tocoferol (forma biologicamente ativa) e acetato de tocoferila, que apesar do seu potencial reduzido em relação ao tocoferol é eficaz quando aplicado topicamente.[9]

O pantenol, ou pró-vitamina B5, é um ativo hidratante eficaz que repara a barreira da pele. Quando aplicado topicamente é convertido em ácido pantotênico, reduzindo irritações e pruridos, além de suavizar o aspecto da pele seca, áspera e lesionada, porque acelera o processo de regeneração e epitelização, devido à sua ação cicatrizante e calmante.[9]

Os peptídeos, cada vez mais presentes nos produtos *pro-aging*, são estruturas de baixo PM, formadas pela ligação de duas ou mais moléculas de aminoácidos, sendo classificados em dipeptídeos, tripeptídeos, tetrapeptídeos, oligopeptídeos e polipeptídeos. Podem ser definidos como proteínas fragmentadas que funcionam como sinalizadores, melhorando a saúde da pele e com alta permeação. Atuam estimulando a produção de colágeno e elastina, amenizando rugas e linhas de expressão e reduzindo a flacidez facial. Há também peptídeos neurotransmissores, que bloqueiam a liberação de toxinas responsáveis pela contração muscular das linhas de expressão, peptídeos anti-inflamatórios, que reduzem o estresse oxidativo do envelhecimento cutâneo, e peptídeos inibidores de MMP, que reduzem a degradação natural do colágeno e elastina.[2,3,9]

Proteção solar

É consensual entre as comunidades científica e médica que a exposição à luz solar é um fator determinante para o fotoenvelhecimento e o risco de câncer de pele.[12] Estudos epidemiológicos, *in vitro*, pré-clínicos e clínicos comprovam que a exposição aguda da pele desprotegida à radiação UV da luz solar produz numerosos efeitos fisiológicos, além da queimadura solar. Tais danos após exposição repetida ao longo da vida ao UV solar levam ao câncer de pele e a uma miríade de eventos degenerativos responsáveis pelos sinais visíveis do envelhecimento da pele.[2,3,5,12]

Indiscutivelmente, evitar completamente a radiação UV solar não é saudável. Sabe-se que a exposição à luz solar traz benefícios à saúde, incluindo a produção de vitamina D. Assim, é prudente ter um equilíbrio entre os danos estabelecidos e os benefícios da exposição solar. Para esse fim, a melhor estratégia é o uso de protetores solares, que absorvem, refletem e difundem a radiação antes que essa energia possa ser absorvida pelos cromóforos que residem na pele. Entretanto, para serem eficazes é necessário aplicar uma camada generosa, homogênea e 20 minutos antes de se expor ao sol.[2,3,5,12]

A radiação UV é dividida em três categorias de comprimento de onda: UVC (200 a 280 nm), UVB (280 a 320 nm) e UVA (320 a 400 nm). Os raios UVC são absorvidos completamente pela camada de ozônio (O_3), com isso não atingem a superfície terrestre.[5,12]

O FPS (fator de proteção solar) é um valor que é dado pela razão da resposta à exposição UVB simulada pelo sol na pele protegida *versus* a pele desprotegida. Especificamente, a dose mínima de eritema (DEM) é determinada para cada voluntário 16 a 24 horas após a exposição aos raios UVB, de acordo com os métodos estipulados pela FDA.[5,12]

Do ponto de vista biológico, o FPS não é linear, uma vez que um FPS 15 não é a metade de um FPS 30 com base na capacidade de reduzir ponderadamente o eritema, ou seja, o FPS é determinado pelo espectro de ação do eritema, ponderado para comprimentos de onda curtos de UV. O FPS pode ser representado como uma porcentagem de transmissão do UV, assim um FPS 15 bloqueia 93,3%, enquanto o FPS 30 bloqueia 96,7% da radiação UV, o que equivale a uma diferença de apenas 3,0%. Finalmente, e talvez a mais significativa limitação do FPS, é a falha em fornecer garantia de proteção contra comprimentos de onda longos de UV (340-400 nm) ou o chamado UVA-I.[3,5,12]

Considerando que agora está estabelecido que a proteção contra a radiação UVA de longo comprimento de onda é essencial, órgãos reguladores obrigam as empresas a determinar o fator de proteção UVA, medido pela mudança de cor da pele, cujo teste é chamado de PPD (escurecimento persistente do pigmento).[5]

Em suma, a função dos protetores solares é reduzir a dose de UV solar, mitigando ou reduzindo os danos à pele. Os filtros UV são os componentes funcionais dos protetores solares, enquanto a formulação é a "ciência da arte", cujo objetivo é ser eficaz, promover proteção anti-UVAB de amplo espectro, ter resistência ao suor e/ou à água, ser compatível com o tipo de pele e ter bom sensorial.[5,12]

O desenvolvimento de protetores modernos e mais eficientes conta com filtros UV fotoestáveis, que permitem aos formuladores alcançar uma eficácia maior frente à radiação UV com concentração reduzida de filtros UV e, assim, possibilitem um sensorial melhor ao produto para aumentar a adesão do usuário.[3,5] Outras estratégias incluem o uso de pós para reduzir a oleosidade dos filtros UV oleosos, adição de polímeros formadores de filme para reduzir a sensação gordurosa na pele, incorporação de silicones para reduzir a sensação de pele seca provocada pelo óxido de zinco e dióxido de titânio e incorporação de princípios ativos antioxidantes e hidratantes. Assim, essa tecnologia irá impulsionar a eficiência e promover a estética, dando origem à nova geração de protetores solares.[3,5]

Com base em pesquisa científica, protetores solares reduzem eventos moleculares, bioquímicos e clínicos associados ao câncer de pele e fotoenvelhecimento. O fotodano e o fotoenvelhecimento podem ser parcialmente reversíveis com fotoproteção, e dessa forma incentiva-se o uso de protetores solares que protejam contra os raios solares UV. A mensagem de saúde pública endossada por vários órgãos governamentais e acadêmicos é a "estratégia de sol seguro", que inclui o uso diário de um protetor solar com pelo menos FPS 15.

Cuidados complementares

Com relação aos cuidados complementares na rotina de *skin care*, como o próprio nome diz, são produtos que complementam os cuidados básicos com a pele. Para manter a pele macia, minimizar rugas e linhas de expressão e manter o aspecto jovem e saudável, o cuidado complementar é com produtos específicos para a área dos olhos, esfoliante para promover a remoção mecânica das células mortas e a máscara facial para recuperar a vitalidade do rosto e trazer vários benefícios, como hidratação, aumento da luminosidade e deixar os poros menos aparentes.

Enfim, uma consideração importante tanto no cuidado quanto no desenvolvimento de uma formulação, independentemente da proposta do produto, é identificar em qual sítio-alvo vai atuar, afinal existem necessidades específicas e individuais de cada área a ser tratada. Questões de etnia, fototipo de pele, idade, gênero e a sensibilidade da pele devem ser considerados ao formular e aplicar os produtos. Os resultados também dependem dos ingredientes do produto (tipo e concentração), bem como do pH da formulação e da forma correta de utilização.[3]

Dessa forma, deve-se explorar a singularidade da pele para desenvolver a formulação ideal. A falta de premeditação necessária resultará em um produto recebido com entusiasmo inicial, devido a alegações de marketing, mas baixo desempenho do produto em longo prazo, devido à falta de eficácia.

TIPOS DE PELE

A pele é marcada por características que podem ser classificadas por métodos e autores diversos. As principais classificações serão abordadas a seguir.

Classificação de Helena Rubinstein

No início de 1900, a empresária polonesa de cosméticos Helena Rubinstein afirmou os quatro tipos fundamentais de pele: seca, oleosa, mista e sensível (Quadro 1). Desde então, o mercado de produtos para cuidados com a pele se transformou em uma poderosa indústria. Embora as formulações tenham

QUADRO 1 Classificação dos quatro tipos de pele de acordo com Helena Rubinstein

Tipos de pele	Aspecto e cor	Poros	Luminosidade	Textura	Sensibilidade
Normal	Normal e rosado	Pouco visíveis	Normal	Aveludada e suave	Sem propensão
Seca	Pálida com leve descamação, tendência à vermelhidão. Pode apresentar vasos sanguíneos aparentes	Não aparentes	Sem brilho, opaca em toda a face	Fina, áspera ao tato e com tendência à descamação	Alta, sendo sensível a irritação e infecção com possibilidade de coceira
Oleosa	Oleosa e amarelada	Dilatados	Brilho excessivo em toda a face	Espessa e aderente ao tato	Propensa a cravos e acne e inflamações
Mista	Zona T: amarelada	Dilatados	Brilho excessivo	Espessa e aderente ao tato	Propensa a inflamações
	Laterais: pálida ou sensível	Não aparentes	Opaca ou normal	Fina e áspera ou lisa	Alta e sensível à irritação

Fonte: Brandon R, 2011.[13]

evoluído com sofisticação crescente e inovação tecnológica cada vez maior, o estabelecimento médico dermatológico não fez nenhum progresso discernível na criação de métodos de caracterização precisos dos tipos de pele para ajudar os pacientes a encontrar e usar os produtos mais apropriados para seu tipo de pele.[13]

Classificação de Fitzpatrick

Em 1976, o médico norte-americano Thomas B. Fitzpatrick[14] classificou a pele em seis fototipos, a partir da capacidade de cada pessoa em se bronzear, bem como sua sensibilidade e formação de eritema, quando exposta ao sol, conforme o Quadro 2.

Classificação de Glogau

Anos depois, em 1996, surge a classificação de Glogau,[15] relacionada à escala de rugas *versus* idade, pelo Dr. Richard G. Glogau, professor clínico de dermatologia na Universidade da Califórnia em São Francisco, reconhecido mundialmente como um especialista no tratamento da face envelhecida. Ele é o desenvolvedor da Classificação de Fotoenvelhecimento Glogau,[15] amplamente conhecida como *The Glogau Wrinkle Scale*, que se tornou a escala de avaliação padrão adotada por médicos para tratar linhas de expressão, rugas e danos causados pelo sol, e pelas empresas de cosméticos para classificar seus produtos. Essa classificação estabelece quatro graus baseada na idade do paciente, sendo:

- **I (20 a 30 anos):** ausência de rugas/envelhecimento discreto.
- **II (30 a 40 anos):** rugas dinâmicas/envelhecimento moderado.
- **III (50 a 60/70 anos):** rugas estáticas/envelhecimento avançado.
- **IV (> 60/70 anos):** apenas rugas/envelhecimento grave.

Classificação de Baumann

A experiência clínica ao longo de vários anos levou a dermatologista americana Leslie Baumann,[4] depois de estudar 1.400 pacientes durante 8 anos, a desenvolver um sistema novo de classificação da pele com base na pele seca e oleosa, levando em consideração quatro características: hidratação, sensibilidade, pigmentação e tendência a rugas, criando assim 16 tipos de pele, validados e publicados no livro *The Skin Type Solution*, lançado em 2016 no Brasil com o nome *Pele saudável: a fórmula perfeita para seu tipo de pele*. Dessa forma, os pacientes e consumidores podem facilmente identificar os tratamentos tópicos mais adequados (Quadro 3). O tipo de pele descritivo de acordo com o sistema de classificação de Baumann[4] é derivado das respostas de um questionário de 65 perguntas autoaplicável.

QUADRO 2 Classificação dos quatro fototipos de pele de acordo com o dermatologista Thomas B. Fitzpatrick

Fototipo de pele	Cor natural da pele sem exposição solar	Queimadura solar e história de bronzeamento
I	Branca-pálida ou marfim	Queima facilmente e nunca bronzeia
II	Branca	Queima facilmente e bronzeia com dificuldade
III	Branca	Queima moderadamente e bronzeia facilmente
IV	Parda-clara ou bege	Dificilmente queima e bronzeia facilmente
V	Parda	Habitualmente não queima e bronzeia facilmente
VI	Negra	Não queima e bronzeia facilmente

Fonte: Fitzpatrick TB, 1988.[14]

QUADRO 3 Classificação dos 16 tipos de pele, de acordo com a dermatologista Leslie Baumann

Critérios	Características da pele	Tipo de pele
Oleosa e sensível	Oleosa, sensível, não pigmentada e propensa a rugas	Difícil de bronzear, avermelhada e com poros abertos. As rugas costumam ser precoces
	Oleosa, sensível, não pigmentada e firme	Ruboriza facilmente, e as veias faciais são mais aparentes. Apresenta manchas vermelhas que descascam, sobretudo em torno do nariz. Rugas costumam aparecer após os 40 anos
	Oleosa, sensível, pigmentada e propensa a rugas	Bronzeia fácil, mas costuma apresentar muita acne e dermatite. As primeiras rugas aparecem a partir dos 20 anos
	Oleosa, sensível, pigmentada e firme	Apresenta alta incidência de acne, geralmente acompanhada de inflamações. Propensa a alergias e nas pessoas claras aparecem sardas e manchas de sol
Oleosa e resistente	Oleosa, resistente, pigmentada e propensa a rugas	Aparência brilhante com poros largos. A acne é incomum
	Oleosa, resistente, pigmentada e firme	Pele brilhante, principalmente em fotografias. Mais comum em negros. Na pele clara nota-se maior incidência de sardas e manchas
	Oleosa, resistente, não pigmentada e propensa a rugas	Brilho moderado na face, pouca acne, mas as rugas são precoces
	Oleosa, resistente, não pigmentada e firme	Dificilmente apresenta manchas, vermelhidão ou ressecamento. O bronzeamento também é difícil devido à falta de pigmentação
Seca e sensível	Seca, sensível, pigmentada e propensa a rugas	Muito fina e seca, apresenta irritação e vermelhidão com muita frequência
	Seca, sensível, pigmentada e firme	Pele mais sujeita a eczemas, dermatites e descamações, podendo apresentar manchas ásperas no rosto e pescoço
	Seca, sensível, não pigmentada e propensa a rugas	Ressecada, avermelhada, áspera e sem brilho. A acne é moderada, os vasos são aparentes na face e as rugas são geralmente precoces
	Seca, sensível, não pigmentada e firme	Pele seca com descamações, vermelhidão e prurido. Sujeita a alergias e ao aparecimento de acne ocasional
Seca e resistente	Seca, resistente, pigmentada e propensa a rugas	Sem acne, alergias, irritações ou rugas até os 40 anos. É um tipo de pele que bronzeia facilmente
	Seca, resistente, pigmentada e firme	Seca com descamações no rosto e pescoço. Pode apresentar sardas ou melasma
	Seca, resistente, não pigmentada e propensa a rugas	Pele muito clara e delicada. Não costuma apresentar sardas ou melasma
	Seca, resistente, não pigmentada e firme	Pele típica de indivíduos loiros ou morenos claros. O bronzeamento é raro em virtude da ausência de pigmentação

Fonte: Baumann L, 2006.[4]

Pele sensível

Estima-se que a pele sensível afete cerca de 50% das mulheres; por definição, é uma pele que apresenta um limiar menor ao estímulo irritante, possivelmente devido a variações na sua estrutura, como alta reatividade das estruturas nervosas (resposta neurossensorial aumentada), alteração de barreira cutânea e hiper-reatividade imunológica, e exclui indivíduos com doença de pele preexistente. A irritação pode ser subjetiva (percebida) ou apresentar sinais clínicos visíveis, que incluem eritema, descamação, liquenificação e inflamação.[2-4,16]

As manifestações visíveis identificam a presença de uma alteração de barreira cutânea grave, e as três causas mais comuns de pele sensível facial induzida por defeito de barreira são: eczema, dermatite atópica e rosácea. Desenvolver um cosmético seguro constitui provavelmente o maior desafio para o formulador, pois precisa cumprir com o objetivo proposto com baixíssima probabilidade de danos ao usuário, já que a ausência total de risco não existe.[16] Risco cosmético é a probabilidade de ocorrência de uma das reações de irritação, sensibilização, sensações de desconforto e efeito sistêmico.[16]

A irritação é um processo inflamatório que ocorre na área de contato com o produto, podendo ocorrer após a primeira aplicação (irritação primária) ou com a continuidade do uso (irritação acumulada). É determinada por um dano tecidual agudo ou crônico de intensidade variada. Depende da concentração dos ingredientes no produto final, da formulação como um todo, quantidade aplicada, frequência e modo de aplicação.[16] Pode ser provocada por cosméticos com ácidos e bases fortes, como antiperspirantes, queratolíticos, depilatórios, onduladores e alisantes capilares. Além de cosméticos com alta concentração de surfactantes, como sabonetes em barra.

Sensibilização é um processo inflamatório que envolve mecanismo imunológico do tipo celular, com tempo de contato variável, de alguns dias ou mesmo alguns anos, até que o organismo reconheça um ou mais ingredientes, como alergênicos. Em geral, é uma resposta que não ocorre nas primeiras aplicações, a não ser que o indivíduo já se encontre sensibilizado a um dos ingredientes do produto, podendo aparecer em outra área, diferente da área de aplicação. O processo alérgico pode decorrer tanto em função dos ingredientes isolados quanto da interação entre eles no produto, formando um novo componente.[2-4,16]

As respostas de irritação e sensibilização do ponto de vista clínico são semelhantes, caracterizadas pela ocorrência de um ou mais dos seguintes sinais clínicos: eritema, edema, pápula e pústula. Diferenciam-se pelo fato de a irritação ser dose-dependente, ao contrário da sensibilização, pois o indivíduo uma vez sensibilizado desenvolverá a reação a toda exposição ao(s) ingrediente(s).[2-4,16]

As sensações de desconforto são reações comuns a cosméticos, caracterizadas por sintomas subclínicos que podem sinalizar uma irritação: ardência, prurido, dor e pinicação.[16] O efeito sistêmico resulta da passagem de quaisquer ingredientes do produto para a corrente circulatória, independentemente da via de aplicação. O risco sistêmico é avaliado a partir dos dados relativos aos ingredientes.[16]

A avaliação de segurança de um produto cosmético pressupõe uma abordagem caso a caso, observando-se, preliminarmente, todas as informações disponíveis que contribuam para o conhecimento do risco potencial, em condições normais ou razoavelmente previsíveis de uso.[16] A busca dessa segurança deve incorporar permanentemente o avanço do estado da arte da ciência cosmética e assim contribuir para o uso seguro e racional de produtos cosméticos.

Invista na sua pele, ela te representa!

REFERÊNCIAS BIBLIOGRÁFICAS

1. Associação Brasileira de Higiene Pessoal e Cosméticos. Panorama do Setor 2021. São Paulo.
2. Harris MINC. Pele: do nascimento à maturidade. São Paulo: SENAC; 2017.
3. Draelos ZD, Thaman LA. Cosmetic formulation of skin care products. 1. ed. Nova Iorque: Taylor & Francis; 2005.
4. Baumann L. The skin type solution: are you certain that you are using the optimal skin care products? Revised and updated. Nova Iorque: Bantam Books; 2006.
5. Shanbhag S, Nayak A, Narayan R, Nayak UY. Anti-aging and sunscreens: paradigm shift in cosmetics. Adv Pharm Bull. 2019;9(3):348-59.
6. Mendesa BR, Shimabukuro DM, Ubera M, Abagge KT. Critical assessment of the pH of children's soap. J Pediatr (Rio J). 2016;92(3):290-5.
7. Batistuzzo JAO, Itaya M, Eto Y. Formulações magistrais em dermatologia: parte integrante do formulário médico-farmacêutico. São Paulo: Atheneu; 2018.
8. Gupta PL, Rajput M, Oza T, Trivedi U, Sanghvi G. Eminence of microbial products in cosmetic industry. Nat Prod Bioprospect. 2019;9(4):267-78.
9. Antunes VMS, Antunes Junior, D. Ativos dermatológicos: dermocosméticos e nutracêuticos. 1. ed. São Paulo: Pharmabooks; 2019.
10. Ahmad A, Ahsan H. Lipid-based formulations in cosmeceuticals and biopharmaceuticals. Biomed Dermatol. 2020;4:1-10.
11. Bhise S. Sodium pyrrolidone carboxylic acid as moisturizing agent. Int J Cosmet Sci. 1981;3(3): 101-13.
12. Wang M, Charareh P, Lei X, Zhong JL. Autophagy: multiple mechanisms to protect skin from ultraviolet radiation-driven photoaging. Oxid Med Cell Longev. 2019;2019:8135985.
13. Brandon R. Ugly Beauty: Helena Rubinstein, L'Oréal, and the blemished history of looking good. Nova Iorque: Harper; 2011.
14. Fitzpatrick TB. The validity and practicality of sun-reactive skin types I through VI. Arch Dermatol. 1988;124(6):869-71.
15. Glogau RG. Aesthetic and anatomic analysis of the aging skin. Semin Cutan Med Surg. 1996;15(3): 134-8.
16. Brasil. Ministério da Saúde. Agência Nacional de Vigilância Sanitária. Guia para avaliação de segurança de produtos cosméticos. Brasília, DF: Ministério da Saúde; 2012.

20

Peelings

Laura Moretti Aiello
Silas Arandas Monteiro e Silva
Gislaine Ricci Leonardi

INTRODUÇÃO

O desenvolvimento técnico e científico no campo da saúde e do bem-estar psicossocial constitui um importante fator promotor do aumento da expectativa e qualidade de vida do ser humano.[1,2] A maior longevidade tem se refletido em um aumento da demanda de recursos cosméticos e estéticos que atuem na prevenção e tratamento da pele, a fim de garantir maior saúde e melhor aparência desse órgão em idades mais avançadas.

Com o envelhecimento, alterações estruturais, bioquímicas e funcionais ocorrem na pele, como a redução e modificação da qualidade dos componentes da matriz extracelular e menor taxa de renovação celular. Essas alterações podem ser evidenciadas clinicamente com sinais como ressecamento da pele, mudança na pigmentação, rugas e redução da firmeza e elasticidade cutâneas.

Da ampla gama de tecnologias disponíveis atualmente no mercado, os *peelings* destacam-se por sua flexibilidade de aplicação, segurança, eficácia e excelente custo-benefício.[3,4] Por meio da esfoliação cutânea por meios físicos ou químicos, esses agentes promovem a melhora da textura e a uniformidade da pele.

Neste capítulo, será dado ênfase aos *peelings* mais superficiais. Os dados reportados pela American Society of Plastic Surgeons classificam técnicas esfoliativas como os *peelings* químicos e a microdermoabrasão entre os cinco procedimentos cosméticos minimamente invasivos mais aplicados em 2018.[5]

DEFINIÇÃO

O *peeling* é um procedimento esfoliativo que promove a destruição controlada parcial ou total da epiderme ou derme por meio de mecanismos físicos, químicos ou biológicos.[7,8] O termo origina-se do verbo em inglês *to peel*, que significa descamar, esfolar, desprender.

Após a descamação das células da pele, a formação de um novo tecido é estimulada, ocorrendo reepitelização e alterações estruturais como o aumento da produção de colágeno. Tais processos regenerativos levam à melhora da aparência e textura da pele, tornando o uso de formulações contendo esses agentes aplicável a inúmeras indicações, como rejuvenescimento, tratamento de desordens pigmentárias e controle da acne vulgar.[3,7,8]

Os efeitos esfoliativos clínicos dos *peelings* são explorados desde a antiguidade. Essa é uma prática já descrita na medicina egípcia antiga, em 1500 a.C., quando misturas de óleos animais, sal e alabastro (uma variedade de gipsita branca) eram aplicadas para a ablação da pele. Relatos também remontam aos banhos de leite azedo por Cleópatra para a melhora estética da pele como ação do ácido láctico, um alfa-hidroxiácido (AHA) constituinte presente nesse produto. Outras civilizações antigas, como a romana e a grega, também utilizavam componentes quimioesfoliativos em emplastros constituídos de mostarda, enxofre e calcário.[9-11] Na Turquia, mulheres chamuscavam a pele com fogo, enquanto os ciganos húngaros passavam suas fórmulas particulares contendo fenol de geração em geração.[11]

A era moderna dos *peelings* foi marcada por relatos sobre o uso de diversos agentes, como o fenol, o óleo de cróton, o ácido tricloroacético e o ácido salicílico para o tratamento de desordens dermatológicas como discromias, infecções furunculares e ceratose actínica. No século XX, a literatura médica explorou novas aplicações terapêuticas e associações dessas substâncias abrasivas, buscando maior entendimento acerca de seus efeitos biológicos, eficácia e segurança.[9-12]

Tais trabalhos descritos na Dermatologia foram essenciais para o desenvolvimento científico e tecnológico de ativos quimioesfoliantes e a incorporação desses agentes em diferentes formas cosméticas. Nos anos 1990, os ácidos com efeito esfoliativo foram incluídos em diversas formulações industrializadas para uso domiciliar, como hidratantes e sabonetes, com a combinação principalmente de AHA como os ácidos glicólico e mandélico.[11]

A incorporação de ingredientes biologicamente ativos em cosméticos resultou no surgimento do termo "cosmecêutico", citado por Albert Kligman para descrever as formulações capazes de alterar a estrutura ou função da pele quando utilizadas por um longo período. Essa expressão é explorada comercialmente até a atualidade no campo de produtos para cuidados com a pele que incluem os ácidos esfoliantes e uma ampla gama de ativos antioxidantes, como a vitamina C (ácido ascórbico) e a vitamina A (retinol).[13,14]

Com o avanço tecnológico, a utilização dos *peelings* químicos foi complementada com novas modalidades de procedimentos mais sofisticadas, baseadas na emissão de luz (como os *lasers*), radiofrequência, ultrassom e microinjeções.[9] Dispositivos de microdermoabrasão também se popularizaram nos campos estéticos como componentes mecânicos para esfoliação superficial da pele por meio de sistemas fechados a vácuo com mecanismos abrasivos variados.[15]

MECANISMO DE AÇÃO

Esfoliação química

Ainda que muitos recursos estejam disponíveis, o uso de ativos quimioesfoliantes em formulações cosméticas representa uma ferramenta complementar essencial nos protocolos de tratamentos estéticos e dermatológicos.

A depender da profundidade de ação, os *peelings* podem ser divididos em muito superficiais, superficiais, médios e profundos. Os agentes muito superficiais atingem cerca de 0,06 mm de profundidade, removendo o estrato córneo, enquanto os superficiais resultam na esfoliação da camada granulosa até a basal, atuando até aproximadamente 0,45 mm de profundidade. Os *peelings* médios atuam na derme papilar (0,6 mm), e os profundos atingem a derme reticular média (0,8 mm).[3,16,17]

Embora representem um recurso com resultados promissores, os quimioesfoliativos profundos têm sido substituídos por dispositivos como os *lasers*, por permitirem a ablação da pele de forma precisa, uniforme, reprodutível e com menor incidência de complicações.[3,17]

A profundidade do *peeling* depende de diversos fatores, como natureza e concentração da substância quimioesfoliante, volume aplicado, número de camadas, tempo de exposição, frequência, biotipo cutâneo, preparo da pele, região anatômica e condição a ser tratada. Sabe-se que, em geral, a ação do *peeling* é dose-dependente, de forma que a aplicação de múltiplas camadas pode resultar em um efeito mais pronunciado. Embora resultados mais significativos possam ser atingidos com um procedimento mais invasivo, maiores também serão os riscos e o desconforto no período após o tratamento.[3]

A ação mais branda de *peelings* mais superficiais permite que sejam utilizados continuamente em formulações de uso tópico para o tratamento da pele em maior período de tempo e com maior segurança para aplicação em todos os fototipos.[3,16,17] Desse modo, uma ampla gama de agentes quimioesfoliantes com diferentes mecanismos de ação são utilizados em produtos cosméticos disponíveis no mercado. As diferentes classes químicas incluem hidroxiácidos, retinoides e outras que serão discutidas a seguir.

Hidroxiácidos

Quimicamente, os hidroxiácidos (HA) são ácidos carboxílicos em que um ou mais grupos hidroxila estão ligados em diferentes posições relativas ao grupo carboxila da estrutura molecular (Quadro 1). A depender da posição, os HA podem ser representados pelas classes químicas alfa-hidroxiácidos (ácido glicólico), beta-hidroxiácidos (ácido salicílico e derivados), poli-hidroxiácidos e ácidos biônicos (como o ácido lactobiônico).[18,19]

Esses agentes têm sido há décadas incorporados na prática clínica, e sua intensidade de ação depende de fatores como concentração, pH, formulação e tempo de aplicação. Quanto maior a concentração do ativo e menor o pH da formulação, maiores a ação esfoliativa e a probabilidade de efeitos adversos. É recomendado que cosméticos para uso diário e em longo prazo sejam formulados em concentrações que variam de 2-10% e mantidos em valores de pH acima de 3,5, para a redução de efeitos como irritação e queimação.[20,21]

Além desses fatores, o pKa é uma importante característica da substância, que se refere ao valor de pH no qual metade da solução apresenta a forma livre do ácido. Pode ser utilizado como indicador da acidez do ativo, de forma que quanto menor o pKa, maior a disponibilidade de ácido livre na formulação e, portanto, maior sua ação esfoliativa.[6]

Agentes como o ácido glicólico, o ácido láctico e o ácido salicílico são tipicamente usados em formulações de uso tópico para os tratamentos de diversas condições de pele, entre elas o fotoenvelhecimento, ceratoses solares e discromias.[20]

Cosméticos contendo HA também são usualmente empregados durante o pré-tratamento de *peelings* realizados em cabine (pré-*peeling*). No pré-*peeling*, os ativos quimioesfoliantes são utilizados diariamente pelo paciente de 2 a 4 semanas antes do procedimento, com o objetivo de preparar a pele, afinar o estrato córneo, promover uma penetração mais uniforme do ácido esfoliante, acelerar a recuperação da pele e reduzir os riscos de hiperpigmentação pós-inflamatória e cicatrizes. O uso de concentrações menores do ativo no pré-*peeling* também permite identificar pacientes que não são indicados ao procedimento em cabine.[4,6,7]

As propriedades esfoliativas dos HA são frequentemente referidas como "efeito queratolítico". O mecanismo de ação, todavia, não envolve a queratina em si, mas a promoção da descamação de corneócitos por meio da quebra das ligações intracelulares entre seus desmossomos. Além da redução da espessura do estrato córneo, os HA possuem efeitos na derme com estímulo da produção de glicosaminoglicanos, colágeno e elastina quando utilizados em maiores períodos.[19] Embora os HA promovam renovação celular de maneira similar, as propriedades inerentes a cada classe química desses compostos resultam em diferentes perfis de permeação da molécula e tolerância ao tratamento.

Alfa-hidroxiácidos

Os AHA são caracterizados quimicamente por conter grupos hidroxilas ligados em posição adjacente (alfa) ao grupo carboxila da estrutura química, cujo tamanho de cadeia

QUADRO 1 Classificação e características químicas dos ativos quimioesfoliantes

Classe química	Agente quimioesfoliante	Estrutura química	pKa
Alfa-hidroxiácidos	Ácido glicólico	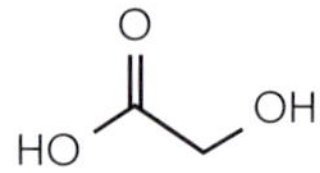	3,83
	Ácido láctico	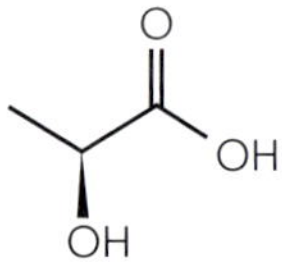	3,86
	Ácido mandélico	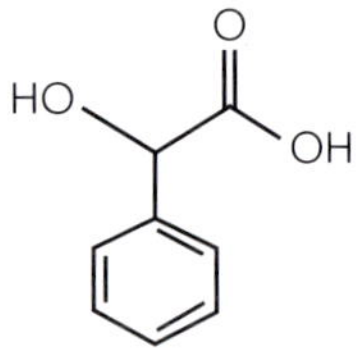	3,41
	Ácido ascórbico	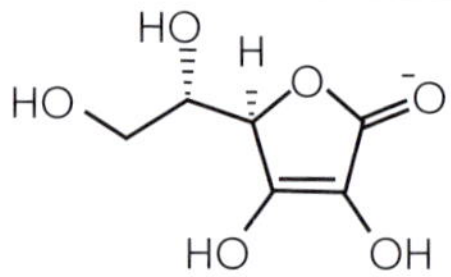	4,10
Alfa- e beta--hidroxiácido	Ácido málico	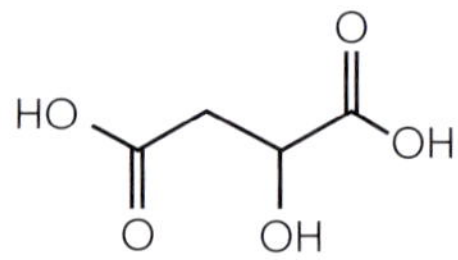	3,4
	Ácido cítrico	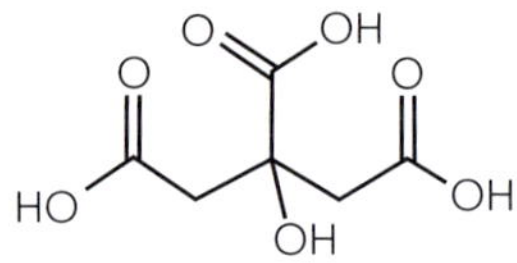	3,09
Ácido salicílico e derivados (salicilatos)	Ácido salicílico (beta-hidroxiácido)	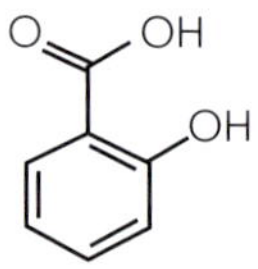	2,97
	Lipo-hidroxiácido	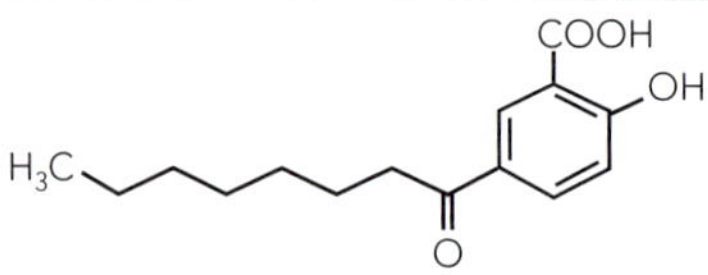	2,68
Retinoides	Ácido retinoico	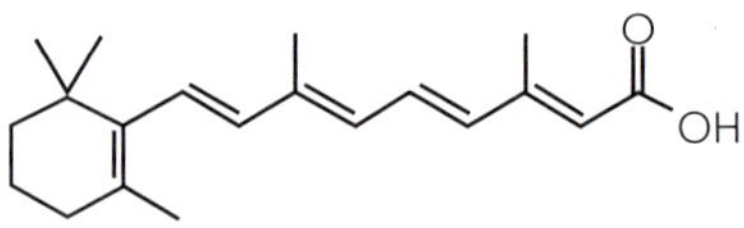	4,76

(continua)

QUADRO 1 Classificação e características químicas dos ativos quimioesfoliantes *(continuação)*

Classe química	Agente quimioesfoliante	Estrutura química	pKa
Poli-hidroxiácidos	Ácido lactobiônico	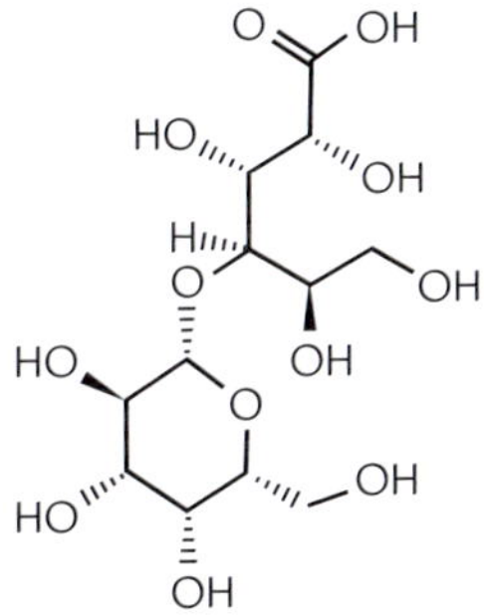	3,80
	Glucoronolactona	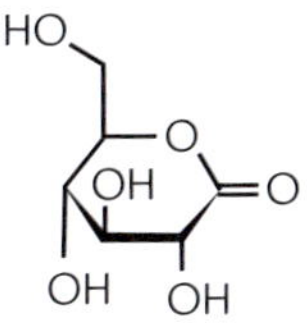	3,70

alquila pode variar de acordo com a substância. Esses agentes são derivados naturalmente de fontes como maçã (ácido málico), uva (ácido tartárico), limão e laranja (ácido cítrico), cana-de-açúcar (ácido glicólico) e leite (ácido láctico).[6,18,19] Os AHA são extensivamente incorporados em variadas formas cosméticas para atuação no antienvelhecimento, hidratação e renovação celular, tornando o aspecto da pele mais saudável e uniforme.[20]

O mecanismo de ação dessas substâncias ainda não é completamente conhecido. No entanto, sabe-se que possuem importantes efeitos epidérmicos, como o aumento da retenção de água nessa camada. Além disso, os AHA atuam interferindo nas ligações iônicas entre os corneócitos, o que reduz a adesão intercelular e induz a descamação. Quanto maior a concentração do ácido, maior o efeito queratolítico, podendo ocorrer até epidermólise no caso de *peelings* realizados em cabine. Em maior período de tratamento, os AHA também podem resultar em efeitos dérmicos, como estímulo da proliferação de fibroblastos e síntese de glicoaminoglicanos.[6,19]

Ácido glicólico

O ácido glicólico, derivado da cana-de-açúcar, é o agente quimioesfoliante mais popular e classicamente estudado. Possui o menor tamanho molecular entre os AHA e altas hidrofilicidade e biodisponibilidade.[3] Pode ser utilizado em todos os tipos de pele e nas regiões corporais para tratar o envelhecimento actínico, discromias, rugas, lesões de acne e queratoses decorrentes da fotoexposição.[22]

O ácido glicólico tem pKa igual a 3,83, apresentando notável efeito queratolítico, uma vez que formulações com pKa menores, entre 2 e 4, possuem maior atividade e, portanto, maior capacidade de estimular a renovação celular. Porém, formulações muito ácidas são irritantes para a aplicação cutânea, devendo ser neutralizadas ou tamponadas com pH em uma faixa entre 3 e 5, aproximando-se com o pH fisiológico da superfície da pele a fim de reduzir esse efeito adverso.

Diversos parâmetros podem influenciar a habilidade de penetração do ácido glicólico, dentre os quais podemos citar características individuais, integridade da barreira cutânea, agente químico proposto e capacidade de oclusão da substância.[23] Sabe-se que o ácido glicólico, em cabine estética, deve ser utilizado em concentrações de até 10%, com pH do produto de até 3,5.[24]

O mecanismo de atuação do ácido glicólico ainda não está totalmente elucidado, entretanto reconhece-se que, quando em contato com a pele intacta, causa um desprendimento do excesso do estrato córneo, provocando uma descamação da epiderme. Dessa forma, a epiderme apresenta um afinamento e as células jovens passam a se dispor mais superficialmente. Também se concebe que o pH mais ácido da pele pode induzir o aumento de atividade de enzimas proteolíticas, como a catepsina D.[25]

Em baixas concentrações e em valores de pH entre 3,2 e 4,4, o ácido glicólico atua de forma mais superficial no estrato córneo, diminuindo a adesão dos corneócitos e tornando essa camada menos espessa e mais permeável. Em concentrações mais altas, o ácido glicólico tem maior poder esfoliante, rompendo as ligações intercelulares e estimulando a descamação mais rápida da pele.

Descreve-se que o ácido glicólico apresenta baixo potencial de sensibilização, com processos irritativos primários e acumulados bastante controlados. O evento adverso mais comumente observado em indivíduos que aplicam o ácido glicólico é o eritema, que pode se apresentar em diferentes intensidades. Esse efeito pode ser mais ou menos persistente, dependendo da sensibilidade da pele, da concentração, do pH e do número de aplicações. Quanto maior a concentração e mais baixo o pH, maior o poder de penetração e mais irritante a aplicação.[26]

Como propriedades adicionais, o ácido glicólico contribui para a hidratação da pele, modula a queratinização e rompe as ligações entre os corneócitos. Dessa forma, em baixas concentrações (abaixo de 2%), o ácido glicólico apresenta efeito hidratante; em concentração de 8-10%, aumenta a produção de colágeno (queratolítico); em altas concentrações (6-20%), apresenta efeito esfoliante e descamativo. As concentrações iguais ou maiores que 70% são usadas para realizar *peeling* químico e, dependendo do tipo de pele e da espessura da camada córnea, podem levar a epidermólise. Em tratamentos de discromias, o ácido glicólico age com efeito queratolítico, removendo o excesso de células hiperpigmentadas na área acometida, sem intervir diretamente nos melanócitos.[27,28]

Esse ativo é indicado para todos os tipos de pele e, em qualquer região do corpo, apresenta efeitos positivos no tratamento de sinais de envelhecimento. Maior atenção, entretanto, deve ser dada para as peles de fototipo mais alto. Como possíveis complicações adversas têm-se herpes labial, eritema persistente ou sensibilidade ao sol e hiperpigmentação pós-inflamatória.[29]

No tratamento da pele envelhecida, o ácido glicólico atua promovendo melhoras na aparência de rugas superficiais, médias e profundas, manchas senis, flacidez de pele, pele seca, entre outras. A atenuação das rugas com a aplicação desse agente é resultante do aumento da síntese de glicosaminoglicanos, que têm a capacidade de fixar a molécula de água nos tecidos, aumentando assim o turgor da pele. Outras substâncias intercelulares da derme também possuem sua síntese aumentada com estímulo, por exemplo, da síntese de colágeno e elastina pelos fibroblastos.[30]

Ácido láctico

Estruturalmente, o ácido láctico se assemelha ao ácido glicólico, com a adição de um grupo metil no carbono beta. Esse composto tem se demonstrado muito efetivo na esfoliação suave da pele, com poucos riscos associados, sendo aplicado no tratamento do fotoenvelhecimento, hiperpigmentações superficiais e linhas finas.[3]

Sabe-se que o ácido láctico é um AHA que apresenta três carbonos em sua estrutura, podendo converter-se em ácido pirúvico. Esse ácido ocorre naturalmente na pele e é conhecido pelo seu alto poder de retenção hídrica. Atribuem-se diversos efeitos ao ácido láctico e seus sais: agente antimicrobiano, regulador de pH, hidratante, umectante, agente rejuvenescedor e clareador da pele. Em sua concepção esfoliativa, é considerado menos agressivo comparado a outros ácidos, como o ácido glicólico, por exemplo, sem perder as propriedades regeneradoras e rejuvenescedoras características da classe.

O ácido láctico possui a vantagem de ser barato e seguro, embora ainda haja poucos estudos publicados sobre seu uso em *peeling*. Usualmente, esse ácido é aplicado em altas concentrações, entre 85 e 92%.[31-33] Poucos estudos exploram a elucidação do ácido láctico em condição de monoterapia; entretanto, a literatura restrita evidencia que o ácido apresenta benefício como agente de *peeling* isolado no tratamento do melasma. Em um dos estudos o *peeling* de ácido láctico a 82% foi aplicado com uma gaze na superfície da pele apenas nas áreas que expressavam hipercromias. O produto permaneceu no máximo 10 minutos e em seguida foi retirado com solução de soro fisiológico. Verificou-se que o ácido láctico pode ser ferramenta importante na melhora do melasma resistente.[33]

Ácido mandélico

O ácido mandélico é um AHA fenólico cuja estrutura única o torna solúvel tanto em soluções aquosas quanto orgânicas. O grande tamanho molecular e o perfil de solubilidade desse ativo permitem que ele penetre na epiderme de forma lenta e uniforme em regiões mais e menos oleosas, sendo também um ácido ideal para peles sensíveis e de fototipos mais altos (V-VI). Em comparação com o ácido glicólico, o ácido mandélico demonstra ter efeitos mais suaves e com menor risco de sensibilização da pele, sendo recomendada, no entanto, maior frequência de aplicação para efeitos mais significativos.[3,34]

Esse ativo é proveniente do extrato de amêndoas amargas, bastante utilizado para combater hiperpigmentações. Além de ser utilizado como *peeling*, o ácido mandélico é bastante utilizado em cremes rejuvenescedores com combinações de vitaminas A, C e E, para tratamento de sinais de envelhecimento, uniformização da textura da pele e efeito de clareamento (devido à sua ação inibidora da tirosina, enzima-chave do processo melanogênico).[35]

O ácido mandélico atua por meio de sua ação queratolítica e dissolutora do cimento intercelular, promovendo a descamação e tornando a superfície da pele uniforme. Quando alcança camadas mais profundas, tem o potencial de estimular a biossíntese de colágeno e inibir a formação de melanina, por meio da inibição da tirosinase, demonstrando efeito no tratamento de discromias. O ácido mandélico também tem atividade bactericida, o que o torna eficaz no tratamento da acne, combatendo o *Cutibacterium acnes*. Esse ácido é uma opção entre os AHAs. Pode ser usado em formulações de uso diário a 5% e em concentrações de 20% a 40% para *peelings* em consultórios.[35]

Ácido fítico

O ácido fítico (hexafosfato de inositol) é um ácido orgânico componente natural da maioria das sementes de leguminosas e cereais. Mecanisticamente, concebe-se sua ação clareadora por meio da inibição direta da tirosinase. Além disso, reconhece-se que sua aplicação em baixas concentrações na formulação exerce ação anti-inflamatória, antioxidante e hidratante.[36]

O ácido fítico é um bom quelante para o cálcio e acelera o transporte de oxigênio, facilitando o metabolismo celular e contribuindo para o mecanismo de clareamento. O tratamento médio de manchas hipercrômicas é de 3 semanas a 2 meses. Recomenda-se usar de 0,5% a 2%. O pH tem estabilidade de 4,0 a 4,5. Sua aplicação pode ser associada a outros ativos, como o ácido glicólico e o ácido retinoico.

Esse ativo, por vezes, é recomendado para tratamento de discromias em peles com alto grau de sensibilidade, como peles brancas e sensíveis ou que sofreram grandes agressões por qualquer processo químico ou físico, devido ao seu notável poder hidratante.[36]

Beta-hidroxiácidos

Nos beta-hidroxiácidos, o grupo hidroxila está ligado à posição beta relativa à carboxila da molécula. Alguns agentes representantes dessa classe são o ácido hidroxibutanoico, o ácido málico e o ácido cítrico. Esses dois últimos compostos também podem ser classificados como AHA, com a hidroxila ligada ao carbono de posições alfa e beta com relação à carboxila.[20,37,38]

Ácido salicílico e seus derivados

Ácido salicílico

O ácido salicílico (AS) é frequentemente descrito na literatura como um beta-hidroxiácido. Entretanto, esse agente se diferencia dos beta-hidroxiácidos tanto por sua estrutura química quanto por suas funções biológica e fisiológica, recebendo, portanto, uma classificação própria.[19,37]

Estruturalmente, o AS é um ácido aromático fenólico no qual os grupos carboxila (-COOH) e hidroxila (-OH) estão ligados diretamente ao anel benzênico. A acidez desse composto provém da hidroxila fenólica. Tais características indicam o comportamento único do AS em comparação aos agentes hidroxiácidos nos quais a carboxila determina a acidez e a hidroxila é neutra e ambos os grupos funcionais estão contidos em uma cadeia carbônica alifática.[4,19] Desse modo, a estrutura química, o baixo pKa e o baixo peso molecular do AS o tornam um agente muito lipofílico, com penetração cutânea fácil, rápida e profunda.[3,19]

A ação esfoliativa do AS ocorre com a destruição dos lipídios intercelulares que estão covalentemente ligados ao envelope cornificado em torno dos queratinócitos, levando à descamação do estrato córneo e à ativação das células basais e dos fibroblastos. Além disso, esse agente possui leve atividade analgésica, antimicrobiana e anti-inflamatória.[6,39] A partir de tais propriedades aliadas à facilidade em penetrar nas barreiras lipofílicas, o AS tem sido aplicado no tratamento de condições com produção excessiva de sebo, como a acne vulgar.[4]

O AS em *peelings*, para os casos de queratose actínica e seborreica na face, pode ser utilizado em solução alcoólica em concentração de 35-45% por cerca de 15 minutos, seguida de neutralização com água, dependendo da sensibilidade cutânea. A descamação se inicia em torno do quarto ao quinto dia, prolongando-se por cerca de 10 dias, com eritema mínimo. Pode-se realizar esse procedimento em um intervalo entre 2 e 4 semanas. Alguns cuidados devem ser observados após o *peeling* durante as primeiras semanas: uso de compressas de água fria e hidratação frequente da pele ajudam a retirar as crostas residuais, a diminuir o edema e a facilitar a reepitelização.[40,41]

Lipo-hidroxiácido

O lipo-hidroxiácido (LHA) é um derivado lipofílico do AS, mais recentemente introduzido em produtos cosméticos. Consiste em uma cadeia de oito carbonos ligada ao quinto carbono de um anel benzênico.[19] Embora possuam efeito queratolítico muito similar, o AS e o LHA possuem diferentes perfis de esfoliação devido às suas propriedades intrínsecas. A penetração mais rápida do AS resulta na quebra mais rápida das ligações intercelulares e na esfoliação global de camadas de células, semelhante ao que ocorre com os hidroxiácidos. Por outro lado, o LHA possui penetração mais lenta e menos profunda, resultando na esfoliação individual dos corneossomos. Essa ação célula por célula torna seu efeito mais suave e próximo à descamação fisiológica, evitando um ressecamento da pele após sua aplicação. Além da esfoliação em concentrações menores do agente, o LHA destaca-se por suas propriedades antibacterianas, anti-inflamatórias, antifúngicas e anticomedogênicas.[6,17,19]

Poli-hidroxiácido

Os poli-hidroxiácidos são uma classe recentemente introduzida no mercado cosmético que inclui os ácidos lactobiônico e a gluconolactona. Esses compostos contêm múltiplos benefícios explorados em produtos de cuidados com a pele, como o fortalecimento da barreira cutânea, e como agentes quelantes antioxidantes, auxiliando na redução do impacto da exposição aos raios ultravioleta. Esses agentes quimioesfoliantes também são muito bem tolerados devido ao seu grande tamanho molecular, que promove uma descamação mais suave.[13,37]

Retinoides

Ácido retinoico

O ácido retinoico, tretinoína ou vitamina A ácida é um ativo amplamente empregado como medicamento dermatológico, com funcionalidade antiacneica e antienvelhecimento, que atua diante de sua interação com receptores nucleares nas células-alvo, estimulando assim a mitose e a renovação das células. Sua apresentação para aplicação tópica, conhecida como vitamina A ácida, ou tretinoína, é de primeira escolha para o tratamento do fotoenvelhecimento cutâneo.[42]

O ácido retinoico promove a esfoliação e estimula a biossíntese de proteínas de estruturação, como colágeno e elastina, componentes importantes para a firmeza e a elasticidade da pele. Outra função atribuída a ele é a de reorganizar as fibras elásticas danificadas pela exposição solar e melhorar o processo de nutrição natural da pele. Esse tratamento pode ser feito no rosto, pescoço, colo e mãos, em concentrações diferentes. De maneira geral, esse ativo e seus derivados melhoram a qualidade da pele, ajudando na prevenção e no combate aos sinais de envelhecimento.[42]

Estimulando queratinócitos por melhorar a distribuição dos melanócitos e por produzir uma normalização epidérmica, o ácido retinoico atua na eliminação dos queratinócitos atípicos e impede a formação de queratoses, sendo indicado para o tratamento do fotoenvelhecimento. Desse modo, esse agente atua, de forma geral, em patologias em que há hiperqueratinização pós-inflamatória, garantindo uma uniformidade na aplicação do agente do *peeling* e promovendo uma reepitelização mais rápida.[41,43]

Na prática dermatológica, esse ativo é utilizado em procedimentos supervisionados com aplicação de fórmulas com alta concentração dele (5-12%).

Esfoliação física ou mecânica

Em combinação com os *peelings* químicos, a esfoliação física ou mecânica da pele de forma superficial está disponível comercialmente em diversas formas. Para os consumidores em geral, esses produtos incluem formulações com partículas sólidas abrasivas, escovas faciais, dispositivos sônicos e *rollers*. Tal variedade de agentes físicos atua, basicamente, na indução de uma descamação superficial mais imediata.[13]

Além disso, técnicas de microdermoabrasão são muito aplicadas profissionalmente em cabine com a esfoliação mecânica da pele por dispositivos com funcionamento a vácuo. A forma de remoção do estrato córneo varia em função do tipo de ponteira incluída nesses sistemas. Nos chamados *peelings* de diamante, a ponteira é acoplada a uma lixa diamantada que é comprimida sobre a pele a partir de um sistema a vácuo. O estímulo abrasivo também pode ocorrer mecanicamente com a fricção de cristais (óxido de alumínio) sobre a pele que são emitidos e aspirados a vácuo pelo equipamento.[6,15]

A ação abrasiva dos recursos mecânicos e físicos é comumente associada em protocolos com *peeling* realizado em cabine, pois permitem uma penetração maior e mais uniformizada do agente químico.[6]

Esfoliação biológica ou enzimática

Na esfoliação biológica, utilizam-se enzimas queratolíticas que reduzem a espessura da camada córnea. Tais enzimas são oriundas de diferentes fontes vegetais, como o mamão (papaína) e o abacaxi, (bromelina) ou sintéticas, como a tripsina. Usualmente, o emprego dessas enzimas garante uma esfoliação suave na pele, podendo ser indicadas para peles mais sensíveis ou senis.[44]

O desenvolvimento de formulações cosméticas contendo agentes enzimáticos é uma área ainda em expansão e apresenta maior desafio frente às possíveis interações de vários componentes que podem inativar ou reduzir a atividade das enzimas. Para a aplicação de enzimas como esfoliantes, é necessário que esses agentes catalisem a hidrólise de proteínas como queratina, desmossomos, colágeno e elastina, mimetizando o processo de descamação da pele. Para tal ação, é importante que as substâncias enzimáticas apresentem atividade catalítica na temperatura e no pH da pele. Queratinases são enzimas atuantes na queratina, embora possuam maior atividade em meio alcalino e em temperaturas acima de 40 °C. Outros agentes, como proteinase K, tripsinas e papaínas, possuem efeito queratolítico.

Entretanto, para uma ação mais proeminente da aplicação dos cosméticos enzimáticos, proteínas de camadas mais profundas da pele, como colágeno e elastina, devem ser atingidas. A hidrólise dessas proteínas pode ser promovida por enzimas como a pronase, papaína, bromelina e tripsina.[44]

INDICAÇÕES

Os *peelings* químicos são indicados para recuperação da pele fotoenvelhecida, no tratamento de discromias como melasma e hiperpigmentação pós-inflamatória, na acne e em erupções acneiformes. As indicações são discutidas mais especificamente nos tópicos a seguir e apresentadas no Quadro 2.

Acne

A acne vulgar é uma doença inflamatória crônica que afeta os folículos pilossebáceos e resulta em lesões cosmeticamente desfavoráveis na superfície da pele. Essa é uma condição multifatorial, caracterizada pela camada externa da pele (hiperqueratinização), produção excessiva de sebo, multiplicação de bactérias (*Cutibacterium acnes*) e inflamação do tecido.

Os cosméticos com ativos esfoliativos têm sido aplicados como recurso terapêutico complementar no tratamento da acne vulgar com o objetivo de melhorar a aparência e textura da pele, reduzir a inflamação e a hiperpigmentação pós-inflamatória.

Conforme explanado, o AS e seu derivado (LHA) são extensivamente explorados no tratamento dessa condição, devido às suas atividades anticomedogênica, anti-inflamatória e antimicrobiana. O ácido glicólico também tem sido aplicado, atuando na normalização da queratinização. Estudos mostram a eficácia desses ativos em monoterapia, associados ou incorporados a outros ativos, conforme mostrado no Quadro 2.[4,19]

Discromias

Embora a melanina seja um pigmento essencial na proteção contra a radiação ultravioleta, sua superprodução e acúmulo e a ocorrência de outras alterações, como aumento do número de melanócitos ou melanossomos, podem ocasionar distúrbios de hiperpigmen-

QUADRO 2 Indicações dermatológicas e estudos clínicos de eficácia de ativos quimioesfoliativos incorporados a veículos cosméticos

Indicação	Autores	Ativos quimioesfoliativos	Forma cosmética	Regime terapêutico	Tipo de estudo e nº de participantes	Resultados
Acne *vulgaris*	Zheng *et al.*[46]	Ácido salicílico (1,5%)	Emulsão	2 x/dia por 4 semanas	Prospectivo, 30 participantes	Foi observada melhora da acne em 95% dos participantes
	Zheng *et al.*[47]	Ácido salicílico (2%) (comparado a 5% peróxido de benzoíla + 0,1% adapaleno)	Emulsão	Aplicação dos produtos em hemiface por 28 dias	Comparativo randomizado, 31 participantes	Os dados demonstraram que ambos os produtos tiveram resposta similar na redução de pápulas/pústulas, lesões não inflamatórias e lesões totais. Medidas biométricas de barreira cutânea, hidratação, brilho e eritema também apresentaram perfil semelhante
	Akarsu *et al.*[48]	Ácido salicílico (3%) (incorporado em formulação com clindamicina 1% + peróxido de benzoíla 5%)	Gel	2 x/dia por 12 semanas	Prospectivo, 49 participantes	A adição do AS à formulação contendo clindamicina e peróxido de benzoíla demonstrou resultados melhores na redução das lesões de acne e oleosidade quando comparado ao veículo com esses medicamentos e sem o AS
	Bissonnette *et al.*[49]	Lipo-hidroxiácido (comparado ao uso de 5% de peróxido de benzoíla)	Emulsão (gel-creme)	2 x/dia por 12 semanas	Comparativo prospectivo, 80 participantes	Após 12 semanas, a formulação contendo LHA reduziu em 44% as lesões inflamatórias e em 19% as não inflamatórias. Não houve diferença significativa comparada aos resultados com 5% de peróxido de benzoíla

(continua)

QUADRO 2 Indicações dermatológicas e estudos clínicos de eficácia de ativos quimioesfoliativos incorporados a veículos cosméticos *(continuação)*

Indicação	Autores	Ativos quimioesfoliativos	Forma cosmética	Regime terapêutico	Tipo de estudo e nº de participantes	Resultados
	Abels *et al.*[50]	Ácido glicólico (10%)	Emulsão	1 x/dia por 12 semanas	Placebo controlado, randomizado, duplo-cego, 120 participantes	Após 45 dias, houve melhora significativa da acne leve com relação ao grupo placebo, com resultados ainda mais significativos após 3 meses
	Wiegmann e Haddad[51]	Ácido salicílico + ácido glicólico	Sérum	1 x/dia por 2 semanas	Prospectivo, 16 participantes	Redução de cistos e comedões e melhora na oleosidade, aparência e maciez da pele
Envelhecimento	Bernstein *et al.* [52]	Ácido glicólico (20%)	Emulsão (loção)	2 x/dia por 12 semanas	Prospectivo, 15 participantes	Após o tratamento, observou-se aumento na expressão gênica de ácido hialurônico epidermal e dermal e de colágeno
	Edison *et al.*[53]	Ácido mandélico (2%)	Emulsão	2 x/dia por 8 semanas	Prospectivo	O ácido mandélico foi efetivo na esfoliação da pele e na melhora da oleosidade e do brilho
	Bagatin *et al.*[54]	Ácido retinoico 0,05% (uso tópico comparado ao ácido retinoico via oral 20 mg)	Emulsão	1 x/dia por 6 semanas	Prospectivo comparativo, 11 participantes por grupo (n = 22)	Em ambos os grupos, viram-se melhora da aparência da pele, redução da camada córnea, aumento da espessura epidérmica, redução da elastose e aumento do colágeno do tipo I

(continua)

QUADRO 2 Indicações dermatológicas e estudos clínicos de eficácia de ativos quimioesfoliativos incorporados a veículos cosméticos *(continuação)*

Indicação	Autores	Ativos quimioesfoliativos	Forma cosmética	Regime terapêutico	Tipo de estudo e nº de participantes	Resultados
	Smith *et al.*[55]	Enzima catepsina L-*like* (15%)	Sérum	2 x/dia por 12 semanas	Prospectivo, comparativo, placebo-controlado, 15 participantes por grupo (n = 30)	O uso do tratamento enzimático resultou em melhoras significativas na textura e maciez da pele, profundidade e número de linhas de expressão e na firmeza e espessura da derme e epiderme
Discromias (melasma e HPI)	Sarkar *et al.*[56]	Ácido glicólico (30% e 50%) com ou sem associação à fórmula de Kligman modificada (ácido retinoico 0,05% + 1% hidrocortisona + 2% hidroquinona)	Fórmula de Kligman em emulsão. Base de *peeling* em cabine (não informada)	6 sessões de *peeling* de ácido glicólico a cada 3 semanas com manutenção da fórmula de Kligman. No outro grupo, uso de fórmula de Kligman 1 x/dia por 18 semanas	Prospectivo, 15 participantes por grupo (n = 30)	O estudo demonstrou que a aplicação seriada de *peelings* de ácido glicólico combinado com fórmula de Kligman é uma opção segura e eficaz para o tratamento de hiperpigmentação pós-inflamatória
	Ghunawhat *et al.*[57]	Ácido glicólico (35%), ácido salicílico (20%), ácido mandélico (10%)	Não informado (*peeling* em cabine)	6 sessões quinzenais	Prospectivo, 15 participantes em cada grupo (n = 45)	Os três agentes foram efetivos na redução das lesões de acne e na redução da hiperpigmentação pós-inflamatória

tação. Em muitos casos, essas mudanças na pigmentação da pele, congênitas ou adquiridas, resultam em um grande impacto psicossocial e representam um importante desafio para o tratamento dermatológico.[45] Ativos quimioesfoliativos empregados em cosméticos têm sido utilizados como agentes clareadores no tratamento de discromias como o melasma e a hiperpigmentação pós-inflamatória. Os cosméticos contendo esses agentes podem atuar no clareamento dessas condições por meio do estímulo da renovação celular, inibindo o processo de melanogênese (caso do ácido mandélico) ou promovendo a normalização epidérmica, com melhora da distribuição de melanócitos (como no caso do ácido retinoico).[35,43]

Fotoenvelhecimento

O fotoenvelhecimento é uma condição associada à exposição crônica aos raios ultravioleta que resulta em alterações clínicas como pigmentação irregular, rugas e linhas de expressão, redução da elasticidade e firmeza da pele. A ação queratolítica e de estímulo na produção de elementos da matriz extracelular de ativos esfoliativos, como os AHA e o ácido retinoico, é comumente aplicada no tratamento cosmético e dermatológico para recuperação da pele envelhecida. Além disso, demonstraram-se os benefícios cumulativos com o uso de tratamento enzimático (catepsina L-*like*), com melhora na maciez e textura da pele, profundidade e número de rugas e linhas de expressão e na firmeza e espessura da derme e epiderme.

CONCLUSÃO

As formulações de *peeling* químico ocasionam descamação das células da pele. Essa descamação pode ser superficial ou mais profunda, mas todos tipos de *peeling* ocasionam uma renovação celular e portanto deixam a epiderme mais fina. Quanto mais profundo o *peeling*, mais aparentes serão os resultados, porém aumentarão também os riscos e o desconforto no período após o procedimento.

A esfoliação física ou mecânica, ocasionada por formulações abrasivas ou por diferentes dispositivos, geralmente permitem uma abrasão suave, ocasionando remoção das células do estrato córneo.

Assim, indivíduos que se submetem ao tratamento com *peeling* devem ter cuidado com a exposição solar, pois a mesma poderá ocasionar efeitos adversos mais acentuados.

CASOS CLÍNICOS

1. Homem, 33 anos, com pele oleosa de fototipo V, apresenta acne em grau leve. Relata se sentir muito incomodado com a acne e possui o hábito de espremer e friccionar as lesões acneicas inflamadas. Apresenta diversas manchas resultantes de um processo de hiperpigmentação pós-inflamatória. Não utiliza filtro solar nem possui o hábito de aplicar produtos cosméticos.

Para esse caso, recomenda-se o uso de cosméticos que promovam esfoliação da pele para desobstrução dos óstios foliculares e com ação anticomedogênica, anti-inflamatória e antimicrobiana como o AS. Esse agente pode ser utilizado em sabonetes ou em formas cosméticas mais leves como séruns, podendo ser aplicado de 1 a 2 x/dia. Produtos contendo lipo-hidroxiácidos podem ser uma alternativa a depender da sensibilidade da pele do indivíduo.

No caso do tratamento dermatológico, com acompanhamento médico, o ácido retinoico (tretinoína) possui importante ação anticomedogênica, anti-inflamatória e despigmentante, podendo ser utilizado 1 x/dia no período da noite. A associação a outros ácidos, como o ácido glicólico, que possui alta capacidade de penetração, deve ser feita com cautela a depender da sensibilidade da pele. Em razão de o indivíduo apresentar fototipo mais alto (V), a utilização do ácido mandélico é mais recomendada, com menores riscos de hiperpigmentação pós-inflamatória, tratando com maior segurança as manchas preexistentes. Além disso, o uso de filtro solar deve ser altamente recomendado e o uso de ativos hidratantes, evitando a sensibilização e melhorando a aparência da pele.

2. Mulher, 56 anos, fototipo 2, apresenta sinais de fotoenvelhecimento na região da face, como manchas, linhas e rugas de expressão em grau moderado. Relata ter trabalhado por muitos anos em ambiente com exposição solar sem o uso frequente de filtro solar. Atualmente utiliza hidratante e filtro solar com fator de proteção solar (FPS) 30 2 x/dia.

Conforme discutido, fatores individuais como a genética e externos como a exposição solar decorrem de alterações estruturais e funcionais da pele, evidenciadas clinicamente com sinais como ressecamento, mudança de pigmentação, redução de elasticidade, firmeza e aparecimento de rugas e linhas de expressão. Nesses casos, são indicados o uso de cosméticos que estimulem a renovação celular, garantindo melhor aparência e textura da pele e que promovam a síntese de proteínas estruturais como colágeno e elastina, e de elementos hidratantes como glicosaminoglicanos.

Para esse fim, destaca-se o uso de agentes esfoliativos como o ácido glicólico (aplicado na faixa de concentração de 2-10%) ou o ácido retinoico (utilizado topicamente de 0,025% a 1%), podendo ser aplicados 1 x/dia, no período da noite. Enfatiza-se, ainda, que para o uso dermatológico de produtos como o ácido retinoico é necessária a avaliação e o acompanhamento de um médico especialista.

A depender da sensibilidade do indivíduo, esses ácidos podem ser utilizados em monoterapia ou associados a outras substâncias, como o ácido láctico, que possui ação esfoliante suave, alto poder de hidratação e ação clareadora. Indicam-se também outras classes de ativos, como antioxidantes tipo o ácido ascórbico (vitamina C) e o retinol (vitamina A), para potencializar o efeito de síntese proteica, melhora da aparência e uniformização da pele. No caso de alta sensibilidade, produtos com substâncias enzimáticas podem ser uma opção.

Recomenda-se também rever os produtos utilizados para hidratação, que devem ser adequados ao tipo de pele do indivíduo e proporcionar um bom efeito hidratante e reduzir os riscos de sensibilização. Além disso, o filtro solar deve ser utilizado nas quantidades recomendadas (2 mg de produto por cm^2 de pele), dando-se preferência aos filtros com maiores valores de FPS (> 50).

REFERÊNCIAS BIBLIOGRÁFICAS

1. Perera N, Agboola S. Are formal self-care interventions for healthy people effective? A systematic review of the evidence. BMJ Glob Health. 2019;4(Suppl 10):e001415.
2. BagherNesami M, Goudarzian A, Mirani H, Jouybari S, Nasirii D. Association between self-care behaviors and self-esteem of rural elderlies; necessity of health promotion. Mater Sociomed. 2016;28(1):41-5.
3. Soleymani T, Lanoue J, Rahman Z. A practical approach to chemical peels: a review of fundamentals and step by step algorithmic protocol for treatment. J Clin Aesthet Dermatol. 2018;11(8):21-8.
4. Arif T. Salicylic acid as a peeling agent: a comprehensive review. Clin Cosmet Investig Dermatol. 2015;8:455-61.
5. American Society for Dermatologic Surgery. ASDS Survey on Dermatologic Procedures. [acesso em junho de 2022]. Disponível em: https://www.asds.net/medical-professionals/practice-resources/asds-survey-on-dermatologic-procedures
6. O'Connor AA, Lowe PM, Shumack S, Lim AC. Chemical peels: a review of current practice. Australas J Dermatol. 2018;59(3):171-81.
7. Jackson A. Chemical peels. Facial Plast Surg. 2014;30(01):26-34.
8. Truchuelo M, Cerdá P, Fernández LF. Chemical Peeling: A Useful Tool in the Office. Actas Dermosifiliogr. 2017;108(4):315-22.
9. Weissler JM, Carney MJ, Carreras Tartak JA, Bensimon RH, Percec I. The evolution of chemical peeling and modern-day applications. Plast Reconstr Surg. 2017;140(5):920-9.

10. Rajanala S, Vashi NA. Cleopatra and Sour Milk—The Ancient Practice of Chemical Peeling. JAMA Dermatol. 2017;153(10):1006.
11. Brody HJ, Monheit GD, Resnik SS, Alt TH. A history of chemical peeling. Dermatol Surg. 2000;26(5):405-9.
12. Borelli C, Ursin F, Steger F. The rise of Chemical Peeling in 19th-century European Dermatology: emergence of agents, formulations and treatments. J Eur Acad Dermatol Venereol. 2020;34(9):1890-9.
13. Rodan K, Fields K, Majewski G, Falla T. Skincare Bootcamp: The Evolving Role of Skincare. Plast Reconstr Surg. 2016;4:e1152.
14. Pandey A, Jatana GK, Sonthalia S. Cosmeceuticals. Treasure Island: StatPearls Publishing; 2022.
15. Karimipour DJ, Karimipour G, Orringer JS. Microdermabrasion: an evidence-based review. Plast Reconstr Surg. 2010;125(1):372-7.
16. Fischer T, Perosino E, Poli F, Viera M, Dreno B. Chemical peels in aesthetic dermatology: an update 2009. J Eur Acad Dermatol Venereol. 2010;24(3):281-92.
17. Rendon MI, Berson DS, Cohen JL, Roberts WE, Starker I, Wang B. Evidence and considerations in the application of chemical peels in skin disorders and aesthetic resurfacing. J Clin Aesthet Dermatol. 2010;3(7):32-43.
18. Martin KI, Glaser DA. Cosmeceuticals: the new medicine of beauty. Mo Med. 2011;108(1):60-3.
19. Zeichner JA. The use of lipohydroxy acid in skin care and acne treatment. J Clin Aesthet Dermatol. 2016;9(11):40-3.
20. Kornhauser A. Applications of hydroxy acids: classification, mechanisms, and photoactivity. Clin Cosmet Investig Dermatol. 2010;3:135-42.
21. Babilas P, Knie U, Abels C. Cosmetic and dermatologic use of alpha hydroxy acids. J German Society Dermatology. 2012;10:488-91.
22. Ribeiro C. Cosmetologia aplicada a dermoestética. 2. ed. São Paulo: Pharmabooks; 2010.
23. Kede MPV. Peelings químicos: peelings químicos e superficiais e médios. In: Kede MPV, Sabatovich O, editores. Dermatologia estética. 2. ed. São Paulo: Atheneu; 2019.
24. Micillo GP. Peelings. In: Pereira MFL, organizador. Recursos técnicos em estética. São Caetano do Sul: Difusão; 2019.
25. Peyrefitte G, Martini MC, Chivot M. Estética cosmética. São Paulo: Andrei; 1998.26. Hofmeister HA, Miki C, Nunes LR, Azulay RD. Ácido glicólico no fotoenvelhecimento cutâneo. 1995.
26. Gonchorosk DD, Correa G. Tratamento de hipercromia pós-inflamatória com diferentes formulações clareadoras. Informa. 2005;17(3/4):84-8.
27. Mene R, Mene YSL, Guimarães S. Tratado de medicina estética: peelings químicos combinados. 2. ed. São Paulo: Roco; 2004. v. 2.
28. Borges FS, Scorza FA, Jahara RS. Modalidades terapêuticas nas disfunções estéticas. São Paulo. Phorte; 2010.
29. Mêne R, Andreoni WE, Moraes P, Mendonça O. Peelings químicos combinados. 2012.
30. Nardin P, Guterres SS. Alfa-hidroxiácidos: aplicações cosméticas e dermatológicas. Caderno de Farmácia. 1999;15:7-14.
31. Pharmaspecial Especialidades Químicas e Farmacêuticas. Ácido láctico 85%. [acesso em junho de 2022]. Disponível em: https://www.pharmaspecial.com.br/media/produtos/_lit_acido_lactico_85_.pdf.
32. Sandin J, Oliveira TG, Curi CC, Macedo ACL, Sakai FDP, Vasconcelos CF. Aplicação de peeling de ácido lático em pacientes com melasma – um estudo comparativo. Surg Cosmet Dermatol. 2014;6:255-60.
33. Sarkar R, Bansal S, Garg VK. Chemical peels for melasma in dark-skinned patients. J Cutan Aesthet Surg. 2012;5(4):247-53.
34. Pimentel A. Peeling, máscara e acne. São Paulo: Livraria Médica; 2018.
35. Nicoletti MA, Orsine EM, Duarte AC, Buono GA. Hipercromias: aspectos gerais e uso de despigmentantes cutâneos. Cosmet Toiletries. 2002.
36. Kornhauser A, Coelho SG, Hearing VJ. Effects of cosmetic formulations containing hydroxyacids on sun-exposed skin: current applications and future developments. Dermatol Res Pract. 2012;2012:710893.
37. Green BA, Yu RJ, Van Scott EJ. Clinical and cosmeceutical uses of hydroxyacids. Clin Dermatol. 2009;27(5):495-501.
38. Lee KC, Wambier CG, Soon SL, Sterling JB, Landau M, Rullan P, et al. Basic chemical peeling: superficial and medium-depth peels. J Am Acad Dermatol. 2019;81(2):313-24.
39. Esteves MM. Estudo de um complexo ativo prevenção do envelhecimento cutâneo. Cosmet Toiletries. 1990;2:31-40.
40. Lévéque JL. Caracterização biofísica do fotoenvelhecimento cutâneo. Cosméticos Online. 1997;106:55-66.
41. Monteiro e Silva SA, Leonardi GR. Development and cathodic iontophoretic permeation evaluation of liquid crystalline systems provided of retinoic acid microparticles. J Cosmet Dermatol. 2021;20(7):2317-27.
42. Velasco MVR, Ribeiro ME, Bedin V, Okubo FR, Steiner D. Rejuvenescimento da pele por peeling químico: enfoque no peeling de fenol. An Bras Dermatol. 2004;79(1):91-9.
43. Trevisol TC, Henriques RO, Souza AJA, Furigo A. An overview of the use of proteolytic enzymes as exfoliating agentes. J Cosmet Dermatol. 2021.

44. Rossi AM, Perez MI. Treatment of hyperpigmentation. Facial Plastic Surgery Clinics of North America. 2011;19:313-24.
45. Zheng Y, Wan M, Chen H, Ye C, Zhao Y, Yi J, et al. Clinical evidence on the efficacy and safety of an antioxidant optimized 1.5% salicylic acid (SA) cream in the treatment of facial acne: an open, baseline-controlled clinical study. Skin Res Technol. 2013;19(2):125-30.
46. Zheng Y, Yin S, Xia Y, Chen J, Ye C, Zeng Q, et al. Efficacy and safety of 2% supramolecular salicylic acid compared with 5% benzoyl peroxide/0.1% adapalene in the acne treatment: a randomized, split-face, open-label, single-center study. Cutan Ocul Toxicol. 2019;38(1):48-54.
47. Akarsu S, Fetil E, Yücel F, Gül E, Güneş AT. Efficacy of the addition of salicylic acid to clindamycin and benzoyl peroxide combination for acne vulgaris. J Dermatol. 2012;39(5):433-8.
48. Bissonnette R, Bolduc C, Seité S, Nigen S, Provost N, Maari C, et al. Randomized study comparing the efficacy and tolerance of a lipophillic hydroxy acid derivative of salicylic acid and 5% benzoyl peroxide in the treatment of facial acne vulgaris. J Cosmet Dermatol. 2009;8(1):19-23.
49. Abels C, Kaszuba A, Michalak I, Werdier D, Knie U, Kaszuba A. A 10% glycolic acid containing oil--in-water emulsion improves mild acne: a randomized double-blind placebo-controlled trial. J Cosmet Dermatol. 2011;10(3):202-9.
50. Wiegmann D, Haddad L. Two is better than one: the combined effects of glycolic acid and salicylic acid on acne-related disorders. J Cosmet Dermatol. 2020;19(9):2349-51.
51. Bernstein EF, Lee J, Brown DB, Yu R, Van Scott E. Glycolic Acid Treatment Increases Type I Collagen mRNA and Hyaluronic Acid Content of Human Skin. Dermatol Surg. 2001;27(5):429-33.
52. Edison BL, Smith HA, Li W-H, Parsa R, Green BA, Konish P, et al. Mandelic acid, a lipophilic alpha hydroxy acid, reduces lipid production, enhances exfoliation and provides clinical and patient perceivable benefits to oily and photodamaged skin. J Am Acad Dermatol. 2020;83:AB97.
53. Bagatin E, Guadanhim LRS, Enokihara MMSS, Sanudo A, Talarico S, Miot HA, et al. Low-dose oral isotretinoin versus topical retinoic acid for photoaging: a randomized, comparative study. Int J Dermatol. 2014;53(1):114-22.
54. Smith W P, Bishop M, Gillis G, Maibach H. Topical proteolytic enzymes affect epidermal and dermal properties. Int J Cosmet Sci. 2007;29(1):15-21.
55. Sarkar R, Parmar N V, Kapoor S. Treatment of Postinflammatory Hyperpigmentation With a Combination of Glycolic Acid Peels and a Topical Regimen in Dark-Skinned Patients: A Comparative Study. Dermatol Surg. 2017;43(4):566-73.
56. Ghunawat S, Sarkar R, Garg V. Comparative study of 35% glycolic acid, 20% salicylic–10% mandelic acid, and phytic acid combination peels in the treatment of active acne and postacne pigmentation. J Cutan Aesthet Surg. 2019;12(3):158-63.

21

Nutracêuticos aplicados à saúde estética

Ticiana Carvalho Pereira Escrobat

INTRODUÇÃO

Nos dias atuais, há uma grande preocupação com a aparência física, o que leva as pessoas a buscarem cada vez mais um corpo sem marcas que julgam indesejáveis, como rugas, estrias, celulites, manchas, excessos de gordura e flacidez, assim se apresentando jovens e dentro do padrão estabelecido como perfeito, principalmente pelos meios de comunicação.[1] Para atender a essa grande demanda, o mercado de cosméticos trabalha diariamente no lançamento de novidades na área da beleza. A procura por cosméticos voltados para tratamentos corporais, faciais ou capilares com tecnologia de ponta e resultados cientificamente comprovados aumentam na mesma medida em que aumenta a procura por uma boa saúde.[2]

A imagem corporal é a maneira como cada indivíduo enxerga de forma segmentada ou como um todo as partes de seu corpo. No entanto, a indústria cultural, pelos meios de comunicação, encarrega-se de criar desejos e reforçar a imagem padronizando corpos, o que torna a procura pelo belo uma constante na vida das pessoas. Dessa maneira, o hábito de fazer dietas e de consumir produtos dietéticos torna-se uma das preocupações marcantes do público em questão, que demonstra uma inquietação excessiva com a quantidade de gordura corporal, evita comidas que "engordam" e expressa o desejo de ser cada vez mais magro.[3]

Pensando nisso, o mercado mundial inseriu um novo segmento de produtos, denominados nutricosméticos. Esses produtos apresentam-se como suplementos alimentares em forma de cápsulas e comprimidos para serem utilizados de forma endógena nos tratamentos das alterações estéticas. O objetivo desses suplementos é manter a beleza por meio do equilíbrio interno, tratando o indivíduo de dentro para fora (sistema "in/out"), com formulações que incluem elementos importantes ao funcionamento das células.[4]

ALIMENTAÇÃO E SAÚDE

O estado nutricional de populações, principalmente em países industrialmente desenvolvidos, é marcado por tendências desfavoráveis, como o excessivo consumo de gorduras, principalmente saturadas, excessivo consumo de açúcar e sal e, ainda, diminuição considerável do consumo de amido e fibras dietéticas. Estudos epidemiológicos demonstram que há déficit do consumo de ácidos graxos poli-insaturados, proteínas de alto valor biológico, vitaminas, cálcio, ferro, iodo, flúor, selênio e zinco. Esse estado nutricional carente tem originado elevadas incidências de doenças crônico-degenerativas, entre elas doenças cardiovasculares, câncer, hipertensão, diabetes e obesidade. Nos últimos anos, as enfermidades que mais se destacam são as de doenças crônicas não transmissíveis, como a hipertensão arterial sistêmica, o diabetes, o câncer, a obesidade e a dislipidemia, todas envolvendo a alimentação. A situação é tão grave que dados da Organização Mundial da Saúde (OMS) mostram que essas doenças são responsáveis por 70-80% da mortalidade nos países desenvolvidos e cerca de 40% naqueles em desenvolvimento.[5]

De forma contrária, há fortes evidências do papel dos alimentos em melhorar a *performance* mental e física, além de retardar o processo de envelhecimento e auxiliar na perda de peso, na resistência às doenças (melhorando o sistema imune).[6] Com a grande preocupação e interesse dos consumidores quanto ao consumo de alimentos saudáveis, a evolução dos produtos alimentícios torna-se cada vez mais desafiador, à medida que procura atender à demanda por produtos que, concomitantemente, sejam saudáveis e atraentes. Em consequência, a alimentação de indivíduos com estilo de vida saudável tende a ser um ato prazeroso e que visa à saúde e ao bem-estar, evitando também os riscos de doenças. Os efeitos benéficos de determinados alimentos sobre a saúde já são conhecidos há muito tempo, o que aumenta cada vez mais o interesse dos consumidores pelos alimentos considerados funcionais.[7]

NUTRICOSMÉTICOS, NUTRACÊUTICOS E ALIMENTOS FUNCIONAIS

Apesar da grande importância, muitas discussões permeiam as denominações atribuídas aos termos nutricosméticos, nutracêuticos e alimentos funcionais, apresentando ainda inconsistências e contradições generalizadas. Assim, com a finalidade de auxiliar e potencializar os tratamentos nas desordens estéticas, os nutricosméticos têm como objetivo principal atuar junto aos produtos cosméticos, otimizando seus efeitos por meio de sua atuação tópica, de forma *out*.[8]

Apesar da grande importância que os nutricosméticos têm assumido, esse termo ainda não é contemplado na legislação sanitária vigente da Agência Nacional de Vigilância Sanitária (Anvisa).[9] De qualquer maneira, é importante fazer a diferenciação destes com os cosméticos, uma vez que, de acordo com a RDC nº 7/2015, produtos de utilização oral não podem ser considerados cosméticos, já que estes têm como objetivos limpar, perfumar, alterar a aparência, corrigir odores corporais e/ou proteger a pele, por meio de substâncias naturais ou sintéticas, as diversas partes do corpo, sendo o seu uso externo.[10] Embora esse tipo de substância apresente grandes benefícios, também podem ocasionar efeitos colaterais. Ciente disso, é de suma importância ressaltar a utilização dos nutricosméticos com cautela, principalmente para o público da terceira idade, para quem apresentam baixa atividade biotransformadora, podendo acarretar efeitos cumulativos.[11,12]

Já o termo "nutracêuticos" pode ser definido como suplementos alimentares com a finalidade de prevenir e/ou melhorar a saúde, constituídos por um concentrado de compostos bioativos de alimentos não obtidos em uma concentração alta por meio das fontes naturais.[13] Os alimentos funcionais representam uma nova categoria de alimentos notavelmente promissores que possuem propriedades e cuja definição é ocasionalmente confundida com a de nutracêuticos e novos alimentos.[12]

Dessa maneira, alimentos funcionais e nutracêuticos frequentemente são confundidos e se misturam em suas definições. No entanto, os alimentos funcionais têm características bem distintas, por serem consumidos na forma de alimentos comuns, fazendo parte da dieta dos indivíduos e de seus hábitos alimentares a fim de conservar a saúde, a beleza, o bem-estar físico e mental por meio de compostos bioativos nos alimentos, como os probióticos e prebióticos, vitaminas, compostos fenólicos, alimentos nitrogenados, alimentos sulfurados, pigmentos, ácidos graxos poli-insaturados e fibras, e que frequentemente fazem parte da formulação dos nutracêuticos. Em contrapartida, os nutracêuticos são alimentos em sua forma bruta ou parte deles que apresentam vantagens à saúde, incluindo a prevenção, a manutenção e/ou o tratamento de patologias. Podem compreender desde os nutrientes isolados contidos nos alimentos naturais, produtos herbais, suplementos dietéticos, até produtos planejados e alimentos processados.

As características dos nutracêuticos, nutricosméticos e alimentos funcionais estão apesentadas no Quadro 1, sendo que há diferenças entre suas vias de administração, conformação farmacêutica, público de destino e principais aplicações.

ALIMENTOS FUNCIONAIS E LEGISLAÇÃO

Alimentos funcionais, ou também conhecidos como nutracêuticos, são aqueles que, além de contribuírem com a nutrição, contêm substâncias que podem ser consideradas ativas e produtoras de benefícios clínicos ou de saúde. Segundo a American Dietetic Association (2008), entram na categoria de alimentos funcionais alimentos integrais, fortificados ou enriquecidos. É importante que os alimentos funcionais sejam parte de uma dieta equilibrada em todos os seus componentes, caracterizando-se como adjuvantes de uma alimentação saudável.[14] Dessa forma, os alimentos funcionais contêm bioativos que podem apresentar a redução de riscos de doenças.[15]

Os primeiros relatos em referência ao termo "alimentos funcionais" surgiram no Japão na década de 1980, com a publicação da regulamentação relativa ao consumo de alimentos para uso específico para melhoria da saúde. Esse conceito diz respeito a alimentos processados que contribuem com a nutrição e contêm substâncias que podem ser consideradas ativas, produtoras de benefícios clínicos ou de saúde.[16] De acordo com a American Dietetic Association (2008), os alimentos funcionais

QUADRO 1 Classificação dos nutracêuticos, nutricosméticos e alimentos funcionais de acordo com sua via de administração, conformação farmacêutica, público de destino e principais aplicações

	Nutracêutico	Nutricosmético	Alimentos funcionais
Via de administração	Oral	Oral	Oral
Conformação farmacêutica	Cápsulas, granulados, pós, bebidas, suplementos, balas, pirulitos, gomas, chocolates etc.	Cápsulas, granulados, pós, bebidas, suplementos, balas, pirulitos, gomas, chocolates etc.	Alimento comum
Público de destino	Saúde	Beleza	Saúde/beleza
Principais aplicações	Redução de colesterol e glicemia, prevenção de doenças, melhor funcionamento do metabolismo	Antienvelhecimento, anticelulite, proteção solar, drenante, fortalecimento de unhas, pele e cabelo	Redução de colesterol e glicemia, prevenção de doenças, melhor funcionamento do metabolismo, antienvelhecimento, anticelulite, proteção solar, drenantes, fortalecimento de unhas, pele e cabelo

trazem grandes benefícios quando consumidos regularmente e são divididos nas seguintes categorias: alimentos integrais, fortificados, enriquecidos ou implementados.[14]

Dessa forma, é importante ressaltar a importância do consumo de alimentos como verduras, frutas, aveia, peixes frescos, azeite, castanha-do-pará, castanha de caju, linhaça, gergelim, soja, alho, uva vermelha e roxa, chá-verde, tomate, entre outros. Todos esses alimentos têm o poder de agir em benefício do organismo, levando a uma vida saudável. De qualquer maneira, a indicação e o consumo dos nutracêuticos devem ser embasados sempre no conhecimento científico.[17] É importante frisar, ainda, que há necessidade de recomendação adequada da ingesta de macro ou micronutrientes advindos dos alimentos funcionais, de modo que não ultrapasse a quantidade superior à dose diária recomendada.[18]

Com relação à sua regulamentação, o Japão é o único país que possui uma legislação específica em relação aos alimentos funcionais. Já nos Estados Unidos e na Europa, a categoria não é ainda legalmente reconhecida.[18,19] No Brasil, as resoluções que regulamentam diretamente os alimentos funcionais são emitidas pela Anvisa, do Ministério da Saúde:

- **Resolução Anvisa/MS 18/99:** aprova o regulamento técnico que estabelece as diretrizes básicas para análise e comprovação de propriedades funcionais e ou de saúde alegadas em rotulagem de alimentos.
- **Resolução Anvisa/MS 19/99:** aprova o regulamento técnico de procedimento para registro de alimentos com alegações de propriedades funcionais e/ou de saúde em sua rotulagem. A legislação brasileira não define alimentos funcionais; define alegação de propriedades funcionais, que "é aquela relativa ao papel metabólico ou fisiológico que o nutriente ou não nutriente tem no crescimento, desenvolvimento, manutenção e outras funções normais do organismo humano", e alegação de propriedades de saúde, que "é aquela que afirma, sugere ou implica a existência de relação entre o alimento ou ingrediente com doença ou condição relacionada à saúde".[20]

O conceito apresentado em lei é baseado na ideia de que os alimentos funcionais estão inseridos no contexto de alimento, e não de medicamento. Eles devem ser parte normal da dieta, com benefícios além da nutrição básica, sendo seguros para consumo sem supervisão médica. Desse modo, são proibidas as indicações de propriedades medicinais ou terapêuticas.[20]

As alegações podem fazer referência à manutenção geral da saúde, ao papel fisiológico dos nutrientes e não nutrientes e à redução de riscos a doenças. Essas alegações de propriedades funcionais são permitidas em caráter opcional, mediante a demonstração de eficácia. Para os nutrientes com funções plenamente reconhecidas pela comunidade científica, não é necessária a demonstração de eficácia ou análise para alegação funcional na rotulagem. Já no caso de uma nova propriedade funcional, há necessidade da comprovação da alegação e da segurança. A comprovação da alegação de propriedade funcional deve ser conduzida com base no consumo previsto ou recomendado pelo fabricante, finalidade, condições de uso, valor nutricional e evidências científicas.[20,21]

SUBSTÂNCIAS QUÍMICAS DOS ALIMENTOS FUNCIONAIS

Os alimentos funcionais contêm substâncias benéficas ou compostos bioativos para a promoção da saúde e consequentemente capazes de diminuir a incidência de doenças, como os carotenoides, glicosinolatos, isoticianatos, indóis, flavonoides, ácidos graxos, fosfato de inositol, fenóis e compostos cíclicos, fitoestrogênios, saponinas, sulfetos e tióis, fitosteróis e polifenóis.[22] São compostos bioativos de origem química dos alimentos responsáveis pelos efeitos benéficos ao organismo e podem vir a constituir de forma conjunta ou isolada os nutracêuticos e nutricosméticos nos tratamentos de patologias e/ou alterações estéticas.

Carotenoides

Entre os carotenoides presentes nos alimentos, citam-se: α-caroteno, β-caroteno, β-criptoxantina, luteína, licopeno e zeaxantina. Algumas dessas substâncias funcionam como precursores de vitamina A, outras neutralizam radicais livres, incrementam a comunicação intercelular e diminuem o risco de doença macular, câncer de próstata e de mama, como o licopeno.[23]

Os carotenoides são importantes pigmentos lipossolúveis responsáveis pelas cores laranja, amarela e vermelha, presentes em bactérias, algas, fungos e vegetais. Nos organismos fotossintetizantes, participam como coadjuvantes no processo de fotossíntese e ajudam a proteger contra os possíveis danos causados pela luz. Os humanos não são capazes de produzir esses pigmentos, mas podem adquiri-los alimentando-se de vegetais.[23] Os Quadros 2 e 3 apresentam, respectivamente, as principais fontes naturais de diversos carotenoides e o teor de betacaroteno e licopeno em alimentos mais ricos nesses nutrientes.

Glicosinolatos, isoticianatos, indóis

Glucobrassicina, sulforofano e indol-3-carbinol são substâncias desses grupos. Estimulam a atividade de enzimas da fase II (enzimas P450, responsáveis por processos de desintoxicação), alteram o metabolismo de estrogê-

QUADRO 2 Principais fontes naturais de diversos carotenoides

Carotenoides	Fontes alimentares
α-caroteno	Cenoura, laranja, tangerina
β-caroteno	Abóbora, agrião, batata-doce, brócolis, cenoura, couve, damasco, espinafre
β-criptoxantina	Abóbora, caqui, laranja, maçã, mamão papaia, pimentão vermelho, tangerina
Luteína	Abóbora, brócolis, couve, ervilha, espinafre, salsa
Licopeno	Goiaba vermelha, mamão, melancia, pitanga, tomate
Zeaxantina	Agrião, brócolis, couve, espinafre, rúcula

QUADRO 3 Teor de β-caroteno e licopeno em alimentos mais ricos nesses nutrientes

Alimento	β-caroteno	Alimento	Licopeno
Dendê	20.570 mcg	Tomate seco	45,9 mg
Buriti	15.108 mcg	Molho de tomate caseiro	21,8 mg
Couve-manteiga	3.800 mcg	Goiaba	5,2 mg
Cenoura	2.900 mcg	Melancia	4,5 mg
Acerola	2.600 mcg	Tomate enlatado	2,7 mg
Espinafre	2.400 mcg	Tomate cru	2,7 mg
Abóbora	2.200 mcg	Cenoura	5 mg
Melão	2.200 mcg	Mamão	1,82 mg
Brócolis	1.600 mcg	Toranja	1,1 mg
Manga Tommy	1.400 mcg	Pimentão vermelho	0,48 mg

nios pelo desvio do sítio de hidroxilação e diminuem a metilação do DNA. É possível encontrar essas substâncias em hortaliças da família das crucíferas (repolho, couve, couve-flor, brócolis, couve-de-bruxelas, mostarda) e no rabanete.[24]

Fosfatos de inositol

Fitato (hexafosfato de inositol), pentafosfatos e tetrafosfatos de inositol são substâncias representativas desse grupo. No intestino, ligam-se ao ferro e cobre. Esses cátions podem gerar hidroxirradicais pela reação de Fenton. Pode-se encontrar fosfatos de inositol nos cereais, na soja e nos alimentos derivados.[24]

Fenóis e compostos cíclicos

Cumarinas, limoneno e ácido clorogênico pertencem a esse grupo de substâncias. São substâncias antioxidantes que inibem reações de nitrosação, além de serem ativadoras da atividade de enzimas da fase II. Essas substâncias podem ser encontradas nas frutas cítricas e nas hortaliças.[24]

Fitoestrogênios

Exemplos dessas substâncias incluem as isoflavonas (daidzeína, genisteína, gliciteína) e ligninas (matairesinol, secoisolariciresinol). São transformadas no trato gastrointestinal em compostos com atividade estrogênica, inibem a atividade de tirosina-quinase e induzem a apoptose. As isoflavonas são encontradas na soja e alimentos derivados. As hortaliças, linho e centeio contêm lignina.[24]

Fitosteróis

Estigmasterol, β-sitosterol e campesterol pertencem a essa categoria. Esses esteróis ligam-se aos sais biliares e colesterol, aumentando a excreção de esteroides. Além disso, diminuem a proliferação de colonócitos. São encontradas nos óleos vegetais, nozes, cereais e leguminosas (feijões, amendoim, gergelim, grão-de-bico, soja, lentilhas e ervilhas).[24]

Polifenóis

Flavonoides (quercetina, apigenina, catequina etc.), teaflavinas e tearubigenos são exemplos de substâncias dessa categoria. Polifenóis são substâncias antioxidantes, transformando-se em quinonas na presença de oxigênio ou de outros oxidantes. As quinonas são pardas, e pode-se presenciar sua formação quando se deixa uma fruta (maçã, banana, abacate etc.) em contato com o ar. Os polifenóis diminuem a fragilidade e a permeabilidade capilar e alteram a atividade de tirosina-quinase. Frutas, chá e vinho tinto são alimentos ricos em flavonoides.[24]

Inibidores de protease

Inibidores de protease (tripsina e quimotripsina) são de natureza proteica e podem ser encontrados na soja e em outras leguminosas em maior proporção e, em menores teores, em cereais e hortaliças. O processamento térmico dos alimentos inativa quase totalmente essas substâncias, que inibem o crescimento de células tumorais e o crescimento de células transformadas.[24]

Saponinas

As saponinas são substâncias com atividade detergente. São antioxidantes, ligam-se aos sais biliares e colesterol no tubo digestivo, impedindo a sua absorção, e têm ação citotóxica contra células tumorais. Soja e alimentos derivados, outras leguminosas e nozes são fontes de saponinas.[24]

Sulfetos e tióis

Sulfeto de dialila, trissulfetos de alila e metila e ditioltionas são exemplos de sulfetos e tióis. Esses compostos aumentam as enzimas da fase II e diminuem a atividade microbiana na conversão de nitrato em nitrito (o nitrito é precursor de nitrosaminas, substâncias cancerígenas). Sulfetos são abundantes em plantas do gênero *Allium* (alho, cebola etc.), e as ditioltionas podem ser encontradas em plantas da família das crucíferas.[23]

Os probióticos também podem conferir benefícios à saúde.[25] São microrganismos com ação não patógena e que resistem às condições adversas do trato gastrointestinal, sobrevivendo aos efeitos do ácido clorídrico e dos sais biliares produzidos pelo sistema digestório, além de colonizar o intestino. Como resultado, produzem substâncias antimicrobianas, com influência sobre o sistema imunológico e as atividades metabólicas.[26] Eles atuam diretamente na microbiota intestinal (quando em equilíbrio) e impedem que microrganismos com ação patogênica exerçam efeitos maléficos, com efeito anti-inflamatório.[27,28]

Dessa forma, são atribuídos vários benefícios a eles, como melhora do equilíbrio da flora intestinal, auxílio na prevenção de alguns tipos de câncer, como o de cólon e o de intestino, diminuindo as incidências de diarreia e de aumento dos níveis de colesterol no sangue.[29,30] As interações com os probióticos orais sugerem um mecanismo que influencia a saúde e o bem-estar; consumidos via oral, podem reduzir marcadores sistêmicos da inflamação e do estresse oxidativo, além de regular a liberação de citocinas pró-inflamatórias no interior da pele.[26]

CONCLUSÃO

É indiscutível que a sociedade atual busca uma vida saudável e uma boa dose de jovialidade e beleza. Pesquisas demonstram a relação entre a funcionalidade dos alimentos que vão além da prevenção e tratamentos de doenças, promoção da saúde e bem-estar do indivíduo como também cuidados com o corpo apresentando melhora das alterações estéticas corporais e faciais.

O uso dos nutracêuticos para a busca de resultados na saúde e na beleza vem sendo estudado e pesquisas se aprofundam nos efeitos favoráveis e desfavoráveis, esclarecendo a necessidade de serem administrados sob a orientação e acompanhamento de um profissional habilitado. Há também um parâmetro farmacológico relevante, pois o índice terapêutico, que consiste na relação entre a concentração geradora do efeito mínimo eficaz e a concentração que gera efeito tóxico, pode ser ultrapassado, trazendo riscos à saúde. Esses contratempos têm contribuído para o desenvolvimento e aumento do uso de alimentos funcionais e/ou suas concentrações nos nutracêuticos sendo, desta forma, considerados mais seguros nas abordagens de gestão em saúde.

Assim, os alimentos funcionais são conhecidos também como nutracêuticos, pois além de contribuírem com a nutrição, contêm substâncias (bioativos) que podem ser consideradas ativas produtoras de benefícios clínicos, de saúde e estética. Entre os bioativos presentes responsáveis pelos efeitos benéficos, tem-se como exemplo os probióticos, fibras, fitoquímicos, vitaminas, minerais, ervas, ácidos graxos ômega 3 (ω-3), além de determinados peptídeos e proteínas, como carotenoides, glucosinolatos, isoticianatos, indóis, flavonoides, ácidos graxos, fosfato de inositol, fenóis e composto cíclicos, fitoestrogênios, saponinas, sulfetos e tióis, fitoesteróis e polifenóis.

No entanto, mais estudos são necessários para uma melhor compreensão da fisiopatologia das disfunções estéticas, bem como a relação nutricional envolvida. Assim, conhecer mais a fundo os nutricosméticos e suas variedades de compostos presentes, comprovando sua eficácia, de modo a conseguir obter bons resultados no tratamento estético, é de extrema importância.

REFERÊNCIAS BIBLIOGRÁFICAS

1. Barros MD, Oliveira RPA. Tratamento estético e conceito de belo. Ciências Biológicas e de Saúde Unit Facipe. 2017;3(5):65-74.
2. Silva CM, Santos RA, Cavalcante CFE. Os benefícios da nutrição na prevenção do envelhecimento cutâneo. Rev. Conexão Eletrônica. 2016.
3. Castro IA. Desenvolvimento de Alimentos Funcionais. In: VII Encontro Regional Sul de Ciência e Tecnologia de Alimentos, Universidade Federal do Paraná; 2013.
4. Dini I, Laneri S. Nutricosmetics: a brief overview. Phytother Res. 2019;33(12):3054-63.
5. Jardim MZ, Costa BVL, Pessoa MC, Duarte CK. Ultra-processed foods increase noncommunicable chronic disease risk. Nutr Res. 2021;95:19-34.
6. Lottenberg AMP, Alvarenga A, Salgado JM, Borges VC. Impacto dos alimentos funcionais para a saúde. Nutrição em Pauta. 2001.
7. Komatsu TR, Buriti FCA, Saad SMI. Inovação, persistência e criatividade superando barreiras no desenvolvimento de alimentos probióticos. Rev Bras Ciênc Farm. 2008;44(3).
8. Amarendra P, Gurpoonam KJ, Sidharth S. Cosmeceuticals. Treasure Island: Stat Pearls Publishing; 2020.
9. Scotti L, Velasco MVR. Envelhecimento cutâneo à luz da cosmetologia: estudo das alterações da pele no decorrer do tempo e da eficácia das substâncias ativas empregadas na prevenção. São Paulo: Tecnopress; 2003.
10. Brasil. Ministério da Saúde. Agência Nacional de Vigilância Sanitária. Resolução da Diretoria Colegiada - RCD nº 07, de 10 de fevereiro de 2015. Dispõe sobre os requisitos técnicos para a regularização de produtos de higiene pessoal, cosméticos e perfumes e dá outras providências. Brasília, DF: Diário Oficial da União; 2015.
11. Aronson JK. Defining "nutraceuticals": neither nutritious nor pharmaceutical. Br J Clin Pharmacol. 2017;83(1):8-19.
12. Sachdeva V, Roy A, Bharadvaja N. Current prospects of nutraceuticals: a review. Curr Pharm Biotechnol. 2020;21(10):884-96.
13. Zeisel SH. Regulation of nutraceuticals. Science. 1999;285(5435):1853-5.
14. Hasler CM, Brown AC, American Dietetic Association. Position of the American Dietetic Association: functional foods. J Am Diet Assoc. 2009; 109(4):735-46.
15. Moraes FP. Alimentos funcionais e nutracêuticos: definições, legislação e benefícios à saúde. Revista Eletrônica de Farmácia. 2006;3(2).
16. Oliveira HPS. O consumo de alimentos funcionais: atitudes e comportamentos. 111 f. Dissertação [Mestrado em Ciências da Computação] – Universidade Fernando Pessoa, Porto; 2008.
17. Gibson G, Williams C. Functional foods: concept to product. Cambridge: Woodhead Publishing Limited; 2000.
18. Roberfroid MB. Concepts and strategy of functional food science: the European perspective. Am J Clin Nutr. 2000;71(6 Suppl):1660S-4S; discussion 1674S-5S.
19. Sanders ME. Overview of functional foods: emphasis on probiotic bacteria. Int Dairy J. 1998; 8:341-7.
20. Brasil. Ministério da Saúde. Agência Nacional de Vigilância Sanitária. Decreto nº 3029, de 16 de abril de 1999. Aprova o Regulamento da Agência Nacional de Vigilância Sanitária, e dá outras providências. Diário Oficial da República Federativa do Brasil. Brasília, DF: Diário Oficial da União; 1999.
21. Brasil. Ministério da Saúde. Agência Nacional de Vigilância Sanitária. Comissões e Grupos de Trabalho. Comissão Tecnocientífica de Assessoramento em Alimentos Funcionais e Novos Alimentos. Alimentos com Alegação de Propriedades Funcionais e/ou de Saúde, Novos Alimentos/Ingredientes, Substâncias Bioativas e Probióticos. 2008.
22. Luvián-Morales J, Varela-Castillo FO, Flores-Cisneros L, Cetina-Pérez L, Castro-Eguiluz D. Functional foods modulating inflammation and metabolism in chronic diseases: a systematic review. Crit Rev Food Sci Nutr. 2021;1-22.
23. Cañas GJS, Braibante MEF. A química dos alimentos funcionais. Quím Nova Esc. 2019;41(3):216-23.
24. Vieira JRS. Bioquímica dos alimentos. Instituto de Ciências Biológicas da Universidade Federal do Pará. 2003.
25. Brasil. Ministério da Saúde. Agência Nacional de Vigilância Sanitária. RDC nº 323, de 10 de novembro de 2003. Brasília, DF: Diário Oficial da União; 2003.
26. Bowe W, Patel NB, Logan AC. Acne vulgaris, probiotics and the gut-brain-skin axis: from anecdote to translational medicine. Benef Microbes. 2014;5(2):185-99.
27. Caruso R, Lo BC, Núñez G. Interações hospedeiro-microbiota na doença inflamatória intestinal. Nat Rev Immunol. 2020.
28. Kober MM, Bowe WP. The effect of probiotics on immune regulation, acne, and photoagin. Int J Womens Dermatol. 2014;1(2):85-9.
29. Silva ST, Santos CA, Bressan J. Intestinal Microbiota: Relevance to obesity and modulation by prebiotics and probiotics. Nutr Hosp. 2013;28(4): 1039-48.
30. Santos CRB, Portella ES, Avila SS, Soares EA. Fatores dietéticos na prevenção e tratamento de comorbidades associadas à síndrome metabólica. Rev Nutr. 2006;19(3).

22

Fotoproteção e suas aplicabilidades

Zípora Morgana Quinteiro dos Santos

INTRODUÇÃO

A exposição moderada à luz solar confere efeitos benéficos à saúde humana, pois medeia a síntese natural de vitamina D juntamente da formação de endorfinas na pele, exerce atividade antimicrobiana e melhora a saúde cardiovascular.[1] No entanto, a exposição em longo prazo é considerada um risco potencial de lesões oculares agudas e crônicas, assim como para o fotoenvelhecimento e o câncer de pele, como carcinomas basocelulares, carcinomas espinocelulares e melanomas.[2] O Quadro 1 sintetiza os efeitos da exposição à luz solar em função do tempo.

A importância da fotoproteção é um assunto emergente, não só como meio de evitar os sinais do fotoenvelhecimento (elastose, eritema, hipercromias, rugas etc.), mas também devido à crescente incidência de câncer de pele. Esse é o câncer mais frequente no mundo e o de maior incidência no Brasil (cerca de 33% de todos os tumores malignos diagnosticados no país); segundo o Instituto Nacional de Câncer (INCA), estima-se que todos os anos 180 mil novos casos são registrados.

Neste capítulo, será abordada a questão da fotoproteção a partir da compreensão do espectro de radiação e mecanismo de absorção da radiação ultravioleta, da classificação dos fotoprotetores de acordo com os tipos de filtros, incluindo agentes botânicos, e ao final serão trazidos conceitos de eficácia e segurança, fator de proteção solar e veículos utilizados na composição dos fotoprotetores.

ESPECTRO DE RADIAÇÃO

O espectro de radiação solar não ionizante que atinge a Terra é formado pela radiação infravermelha, luz visível e radiações ultravioleta; o restante é bloqueado pela camada de ozônio.[3] Assim, os prejuízos da luz solar sobre a pele humana não são atribuídos apenas aos comprimentos de onda isolados.[4] A interação entre as diferentes faixas de com-

QUADRO 1 Efeitos das radiações solares sobre a pele em relação ao tempo de exposição

Tempo de exposição	Efeito na pele
Curto prazo	Calorífico, antirraquitismo e pigmentação imediata
Médio prazo	Queimadura solar, bronzeado retardado, hiperqueratinização e imunossupressão
Longo prazo	Fotoenvelhecimento e câncer de pele

Fonte: própria autora.

primentos de onda apresenta papel importante no desenvolvimento e na evolução desses efeitos danosos.[5]

Comumente a radiação infravermelha (RI) transmite energia na forma de calor.[6] Ela é responsável pelo transporte de calor do sol para a Terra e, quando incide sobre a matéria, provoca um aumento da temperatura, sendo assim chamada faixa de raios calóricos.[4] A exposição crônica à RI pode ocasionar reações na pele humana e provocar alterações como ressecamento e perda da umidade, eritema imediato, hiperpigmentação, descamação fina, atrofia epidérmica e telangiectasias, contribuindo para a aceleração dos efeitos nocivos dos raios ultravioleta (UV).[1]

A luz visível (LV) é uma radiação refratária do sol, correspondente a 45% da radiação do planeta; é emitida por fontes artificiais de iluminação e eletrodomésticos com tecnologia *light emitting diode* (LED), como televisores, monitores de computadores, *smartphones* e *tablets*.[3] Os raios de LV conseguem atravessar as camadas da pele, causando distúrbios de pigmentação, estimulando a produção de radicais livres e induzindo danos ao ácido desoxirribonucleico (DNA) indiretamente.[6,7]

A radiação UV contribui com região restrita do espectro da radiação eletromagnética. A exposição ocorre tanto devido às fontes naturais quanto artificiais, como alguns tipos de iluminação, e compreende uma faixa de comprimento de onda que vai de 100 a 400 nanômetros (nm), sendo subdividida em UVC (100 a 290 nm), UVB (290 a 300 nm) e UVA (320 a 400 nm).[8] A radiação UVA, por sua vez, é classificada em UVAI ou UVA curto (320 a 340 nm) e UVAII ou UVA longo (340 a 400 nm).[1] O comprimento de onda está relacionado diretamente com a capacidade de penetração da radiação na pele (UVA > UVB > UVC) e inversamente proporcional à capacidade energética (UVA < UVB < UVC).[2] O Quadro 2 apresenta o comprimento de onda e a proporção que atinge a superfície da Terra de acordo com a classificação no espectro solar, bem como suas características e efeitos produzidos na pele.

UVA

A radiação UVA não é bloqueada totalmente com protetor solar e traz prejuízos, desde lesões mais simples até câncer de pele, em casos mais graves.[2] Principal responsável pelo envelhecimento precoce, induz a pigmentação da pele, promovendo o bronzeamento por meio do escurecimento da melanina pela foto-oxidação da leucomelanina localizada nas células das camadas externas da epiderme.[2] Além disso, aumenta o número de células inflamatórias na derme e diminui o número de células apresentadoras de antígenos.[9] Esse tipo de radiação atravessa nuvens, vidro e epiderme, é indolor e penetra na pele até as células da derme, produzindo espécies reativas de oxigênio (ERO) e radicais livres, danificando indiretamente o DNA.[3]

UVB

A UVB é uma radiação que pode furar o bloqueio dos filtros químicos. Possui alta energia e com grande frequência ocasiona eritema, queimaduras solares e quebras na fita de DNA, danificando a epiderme.[9,10] A exposição frequente e intensa à radiação UVB pode causar mutações nos dímeros de pirimidina, associadas a cânceres de pele não melanoma, além de suprimir a resposta imunológica da pele.[8]

UVC

A região UVC é também conhecida como região germicida ou bactericida. As radiações UVC e os comprimentos de onda abaixo de 295 nm são quase completamente bloqueados pela camada de ozônio, barreira natural de proteção que recobre a terra.[8,10] No entanto, apesar de a radiação UVC ter o menor comprimento de onda, é classificada

QUADRO 2 Classificação do espectro de radiação quanto ao comprimento de onda, porcentagem, características e efeitos sobre a pele

Espectro de radiação	Comprimento de onda	% que atinge a superfície terrestre	Característica	Efeitos negativos sobre a pele
Raios infravermelhos	(780-5.000 nm)	50%	Mais penetrantes, percebidos sob a forma de calor	Ocasionam vasodilatação da pele que se evidencia pelo eritema imediato e fracamente pigmentado
Luz visível	(400-780 nm)	45%	É percebida como cores, possui grau variado de energia calórica, luminosa e química, sendo responsável pelos fenômenos de fotossensibilização	Ocasiona a oxidação de lipídios, acelerando a produção de radicais livres, destruindo as fibras de colágeno e alterando a pigmentação
Radiação ultravioleta	(200-400 nm)	5%	É percebida por meio de reações fotoquímicas que em excesso levam a alterações mutagênicas, imunossupressoras e carcinogênicas	Formação de eritema, telangiectasias, hiperpigmentação, espécies reativas de oxigênio e predisposição ao câncer

Fonte: própria autora.

como a mais energética das radiações UV.[11] Como sua capacidade de penetração é maior, existe um maior risco biológico para quem é exposto; os raios UVC apresentam forte atividade eritematógena e maléfica ao tecido vivo, incluindo efeitos carcinogênicos e mutagênicos.[1]

No Quadro 3 estão resumidos os diferentes tipos de radiação UV, de acordo com as características que apresentam e local que atingem. A camada de ozônio absorve 100% de UVC, 90% de UVB e uma quantidade mínima de UVA, daí o esgotamento da camada de ozônio aumentar a transmissão de UV.[8]

Mecanismo de absorção da radiação ultravioleta

A pele apresenta diversos cromóforos, como aminoácidos aromáticos, a tirosina e o triptofano, ácido urocânico, ácido ribonucleico (RNA), DNA, melanina, proteínas e outros.[3] A absorção da radiação UV pelos cromóforos produz respostas fotoquímicas diferentes e interações secundárias, as quais envolvem ERO, resultando em efeitos prejudiciais quando da exposição em excesso.[12]

Estruturalmente a pele humana é dividida em epiderme, derme e hipoderme (camada subcutânea). A camada é constituída por várias subcamadas, e a pele apresenta anexos como folículos pilosos, glândulas sebáceas e sudoríparas; assim, é considerada um órgão dinâmico, constantemente variável. Dependendo do comprimento de onda e da quantidade de energia, a epiderme e a derme sofrem alterações químicas e histológicas após exposição solar persistente, o que favorece o surgimento de eritema, telangiectasias, alterações pigmentares, aspereza e alterações na

QUADRO 3 Características da radiação ultravioleta de acordo com a sua classificação e profundidade atingida

Tipo de radiação ultravioleta	Local atingido	Características
UVA	Penetra profundamente a derme	Radiação mais abundante e menos energética Responsável pela pigmentação direta da pele (bronzeamento) Provoca perda de elasticidade e modificação do colágeno Potencializa a radiação UVB, contribuindo para o desenvolvimento do câncer Está presente o dia todo Gera espécies reativas de oxigênio que podem danificar o DNA indiretamente por meio de reações fotossensibilizantes
UVB	Quase completamente absorvida pela epiderme	Representa aproximadamente 0,5% do total do espectro solar Responsável por eritemas, manchas, descamação e reações irritantes (pigmentação indireta da pele) Causa danos ao sistema imune cutâneo, contribuindo para imunossupressão, câncer e envelhecimento da pele Maior intensidade entre 10 e 15 horas É diretamente absorvida pelo DNA, levando a rearranjos moleculares em direção a fotoprodutos como dímeros de ciclobutano e modificações de DNA para mutações de DNA e cânceres
UVC	Tem o comprimento de onda mais curto (100-290 nm), porém com energia mais alta	Região germicida ou bactericida É absorvida em sua maioria pela camada de ozônio Altamente lesiva, pode gerar efeitos carcinogênicos e mutagênicos

Fonte: própria autora.

hiperqueratinização, aparecimento precoce de linhas de expressão e rugas, imunossupressão e lesões que podem ser benignas, pré-malignas ou malignas.[6,13]

A sensibilidade da pele à radiação UV e ao câncer depende do tipo de pele, que segundo Fitzpatrick (1988) é subdividida em seis fototipos, que descrevem a cor da pele, a quantidade de melanina, a resposta inflamatória à radiação solar, a sensibilidade e o risco de câncer. Adicionalmente, o método quantitativo de dose eritematosa mínima (DEM) exprime a quantidade de energia efetiva, expressa em joules/cm^2, requerida para a produção da primeira reação eritematógena perceptível e com bordas claramente definidas, identificadas por profissional habilitado e treinado.[14] O Quadro 4 apresenta uma classificação segundo Barbosa,[15] com modificações, onde a pele está segmentada em níveis de acordo com o fototipo cutâneo, características fenotípicas, sensibilidade, quantidade de melanina epidérmica, grau de risco de câncer, além de apresentar o método quantitativo de DEM.

FOTOPROTETORES

No Brasil, de acordo com a Resolução da Diretoria Colegiada nº 30, de 1º de junho de 2012, um protetor solar é "qualquer preparação cosmética destinada a entrar em contato com a pele e lábios, com a finalidade exclusiva ou principal de protegê-la contra a

QUADRO 4 Escala de Fitzpatrick, pigmentação da pele e risco da radiação ultravioleta

Fototipo cutâneo	Fenótipo	Melanina epidérmica	Reatividade da pele à exposição solar	Sensibilidade à exposição solar	DEM*	Risco de câncer
I	A pele não exposta é branca e brilhante; olhos azuis/verdes; frequentemente com efélides; Norte da Europa/ britânico	+/-	Queima sempre; descama; nunca bronzeia	Muito sensível	15-30	++++
II	A pele não exposta é branca; olhos azuis; cor avelã ou castanhos; cabelo ruivo, loiro ou castanho; europeu ou escandinavo	+	Queima facilmente; descama; bronzeia minimamente	Sensível	25-40	+++/++++
III	A pele não exposta é clara; olhos escuros; cabelo escuro; Europa central ou sul	++	Queima moderadamente; capacidade média de bronzeamento	Sensibilidade normal	30-50	+++
IV	A pele não exposta é castanho-clara; olhos escuros; cabelo escuro; mediterrâneo, asiático ou latino	+++	Queima pouco; bronzeia facilmente	Sensibilidade normal	40-60	++
V	A pele não exposta é castanha; olhos escuros; cabelo escuro; índio oriental, americano nativo, latino, africano	++++	Raramente queima; bronzeia fácil e substancialmente	Pouco sensível	60-90	+
VI	A pele não exposta é escura; olhos escuros; cabelo escuro; ascendência americana ou aborígene	+++++	Quase nunca queima; bronzeia facilmente e de forma intensa	Insensível	90-150	+/-

* (mJ/cm^2).

– menor quantidade de melanina/menor risco de câncer; +++++ maior quantidade de melanina/maior risco de câncer.

Fonte: adaptado de Barbosa SMM, 2020.[15]

radiação UVA e UVB, absorvendo, dispersando ou refletindo a radiação". A primeira linha de defesa contra os efeitos nocivos da radiação UV, RI e LV é a utilização de fotoprotetores,[2] dos quais os primeiros foram comercializados a partir de 1928, nos Estados Unidos. A comercialização expandiu-se mundialmente como parte integrante da estratégia de fotoproteção; inicialmente foram desenvolvidos para proteger a pele contra a radiação UVB, permitindo bronzeamento por meio de UVA.[16]

Devido ao crescente conhecimento a respeito do espectro de radiação, ficou evidente que a pele precisaria ser protegida de toda faixa UVA, UVB, RI e LV.[10] Como consequência, nasceu um novo conceito: um fotoprotetor eficiente deveria prevenir não apenas uma possível queimadura, mas também prevenir e reduzir o acúmulo de todas as lesões induzidas pelo espectro de radiação, que podem aumentar o risco de alterações mais graves e até fatais.[9]

Além da ação direta dos raios solares na pele, existe a ação exercida pela difusão e reflexão.[2] A utilização de acessórios como óculos, roupa, chapéu ou guarda-sol não protege totalmente a pele contra a ação difundida ou refletida dos raios. A radiação UV, por exemplo, atravessa vidros; em dias nublados, cerca de 80% dos raios UV atravessam as nuvens e a neblina.[7] Além disso, a luz solar reflete na areia, na neve, nas salinas, no concreto e na água, atingindo a pele mesmo na sombra.[17]

No Brasil, a Anvisa (Agência Nacional de Vigilância Sanitária) classifica os protetores solares como cosméticos com grau de risco II, e algumas características são exigidas para que possam ser comercializados. Além de química, fotoquímica e termicamente inertes, os protetores devem ter características como serem atóxicos; não serem sensibilizante, irritantes ou mutagênicos; não serem voláteis; possuírem características solúveis apropriadas; não serem absorvidos pela pele; não alterarem sua cor; não mancharem a pele e vestimentas; serem compatíveis com a formulação e material de acondicionamento, estáveis no produto final e cosmeticamente aceitáveis.[9,16]

De modo geral, os protetores solares são divididos em filtros orgânicos, os quais protegem a pele pela absorção da radiação (presença de compostos orgânicos) e inorgânicos, que promovem a proteção pela reflexão da radiação (presença de óxidos metálicos).[18] No entanto, atualmente, existem no mercado filtros orgânicos que apresentam a capacidade de reflexão e dispersão da radiação, além da capacidade de absorção das radiações UV, comportando-se como um filtro também de efeito físico.[19]

TIPOS DE FILTROS SOLARES E MECANISMOS DE PROTEÇÃO

Filtros orgânicos

Os filtros solares químicos são conhecidos como filtros solares orgânicos.[3] São formados por moléculas orgânicas capazes de absorver alta energia e transformá-la em radiações com energias menores e inofensivas ao ser humano.[2] Ao receber a incidência da luz, o filtro orgânico atua como cromóforo exógeno, absorvendo um fóton de energia e subindo para o estado excitado (instável) da molécula. Ao retornar para o estado não excitado (estável), ocorre a liberação de energia em um comprimento de onda maior, na faixa do visível ou do infravermelho.[18]

A faixa específica de comprimento de onda que um filtro orgânico absorve varia. Essas moléculas são, essencialmente, compostos aromáticos com grupos carboxílicos e/ou hidroxila. No geral, apresentam um grupo doador de elétrons, como uma amina ou um grupo metoxila, na posição orto ou para do anel aromático.[19] Os filtros orgânicos são comumente classificados em bloqueadores UVA e UVB, de acordo com a região de proteção UV; isso ocorre porque esses compostos quase sempre não possuem um amplo espectro de proteção.[2] O Quadro 5 apresenta os constituintes de acordo com o bloqueador.

QUADRO 5 Classificação dos bloqueadores orgânicos

Bloqueadores UVA	Bloqueadores UVB
Benzofenonas	Aminobenzoatos
Antranilatos	Cinamatos
Avobenzonas	Salicilatos
Ecamsule	Octocrileno
	Ensulizol
	Derivados de cânfora

Fonte: própria autora.

Os cinamatos apresentam comprimento de onda máximo de 311 nm; por serem compatíveis com a maioria das bases, aditivos e princípios ativos utilizados em cosmética, são amplamente utilizados em todo o mundo.[14] Os salicilatos apresentam comprimento de onda máximo de 300 nm; por serem fracos absorventes, necessitam ser usados em altas concentrações.[20] As benzofenonas são consideradas filtros de amplo espectro, pois, embora sejam primeiramente filtros UVB, a oxibenzona (comprimento de onda máximo de 288 e 325 nm) absorve bem na escala UVAII. Além disso, são a única classe de filtros solares pertencentes à categoria das cetonas aromáticas.[4] A avobenzona possui comprimento de onda > 345 nm; devido à sua capacidade de transição entre as funções cetônica e enólica, é capaz de absorver radiação tanto UVAI quanto UVAII.[11]

Filtros inorgânicos

Os filtros inorgânicos atuam como barreira física que não permite a passagem da radiação. Os processos de proteção envolvidos nos filtros inorgânicos são diferentes daqueles das moléculas orgânicas, pois os filtros inorgânicos são constituídos de partículas, preferencialmente com tamanhos na ordem da radiação que se quer espalhar.[2] Seus principais representantes são o óxido de zinco (ZnO) e o dióxido de titânio (TiO_2), utilizados habitualmente em associação aos filtros orgânicos. Com menos importância, há também o talco, o carbonato de cálcio, o caolin, o óxido de ferro e o petrolato veterinário vermelho.[13]

Nos últimos anos esses bloqueadores inorgânicos têm sido usados com cada vez mais frequência. Sua popularidade prova o fato de apresentarem baixo potencial alergênico, baixa permeação cutânea e elevada fotoestabilidade, podendo ser especialmente importantes para formulações de produtos infantis, para uso diário e para indivíduos com peles sensíveis.[16]

Por mecanismo óptico, as partículas dos filtros inorgânicos são capazes de refletir ou dispersar a radiação incidente.[3] São constituídos de partículas também denominadas de pigmentos inorgânicos, que quando incorporadas em uma formulação permanecem suspensas.[17] O tamanho dessas partículas é de extrema importância, não apenas para a eficácia do protetor solar, mas também para a aparência do produto cosmético. Um revestimento espesso aumenta o grau de reflexão, mas é cosmeticamente menos atraente.[16]

Desde o início da década de 1990, esses óxidos metálicos têm sido sintetizados na forma de partículas em micro e nanoescala; o aumento da área superficial das nanopartículas pode resultar em um maior nível de reações catalíticas, aumentando a produção de radicais livres e danos ao DNA e proteínas. Essas partículas menores podem formar complexos com a proteína, que podem se comportar como haptenos, induzindo condições autoimunes.[18]

O dióxido de titânio é capaz de absorver o UVB, mas não o UVA, e, dependendo do tamanho da partícula desse filtro inorgânico, pode ser refletido. A forma natural rutilo do dióxido de titânio é considerada a forma cristalina mais fotoestável, além de ter um índice de refração maior que o anatase, motivos pelos quais é a mais usada em formulações fotoprotetoras. O ZnO tem a capacidade de absorver a radiação UV em toda a sua extensão;[9,13] entretanto, a Anvisa, por meio da Resolução da Diretoria Colegiada nº 69, de 23 de março de 2016, restringe o uso desses fotoprotetores inorgânicos em uma concentração máxima de 25%. O Quadro 6 apresenta um resumo da classificação dos filtros orgânicos e inorgânicos segundo o mecanismo de ação, as caraterísticas da composição, bem como suas vantagens e limitações de uso.

Combinação de filtros solares

Atualmente, uma moderna geração de fotoprotetores tem surgido no mercado cosmético – trata-se de formulações contendo filtros químicos tanto para UVA e UVB, de amplo espectro de absorção, associados a filtros físicos ultrafinos ou micronizados e antirradicais livres, bem como outros componentes, a exemplo de extratos, óleos vegetais, metabólitos secundários e outros que potencializam fator de proteção solar em produtos cosméticos, além de apresentarem ampla gama de ação biológica.[19]

Filtros solares a partir de agentes botânicos

Agentes botânicos são metabólitos secundários produzidos por organismos vivos. Por apresentarem habilidades antioxidantes e de absorção de raios UV, suas propriedades biológicas têm sido extensivamente estudadas no desenvolvimento de fotoprotetores.[21]

A radiação UV pode induzir a formação de ERO, o que leva à inflamação. O infiltrado de neutrófilos ativa a nicotinamida adenina dinucleotídeo fosfato (NADPH) oxidase e a disfunção da glândula sebácea, além de acelerar a pigmentação da pele e a matriz dérmica. As ERO são diretamente eliminadas e impedidas de seus alvos biológicos na presença de antioxidantes; em consequência, o desenvolvimento de oxidantes é limitado, resultando na prevenção dos danos do espectro de radiação.[10] Esses compostos antioxidantes são obtidos a partir de vitaminas e extratos de plantas (compostos fenólicos, carotenoides e flavonoides).[15]

Antioxidantes

O mecanismo de ação dos antioxidantes é reduzir as ERO produzidas a partir da radiação UV.[22] Espontaneamente, essas ERO são neutralizadas por antioxidantes encontrados naturalmente no corpo, como superóxido dismutase e catalase. Essas enzimas podem ficar saturadas em uma superprodução de ERO e radicais livres, resultando em deficiência de antioxidantes e danos às proteínas e ao DNA.[23] Os antioxidantes tópicos funcionam de dentro da célula para diminuir a escassez

QUADRO 6 Tipos de filtros

Tipo de filtro	Mecanismo de ação	Características da composição	Vantagens	Limitações de uso
Orgânicos ou químicos	Absorvem o fóton de energia	Compostos aromáticos com grupos carbonílicos e/ou hidroxila	Hidro ou lipossolúveis	Podem permear as camadas mais profundas da pele
Inorgânicos ou físicos	Refletem ou dispersam a radiação	Constituídos de partículas também denominadas de pigmentos inorgânicos	Baixo potencial alergênico, baixa permeação cutânea e elevada fotoestabilidade	Na escala macro possuem aparência esbranquiçada; podem manchar roupas, ser de difícil remoção e esteticamente desagradáveis

Fonte: própria autora.

de antioxidantes e podem permanecer ativos por vários dias após a aplicação.[24] O Quadro 7 mostra os principais metabólitos antioxidantes, incluindo vitaminas, carotenoides, polifenóis e outras substâncias com potencial antioxidante.[10,22,24-27]

Fator de proteção solar

O Food and Drug Administration (FDA) considera e regulamenta o protetor solar como um medicamento de venda livre. No Brasil, a Anvisa classifica os protetores solares como cosméticos com grau de risco potencial II (Resolução da Diretoria Colegiada nº 211, de 14 de julho de 2005), exigindo que sua seguridade e eficácia sejam comprovadas e que apresentem o valor do fator de proteção solar (FPS) no rótulo, conforme normas da Resolução da Diretoria Colegiada nº 30, de 1º de junho de 2012.

A eficácia de um protetor solar é medida em função de seu FPS e substantividade.[15] O FPS pode ser definido como o quociente entre a DEM na pele protegida com o fotoprotetor em análise e a DEM na pele ausente de

QUADRO 7 Princípios com potencial fotoprotetor

Princípio	Atividade fotoprotetora
	Vitaminas
Vitamina C	Protege contra queimaduras solares e eritema ocasionados por raios UVA e UVB, aumenta a produção de colágeno e possui ação clareadora das manchas solares
Vitamina E	Reduz eritema, fotoenvelhecimento, fotocarcinogênese e imunossupressão induzidos pela radiação UV
	Carotenoides
Astaxantina	Inibe a acumulação de poliaminas livres induzidas por radiação UVA e sequestra ERO
Betacaroteno	Protege contra eritemas e combate os radicais livres induzidos por raios UV
Fucoxantina	Protege contra os efeitos do fotoenvelhecimento e suprime a expressão de mecanismos induzidos por raios UV na pele
Licopeno	Efeito quimiopreventivo contra os tumores fotoinduzidos
Luteína e Zeoxantina	Auxiliam na proteção da pele contra os efeitos oxidativos causados pela radiação UV e reduzem o risco de fotoenvelhecimento e fotocarcinogênese
	Polifenóis
Ácidos hidroxicinâmicos	Apresenta elevada proteção da pele contra o eritema induzido pela radiação UVB e aumenta a capacidade fotoprotetora da pele
Antocianinas e taninos	Melhoram os danos mediados pela radiação UV. A aplicação antes da exposição à radiação UVB pode inibir a formação de dímeros de pirimidina, assim como a oxidação de proteínas, e inibir a depleção de agentes de defesa antioxidantes induzidos por raios UVA
Apigenina	Inibe a expressão da cicloxigenase-2 induzida pela radiação UVB
Extrato de *Morinda citrifolia*	Possui capacidade de absorção da radiação UV e reduz eritema
Extrato de *Polypodium leucotomos*	Bloqueia a geração de ERO e inibe a fotoisomerização e decomposição do isômero trans do ácido urocânico. Previne a apoptose e necrose, bem como a degradação da matriz extracelular e, consequentemente, reduz a elastose solar

(continua)

QUADRO 7 Princípios com potencial fotoprotetor *(continuação)*

Princípio	Atividade fotoprotetora
Genisteína	Antifotocarcinogênica e inibidora específica da proteína tirosina quinase, que bloqueia efetivamente o eritema causado pela radiação UVB e ainda o dano causado pela radiação UVA
Picnogenol	Reduz os efeitos agudos e crônicos da exposição aos raios UV e previne o fotoenvelhecimento
Polifenóis do chá-verde	Reduzem a peroxidação lipídica induzida por UVB e atuam como agente anti-inflamatório e antifotocarcinogênico
Resveratrol	É um potente antioxidante, que exerce atividade fotoprotetora por combater as ERO
Silimarina	A aplicação tópica resulta em diminuição das células de queimadura solar induzidas por UVB e redução na quantidade de dímeros de pirimidina induzidos por UVB
Quercetina	Possui elevada capacidade de inibir os danos induzidos na pele pela radiação UV, pois é capaz de captar ERO, inibir a xantina oxidase e a peroxidação lipídica
	Outras substâncias antioxidantes
Coenzima Q10	Suprime a expressão de colagenase ocasionada pela exposição à radiação UVA
Extrato de brócolis	Reduz o eritema induzido por raios UV
Osmólitos	Combate a formação de ERO, inibe a síntese do fator de necrose tumoral α e interleucina-10; previne a depleção de células de Langerhans e reduz as mutações induzidas pela radiação UV, causadas nos fibroblastos
Raiz de *Polygonum multiflorum*	Possui propriedades antifotoenvelhecimento, inibe o estresse oxidativo e a destruição da enzima superóxido dismutase
Selênio	É uma substância essencial para a boa atividade da glutationa peroxidase e da tioredoxina redutase

Fonte: própria autora.

proteção.[28] A DEM determina a quantidade de radiação UV necessária para provocar edema e eritema.[13,15] O FPS é um melhor preditor de proteção contra UVB, pois é 1.000 vezes mais eritematogênico que UVA; esse é um sistema de classificação numérico que indica o grau de proteção oferecido pelos produtos de proteção solar.[29]

A substantividade é a capacidade de um protetor solar de resistir a condições adversas, como suor e água. A substantividade ou resistência à água de uma formulação antissolar é um método complementar ao FPS para a mensuração da substantividade do produto, ou seja, de sua capacidade de manter sua eficácia fotoprotetora, uma vez que os fotoprotetores são usados ao ar livre, onde o suor é abundante e as imersões em água são frequentes.[13,15]

O FDA definiu a seguinte terminologia para rotular substantividade: i) resistente à água refere-se a um intervalo de tempo de 40 minutos de fotoproteção mantida com imersão em água e atividade moderada; ii) muito resistente à água refere-se à eficácia por 80 minutos; ambos os termos podem ser qualificados como resistentes ao suor.[16]

Em 1996, a Japan Cosmetic Industry Association (JCIA) desenvolveu o método de escurecimento persistente de pigmento (PPD) para avaliar a eficácia UVA do filtro solar. Nos rótulos, o PPD pode aparecer como FPUVA (fator de proteção UVA) e deve representar, no mínimo, um terço do FPS.[28,29]

Quando falamos na eficácia de um fotoprotetor, partimos do pressuposto de que o usuário fará a aplicação de 2 mg a cada cm^2 de pele (equivalente a 30 mL/aplicação corporal) – quantidade padronizada na execução dos testes de segurança e eficácia.[28] Além disso, a administração correta é fundamental para a eficácia do uso, sendo recomendada a aplicação 15 minutos antes da exposição ao sol e reaplicação a cada 2 horas e após suar ou nadar.[29]

Veículos utilizados na composição dos fotoprotetores

Os protetores solares são cosméticos compostos por ativos fotoprotetores e uma formulação base que se caracteriza como um veículo. Essa formulação pode ser constituída por emolientes, umectantes, hidratantes, conservantes emulsificantes, modificadores de reologia, agentes gelificantes e outros componentes que caracterizam a forma do veículo, como loções hidroalcoólicas, óleos, géis oleosos, emulsões óleo em água (O/A), emulsões água em óleo (A/O) etc.[30] A escolha deve subordinar-se à solubilidade dos produtos, tempo de ação pretendida, tipo de pele e preferência da pessoa que vai usar o tópico antissolar.[16] Os mais utilizados estão listados no Quadro 8.

Todos esses veículos dermocosméticos devem ser considerados para a escolha de um fotoprotetor, pois isso ajuda na prevenção de acne e oleosidade, além, de dependendo do veículo, serem cosmeticamente mais agradáveis e esteticamente mais adaptáveis, assegurando a manutenção do uso. A escolha da apresentação do produto final pode variar de acordo com a região a que se destina, como gel, creme, loção, aerossol, bastão, pós etc.[30]

CONCLUSÃO

A radiação UV é a responsável pela ocorrência das reações fotoquímicas em seres humanos que, além de estimularem a produção de melanina, podem causar desde inflamações e queimaduras até mutações genéticas e disfunções no comportamento celular. A exposição excessiva à radiação UV desencadeia reações fotoquímicas na pele a partir da excitação de elétrons em moléculas cromóforas, interagindo diretamente com os substratos

QUADRO 8 Veículos utilizados na composição dos fotoprotetores segundo as características que apresentam na formulação

Veículo	Característica
Não iônicos e géis não iônicos	Apresentam sensação lubrificante sobre a pele
Emulsões água/óleo (A/O) ou óleo/água (O/A)	Auxiliam a reduzir a agressão do sol na pele, pois possuem agentes emolientes e hidratantes na formulação
Carbômero iônico	Apresenta toque seco
Óleos, suspensões e cremes	São mais aderentes e gordurosos, portanto não são facilmente removidos pela água. Podem reter areia e poeira e inconvenientemente deixam a pele brilhosa, podendo sujar a roupa
Fluido de silicone	Atua como uma barreira oclusiva. Possui fácil espalhabilidade, formando um filme emoliente e protetor
Loções hidroalcoólicas	Geralmente apresentam reduzida proteção, formação de filme protetor irregular e podem provocar o ressecamento da pele

Fonte: própria autora.

moleculares, como o DNA, e produzindo radicais livres e ERO.

A proteção da pele contra efeitos bioquímicos ocasionados pela radiação solar é realizada por cuidados básicos que vão desde a proteção física, por meio do uso de roupas, bonés, óculos de sol e guarda-sol, até o uso de fotoprotetores. O progresso significativo na tecnologia de desenvolvimento de filtros solares nos últimos anos tem sido aprimorado, acompanhando a inovação tecnológica, levando à combinação de diferentes filtros e aplicação de agentes antioxidantes, incluindo incorporação de formulações em micro e nanoescala.

Vários estudos já comprovaram que, quando usados de forma correta e regularmente, os fotoprotetores são capazes de reduzir significativamente a incidência de neoplasias cutâneas, casos de queratose actínica e até mesmo prevenir o fotoenvelhecimento precoce. Ao escolher um agente fotoprotetor eficaz, orienta-se considerar o FPS, os dados relativos à substantividade (resistência à água e suor), a proteção UVA e a fotoestabilidade, a fim de obter uma correta e segura fotoproteção.

REFERÊNCIAS BIBLIOGRÁFICAS

1. Stengel F. Homeostasis in Topical Photoprotection: Getting the Spectral Balance Right. Am J Clin Dermatol. 2018;19(s1):40-4.
2. Serpone N. Sunscreens and their usefulness: have we made any progress in the last two decades? Photochem Photobiol Sci. 2021;20(2):189-244.
3. Geisler AN, Austin E, Nguyen J, Hamzavi I, Jagdeo J, Lim HW. Visible light. Part II: Photoprotection against visible and ultraviolet light. J Am Acad Dermatol. 2021;84(5):1233-44.
4. Guan LL, Lim HW, Mohammad TF. Sunscreens and photoaging: a review of current literature. Am J Clin Dermatol. 2021;22(6):819-28.
5. de Assis LVM, Tonolli PN, Moraes MN, Baptista MS, de Lauro Castrucci AM. How does the skin sense sun light? An integrative view of light sensing molecules. J Photochem Photobiol C Photochem Rev. 2021;47.
6. McDaniel D, Farris P, Valacchi G. Atmospheric skin aging—Contributors and inhibitors. J Cosmet Dermatol. 2018;17(2):124-37.
7. Turner J, Parisi AV. Ultraviolet radiation albedo and reflectance in review: the influence to ultraviolet exposure in occupational settings. Int J Environ Res Public Health. 2018;15(7):1507.
8. Sarkar S, Gaddameedhi S. Solar ultraviolet-induced DNA damage response: melanocytes story in transformation to environmental melanomagenesis. Environ Mol Mutagen. 2020;61(7):736-51.
9. Mohiuddin A. Sunscreen and suntan preparations. ARC J Pharm Sci. 2019;5(2):8-44.
10. Jesus A, Sousa E, Cruz MT, Cidade H, Lobo JMS, Almeida IF. UV Filters: Challenges and Prospects. Pharmaceuticals. 2022;15(3):263.
11. Saini RD. Photoprotection of skin against ultraviolet radiations by sunscreen. Int J Pharm Biol Arch. 2018;9(1):9-15.
12. Goodenow D, Greer AJ, Cone SJ, Gaddameedhi S. Circadian effects on UV-induced damage and mutations. Mutat Res. 2022;789:1-4.
13. Perugini P, Bonetti M, Cozzi AC, Colombo GL. Topical sunscreen application preventing skin cancer: systematic review. Cosmetics. 2019;6(42):1-13.
14. Suozzi K, Turban J, Girardi M. Cutaneous photoprotection: a review of the current status and evolving strategies. Yale J Biol Med. 2020;93(1):55-67.
15. Barbosa SMM. Determinação do Potencial de Proteção Solar de Plantas da Flora Portuguesa. 46 f. Dissertação [Mestrado em Farmácia – Ramo de Especialização em Tecnologia do Medicamento e de Produtos de Saúde] - Escola Superior de Saúde do Instituto Politécnico do Porto, Porto; 2020.
16. Ngoc LTN, Tran V Van, Moon JY, Chae M, Park D, Lee YC. Recent trends of sunscreen cosmetic: an update review. Cosmetics. 2019;6(64):1–15.
17. Li H, Colantonio S, Dawson A, Lin X, Beecker J. Sunscreen application, safety, and sun protection: the evidence. J Cutan Med Surg. 2019;23(4):357-69.
18. Egambaram OP, Kesavan Pillai S, Ray SS. Materials science challenges in skin UV protection: a review. Photochem Photobiol. 2020;96(4):779-97.
19. Battistin M, Dissette V, Bonetto A, Durini E, Manfredini S, Marcomini A, et al. New Approach to UV Protection by Direct Surface Functionalization of TiO2 with the Antioxidant Polyphenol Dihydroxyphenyl Benzimidazole Carboxylic Acid. Nanomaterials. 2020;10(231):1-19.
20. Singer S, Karrer S, Berneburg M. Modern sun protection. Curr Opin Pharmacol. 2019;46:24-8.
21. Takshak S, Agrawal SB. Defense potential of secondary metabolites in medicinal plants under UV-B stress. J Photochem Photobiol B Biol. 2019;193:51-88.
22. Hoang HT, Moon JY, Lee YC. Natural antioxidants from plant extracts in skincare cosmetics: recent applications, challenges and perspectives. Cosmetics. 2021;8(4):1-24.

23. Nichols JA, Katiyar SK. Skin photoprotection by natural polyphenols: Anti-inflammatory, antioxidant and DNA repair mechanisms. Arch Dermatol Res. 2010;302(2):71-83.
24. Mansuri R, Diwan A, Kumar H, Dangwal K, Yadav D. Potential of natural compounds as sunscreen agents. Pharmacogn Rev. 2021;15(29):47-56.
25. Molnár K, Farkas E. Current results on biological activities of lichen secondary metabolites: a review. Z Naturforsch C J Biosci. 2010;65(3-4):157-73.
26. Li JN, Henning SM, Thames G, Bari O, Tran PT, Tseng CH, et al. Almond consumption increased UVB resistance in healthy Asian women. J Cosmet Dermatol. 2021;20(9):2975-80.
27. Piccinino D, Capecchi E, Tomaino E, Gabellone S, Gigli V, Avitabile D, et al. Nano-structured lignin as green antioxidant and uv shielding ingredient for sunscreen applications. Antioxidants. 2021;10(2):1-19.
28. Kellermanni RCS. Uso de fotoprotetores na prevenção de danos por exposição solar: conceitos, avaliação histórica e recomendações. Scire Salut. 2021;11(2):171-80.
29. Furukawa JY. Radiação ultravioleta, infravermelha, visível e artificial: impactos biológicos na pele. 35 f. Trabalho de Conclusão de Curso [Graduação em Farmácia Bioquímica] – Faculdade de Ciências Farmacêuticas, Universidade de São Paulo, São Paulo; 2019.
30. Paixão LC. Produtos naturais com ação fotoprotetora. 26 f. Trabalho de conclusão de curso [Graduação em Farmácia-Bioquímica] – Faculdade de Ciências Farmacêuticas, Universidade de São Paulo, São Paulo; 2019.

PARTE V

Técnicas avançadas na estética

23

Harmonização íntima

Patrícia Lordêlo
Tâmara Gomes
Andreia Noites

INTRODUÇÃO

As constantes evoluções tecnológicas e socioculturais favorecem os impactos em diversos âmbitos da sociedade moderna, entre eles os valores que são dados aos aspectos estéticos. A mulher contemporânea passou a se preocupar mais com a imagem corporal e com as mudanças nas crenças sociais essa preocupação com o corpo se estende para a região genital.[1]

A imagem que a mulher tem do próprio corpo e da genitália, associada aos seus sentimentos sobre essas regiões, constitui as imagens corporal e genital, respectivamente. A constituição da imagem corporal e genital sofre influências da mídia e das redes sociais, enquanto as experiências sexuais podem influenciar a forma como as mulheres se sentem satisfeitas em relação aos órgãos genitais.[1,2]

Com o olhar da mulher moderna para a região genital, as insatisfações estéticas passam a favorecer a área da estética íntima, e com o crescimento na busca por cirurgias plásticas genitais e procedimentos terapêuticos, antes utilizados apenas para as disfunções estéticas corporais, estes passam a ser utilizados na região genital. Segundo a International Society for Aesthetic Plastic Surgery, em 2019 o Brasil foi o país que mais realizou cirurgias para redução de pequenos lábios (labioplastia), com um total de 30.356 procedimentos. Isso representou um aumento de 73,3% comparado ao ano de 2015 e de 24,1% comparado ao ano de 2018. Em 2020, decorrente da pandemia por coronavírus (Covid-19), que ocasionou períodos de suspensão de cirurgias eletivas, houve uma redução mundial na realização de cirurgia plástica, embora o Brasil tenha mantido a liderança na realização de labioplastia, com um total de 20.334 procedimentos realizados.[3]

Vale ressaltar que a região íntima tem suas peculiaridades e que os procedimentos estéticos não podem ser utilizados de forma aleatória. A literatura aborda descrições sobre o uso da radiofrequência (como visto no capítulo 11) e do microagulhamento.[4,5] O uso de técnica de ondas de choque apresenta estudos que estão em desenvolvimento para as disfunções estéticas de flacidez tissular e gordura localizada.[6]

Este capítulo terá o microagulhamento como técnica descrita para o alcance da harmonização íntima, visto que é um recurso que pode ser utilizado simultaneamente para duas disfunções estéticas, flacidez de pele e hipercromia, além de ser um recurso de baixo custo.[7,8]

MICROAGULHAMENTO: DEFINIÇÃO E HISTÓRICO

O microagulhamento é uma técnica simples, minimamente invasiva, segura e eficaz, utilizada principalmente para rejuvenescimento, cicatriz atrófica, hipercromia e alopecia. Por meio de microagulhas fixadas a um dispositivo de polietileno denominado *roller*,, que perfuram a pele em nível dérmico, provoca um efeito terapêutico de indução percutânea de colágeno e favorece a permeação de diversos princípios ativos (*drug delivery*).[8]

Recursos com agulhas em nível dérmico para melhorar a aparência de cicatriz atrófica e rugas foram descritos em 1995 por Orentreich e Orentreich, na forma de subcisão. No ano de 1997, o cirurgião plástico Camirand, por meio de uma pistola de tatuagem sem tinta, utilizou agulhas para cicatrizes pós-cirúrgicas. Em 2006 surgiu a técnica de microagulhamento, por um cirurgião plástico, Desmond Fernandes, que desenvolveu um dispositivo em forma de "tambor" com diversas agulhas finas com o fim de indução percutânea de colágeno.[8] No ano de 2018, as fisioterapeutas Tâmara Gomes e Patrícia Lordêlo lideraram a pesquisa com a primeira publicação do microagulhamento em região genital para indução percutânea de colágeno e melhora da hipercromia de uma paciente com a síndrome de Ehlers-Danlos.[5] Desde então, o microagulhamento em região íntima tem sido aprimorado.[6]

Os modelos de equipamentos de *roller* disponíveis no mercado são de material estéril e uso individual e devem ser descartados após a aplicabilidade. São constituídos em sua maioria de microagulhas de aço inoxidável ou titânio, materiais que minimizam a irritabilidade na pele. O tamanho das agulhas pode variar de 0,2 a 3 mm. O dispositivo pode conter de 190 a 540 agulhas, com cabos anatômicos para favorecer a manipulação do terapeuta (Figura 1). Além do uso do *roller*, a técnica de microagulhamento tem utilizado um dispositivo de caneta elétrica denominado Dermapen®, mas que ainda não foi descrita em região genital, por ser visto na literatura como um recurso mais conveniente para tratar áreas estreitas.[7-9]

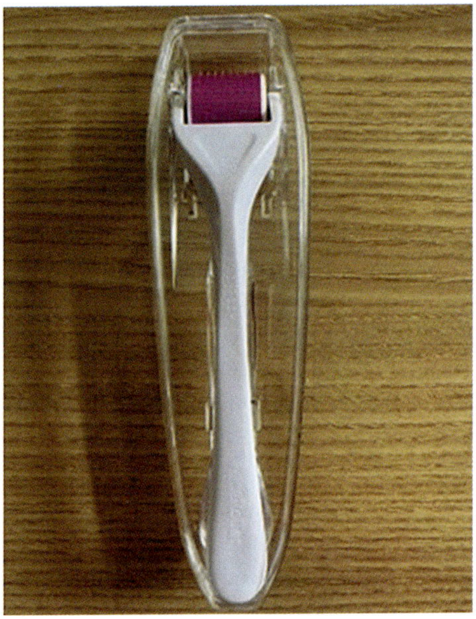

FIGURA 1 Equipamento de microagulhamento (*roller*).

Fonte: próprias autoras.

MECANISMOS DE AÇÃO DO MICROAGULHAMENTO

Conforme já mencionado, são dois os mecanismos de ação do microagulhamento: um efeito terapêutico por indução percutânea de colágeno e o *drug delivery*, por meio da permeação de princípios ativos em nível dérmico.[7,8,10,11]

Indução percutânea de colágeno

Durante a aplicabilidade do microagulhamento, o equipamento é movido sobre a pele, e a passagem das agulhas sobre o tecido promove microlesões. Entretanto, a epiderme mantém-se íntegra, sem perda da solução de continuidade, embora surja um processo inflamatório local e o início de um processo de reparo tecidual.[7,8,10,11]

No processo de reparo tecidual, o organismo responde imediatamente, com a liberação de substâncias quimiotáticas e fatores de crescimento para o alcance da homeostasia e início do processo inflamatório. As substâncias quimiotáticas modulam os eventos ocorridos no processo de lesão, e os fatores de crescimento regulam importantes vias de sinalização entre as células. Os neutrófilos são as primeiras células a surgirem no local da lesão, com o objetivo de "limpar" detritos e bactérias e proporcionar um ambiente ideal para a cicatrização. Os macrófagos também atuam no processo inflamatório a fim de promover a remoção das bactérias por meio do processo de fagocitose. O tempo de duração da fase de homeostasia e inflamatória tem um tempo variado entre cada indivíduo, mas pode-se considerar uma média de duração de 72 horas. Sobrepondo-se à fase inflamatória, dá-se início à fase proliferativa, no qual ocorre o processo de fibroplastia, reepitelização e angiogênese. Na fibroplastia há um aumento de fibroblastos, que favorecem a produção de colágeno e elastina, ácido hialurônico, fatores de crescimento e componentes da matriz extracelular (proteoglicanos, glicosaminoglicanos e glicoproteínas), substâncias que induzem a formação de um novo tecido. Na reepitelização, pela ação dos fatores de crescimento, há um processo de mitose e hiperplasia dos queratinócitos, células que irão compor o novo tecido que vem sendo constituído. A angiogênese (formação de novos vasos) ocorre por um aumento de fator de crescimento endotelial vascular (VEGF) e é fundamental para o suprimento de oxigênio e nutrientes na cicatrização e formação de um novo tecido. A fase proliferativa inicia-se normalmente no quarto dia após a lesão e pode durar mais 2 semanas.

Por fim, o organismo inicia um processo de remodelação, também conhecido como fase de maturação. No início dessa fase, é necessário equilíbrio entre apoptose de células e produção de novas células. Há uma degradação gradual da matriz extracelular, e o colágeno do tipo III que foi produzido previamente será substituído por um colágeno mais maduro, colágeno do tipo I. Essa fase pode ter durabilidade de meses a anos.[12,13]

Com a produção de colágeno e elastina decorrente do processo de reparo tecidual ocasionado com a passagem das agulhas sobre a pele, o microagulhamento é uma terapêutica indicada para disfunções estéticas que objetivam a renovação do tecido e o rejuvenescimento da pele.[12,13]

Drug delivery

A permeação da agulha no tecido desencadeia o mecanismo de ação do microagulhamento descrito como *drug delivery*, que ocorre pelo afastamento das células da epiderme e abertura de microcanais na pele. Com isso, surge um sistema de acesso transdermal de ingredientes que favorecem a permeação mais rápida e profunda de princípios ativos e outras substâncias. A profundidade que os produtos cosméticos vão atingir na pele depende do tamanho da agulha selecionada para tratamento e da força exercida pelo terapeuta do equipamento sobre a pele. As agulhas mais utilizadas na prática clínica por profissionais não médicos variam entre 0,5 e 1,5 mm e atingem a superfície da derme papilar e da derme reticular, respectivamente.[7,11,14]

Partindo do princípio de que a abertura dos canais favorece a permeação de forma mais profunda de substâncias, alguns cuidados são necessários na seleção dos princípios ativos: ativos com mais propensões a desenvolvimentos de alergias não são indicados, como o Dimetilaminoetanol (DMAE); os ácidos queratolíticos, que promovem a remoção de camadas da pele, não devem ser utilizados, pois são agressivos quando associados ao microagulhamento, visto que a penetração do ativo será mais efetiva, como os alfa-hidroxiácidos, ácido mandélico, ácido retinoico e salicílico; a hidroquinona gera lesão ao melanócito e também é contraindicada.

As prioridades de uso de cosméticos com microagulhamento são os produtos dispostos em monodoses para minimizar o contato direto com a região, e o veículo selecionado deve ser preferencialmente à base de gel e sérum, pois permeiam mais facilmente.[10,11,14] Em "Seleção dos princípios ativos para microagulhamento íntimo", serão descritos os princípios ativos mais utilizados na estética íntima.

EFEITOS ADVERSOS E CONTRAINDICAÇÕES DO MICROAGULHAMENTO ÍNTIMO

Entre os efeitos adversos do microagulhamento íntimo, é possível que ocorram hiperemia e edema imediato, que normalmente cessam em até 24 horas. Com o uso de agulhas maiores e maior pressão exercida pelo terapeuta do equipamento sobre a pele, é possível que haja gotículas de sangue na região, o que com algodão com soro fisiológico pode ser resolvido rapidamente. Dessa forma, não se recomenda a técnica para pacientes com dificuldade de cicatrização e que fazem uso de anticoagulante.[15]

A dor é um dos efeitos adversos que preocupam a aplicabilidade da técnica, principalmente em região genital. Como forma de avaliação da sensibilidade dolorosa e indicação do uso do microagulhamento em região íntima, desenvolveu-se uma pesquisa com agulhas de 0,5 e 1,0 mm, e foi encontrado que não há diferença na sensação de dor entre esses tamanhos de agulhas e que a técnica é considerada de dor suportável, com estímulo doloroso de leve a moderado, e menos dolorosa que os procedimentos de depilação com cera e/ou *laser*.[6] É importante ressaltar que não houve diferença no estímulo álgico ao comparar as agulhas de 0,5 e 1,0 mm, sendo portanto, consideradas seguras para uso em região genital.[7,8,11] Por tratar-se de uma técnica com agulhas, o microagulhamento íntimo é contraindicado a pacientes com disfunções sexuais de origem dolorosa. Para esse perfil, o uso de agulha na região genital pode ocasionar maior ativação muscular por favorecer a tríade de medo, tensão e dor, além de acionar memórias musculares que favoreçam uma hiperatividade da musculatura do assoalho pélvico.

Visto que a dor é uma das preocupações da aplicabilidade da técnica, recomenda-se que antes da escolha terapêutica alguns questionamentos sejam realizados à paciente, como: "Você considera depilação com cera ou *laser* como dor insuportável?"; "Você tem medo dos procedimentos que envolvem agulhas?"; "Caso já tenha feito microagulhamento em outra região, considerou a técnica como dor insuportável?"; "Caso já tenha realizado tatuagem, você considerou a técnica como dor insuportável?"; "Caso já tenha realizado micropigmentação, você considerou a técnica como dor insuportável?". Nos casos em que a paciente apresenta a maioria das respostas positivas, é um indicativo de maior nível de sensibilidade dolorosa e a técnica de microagulhamento passa a ser contraindicada.[6]

A técnica de microagulhamento, independente da região a ser tratada, deve ser aplicada sobre a pele íntegra: sem estar queimada pelo sol, sem dermatites locais e/ou infecções cutâneas. E não deve ser aplicada sobre verrugas e em pacientes com alterações de sensibilidade. Visto que o mecanismo de ação do microagulhamento favorece a formação de colágeno, é contraindicada a aplicação do recurso sobre cicatriz queloidiana. Não é recomendado o uso do microagulhamento em gestantes e em pacientes com câncer, principalmente pela associação de princípios ativos utilizados para potencializar os efeitos da técnica e por a pele encontrar-se mais sensível e suscetível a lesões, respectivamente.[7,11] Os princípios ativos contraindicados à técnica de microagulhamento já foram descritos.

INDICAÇÕES DO MICROAGULHAMENTO ÍNTIMO

O microagulhamento na região genital é indicado para disfunções estéticas como flacidez tissular, cicatriz atrófica e hiperpigmentação. Para a flacidez tissular e cicatriz atrófica, como estrias pós-gestacionais, o principal mecanismo de ação que favorece a melhora da disfunção é a indução percutânea de colágeno, entretanto a associação com princípios ativos rejuvenescedores potencializa o efeito da técnica.[5,7,8,11] Já a hiperpigmentação genital, que pode ser ocasionada pelo processo natural do envelhecimento, por alterações hormonais com aumento de estrogênio e progesterona e por situações que geram atrito constante na pele, como a obesidade, possui o *drug delivery* como mecanismo de ação.[7,8,11] Nessas circunstâncias, os princípios ativos despigmentantes são os recomendados para serem usados no microagulhamento íntimo. Independente da queixa da paciente, flacidez e/ou hipercromia, a aplicabilidade da técnica não difere, sendo necessária apenas a seleção do princípio ativo adequado para cada queixa.

ORIENTAÇÕES PARA A REALIZAÇÃO DO MICROAGULHAMENTO ÍNTIMO

Alguns cuidados e orientações devem ser passados por escrito para a paciente antes da sessão de microagulhamento íntimo. A preparação da pele se inicia de 7 a 10 dias antes do procedimento e a paciente deve ser orientada a utilizar o creme hidratante 1 vez ao dia em toda a região de genitália externa, sem atingir a mucosa e preferencialmente antes de dormir, e evitar o sol 2 dias antes da sessão. Em caso de necessidade de outros cosméticos ou medicação, é solicitado que a paciente entre em contato com o profissional que aplicará a técnica de microagulhamento íntimo.[5,6]

As orientações também são oferecidas para o dia de execução do procedimento, como a solicitação para que a paciente compareça à sessão com vestimentas folgadas e evite roupas justas ao corpo. A paciente deve ser orientada com relação à depilação da região íntima, e solicita-se que ela compareça com a genitália preferencialmente depilada ou com os pelos aparados. Não utilizar cera quente e/ou lâmina nas primeiras 72 horas antes e após o procedimento, e fazer depilação a *laser* nos últimos sete dias antes e após a sessão.[5,6]

A paciente também deve ser esclarecida dos possíveis efeitos adversos e que, caso considere a dor insuportável, a técnica pode ser finalizada quando achar necessário. Após a aplicação, para as primeiras 24 horas após o procedimento, é solicitado à paciente para lavar a região sem sabão, apenas com água, nas primeiras 12 horas; evitar passar a mão na região tratada; usar calcinha de algodão logo após a sessão; só utilizar como produto cosmético na região tratada o que foi indicado pela profissional; não realizar atividades que a façam suar ou promovam atrito, como relações sexuais e atividade física. Para os próximos 5 dias, a paciente deve evitar ir à praia, piscina, exposição solar ou sauna e deve manter contato com a profissional, caso permaneçam por mais de 24 horas as características de inflamação (vermelhidão e inchaço).[5,6]

PREPARO DA PELE

Independentemente da queixa estética da paciente, hipercromia e/ou flacidez tissular, a pele deve ser preparada para que se obtenham melhores resultados. O tecido precisa estar hidratado para ter uma melhor resposta ao processo de reparo tecidual e de despigmentação. Dessa forma, por 7 dias antes da sessão a paciente deve utilizar pelo menos 1 vez ao dia um creme preparatório que contenha princípios ativos hidratantes e clareadores, como a vitamina C, o ácido tranexâmico e o ácido hialurônico.[6]

SELEÇÃO DO EQUIPAMENTO E SELEÇÃO DOS PRINCÍPIOS ATIVOS PARA MICROAGULHAMENTO ÍNTIMO

Pesquisas apontam que, quando o objetivo terapêutico é o envelhecimento cutâneo e rugas para disfunções estéticas faciais e em região de testa ou em locais mais finos, como nas pálpebras inferiores, o tamanho recomendado das agulhas pode variar de 0,5 a 1,0 mm[8,11] e isso se estende à região íntima, visto que há similaridade do tecido genital com a região facial.[6] Com esses tamanhos de agulhas, a depender da pressão exercida pelo terapeuta, já é possível atingir níveis dérmicos e ocasionar o processo inflamatório desejado.

A escolha dos princípios ativos adequados para a aplicabilidade durante o microagulhamento íntimo influencia a resposta terapêutica. Os princípios ativos mais recomendados para uso durante a aplicabilidade do microagulhamento íntimo são os fatores de crescimento, niacinamida, vitaminas C e A, ácido tranexâmico, ácido hialurônico, ácido fítico, ácido kójico e ácido ferúlico.[5,6]

APLICABILIDADE DO MICROAGULHAMENTO ÍNTIMO

No protocolo de aplicação do microagulhamento íntimo, vale ressaltar que o equipamento de microagulhamento será sempre de uso individual e descartado logo após a sessão. Antes de posicionar a paciente, é importante que todos os materiais necessários para uso estejam próximos do profissional: equipamento de microagulhamento, luvas, espátula abaixador de língua, sabonete, algodão, gaze e cubeta com água para higienização da pele e soro fisiológico a ser utilizado nos casos de aparecimento de gotículas de sangue. Nos casos de microagulhamento íntimo, realizados com agulhas entre 0,5 e 1,0 mm, não são recomendados anestésicos tópicos. Além de o anestésico ser um medicamento, sua retirada inadequada (não completa) para a execução da técnica pode ocasionar incômodo à paciente, como parestesia, por ter ocorrido maior permeação do anestésico no tecido com a passagem das agulhas.[5,6]

Inicialmente, a região será higienizada com sabonete líquido neutro, removido com água e algodão envolvido em uma gaze. Posteriormente, com algodão envolvido em gaze, será aplicado o gluconato de clorexidina a 2% não alcoólica a 70% em região genital, para dar início à técnica. Se preferir, é possível apenas o uso de sabonete líquido antisséptico para higienizar a região.[5,6]

Para a aplicabilidade da técnica, a paciente desnuda será posicionada em decúbito dorsal, com um membro inferior pendente sobre a maca e o outro membro flexionado, abduzido e com o pé apoiado. A terapêutica inicia-se sempre pelo lado em que o membro inferior está pendente sobre a maca, minimizando os riscos de movimentação da paciente no momento de aplicabilidade e de danos como deslizamento inadequado do equipamento que gere arranhões sobre a pele.[5,6]

Para a aplicação do microagulhamento íntimo, vale ressaltar que essa é uma técnica operador-dependente e que a pressão exercida pelo profissional do equipamento sobre a pele da paciente irá influenciar a dor e a profundidade alcançada pela agulha no tecido. Quanto maior a pressão exercida pelo terapeuta, maiores a profundidade e a resposta dolorosa. Para minimizar riscos de incômodos insuportáveis durante a sessão, o recomendado é que o profissional inicie exercendo uma leve força sobre o equipamento e que aumente a pressão gradativamente e em comum acordo com a paciente. A inclinação do rolo sobre a pele deve iniciar com uma angulação de 15°, e, à medida que a paciente for relatando baixa sensibilidade dolorosa, a angulação pode ser aumentada gradativamente até 90°.[5,6]

Pensando na sensibilidade dolorosa e levando em consideração os locais de maiores queixas das pacientes, a técnica sempre se inicia pela região dos grandes lábios, seguida de pequenos lábios, região glútea, interno de coxa e monte de vênus (Figura 2). Os locais de relato de maior e menor sensibilidade dolorosa são monte de vênus e grandes lábios, respectivamente. Acredita-se que, decorrente da protuberância óssea púbica, o monte de vênus seja o local de maior incômodo. Devido à grande inervação da região clitoriana, o microagulhamento íntimo não é aplicado sobre o clitóris.[5,6]

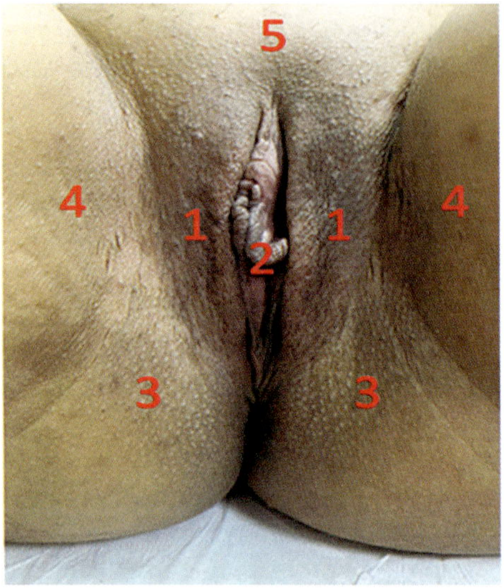

FIGURA 2 Descrição da ordem de aplicabilidade da técnica de microagulhamento íntimo.
Fonte: próprias autoras.

Para a aplicação em grandes lábios, estes deverão estar apoiados sobre uma espátula descartável, tornado o local mais estável para a realização do procedimento. Nas demais regiões, exceto pequenos lábios, a espátula servirá para tracionar mais o tecido. Serão realizados um total de 15 a 20 vezes o movimento do rolo sobre a pele, em quatro direções: horizontal, vertical, diagonal direita e esquerda. A distância percorrida pelo *roller* será sempre duas vezes o tamanho do equipamento. Em pequenos lábios, o equipamento não deve ser manipulado, apenas pressionado estaticamente por 20 vezes sobre toda a região.[5,6] O passo a passo com a utilização do *roller* na região genital está ilustrado na Figura 3.

PROTOCOLO DE MICROAGULHAMENTO ÍNTIMO

Após o período aproximado de 7 dias para preparação da pele com o uso do creme prepara-

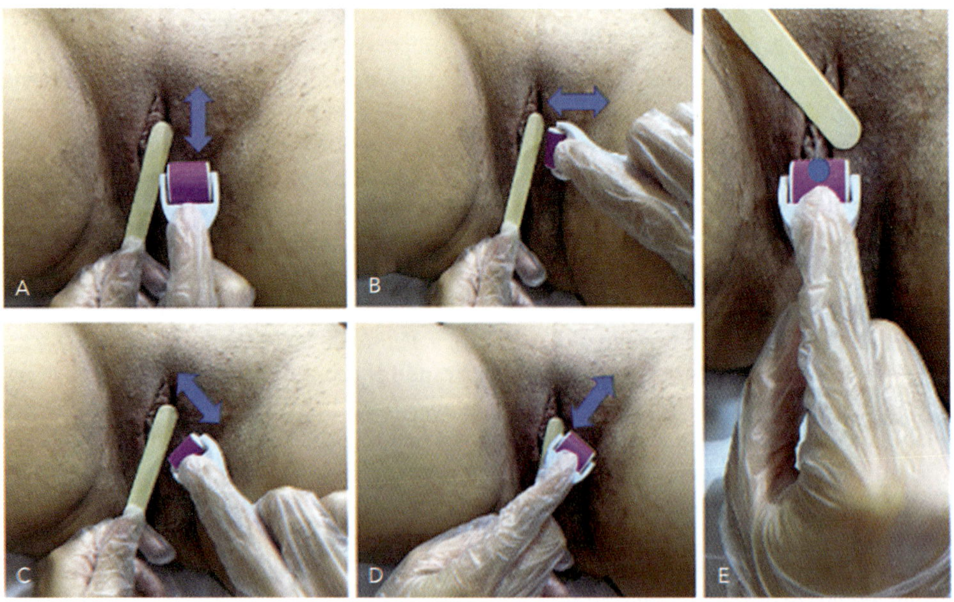

FIGURA 3 Demonstração da aplicabilidade do microagulhamento íntimo: (A) grandes lábios com movimento vertical; (B) grandes lábios com movimento horizontal; (C) grandes lábios com movimento na diagonal esquerda; (D) grandes lábios com movimento na diagonal direita; (E) pequenos lábios com movimento de compressão e descompressão.
Fonte: próprias autoras.

tório, a sessão de microagulhamento íntimo já pode ser feita. O tempo de durabilidade da sessão é de cerca de 30 minutos, e a escolha das regiões genitais de aplicabilidade da técnica vai depender da queixa da paciente. Não é necessário aplicar a técnica de microagulhamento em região íntima que não tenha queixa estética.[6]

Uma vez realizada a sessão, respeitando o processo de reparo tecidual e visto que o pico de produção de colágeno e elastina ocorre por volta do 15º dia, a técnica de microagulhamento íntimo só deve ser realizada após um intervalo mínimo de 15 dias. Respeita-se esse prazo mínimo para uma nova sessão para otimizar a produção de colágeno e minimizar frequentes retornos à fase inflamatória. A ativação crônica e a produção prolongada de fatores pró-inflamatórios provavelmente levarão à destruição de tecidos, inibição da reparação de feridas ou cicatrização patológica. Na prática clínica e seguindo os intervalos descritos na literatura de microagulhamento na região facial, o intervalo mais utilizado entre uma sessão e outra de microagulhamento é de 21 dias.[15] A associação da cosmetologia entre os intervalos das sessões é importante para a manutenção da hidratação do tecido e potencialização dos resultados, e o mesmo produto recomendado para uso pré-microagulhamento pode ser utilizado da mesma forma no dia seguinte, após a realização da técnica.[6]

A literatura não aborda uma quantidade máxima de sessões de microagulhamento íntimo, mas, conforme a prática clínica, a realização de três sessões com intervalo de 21 dias entre elas é o suficiente para a obtenção de bons resultados.

CONCLUSÃO

Há a possibilidade de utilizar o microagulhamento íntimo em duas importantes disfunções estéticas íntimas, flacidez tissular e hipercromia. Associadamente ao uso da cosmetologia, favorece a harmonização íntima por meio do rejuvenescimento e da despigmentação da região.

CASOS CLÍNICOS

1. Ana Mara, 63 anos, relata queixa: “Meus órgãos genitais são murchos e meus pequenos lábios são maiores que o normal”. Não sabe relatar marco inicial, mas relata haver bastante tempo. Sedentária, nega mudanças sociais e sexuais e relata duas gestações, com os dois partos normais. Menopausa há 20 anos. Exame físico: à inspeção, integridade dérmica e coloração homogênea; teste de hidratação: após fricção, o tecido manteve coloração (hidratado); teste de tração tissular: demora de retorno de pele e diminuiu a tonalidade do tecido.

Primeiramente, a profissional deve esclarecer a paciente sobre as estruturas anatômicas da vulva e as diversidades no formato de genitálias externas, visto que não há um padrão de normalidade para o tamanho de pequenos e grandes lábios.

Durante a avaliação, a profissional diagnostica que a paciente apresenta flacidez tissular, visto que a dificuldade de retorno do tecido na tração da pele é característica dessa disfunção. Vale ressaltar que, para essa paciente, a idade e a menopausa são possíveis fatores etiológicos e que podem ser considerados marcos para o início da queixa estética.

Antes de iniciar o tratamento em consultório, é importante potencializar a hidratação da pele para melhor formação de fibras de colágeno e elastina que sustentam o tecido. Dessa forma, a profissional deve orientar o *home care* com hidratação da pele por 7 dias antes do microagulhamento. O ácido hialurônico é um princípio ativo sugerido para hidratação. O microagulhamento por favorecer a ativação de fibroblastos aumenta a produção de colágeno e elastina e, como consequência, promove o aumento da espessura dérmica, melhorando a queixa de genitália “murcha”. Ácido hialurônico, vitamina C, niacinamida e fator de crescimento são princípios ativos que podem estar associados ao microagulhamento para uso como *drug delivery*. No dia seguinte, após o microagulhamento, a paciente deve seguir por 21 dias mantendo a hidratação da pele. Podem ser realizadas três sessões, com intervalos de 21 dias entre elas.

2. Mariana, 35 anos, relata queixa de escurecimento na genitália. Apresenta incômodo ao usar biquíni e não realizar atos sexuais com luzes acesas, tendo diminuído a frequência sexual por insegurança em expor a região. Ciclista. Faz uso de anticoncepcional oral e nega gestações. Ao exame físico: à inspeção, integridade dérmica e coloração marrom-escura pela maior parte da região; teste de hidratação: após fricção, o tecido apresentou coloração esbranquiçada; teste de tração tissular: retorno rápido da pele, sem deformidades e manteve tonalidade do tecido.

A paciente apresenta uma alteração de comportamento sexual por motivo da queixa estética. Dessa forma, é importante orientar e direcionar a paciente para acompanhamento terapêutico. Durante a avaliação, a profissional diagnostica que a paciente apresenta uma hiperpigmentação na região genital, pois no teste de tração tissular a manutenção da tonalidade do tecido indica acúmulo de melanina na região. Os critérios que podem ter favorecido a disfunção dessa paciente são atrito constante na região, decorrente da atividade de ciclismo, e aumento de estrogênio, pelo uso frequente e por muito tempo de anticoncepcional. A coloração de pele esbranquiçada com a tração do tecido representa uma desidratação, e o tratamento deve iniciar hidratando por 7 dias antes do microagulhamento. Ureia é um princípio ativo sugerido para hidratação da pele. O microagulhamento abre microcanais na pele que favorecem a permeação mais rápida e efetiva de princípios ativos despigmentantes. Ácido tranexâmico, vitamina C, ácido fítico, fator de crescimento e ácido hialurônico são princípios ativos que podem estar associados ao microagulhamento para uso como *drug delivery*. No dia seguinte ao microagulhamento, a paciente deve seguir por 21 dias mantendo a hidratação da pele. Podem ser realizadas três sessões, com intervalos de 21 dias entre elas.

REFERÊNCIAS BIBLIOGRÁFICAS

1. Gomes TBS, Brasil CA, Barreto APP, Ferreira RS, Berghmans B, Lordelo P. Female genital image: is there a relationship with body image?. Turk J Obstet Gynecol. 2019;16(2):84-90.
2. Berman L, Berman J, Miles M, Pollets D, Powell JA. Genital self-image as a component of sexual health: relationship between genital self-image, female sexual function, and quality of life measures. J Sex Marital Ther. 2003;29 Suppl 1:11-21.
3. International Society of Aesthetic Plastic Surgery. ISAPS international survey on aesthetic/cosmetic procedures performed in 2020. [acesso em maio de 2022]. Disponível em: https://www.isaps.org/medical-professionals/isaps-global-statistics/.
4. Lordêlo P, Leal MRD, Brasil CA, Santos JM, Lima MCNPC, Sartori MGF. Radiofrequency in female external genital cosmetics and sexual function: a randomized clinical trial. Int Urogynecol J. 2016; 27(11):1681-7.
5. Gomes T, Baqueiro P, Oliveira C, Alves R, Lordelo P. Microneedling on the external female genitalia's flaccidity in patients with Ehlers-Danlos: Case report. J Cosmet Dermatol. 2019; 18(5):1336-41.
6. ClinicalTrials.gov. Comparison Of Aesthetic Techniques For Rejuvenation Of Genital Region: A Randomized Clinical Trial. Bethesda: National Library of Medicine (US); 2000. [acesso em maio de 2022]. Disponível em: https://clinicaltrials.gov/ct2/show/NCT04998578?term=NCT+04998578&draw=2&rank=1.
7. Ramaut L, Hoeksema H, Pirayesh A, Stillaert F, Monstrey S. Microneedling: Where do we stand now? A systematic review of the literature. J Plast Reconstr Aesthet Surg. 2018;71(1):1-14.
8. Singh A, Yadav S. Microneedling: Advances and widening horizons. Indian Dermatol Online J. 2016;7(4):244-54.

9. Arora S, Gupta B. Automated microneedling device - a new tool in dermatologist's kit-a review. J Pak Assoc Dermatol. 2012;22(4):354-57.
10. Zduńska K, Kołodziejczak A, Rotsztejn H. Is skin microneedling a good alternative method of various skin defects removal. Dermatol Ther. 2018;31(6):e12714.
11. Alster T, Graham P. Microneedling: a review and practical guide. Dermatol Surg. 2018;44(3):397-404.
12. Sorg H, Tilkorn DJ, Hager S, Hauser J, Mirastschijski U. Skin wound healing: an update on the current knowledge and concepts. Eur Surg Res. 2017;58 (1-2):81-94.
13. Wang P-H, Huang B-S, Horng H-C, Yeh C-C, Chen Y-J. Wound healing. J Chin Med Assoc. 2018;81(2):94-101.
14. Fabbrocini G, De Vita V, Fardella N, Pastore F, Annunziata MC, Mauriello MC. Skin needling to enhance depigmenting serum penetration in the treatment of melasma. Plast Surg Int. 2011;2011: 158241.
15. Gowda A, Healey B, Ezaldein H, Merati M. A systematic review examining the potential adverse effects of microneedling. J Clin Aesthet Dermatol. 2021;14(1):45-54.

24

Abordagem estética e cosmética no processo de envelhecimento

Patricia Gabrielli Vassão Alves Arakaki

INTRODUÇÃO

O envelhecimento da população é um fenômeno mundial que ocorre sem precedentes. Segundo projeções demográficas, o número de idosos acima de 60 anos de idade passará de 841 milhões em 2013 para mais de 2 bilhões em 2050.[1] Ainda, associado ao aumento da expectativa de vida, está o aumento da incidência de doenças crônico-degenerativas.

Sabe-se que o envelhecimento afeta todos os órgãos e sistemas com o decorrer do tempo, sendo que seus primeiros sinais ocorrem a partir dos 30 anos de idade. A pele é um dos órgãos que mais demonstra os sinais relacionados a esse processo, um dos parâmetros que representa o estado geral de saúde e expectativa de vida.[2] Como explanado anteriormente, a pele é acometida por diversas alterações, como rugas, discromias, atrofia do tecido, lesões, desidratação e perda da elasticidade.

Entre os fatores que contribuem para o envelhecimento cutâneo, é possível citar o envelhecimento intrínseco e o extrínseco, que correspondem ao envelhecimento cronológico e ambiental, respectivamente. Este último envolve fatores como exposição solar, à poluição, ao tabaco, à alimentação, entre outros. Já o envelhecimento intrínseco pode ser explicado pelo tempo cronológico, em que ocorrem mudanças fisiológicas inevitáveis no organismo e que pode ser respaldado pelas teorias do envelhecimento, do encurtamento dos telômeros e dos radicais livres. De qualquer maneira, é importante ressaltar que a velocidade relacionada ao processo de envelhecimento é divergente entre os indivíduos.

É pertinente ressaltar também que é cada vez maior a busca por profissionais e intervenções terapêuticas com o objetivo de prevenir e tratar os sinais do envelhecimento cutâneo. Por isso, a compreensão de todos os mecanismos envolvidos nesse processo, desde as alterações fisiológicas até as aparentes, se torna de grande relevância, o que permite o desenvolvimento de tratamentos cada vez mais efetivos.[3]

ALTERAÇÕES NA PELE DURANTE O PROCESSO DO ENVELHECIMENTO

Com o passar dos anos, o corpo sofre alterações em todas as suas estruturas: gordura, músculo, osso e pele. A pele, por ser o maior órgão do corpo, proteger o organismo de agentes externos (microbiológicos, físicos e químicos) e manter o equilíbrio de fluidos e da temperatura, é a mais atingida.[4] As consequências do processo de envelhecimento na pele são visivelmente notadas pelo enrugamento e pela flacidez dela. As áreas mais atingidas são aquelas expostas aos fatores extrínsecos, principalmente a pele do rosto e

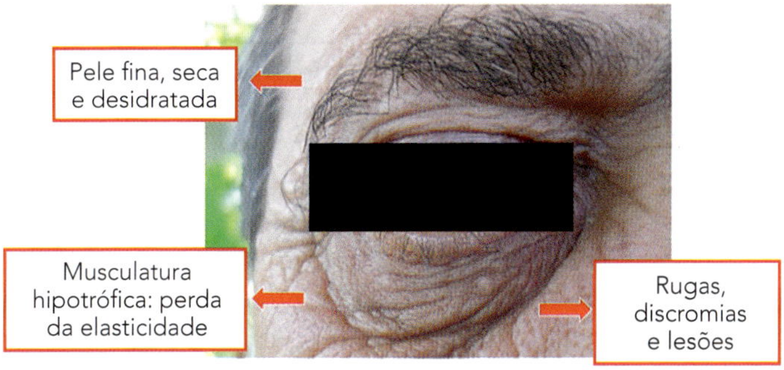

FIGURA 1 Principais sinais do envelhecimento da pele.
Fonte: https://www.piqsels.com/en/public-domain-photo-fmdll

a do pescoço, as quais destacam os primeiros sinais do envelhecimento, como se pode observar na Figura 1.

As rugas se destacam pelos seus sulcos e pregas na superfície da pele e são consideradas as alterações mais visíveis do envelhecimento da pele. Entre elas, pode-se destacar as rugas periorbiculares ou perioculares (Figura 2A), o sulco nasogeniano (Figura 2B) e rugas periorais (Figura 2B). O aparecimento das rugas se deve principalmente a alterações na porção dérmica com o comprometimento na recuperação após lesões, uma vez que ocorre um aumento da remodelação e redução da síntese dos integrantes da matriz dérmica – tal como o achatamento da junção dermoepidérmica pela diminuição das invaginações das papilas dérmicas que prendem a epiderme à derme.[2] Essas alterações deixam tal barreira mais frágil, além de comprometer a atividade de diferenciação celular, as trocas de oxigênio e a transferência de nutrientes para as camadas superiores. Além disso, as rugas têm a contribuição do ressecamento da pele que ocorre pela redução das trocas metabólicas e da irregularidade da camada adiposa, com destaque para as rugas gravitacionais.

A perda da elasticidade da pele, também um sintoma evidente com o processo do envelhecimento cutâneo, se dá pela reorganização e redução das fibras elásticas ou até pela sua degeneração (elastose), além do aumento da espessura e rigidez das fibras de colágeno. Na derme, é possível observar um acúmulo de elastina fragmentada caracterizada de "elastose solar", por ser proveniente principalmente da exposição da pele ao sol, uma das causas extrínsecas de envelhecimento cutâneo, como será discutido a seguir.

A epiderme possui grande quantidade de matriz extracelular (MEC), contendo proteínas e carboidratos. Com o processo do envelhecimento, a MEC se torna menos organizada, e os fibroblastos presentes mudam dinamicamente sua identidade, sofrendo encurtamento ou oxidação dos telômeros, danos oxidativos no DNA, entre outros.[2] Por serem as células mais presentes na derme, os

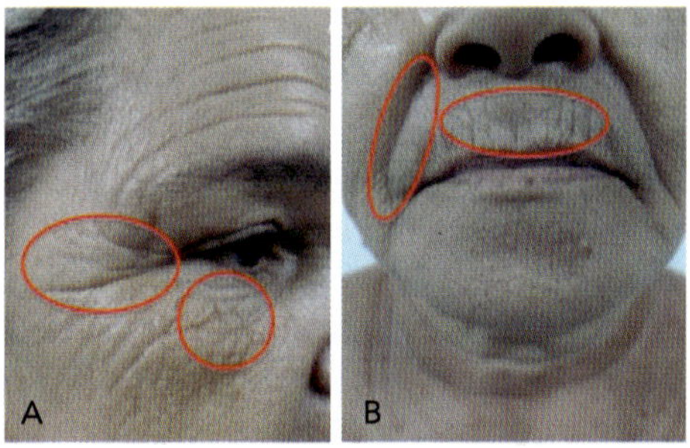

FIGURA 2 (A) Rugas periorbiculares ou perioculares; (B) rugas periorais e sulco nasogeniano.
Fonte: própria autora.

fibroblastos têm grande responsabilidade pelo envelhecimento cutâneo. Nesse sentido, há uma redução na quantidade e no diâmetro de feixes de fibras de colágeno, bem como aumento na alteração da proporção de colágeno tipo III para colágeno tipo I.[5]

A epiderme também fica comprometida com sua organização menos estruturada e mais porosa, além de mais espessa pelo aumento da camada córnea. Ademais, apresenta-se atrófica, muito pela redução no número de fibroblastos e do tecido adiposo, e redução na produção de hormônios anabólicos (estimulantes da qualidade dos tecidos) e aumento dos hormônios catabólicos (degradação), bem como aumento na produção de proteases (colagenases e gelatinases – metaloproteinases [MMP], MMP1 e MMP2, que degradam as proteínas da MEC). A renovação das células epidérmicas é reduzida, o que compromete o reparo tecidual e o processo de cicatrização nesse tecido. As espécies reativas de oxigênio (ERO), com graduais danos oxidativos, podem desencadear esses eventos, que por sua vez podem ser reduzidos por um antioxidante, como a vitamina C, a qual protege a pele, com destaque a epiderme.[6] Além disso, a expressão de colágeno e elastina acaba sendo diminuída na pele envelhecida devido ao dano oxidativo às bases do DNA, comprometendo a epiderme. No indivíduo, essas alterações ressaltam uma atrofia tecidual notada pela redução do tecido subcutâneo da fronte, em regiões pré-malares e na região perioral.

Outro aspecto observável é a redução da circulação sanguínea. A resposta do fluxo sanguíneo a um agente estressor, por exemplo, acaba sendo comprometida pela presença de radicais livres no sangue, pelo diabetes e pelo processo do envelhecimento. Tanto no caso do envelhecimento como no do diabetes, a redução da circulação sanguínea se deve aos danos nas células endoteliais que diminui a liberação de vasodilatadores (p. ex.: prostaciclina), comprometendo a liberação ou atividade do óxido nítrico.[7] Além disso, a circulação sanguínea reduzida é capaz de comprometer a qualidade da substância amorfa, local onde estão estruturas de fibras de colágeno, proteoglicanos, glicosaminoglicanos e polímeros, componentes importantíssimos para a manutenção da estrutura e hidratação da pele. Essa redução da hidratação, quando associada à perda de colágeno, torna a pele seca e interfere na capacidade funcional das glândulas sudoríparas e sebáceas.

Uma característica presente na pele envelhecida, principalmente na região da face, são as telangiectasias. Estas são resultados da dilatação de veias, artérias ou capilares com não mais do que 2 mm de calibre e parecem estar relacionadas a fatores genéticos, gravidez, hábitos de vida (sedentarismo), obesidade, traumas e uso de hormônios (estrógeno).[8]

Com o envelhecimento, é possível observar aumento dos melanócitos com hiper ou hipofunção e uma redução em suas quantidades ativas, com consequente redução da proteção da pele contra os raios ultravioleta. Os melanócitos podem responder ao nível de estrógeno presente no organismo. Sabe-se que a oferta desse hormônio é capaz de aumentar os níveis de pigmentação da pele; contudo, é controverso o real efeito do estrógeno e seus receptores nos melanócitos e melanossomas.[9] Entretanto, pode-se constatar que a queda dos níveis de estrógeno, evento que ocorre após a menopausa nas mulheres, costuma estar relacionado ao envelhecimento rápido da pele, tornando-a mais seca e fina com rugas, sem falar na perda da elasticidade com significativa redução de colágeno.[9]

Outro ponto que ocorre com o envelhecimento da pele é a diminuição das células de Langerhans na epiderme, o que altera a composição imune da pele e a deixa mais exposta, bem como mais suscetível ao câncer e a infecções, visto que essas células são responsáveis pelo controle das respostas imunológicas da pele.[10] Os folículos pilosos também são afetados com o processo do envelhecimento, levando não só à perda da sua pigmentação, mas também ao seu crescimento irregular. Com o crescimento capilar, é produzido o peróxido de hidrogênio, o qual sofre degradação pela catalase. Entretanto, o processo de envelhecimento reduz a quantidade de catalases das células, permitindo um acúmulo de peróxido de hidrogênio e consequentes danos aos melanócitos.[11] Esse evento justifica a ausência de pigmentação do pelo (perda da melanina) ao longo dos anos, conferindo-lhe aspecto grisalho. Alterações no diâmetro e no comprimento do pelo levam à alopecia senescente, a qual difere da alopecia androgenética.[12]

ENVELHECIMENTO INTRÍNSECO E EXTRÍNSECO

A pele se destaca como o principal órgão atingido pelo processo do envelhecimento por fatores intrínsecos (hereditários) e, principalmente, por fatores extrínsecos (estilo de vida e exposição a agentes nocivos ambientais). O envelhecimento cronológico ou intrínseco é determinado geneticamente e inevitável. Microscopicamente, nesse processo de envelhecimento, a epiderme tende a ser mais fina com o achatamento da junção dermoepidérmica, o que culmina na diminuição da transferência de nutrientes entre as camadas da derme e epiderme, como visto anteriormente, e fragilidade da pele.[5] As alterações fisiológicas incluem uma diminuição na taxa de reepitelização após uma lesão, da renovação epidérmica, da reatividade vascular, da percepção sensorial, da termorregulação, da capacidade de síntese de vitamina D, da eliminação de substâncias químicas da derme, da resposta imune, e da produção de sebo e suor.[13] Um fato relevante é que essa forma de envelhecimento difere entre os grupos étnicos com provável justificativa pelo grau de pigmentação.

O envelhecimento extrínseco (ambiental) é desencadeado por fatores externos, como a exposição solar (fotoenvelhecimento), ao tabagismo, à alimentação, entre outros fatores que agridem a pele. Contudo, o principal protagonista desse tipo de envelhecimento é o raio ultravioleta, causador de danos ao DNA e de danos oxidativos na pele. Na visão histológica, é possível observar a atrofia e fragmentação das fibras elásticas e do colágeno na derme, além do acúmulo de elastina abaixo da junção dermoepidérmica, caracterizando a elastose. Macroscopicamente, a pele envelhecida de forma extrínseca aparenta algumas linhas de expressão exageradas, flacidez, pigmentação irregular, perda de elasticidade, secura, áreas de púrpura, rítides e telangiectasias.[5]

Ambas as formas de envelhecimento da pele levam à perda da função fisiológica e diminuição da integridade estrutural do tecido, devido aos processos oxidativos instalados no início e que muitas vezes se prolongam e levam à instabilidade genômica, disfunção mitocondrial, quebra da MEC, alteração da comunicação intracelular e senescência celular.[4] Assim, apesar de esses dois tipos de envelhecimento serem desencadeados por fatores distintos, são respaldados por vias moleculares semelhantes. Com relação às alterações observadas na pele do indivíduo, existem algumas diferenças entre o envelhecimento intrínseco e o extrínseco (Quadro 1).

No envelhecimento intrínseco estão envolvidos fatores hereditários e genéticos que levam a modificações histológicas e fisiológicas, em razão da passagem do tempo (cronológico). Nota-se esse tipo de envelhecimento em partes do corpo pouco expostas às radiações ultravioleta, como a parte interna da parte superior do braço.

Embora seja um assunto amplamente investigado, não existe um conhecimento exato sobre a natureza das alterações anatômicas e biológicas do processo do envelhecimento.[4] Diante disso, algumas teorias têm sido utilizadas para justificar os mecanismos que levam à pele envelhecida – as teorias do envelhecimento.

QUADRO 1 Características na pele dos envelhecimentos intrínseco e extrínseco

	Envelhecimento intrínseco	Envelhecimento extrínseco
Rugas	Finas	Profundas
Discromias	Poucas	Muitas
Densidade da pele	Fina e seca	Grossa e seca
Camada córnea	Atrofiada	Espessa, irregular
Células displásicas	Poucas	Muitas
Fibras de colágeno	Pequena alteração no tamanho e na organização	Grande alteração no tamanho e na organização
Fibras elásticas	Reorganizadas	Produção diminuída e degeneração aumentada, elastose (fragmentação)
Folículo capilar	Quantidade diminuída e estrutura afinada	Quantidade e estrutura diminuídas
Melanócitos	Normal	Número e quantidade aumentados
Glândulas sebáceas e sudoríparas	Diminuídas	Diminuídas
Junção dermoepidérmica	Leve achatamento	Significativo achatamento
Microvasculatura	Reduzida	Presença de telangiectasias

Fonte: adaptada de Montagner S; Costa A, 2009.[14]

Teoria do encurtamento dos telômeros

Essa teoria respalda que o envelhecimento é geneticamente programado por um relógio biológico determinando a redução da capacidade replicativa das células. Os telômeros, estruturas constituídas por fileiras de DNA e proteínas, as quais funcionam como proteção para os cromossomos assegurando que a informação genética (DNA) relevante seja perfeitamente copiada quando a célula se duplica, estão diretamente envolvidos. Segundo essa teoria, a cada divisão da célula, os telômeros perdem um pequeno fragmento nas extremidades dos cromossomos, chegando a um ponto de encurtamento, em média após 25 a 30 divisões, a partir do qual não é possível estabelecer a correta replicação, por se tornarem criticamente curtos; assim, a célula (senescente) perde completa ou parcialmente a sua capacidade de divisão e suas funções, desencadeando a senescência celular.[13] No envelhecimento cutâneo, essa teoria afeta principalmente os fibroblastos, melanócitos e queratinócitos.

Teoria dos radicais livres

A teoria dos radicais livres é uma das mais aceitas. De acordo com a literatura, os radicais livres, átomos ou moléculas altamente reativos e que possuem pelo menos um elétron separado em seus orbitais externos, ameaçam constantemente a integridade das estruturas celulares e da MEC da pele devido à toxicidade gerada, favorecendo o aparecimento de mutações geradas por diversos fatores (inflamação, exposição solar, poluição etc.).

As ERO são radicais livres decorrentes de processos internos na pele (da conversão do oxigênio, entre 1,5 e 5%, consumido).[15] Esse processo ocorre por um ciclo vicioso no qual as ERO são continuamente produzidas e proporcionam reações químicas e a oxidação de estruturas mitocondriais, levando à produção de mais ERO. As ERO mitocondriais da pele são produzidas principalmente pelos fibroblastos e queratinócitos. Basicamente, os radicais livres presentes em nosso organismo produzem pequenas lesões que se agravam ao longo dos anos. Além das alterações cutâneas, a maioria das doenças típicas do envelhecimento também está associada aos radicais livres, como a aterosclerose, a catarata, a hipertensão arterial sistêmica e doenças neurodegenerativas. Os antioxidantes que são capazes de doar um elétron para esse radical livre (Figura 3) e reduzir essa cascata de eventos diminuem com o tempo, de modo que há uma mudança do potencial redox, culminando no processo de oxidação.

O envelhecimento extrínseco, por sua vez, potencializa cumulativamente o envelhecimento intrínseco. Os fatores extrínsecos típicos, como mecânicos, químicos e físicos, estão envolvidos, como raios ultravioleta, tabagismo e poluição. A radiação ultravioleta se destaca como a principal causa de envelhecimento cutâneo, bem como envelhecimento prematuro (sendo a pele da face e do pescoço as regiões do corpo mais comprometidas). Além disso, seu efeito pode ser nocivo e desencadear doenças

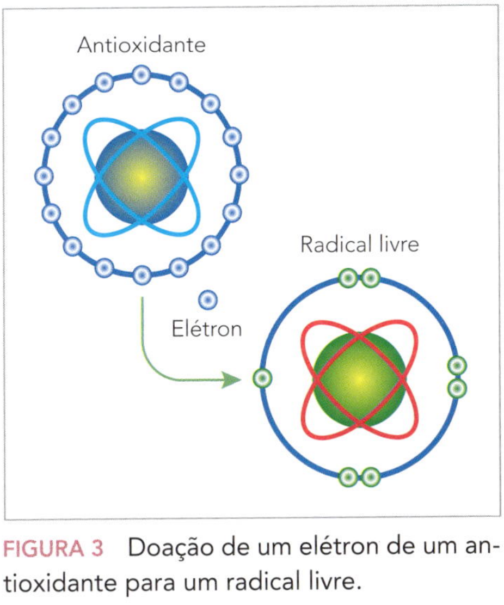

FIGURA 3 Doação de um elétron de um antioxidante para um radical livre.

de pele que podem variar desde ulcerações não cicatrizantes e benignas a tumores malignos da pele. O uso de produtos com fotoproteção tem grande impacto no retardo desse processo.

O tabagismo também é um grande influenciador do envelhecimento precoce da pele. A fumaça do cigarro, tanto para os indivíduos expostos de forma ativa quanto a aqueles expostos passivamente, quando em contato com a pele, diminui os níveis de umidade no estrato córneo e provoca uma leve reação inflamatória local.[16] Além disso, ocorre a formação de radicais livres, as ERO, e das MMP, com consequente degradação do colágeno e debilitação estruturalmente da MEC, alterando a sua renovação. É possível observar uma redução na síntese de colágeno tipo I e do tipo III, o que acelera a degradação do colágeno. Diante disso, a pele envelhecida por conta do tabagismo apresenta-se fina e frágil, caracterizando uma flacidez (atrofia) e rugas marcantes de cor cinzenta.

Uma alimentação saudável e correta contribui para a saúde da pele. Além de ajudar na produção de radicais livres, o açúcar, mais especificamente a glicose, pode contribuir para o envelhecimento cutâneo através da reação de glicação. Esse fenômeno nada mais é do que a reação da glicose com aminoácidos que formam a pentosidina, um AGE (produto de glicação avançada) que reage com outros aminoácidos, o próprio colágeno e a elastina, com ligações cruzadas entre essas moléculas, deixando-as frágeis e facilmente quebradiças.

A condição da pele depende em grande parte do estado geral de saúde do indivíduo. Uma alimentação equilibrada desempenha um papel importante no bom funcionamento do corpo humano, incluindo a pele. O acompanhamento nutricional do cliente através de substâncias bioativas, como minerais e vitaminas, com suas propriedades antioxidantes, além de polifenóis, ácidos graxos e carotenoides, é de essencial importância para os cuidados com a pele.

QUADRO 2 Tratamentos indicados para as alterações do envelhecimento da pele

	Tratamentos
Rugas	Dermocosméticos, *peelings* químicos e mecânicos, radiofrequência, luz intensa pulsada, jato de plasma, fotobiomodulação (*laser*/LED), microagulhamento, eletrolifting, microcorrentes, iontoforese
Discromias	*Peelings* químicos e mecânicos, luz intensa pulsada, fotobiomodulação (*laser*/LED), jato de plasma, eletrocautério, iontoforese, dermocosméticos
Flacidez	Jato de plasma, ondas de choque, microcorrentes, correntes excitomotoras, dermocosméticos
Telangiectasias	Luz intensa pulsada
Alopecia	Microagulhamento, alta frequência, dermocosméticos
Aumento da circulação e vitalidade	Fotobiomodulação (*laser*/LED), microagulhamento, correntes elétricas, alta frequência, *peelings* químicos e mecânicos, iontoforese, dermocosméticos
Desidratação da pele	Dermocosméticos, correntes elétricas, fotobiomodulação (*laser*/LED), alta frequência

Fonte: própria autora.

TRATAMENTOS

Ante as diversas alterações na pele relativas ao processo do envelhecimento, várias são as terapias e os cosméticos com o objetivo de amenizar a expressão dessas alterações, bem como preveni-las, e que podem ser usados em associação ou não para o tratamento do indivíduo mediante avaliação (Quadro 2).

CONCLUSÃO

O envelhecimento cutâneo é marcado por diversas alterações na pele, como perda da elasticidade e de sua citoarquitetura, redução da quantidade de MEC (atrofia), com destaque para o colágeno, redução da circulação sanguínea, alteração dos melanócitos e do folículo piloso e diminuição de células imunes, os quais levam ao aparecimento de rugas, alteração na pigmentação, telangiectasias e flacidez na pele. Nesse sentido, diversos são os fatores que contribuem para o envelhecimento da pele de forma intrínseca e extrínseca. Por isso, entender esses fatores e as alterações que eles podem causar à pele do cliente são de suma importância para os profissionais da área da estética e da cosmetologia que atuam, prevenindo e remediando o envelhecimento precoce ou não da pele por meio de recursos eletrotermofotofisícos, cosméticos e dos avanços tecnológicos.

REFERÊNCIAS BIBLIOGRÁFICAS

1. Miranda GMD, Mendes ADCG, Silva ALAD. Population aging in Brazil: current and future social challenges and consequences. Rev Bras Geriatr Gerontol. 2016;19(3):507-19.
2. Gruber F, Kremslehner C, Eckhart L, Tschachler E. Cell aging and cellular senescence in skin aging - Recent advances in fibroblast and keratinocyte biology. Exp Gerontol. 2020;130:110780.
3. Kammeyer A, Luiten RM. Oxidation events and skin aging. Ageing Res Rev. 2015;21:16-29.
4. Makrantonaki E, Bekou V, Zouboulis CC. Genetics and skin aging. Dermatoendocrinol. 2012;4(3):280-4.
5. Khavkin J, Ellis DA. Aging skin: histology, physiology, and pathology. Facial Plast Surg Clin North Am. 2011;19(2):229-34.
6. Michalak M, Pierzak M, Kręcisz B, Suliga E. Bioactive compounds for skin health: a review. Nutrients. 2021;13(1):203.
7. Petrofsky JS. Resting blood flow in the skin: does it exist, and what is the influence of temperature, aging, and diabetes? J Diabetes Sci Technol. 2012;6(3):674-85.
8. Mekić S, Hamer MA, Wigmann C, Gunn DA, Kayser M, Jacobs LC, et al. Epidemiology and determinants

of facial telangiectasia: a cross-sectional study. J Eur Acad Dermatol Venereol. 2020;34(4): 821-6.
9. Thornton MJ. Estrogens and aging skin. Dermatoendocrinol. 2013;5(2):264-70.
10. Chambers ES, Vukmanovic-Stejic M. Skin barrier immunity and ageing. Immunology. 2020;160(2):116-25.
11. Fernandez-Flores A, Saeb-Lima M, Cassarino DS. Histopathology of aging of the hair follicle. J Cutan Pathol. 2019;46(7):508-19.
12. Park AM, Khan S, Rawnsley J. Hair biology: growth and pigmentation. Facial Plast Surg Clin North Am. 2018;26(4):415-424.
13. Yaar M, Gilchrest BA. Cellular and molecular mechanisms of cutaneous aging. J Dermatol Surg Oncol. 1990;16(10):915-22.
14. Montagner S, Costa A. Bases biomoleculares do fotoenvelhecimento. An Bras Dermatol. 2009;84(3): 263-9.
15. Poljšak B, Dahmane R. Free radicals and extrinsic skin aging. Dermatol Res Pract. 2012;2012:135206.
16. Ortiz A, Grando SA. Smoking and the skin. Int J Dermatol. 2012;51(3):250-62.

PARTE VI

Legislação e biossegurança na área da estética

25

Legislação sanitária e aspectos legais na área da saúde e aspectos éticos e de biossegurança

Julia Risso Parisi

INTRODUÇÃO

Além de indispensáveis, os conhecimentos sobre princípios de biossegurança e aspectos legais na área da saúde são de extrema importância para os profissionais, uma vez que visam minimizar e eliminar os riscos que possam comprometer a saúde de todos os envolvidos no processo de trabalho. Nesse sentido, este capítulo foi desenvolvido para proporcionar aos profissionais da área de estética conhecimentos de biossegurança e aspectos sanitários que asseguram uma prática profissional correta durante as suas atividades, com o objetivo de garantir a qualidade do serviço prestado e a segurança tanto do profissional, seus pacientes/clientes, quanto do meio ambiente e da comunidade. Serão elucidadas as normas vigentes para a boa prática no que se refere às instalações físicas, equipamentos de proteção e medidas de prevenção e controle de infecções nos serviços de estética. Além disso, serão estudados os principais fatores relacionados aos riscos, perigos e o que é possível fazer para evitá-los.

ASPECTOS LEGAIS NA ÁREA DA SAÚDE

Leis e agências federais, estaduais e municipais regulamentam e estabelecem normas para a prática da estética. Dessa forma, é imprescindível que os profissionais estejam cientes das recomendações específicas de segurança e boas práticas para o local em que o seu estabelecimento se situa, já que a sua licença depende diretamente do cumprimento delas, principalmente nas que envolvem a vigilância sanitária.[1]

A vigilância sanitária, segundo a Lei Federal nº 8.080, de 19 de setembro de 1990, é definida como um "conjunto de ações capazes de eliminar, diminuir ou prevenir riscos à saúde e de intervir nos problemas sanitários decorrentes do meio ambiente, da produção e circulação de bens e da prestação de serviços de interesse da saúde".[2]

A legislação ainda expõe as condições para o exercício da profissão e atribui penalidades para os profissionais que não a respeitam. O inciso III do Art. 10, da Lei Federal nº 6.437, de 20 de agosto de 1977, determina que "instalar ou manter em funcionamento consultórios médicos, [...] institutos de esteticismo, ginástica, fisioterapia e de recuperação, [...] com a participação de agentes que exerçam profissões ou ocupações técnicas e auxiliares relacionadas com a saúde, sem licença do órgão sanitário competente ou contrariando o disposto nas demais normas legais e regulamentares pertinentes: Pena - advertência, intervenção, interdição, cancelamento da licença e/ou multa".[3] Por intermédio dessa lei, nota-se que o profissional da estética está sujeito a perder a licença de funcionamento e/ou pagar multas se desrespeitar as regras para funcionamento.

Além disso, a Lei Federal nº 8.078, de 11 de setembro de 1990 (Código de Defesa do Consumidor), declara que "todas as empresas que prestam serviços à população devem possuir um profissional técnico responsável, capacitado para a função, assumindo a responsabilidade por danos que venham a provocar ao usuário".[4] Dessa maneira, essa lei define a obrigatoriedade de um profissional que seja o Responsável Técnico do local que irá responder por quaisquer problemas que possam ocorrer com clientes dentro do estabelecimento. As agências federais também determinam diversas diretrizes relacionadas a fabricação, venda, uso de equipamentos e segurança no local de trabalho. Já as agências estaduais e municipais regulamentam o licenciamento, a imposição e a conduta para atuação no processo de trabalho.

A Agência Nacional de Vigilância Sanitária (Anvisa), criada pela Lei nº 9.782, de 26 de janeiro de 1999, tem como finalidade institucional promover a proteção da saúde da população, por intermédio do controle sanitário da produção e consumo de produtos e serviços, incluindo os ambientes, processos, insumos e tecnologias a eles relacionados, mediante intervenção nos riscos decorrentes da produção e do uso de produtos e serviços sujeitos à vigilância sanitária, em ação coordenada e integrada no âmbito do Sistema Único de Saúde (SUS).[5]

A Anvisa, em conjunto com o Ministério do Trabalho, determina diversas normas relacionadas à adequação do ambiente seguro de trabalho que pode ser aplicada aos estabelecimentos de estética. A resolução RDC nº 50, de 21 de fevereiro de 2002 (Anvisa), dispõe sobre o regulamento técnico para planejamento, programação, elaboração e avaliação de projetos físicos de estabelecimentos assistenciais de saúde.[6] Destacam-se também as Normas Regulamentadoras (NR), que são numeradas de 1 a 33 e abordam diferentes normativas relacionadas com a segurança e a medicina do trabalho, sendo obrigação das empresas públicas e privadas. A NR 32, Norma do Ministério do Trabalho de 11 de novembro de 2005, tem por finalidade "estabelecer as diretrizes básicas para a implementação de medidas de proteção à segurança e à saúde dos trabalhadores dos serviços de saúde, bem como daqueles que exercem atividades de promoção e assistência à saúde em geral".[7]

No Quadro 1 é possível observar algumas diretrizes com relação às características arquitetônicas e estruturais que um estabelecimento de estética deverá contemplar de acordo com a NR 32.

BIOSSEGURANÇA

A biossegurança é uma área de conhecimento do Ministério da Saúde definida como "condição de segurança alcançada por um conjunto de ações destinadas a prevenir, controlar, reduzir ou eliminar riscos inerentes às atividades que possam comprometer a saúde humana, o animal e o meio ambiente".[8] Risco pode ser definido como uma probabilidade de perigo ou ameaça para o ser humano ou para o meio ambiente; dessa maneira, a biossegurança entende que o risco sempre existirá, mas sua atuação deve minimizar as ocorrências.[9] Os riscos, de acordo com as NR 9 e 32, podem ser classificados em:[7,10]

- **Riscos biológicos:** incluem microrganismos (bactérias, vírus, fungos), parasitas, toxinas e príons.
- **Riscos químicos:** incluem substâncias ou produtos que possam penetrar no organismo pelo contato direto com a pele, por via respiratória ou digestória.
- **Riscos físicos:** incluem diversas formas de energia, como ruído, calor, frio, pressão, umidade, radiações ionizantes e não ionizantes, vibração.

QUADRO 1 Exemplos de diretrizes sobre as características arquitetônicas e estruturais de um estabelecimento de estética, segundo a NR 32

Itens/estruturas/ ambiente	Características arquitetônicas e estruturais
Piso	Liso, impermeável, lavável e resistente
Paredes	Revestidas de material liso, resistentes, laváveis e impermeáveis
Ralos	Com sistema de fechamento ou tela milimétrica
Água potável	Água encanada
Mobiliários	Superfície lisa (não porosa)
Iluminação e ventilação	Naturais ou artificiais, adequadas para garantir um ambiente iluminado e arejado
Sistema de eletricidade	▪ Planejado para suprir a demanda dos equipamentos ▪ Cada equipamento deve ser ligado a uma tomada ▪ Ótimo estado de conservação ▪ Fiação embutida ▪ Proibido o uso de extensões ou benjamins
Sanitários	▪ Distintos para pacientes e funcionários ▪ Lixeira com tampa e pedal, pia com água corrente, toalha descartável e sabonete líquido
Pia com água corrente	▪ Presente em todas as salas de procedimentos ▪ Sabonete líquido, toalha descartável e lixeira com pedal
Área de limpeza/ desinfecção e esterilização	▪ Local apropriado para limpeza, desinfecção e esterilização de artigos ▪ Pia exclusiva ▪ Equipamentos para esterilização
Descarte de resíduos	▪ Locais específicos ▪ Lixeiras identificadas com os resíduos gerados (químicos, biológicos e perfurocortantes) ▪ Locais de armazenamento intermediário (até a coleta por órgão competente)
Equipamentos de proteção individual e coletiva	Extintores, sinalização, identificação de setores e local apropriado para deposição dos equipamentos de proteção individual, como luvas, toucas, aventais, máscaras etc.

- **Riscos de acidente:** qualquer fator que coloque o trabalhador em situação vulnerável e possa afetar a sua integridade e o seu bem-estar físico e psíquico, como máquinas e equipamentos sem proteção.
- **Riscos ergonômicos:** qualquer fator que interfira nas características psicofisiológicas do trabalhador, como postura inadequada durante o trabalho.

Dessa forma, é imprescindível que profissionais da área da saúde apresentem em seu currículo de formação a área de biossegurança, garantindo a prática correta de suas atividades laborais, minimizando os riscos tão comuns às práticas desenvolvidas no campo da estética. Dentre as boas práticas, destaca-se a higienização correta das mãos do profissional de estética, na tentativa de minimizar a disseminação de microrganismos, expondo os clientes e o profissional em risco de saúde (Figura 1).[11]

Destaca-se também o uso de equipamentos de proteção individual (EPI) como luvas, máscaras e gorros, jalecos e óculos de proteção, que protegem o trabalhador de eventuais acidentes que possam colocar em risco sua saúde, como

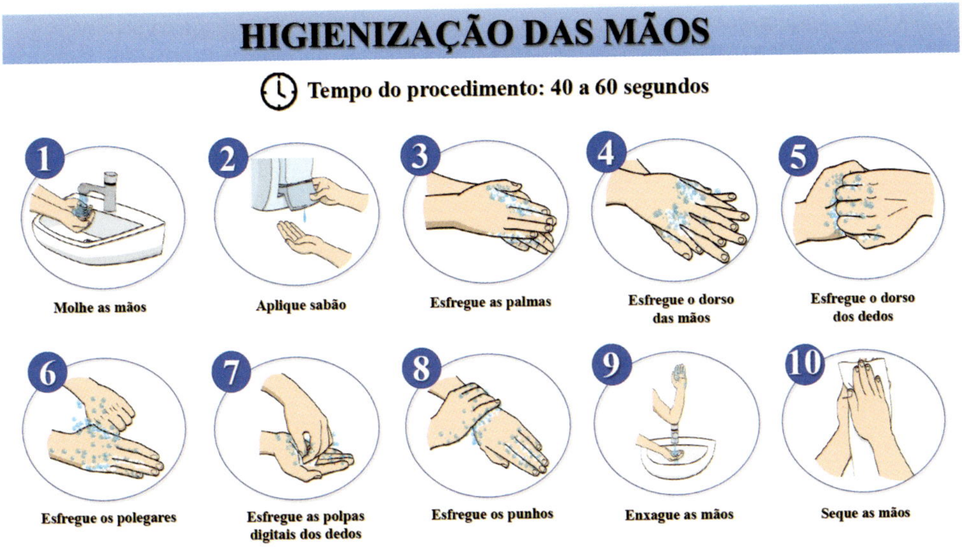

FIGURA 1 Procedimento de higienização das mãos.
Fonte: Brasil, 2007.[11]

também seus pacientes e clientes. Segundo a NR 6 da Portaria nº 3.214, de 8 de junho de 1978 do Ministério do Trabalho e Emprego, caracteriza-se um EPI como "todo dispositivo de uso individual destinado a proteger a saúde e a integridade física do trabalhador".[12] No Quadro 2 destacam-se os EPI mais comumente utilizados pelos profissionais da área da estética.

O uso correto dos EPI confere segurança ao profissional de estética e seu paciente/cliente. A aplicabilidade clínica da importância do uso de EPI é fundamental no procedimento de extração de comedões e pústulas em uma limpeza de pele, já que existe o contato direto com resíduos epiteliais e secreções e o contato com lesões abertas torna-se um grande risco tanto para o profissional quanto para o cliente.[12]

CLASSIFICAÇÕES DE ARTIGOS/ UTENSÍLIOS DA ÁREA DA SAÚDE

Os utensílios na área de saúde, incluindo os da estética, devem ter um cuidado especial no que se refere ao controle de infecção e descontaminação, já que esses instrumentos podem facilmente propagar uma infecção cruzada entre os profissionais, pacientes e até mesmo a disseminação para o meio ambiente, caso as recomendações exigidas não sejam respeitadas e rigorosamente seguidas.[1,13]

Os "artigos de saúde" são classificados de acordo com sua capacidade de propagação de infecção, sendo eles críticos, semicríticos e não críticos. Os artigos críticos são utilizados diretamente ou conectados a procedimentos invasivos, que penetram na pele, mucosa ou tecidos, sangue ou fluido corporal.[13-15] Como exemplo, é possível citar, na área da estética, um extrator de comedões. Já os artigos semicríticos são instrumentos que entram em contato direto com a pele não íntegra ou com mucosas, como pincéis, toalhas, eletrodos e ponteiras de equipamentos.[14,15] Os artigos não críticos são aqueles que entram em contato com a pele íntegra de clientes ou profissionais, tendo como exemplos espátulas, macas, cubetas, termômetros etc. No que se refere ao controle de infecção desses instrumentos e do ambiente de trabalho, existem três níveis de descontaminação, sendo eles:[1]

QUADRO 2 Equipamentos de proteção individual rotineiros utilizados pelos profissionais da área da estética

EPI	Definição e exemplos
Luvas	▪ Recomendadas sempre que houver a possibilidade de contato com fluidos corporais (sangue, excreções, exsudatos, secreções orgânicas), mucosas ou pele não íntegra ▪ Manuseio de substâncias químicas ▪ Manuseio de materiais perfurocortantes
Aventais e jalecos	▪ Prevenção contra a exposição da pele e das roupas do profissional a fluidos corporais, produtos químicos ▪ Seu uso deve ser restrito ao local de trabalho e não pode ser guardado com objetos pessoais
Máscaras faciais	▪ Proteção das mucosas de boca ou nariz contra a ingestão ou inalação de partículas e aerossóis
Toucas ou gorros	▪ Barreira mecânica para a possibilidade de contaminação do cabelo (que é considerado uma importante fonte de contaminação)
Óculos de proteção	▪ Evitam que partículas de fluidos corporais atinjam os olhos

- **Higienização:** compreende o primeiro nível de descontaminação e controle de infecção e é realizado independentemente da classificação de risco dos artigos. Tem como objetivo reduzir significativamente o número de patógenos. Pode ser realizada de forma manual ou mecânica e consiste na primeira etapa de desinfecção ou esterilização. Exemplos: antissépticos, sabonetes e detergentes.
- **Desinfecção:** compreende o segundo nível de descontaminação e controle de infecção, que tem como objetivo eliminar a maioria dos microrganismos (exceto esporos e alguns vírus). Exemplos: soluções cloradas, álcool 70%, ácido peracético, entre outros. Artigos semicríticos devem sofrer higienização e desinfecção após o uso, já os artigos críticos devem ser higienizados, desinfetados e esterilizados.
- **Esterilização:** compreende o mais alto nível de descontaminação e controle de infecção, no qual elimina quaisquer tipos de microrganismos. O exemplo de equipamento mais conhecido é a autoclave. Os artigos críticos devem obrigatoriamente sofrer a higienização, desinfecção e esterilização ou ser descartados após o uso.

No Quadro 3 é possível observar a classificação de risco dos materiais de saúde, conforme sua capacidade de propagação de

QUADRO 3 Classificação de risco dos materiais de saúde, sua definição, exemplos e procedimentos para descontaminação e controle de infecção recomendado

Classificação de artigos	Definição e exemplos	Procedimentos para descontaminação e controle de infecção
Crítico	▪ Produtos utilizados em procedimentos invasivos com penetração de pele, mucosas e tecidos, incluindo todos os diretamente conectados a esses sistemas ▪ Exemplos: agulhas, seringas, extrator de comedões, pincéis	Esterilização ou descarte

(continua)

QUADRO 3 Classificação de risco dos materiais de saúde, sua definição, exemplos e procedimentos para descontaminação e controle de infecção recomendado *(continuação)*

Classificação de artigos	Definição e exemplos	Procedimentos para descontaminação e controle de infecção
Semicrítico	▪ Produtos que entram em contato com a pele não íntegra ou mucosas ▪ Exemplos: eletrodos e as ponteiras dos equipamentos de eletroterapia	Esterilização (preconiza-se) ou desinfecção
Não crítico	▪ Produtos que entram em contato com a pele íntegra do paciente, direta ou indiretamente ▪ Exemplos: cubetas, lupas	Limpeza e desinfecção (preconiza-se)

QUADRO 4 Exemplos de produto utilizado para limpeza/desinfecção, indicações e modo de uso

Produtos para higienização/ desinfecção	Indicações de uso	Modo de uso
Água e sabão ou detergente	Limpeza para remoção de sujidade	Friccionar o sabão ou detergente sobre a superfície, enxaguar e secar
Álcool 70%	Desinfecção de equipamentos e superfície	Fazer fricções sobre a superfície a ser desinfetada
▪ Compostos fenólicos ▪ Quaternário de amônia	Desinfecção de equipamentos e superfície	▪ Após a limpeza, imersão ou fricção, enxaguar e secar ▪ Seguir recomendações do fabricante
Compostos clorados	Desinfecção de superfícies não metálicas e superfícies com matéria orgânica	▪ Após a limpeza, imersão ou fricção, enxaguar e secar ▪ Seguir recomendações do fabricante

infecção, seus exemplos e o procedimento para descontaminação e controle de infecção recomendado.

A limpeza e a desinfecção de superfícies, segundo o manual *Segurança do paciente em serviços de saúde: limpeza e desinfecção de superfícies* (Anvisa),[16] também são essenciais para o controle das infecções relacionadas à assistência à saúde, a fim de garantir um ambiente com superfícies limpas que implica a redução do número de microrganismos, além de proporcionar a sensação de bem-estar, segurança e conforto dos pacientes e profissionais nos serviços de saúde. No Quadro 4 é possível exemplificar o produto utilizado para limpeza ou desinfecção, indicações de uso e o modo de usar.

REFERÊNCIAS BIBLIOGRÁFICAS

1. Gerson J. Fundamentos de estética 3: Ciências da pele - Tradução da 10ª edição norte-americana. 10. ed. São Paulo: Cengage Learning Editores; 2012.
2. Brasil. Lei nº 8.080, de 19 de setembro de 1990. Dispõe sobre as condições para a promoção, proteção e recuperação da saúde, a organização e o funcionamento dos serviços correspondentes e dá outras providências. Brasília, DF: Diário Oficial da União; 1990.
3. Brasil. Lei Federal nº 6.437, de 20 de agosto de 1977. Configura infrações à legislação sanitária

federal, estabelece as sanções respectivas, e dá outras providências. Brasília, DF; 1977.
4. Brasil. Lei nº 8.078, de 11 de setembro de 1990. Dispõe sobre a proteção do consumidor e dá outras providências. Brasília, DF: Diário Oficial da União; 1990.
5. Brasil. Lei nº 9.782, de 26 de janeiro de 1999. Define o Sistema Nacional de Vigilância Sanitária, cria a Agência Nacional de Vigilância Sanitária, e dá outras providências. Brasília, DF: Diário Oficial da União; 1999.
6. Brasil. Resolução-RDC nº 50, de 21 de fevereiro de 2002. Dispõe sobre o regulamento técnico para planejamento, programação, elaboração e avaliação de projetos físicos de estabelecimentos assistenciais de saúde. Brasília, DF: Diário Oficial da União; 2002.
7. Brasil. Ministério do Trabalho e Emprego. Portaria nº 485, de 11 de novembro de 2005. Aprova a Norma Regulamentadora nº 32 (Segurança e Saúde no Trabalho em Estabelecimentos de Saúde). Brasília, DF; 2005.
8. Brasil. Portaria nº 3.204, de 20 de outubro de 2010. Norma Técnica de Biossegurança para Laboratórios de Saúde Pública. Aprova Norma Técnica de Biossegurança para Laboratórios de Saúde Pública. Brasília, DF: Diário Oficial da União; 2010.
9. Rossete C. Bioética e biossegurança. São Paulo: Pearson Education do Brasil; 2018.
10. Brasil. Ministério do Trabalho e Emprego. Portaria nº 426, de 7 de setembro de 2021. Avaliação e controle das exposições ocupacionais a agentes físicos, químicos e biológicos. Brasília, DF; 2021.
11. Brasil. Ministério da Saúde. Agência Nacional de Vigilância Sanitária. Segurança do paciente em serviços de saúde: higienização das mãos. Brasília, DF: Ministério da Saúde; 2007.
12. Brasil. Ministério do Trabalho e Emprego. Portaria nº 3.214, de 8 de junho de 1978. Aprova as Normas Regulamentadoras - NR do Capítulo V, Título II, da Consolidação das Leis do Trabalho, relativas a Segurança e Medicina do Trabalho. Brasília, DF; 1978.
13. Borges FS, Scorza FA. Terapêutica em estética: conceitos e técnicas. 1. ed. São Paulo: Phorte; 2016.
14. Inácio AA, Holdorf FCP, Piazza FCP, Silva D. Biossegurança em estética facial: adequando condutas. Univali; [s.d].
15. Oppermann CM, Pires LC. Manual de biossegurança para serviços de saúde. Porto Alegre: PMPA/SMS/CGVS; 2003.
16. Brasil. Ministério da Saúde. Agência Nacional de Vigilância Sanitária. Segurança do paciente em serviços de saúde: limpeza e desinfecção de superfícies. Brasília, DF: Ministério da Saúde; 2010.

Índice remissivo

U

V